Disfunção Temporomandibular na Prática

Diagnóstico e Terapias

Disfunção Temporomandibular na Prática

Diagnóstico e Terapias

EDITOR

César Bataglion

COLABORADORAS

Angela Bataglion

Cristiane Ap. Nogueira Bataglion

Solange Ap. Nogueira Bataglion

MANOLE

Capa: Ricardo Yoshiaki Nitta Rodrigues
Imagem da capa: Istock.com
Projeto gráfico: Departamento Editorial da Editora Manole
Editoração eletrônica: Departamento Editorial da Editora Manole
Ilustrações: Luargraf Serviços Gráficos
Produção editorial: Kiyomi Yamazaki

CIP-BRASIL. CATALOGAÇÃO NA PUBLICAÇÃO
SINDICATO NACIONAL DOS EDITORES DE LIVROS, RJ

D639

Disfunção temporomandibular na prática : diagnóstico e terapias / editor César Bataglion; colaboração Angela Bataglion, Cristiane Ap. Nogueira Bataglion, Solange Ap. Nogueira Bataglion. - 1. ed. - Barueri [SP] : Manole, 2021.

ISBN 9786555761177

1. Odontologia. 2. Articulação temporomandibular - Diagnóstico. 3. Articulação temporomandibular - Tratamento. I. Bataglion, César. II. Bataglion, Angela. III. Bataglion, Cristiane Ap. Nogueira. IV. Bataglion, Solange Ap. Nogueira.

21-70657 CDD: 617.522
CDU: 616.716

Leandra Felix da Cruz Candido - Bibliotecária - CRB-7/6135

1ª Edição - 2021

Editora Manole Ltda.
Alameda América, 876
Tamboré - Santana de Parnaíba - SP - Brasil
CEP: 06543-315
Fone: (11) 4196-6000
www.manole.com.br | https://atendimento.manole.com.br/

Impresso no Brasil
Printed in Brazil

Sobre os autores

EDITOR

César Bataglion

Graduado em Odontologia pela Universidade Federal de Uberlândia (FOUFU). Mestre e Doutor em Reabilitação Oral pela Faculdade de Odontologia de Ribeirão Preto da Universidade de São Paulo (FORP-USP). Especialista em Disfunção Temporomandibular e Dor Orofacial pelo Conselho Federal de Odontologia (CFO). Especialista em Prótese Dentária pelo CFO. Professor das Disciplinas de Oclusão, DTM e Prótese Total da Universidade de Ribeirão Preto (UNAERP), no período de 1989 a 2005. Professor-associado (Livre-docente) em Oclusão/DTM e Dor Orofacial do Departamento de Odontologia Restauradora da FORP USP. Professor-associado e Responsável pelas Disciplinas de Oclusão e Disfunção Temporomandibular e Dor Orofacial do Departamento de Odontologia Restauradora da FORP-USP. Professor Responsável pelo Atendimento de Extensão "DTM e Dor Orofacial em Pacientes com Necessidades Especiais (DAPE): Abordagem Multidisciplinar" da FORP-USP. Orientador de Mestrado e Doutorado no Programa de Pós-Graduação em Odontologia Restauradora da FORP-USP. Trabalhos publicados no Brasil e no exterior.

COLABORADORAS

Angela Bataglion

Graduada em Fisioterapia pela Universidade Federal de São Carlos (UFSCar). Especialista em Magistério Superior pela Universidade de Ribeirão Preto (UNAERP). Mestre em Neurociências pelo Departamento de Neurologia e Psiquiatria da Faculdade de Medicina de Ribeirão Preto da Universidade de São Paulo (FMRP-USP). Experiência como docente nas áreas de Neurologia, Neurofisiologia e Neurociências e em pesquisa clínica na área de Disfunção Temporomandibular e Dor Orofacial. Professora Convidada (Especialista Externo) do Atendimento de Extensão "DTM e Dor Orofacial em Pacientes com Necessidades Especiais (DAPE): Abordagem Multidisciplinar" da FORP-USP.

Cristiane Ap. Nogueira Bataglion

Graduada em Odontologia pela Universidade de Ribeirão Preto (UNAERP). Mestre em Biologia Oral pela Faculdade de Odontologia de Ribeirão Preto da Universidade de São Paulo (FORP-USP). Doutora em Odontologia Restauradora (Dentística) pela FORP-USP. Habilitação em Odontologia Hospitalar no Hospital das Clínicas da Faculdade de Medicina da USP/Conselho Federal de Odontologia (HC-FMUSP/CFO). Especialista em Pacientes com Necessidades Especiais pelo CFO. Cirurgiã-dentista do Serviço de Odontologia e Estomatologia do HC-FMRP-USP. Membro do Atendimento de Extensão "DTM e Dor Orofacial em Pacientes com Necessidades Especiais (DAPE): Abordagem Multidisciplinar" da FORP-USP.

Solange Ap. Nogueira Bataglion

Graduada em Odontologia pela Universidade de Ribeirão Preto (UNAERP). Mestre em Odontologia Restauradora (Dentística) pela Faculdade de Odontologia de Ribeirão Preto da Universidade de São Paulo (FORP-USP). Formação em Medicina Tradicional Chinesa pela Escola Técnica de Reabilitação Física de Ribeirão Preto. Especialista em Acupuntura pelo Instituto de Ortopedia e Traumatologia do Hospital das Clínicas da Faculdade de Medicina da Universidade de São Paulo (IOT-HC-FMUSP). Habilitação em Acupuntura pelo Conselho Federal de Odontologia (CFO). Formação em Fitoterapia e Terapia Floral.

Sumário

Dedicatória ix
Agradecimentos xi
Apresentação xiii
Introdução xv

1. Disfunções temporomandibulares musculares 1
2. Disfunções do disco articular 15
3. Disfunções inflamatórias da articulação temporomandibular 24
4. Subluxação e luxação da articulação temporomandibular 36
5. Diagnóstico das disfunções temporomandibulares 40
6. Terapias em disfunções temporomandibulares 98
7. Oclusão funcional e seus fundamentos básicos 126
8. Aparelhos intraorais 163

Índice remissivo 207

Dedicatória

A Deus Pai que comigo está, diariamente e sempre, dando-me forças para prosseguir o meu caminho de maneira correta e honesta; que me deu a vida, o meu corpo, a família, o trabalho, uma infinidade de coisas boas e me proporciona oportunidades de crescimento intelectual e espiritual.

A Jesus Cristo, Nosso Senhor, e à Maria, Mãe Santíssima, invocada com muitos títulos de "Nossa Senhora".

Aos meus pais, Ângelo e Neusa, *in memoriam*, que para a minha felicidade Deus presenteou-me com a oportunidade de ser filho. Às minhas irmãs, Ivete e Ângela. Às minhas sobrinhas Luciana e Ana Lúcia e ao meu sobrinho Nelson Mori Neto.

À minha família: Solange, minha esposa, que está sempre pensando positivamente, dando-me forças para vencer; e mãe de três filhos maravilhosos. Cristiane, Gustavo e César Junior, meus filhos queridos que me proporcionam a alegria de ser o pai de vocês. Rafael (genro), Ana Tereza (nora), Williane (nora) e à pequena Luísa, minha amada neta, que aos 2 anos e meio de idade diz "eu te amo vovô". Não me vejo alegre e feliz sem essa família tão maravilhosa.

À Odontologia, linda profissão pela qual me apaixonei, aos pacientes que sempre me ensinam, aos Cirurgiões-dentistas e aos acadêmicos de Odontologia, futuros profissionais, razão maior de ter escrito este livro.

César Bataglion

Agradecimentos

Aos colegas das Disciplinas de Oclusão e de Disfunção Temporomandibular e Dor Orofacial da FORP-USP: professores Marco Antonio Moreira Rodrigues da Silva, Marcelo Oliveira Mazzetto e Jardel Francisco Mazzi Chaves; cirurgiões-dentistas: Takami Hirono Hotta (pelo período que ficou conosco; hoje, professora de Prótese) e Laís Valencise Magri; fonoaudiólogas: Melissa de Oliveira Melchior e Claudia Maria de Felício (hoje, professora da FMRP-USP).

Aos professores de Oclusão/DTM e Prótese Total da UNAERP: Maria Cristina Candelas Zuccolotto, Nelson Ângelo Chaguri, Elaine Angélica de Souza Coronatto e Glaura T. Matos dos Santos pelos anos trabalhando juntos.

Aos professores do Departamento de Biologia Básica e Oral: Marisa Semprini, Simone Cecílio Hallak Regalo e Selma Siéssere, que sempre me acolheram nas pesquisas; e também aos funcionários Gustavo e Paulo e ao Pós-doutorando Marcelo Palinkas.

Aos professores Wilson Matsumoto e Regina M. Fernandes pelo convívio em vários cursos e na FORP-USP.

Aos colegas Luiz Carlos Menezes Pires, Fabrício de Magalhães, Fabiane Bimbato Rugai, Rogério Martins de Azevedo, Carlos Ventura Ruellas, Gilberto Henrique Silva Fernandes.

Aos meus orientados de Mestrado e Doutorado da FORP-USP.

Aos técnicos em Prótese Dentária do Departamento de Materiais Dentários e Prótese da FORP: José Carlos Ferreira Junior e Julio César Souza da Matta pela ajuda no material didático dos aparelhos interoclusais.

Aos funcionários do Departamento de Odontologia Restauradora da FORP, sempre tão prestativos e carinhosos.

Aos colegas professores do Departamento de Odontologia Restauradora da FORP.

Aos funcionários da Supervisão de Clínicas da FORP.

Aos integrantes do Atendimento de Extensão "DTM e Dor Orofacial em Pacientes com Necessidades Especiais (DAPE): Abordagem Multidisciplinar" da FORP-USP pelo convívio semanal, atendimento dos pacientes e confecção de material didático.

Aos professores que partiram para a eternidade e que tanto me ajudaram, dentre eles os Professores Doutores Geraldo Maia Campos, Dionísio Vinha e Heitor Pazenri: minha gratidão.

AGRADECIMENTOS ESPECIAIS

Ao Prof. Dr. Luiz de Jesus Nunes, que me ensinou a dar os primeiros passos no aprendizado da Oclusão e Disfunção Temporomandibular. Acolheu-me na Faculdade de Odontologia de Ribeirão Preto da Universidade de São Paulo logo após minha formatura; e desde o início de minha carreira universitária sempre me incentivou e apoiou; este livro tem muito dele. Representa para mim "o pai odontológico". Um amigo.

Ao professor Krunislave Antonio Nóbilo (Unicamp-Piracicaba), pelos ensinamentos de odontologia e de vida; tive a sorte de conhecê-lo.

Ao professor Vanderlei Luiz Gomes da FOUFU, de quem fui monitor em Prótese Total.

Apresentação

Começamos a escrever este livro após o convite que me foi feito pela representante da Editora Manole, Karina Balhes, na Faculdade de Odontologia de Ribeirão Preto-USP; momento que me deixou muito lisonjeado e agradecido à editora.

Escrever um livro não é uma tarefa fácil. É preciso determinação para dar início, continuidade e finalização a uma obra literária. Foi dado o início e agora chegamos à sua finalização. Eu e as colaboradoras fomos lançados ao desafio de transformarmos nossa experiência clínica, nossas pesquisas e muito estudo em informações escritas. Sabemos que ao finalizar o livro, muitas informações novas sobre DTM já estarão à disposição, principalmente na atualidade, com a velocidade da disseminação da informação; mas as informações contidas nesta obra não deixarão de ser fundamentais e imprescindíveis para atuação nessa área.

A proposta desta obra é atingir leitores de diferentes níveis: alunos de graduação, pós-graduação, professores e clínicos de maneira geral interessados em DTM (disfunção temporomandibular). Esse tema é fascinante. Sou prova de como passou por mudanças ao longo do tempo, desde que me formei. Grandes mudanças ocorreram na condução do diagnóstico dessas disfunções e principalmente nas terapias, que deixaram de ser irreversíveis e mutiladoras, para se tornarem conservadoras e reversíveis.

O estudo da DTM baseado em evidências promoveu o elo entre a boa pesquisa científica e a prática clínica, razão maior da publicação deste livro. Os capítulos são apresentados em ordem didática para conduzir o leitor ao manejo das disfunções temporomandibulares, principalmente voltados às atividades clínicas. Desejamos que os estudantes de Odontologia e os profissionais possam aplicar o conteúdo deste livro em suas atividades clínicas. O atendimento do paciente com DTM torna-se cada vez mais necessário em nossa população. Essa área tem confluência principalmente com a Medicina, a Fisioterapia, a Fonoaudiologia e a Psicologia, demonstrando a sua importância no atendimento de uma população que tem dor orofacial e necessita de tratamento. Essa é uma mensagem motivacional principalmente aos iniciantes em Odontologia, para que abracem essa área tão importante e cativante, que eleva o nome de nossa profissão.

É importante para o leitor entender que esta obra não tem a intenção de ser extremamente complexa. Pensamos em prover noções de diagnóstico e terapias que possam ser levadas a efeito na prática diária, motivando principalmente os alunos de graduação, bem como os profissionais clínicos gerais e os especialistas, que detêm maior conhecimento na área, a atenderem uma parcela expressiva da população que tem disfunção temporomandibular.

Ressalto que esta obra só se concretizou pelo trabalho sério, honesto e dedicado de cada um dos colaboradores. Também pela experiência gratificante que tive nas Universidades que atuei, sempre na área de DTM, na graduação, pós-graduação e principalmente nos últimos anos (desde 2006) em que nos dedicamos a um atendimento multidisciplinar de DTM na Faculdade de Odontologia de Ribeirão Preto-USP, onde temos a oportunidade de conviver com colegas odontólogos, fisioterapeutas, fonoaudiólogos, médicos e psicólogos e aprender com nossos maiores professores – os pacientes.

Obrigado pelo prestígio e boa leitura.

César Bataglion

Introdução

DISFUNÇÕES TEMPOROMANDIBULARES: POR QUE ESTUDÁ-LAS?

Disfunções temporomandibulares (DTM) é um termo coletivo que engloba vários problemas que envolvem os músculos mastigatórios, a articulação temporomandibular (ATM) e estruturas associadas. São consideradas causas principais de dores não dentárias na região orofacial. Têm etiologia multifatorial e as terapias são multidisciplinares.

O sintoma mais comum é a dor nos músculos da mastigação e/ou ATM. Os pacientes com DTM queixam-se de movimentos mandibulares limitados e ruídos nas ATM em forma de estalidos ou crepitação. Outras queixas incluem dor na mandíbula e/ou maxila, dor na orelha, dor na face e dor de cabeça (cefaleia). As DTM com frequência se apresentam em comorbidade com outras doenças craniofaciais e orofaciais. Condições como fibromialgia, síndrome da fadiga crônica, cefaleia, transtorno do pânico, distúrbio do refluxo gastroesofágico, síndrome do intestino irritável, transtorno do estresse parecem coexistir com as DTM.[1]

Estudos epidemiológicos mostram que em torno de 75% dos indivíduos não pacientes apresentam pelo menos um sinal de DTM (p. ex., ruídos nas ATM) e pelo menos 33% apresentam um sintoma (p. ex., dor articular). É uma condição que afeta principalmente adultos jovens ou de meia-idade, sendo duas vezes mais comum em mulheres do que em homens.[2,3] A maior parte dos sintomas de DTM é relatada pela faixa etária de 20 a 40 anos.[4-6] Pacientes de 60 anos ou mais reclamam menos de sintomas de DTM.[7-9] Podem ser observadas em crianças e adolescentes, porém em menor número que em adultos.

As DTM têm características autolimitantes, sofrendo flutuações ou remissão com o tempo.[3,4] Apesar da grande porcentagem da população que apresenta sinais e sintomas de DTM, cerca de 10% da população sente que seus problemas são graves o suficiente para exigir tratamento.[10-15] Estudos[16] mostram que DTM dolorosa tem prevalência de 4,6% da população (6,3% mulheres, 2,8% homens). Estima-se que progressão para disfunções severas das ATM é rara[17,18] e a maioria dos pacientes melhoram consideravelmente com tratamentos conservadores.[19]

A etiologia das DTM deve-se a fatores chamados iniciadores, ou seja, aqueles que de fato causam seu início (trauma, sobrecarga ou parafunção); e predisponentes, ou seja, aumentam o risco da disfunção se estabelecer (condições sistêmicas, psicológicas e estruturais: oclusão e ATM) e perpetuantes, ou seja, aqueles que influenciam na progressão ou remissão das DTM (problemas comportamentais, sociais e emocionais)[20].

Dessa forma, a abordagem diagnóstica requer que o clínico compreenda todos os fatores envolvidos e o sucesso do tratamento depende da identificação desses fatores por meio de uma avaliação completa e precisa. Portanto, considerando a prevalência da DTM, as condições de comorbidades, a etiologia multifatorial e a necessidade de terapias multidisciplinares, torna-se importante o estudo dessas disfunções, pois trata-se de um problema significativo na população em geral.

REFERÊNCIAS

1. Aaron LA, Burke MM, Buchwald D. Overlapping conditions among patients with cronic fatigue syndrome, fibromyalgia, and temporomandibular disorder. Arch Intern Med 2000;160:221-7.
2. LeResche L. Epidemiology of temporomandibular disorders: implications for the investigation of etiologic factors. Cri Rev Oral Biol Med. 1997;8:291305.
3. Anastassaki A, Magnusson T. Patients referred to a specialist clinic because of suspected temporomandibular disorders: a survery of 3194 patients in respect of diagnoses, treatments, and treatment outcome. Acta Odontol Scand. 2004;62:183-92.
4. Von Korff M, Dworkin SF, Le Resche L, Kruger A. An epidemiologic comparison of pain complaints. Pain. 1988;32(2):173-83.
5. Dworkin SF, Le Resche L, Von Korf M. Diagnostic studies of temporomandibular disorders: challenges from an epidemiologic perspective. Anesth Prog. 1990;37(2):147-54.
6. Kanter RJ, Truin GJ, Burgersdijk RC, Van't Hof MA, Battistuzzi PG, KalsbeekH, Käyser AF. Prevalence in the Dutch adult population and a meta-analysis of signs and symptoms of temporomandibular disorder. J Dent Res. 1993;72(11):1509-18.
7. Osterberg T, Carlsson GE, Wedel A. A cross-sectional and longitudinal study of craniomandibular dysfunction in an elderly population. J Craniomandib Disord. 1992; 6(4):237-45.
8. Ow RK, Loh T, Neo J, Khoo J. Symptoms of craniomandibular disorder among elderly people. J Oral Rehabil. 1995;22(6):413-9.
9. Greene CS. Temporomandibular disorders in the geriatric population. J Prosthet Dent. 1994;72:507-9.
10. Schiffman E. Mandibular dysfunction, occlusal dysfunction, and parafunctional habits in a non-clinical population. J Dent Res. 1986;65(Special issue):306.
11. Rugh JD, Solberg WK. Oral health status in the United States:temporomandibular disorders. J Dent Educ. 1985;49(6):398-406.
12. Schiffman EL, Fricton JR, Haley DP, Shapiro BL. The prevalence and treatment needs of subjects with temporomandibular disorders. J Am Dent Assoc. 1990;120(3):295-303.
13. Magnusson T, Carlsson GE, Egermark-Eriksson I. An evaluation of the need and demand for treatment of craniomandibular disorders in a young Swedish population. J Craniomandib Disord. 1991;5(1):57-63.
14. Bibb CA. Jaw function status in an elderly non--population. J Dental Res. 1991;70 (Special issue):419-24.
15. Kanter RJ, Käyser AF, Battistuzzi PG, Truin GJ, Van't Hof MA. Demand and need for treatment of craniomandibular dysfunction in the Dutch adult population. J Dent Res. 1992;71:1607-12.
16. Isong U, Gansky AS, Plesh O. Temporomandibular joint and muscle disorder-type in U.S. adults: The National Health Interview Survey. J Orofac Pain. 2008;22:317-22.
17. Magnusson T, Egermark I, Carlsson GE. A longitudinal epidemiologic study of signs and symptoms of temporomandibular disorders from 15-35 years of age. J Orofac Pain. 2000;14:310-9.
18. Magnusson T, Egermark I, Carlsson GE. A prospective investigation over two decades on signs and symptoms of temporomandibular disorders and associated variables: a final summary. Acta Odontol Scand. 2005;63:99-109.
19. Magnusson T, Egermark I, Carlsson GE. Treatment received, treatment demand, and treatment need for temporomandibualr disorders in 35-year old subjects. Cranio. 2002;20:11-7.
20. De Leeuw, R. Dor orofacial: Guia de avaliação, diagnóstico e tratamento. São Paulo: Quintessence Editora. 2010. p.134.

Disfunções temporomandibulares musculares

1

Todos os constituintes do sistema estomatognático têm sua importância, maior ou menor, porém todos são imprescindíveis. A maioria dos autores concorda que o mecanismo neuromuscular desempenha um papel predominante no funcionamento do sistema. O desconhecimento desse fator por parte do cirurgião-dentista que pretende dedicar-se às disfunções temporomandibulares (DTM) levará ao fracasso do tratamento. Os músculos constituem a parte ativa do sistema estomatognático, enquanto os dentes, os ossos e a articulação temporomandibular (ATM) são elementos passivos.

As condições musculoesqueléticas são a principal causa de dor não odontogênica na região orofacial. De acordo com Bell,[1] as dores de origem muscular são as mais frequentes causas de desconforto na cabeça e no pescoço. Esse autor afirmou que uma boa regra a ser seguida em relação às dores na face é considerar que a dor é muscular até que se prove o contrário. As dores musculares frequentemente causam limitações às funções do sistema mastigatório, principalmente no tocante à abertura da boca e à mastigação. As alterações musculares representam quase 90% dos casos de disfunção temporomandibular.

As principais características das disfunções musculares são dor, sensibilidade muscular, redução da amplitude de movimentos da mandíbula, fadiga, rigidez e fraqueza muscular. A dor pode envolver, além dos músculos da mastigação, a face, e produzir cefaleia temporal, dor na região da orelha e cervical. Dor e cansaço para mastigar são sinais e sintomas que usualmente ocorrem nas disfunções musculares do sistema estomatognático.

COCONTRAÇÃO PROTETORA (IMOBILIZAÇÃO MUSCULAR OU COATIVAÇÃO)

A cocontração protetora é a resposta inicial de um músculo a uma ameaça (lesão ou risco de lesão). Essa resposta foi denominada imobilização muscular protetora (*splinting muscular protector*) ou coativação.[2] O termo coativação refere-se ao fato de que, na presença de estímulos sensoriais alterados ou dor, os grupos musculares antagonistas ativam-se durante o movimento na tentativa de proteger a parte lesada ou ameaçada, resultando em imobilização ou redução da movimentação.

No sistema estomatognático, por exemplo, um paciente com cocontração, ao abrir a boca, apresentará atividade aumentada dos músculos elevadores (antagonistas do movimento). Da mesma forma, ao fechar a boca, a atividade aumentada será observada nos músculos abaixadores da mandíbula. Essa coativação dos músculos antagonistas é considerada um mecanismo de proteção normal. Okeson[3] considera que a cocontração não é uma condição patológica, embora possa levar a sintomas musculares quando prolongada. A dor sentida em qualquer constituinte do sistema mastigatório, seja periférica, central ou decorrente de aumento do estresse emocional, pode produzir cocontração protetora dos músculos mastigatórios.

A cocontração protetora tem repercussões periféricas devido ao aumento do metabolismo oxidativo, à depleção dos suprimentos energéticos e à ativação dos nociceptores, embora sem lesões teciduais.[4]

Um exemplo clássico do estabelecimento de uma cocontração protetora no sistema mastigatório é instalar no paciente uma coroa com prematuridade ("alta"). Esse estímulo potencialmente danoso levará à ativação simultânea dos músculos antagonistas durante o movimento mandibular, tendo como resultado final certa imobilização da mandíbula, como forma de proteger o sistema. Outro exemplo desse mesmo episódio pode ocorrer após o paciente submeter-se a uma anestesia odontológica. Por determinado tempo a abertura da boca poderá diminuir, em função da cocontração que surgiu após a agressão da agulha.

Um terceiro exemplo desse mecanismo é o que ocorre como consequência de uma extração dentária de um terceiro molar inferior. O paciente apresenta uma limitação de abertura da boca, embora os músculos elevadores não tenham sido afetados.

Portanto, a história clínica coletada com o paciente é a chave para o diagnóstico da cocontração (detectar o possível evento que a causou). Se a cocontração persistir, poderá evoluir para mialgia local.

Causas da cocontração protetora

As causas da cocontração protetora são:

1. Estímulos sensoriais e proprioceptivos alterados (p. ex., restauração com contato prematuro, abertura exagerada da boca ou consulta odontológica muito longa, anestesia dentária com trauma aos tecidos bucais).
2. Estímulos constantes de dor profunda (no músculo, tendões, ligamentos, articulações, dentes).
3. Estresse emocional aumentado (aumento do tônus muscular, bruxismo).
4. Trauma local (macrotrauma): pancada.

Aspectos clínicos

Os aspectos clínicos que podem estar presentes na cocontração protetora são:

1. Dor muscular.
2. Diminuição da amplitude de movimento da mandíbula, mas a o paciente pode atingir uma faixa relativamente normal quando solicitado a fazer o movimento.
3. Abertura de boca lenta e cuidadosa.
4. Pouca dor em repouso.
5. Há aumento da dor durante a função (ao falar, mastigar).
6. O paciente relata uma sensação de fraqueza muscular (cansaço dos músculos mastigatórios).

Terapêutica

O tratamento deve ser direcionado para o motivo que causou a cocontração, lembrando que ela é uma resposta protetora do músculo (não necessariamente uma patologia muscular). Se for resultado de trauma, o fator etiológico não está mais presente. Se for consequência de restauração com prematuridade, o tratamento consiste em ajustar a restauração e harmonizá-la com a oclusão do paciente, não necessitando ajustar toda a dentição. Se a contração for resultado de dor profunda, deve-se então investigar a causa da dor e tratar sua fonte, demandando diagnóstico mais apurado. Se for decorrente de aumento do estresse emocional, deve-se orientar o paciente quanto às condutas para eliminar ou controlar seu estresse, inclusive orientando-o a não ficar apertando os dentes nas atividades diárias (em vigília). Atividades físicas regulares são bem-vindas.

A educação do paciente em relação ao seu quadro clínico e aos cuidados que deve ter (automanejo) são essenciais para o sucesso do tratamento.

Terapias de apoio

As terapias de apoio para a cocontração protetora algumas vezes são o tratamento fundamental para o paciente e, de modo geral, são as seguintes:

1. Orientar o paciente a restringir o uso da mandíbula dentro de limites indolores.
2. Dieta suave e pastosa, com mastigação lenta, pode ser recomendada até a dor diminuir.
3. Medicação, como dipirona, para dor a curto prazo. Se necessário, anti-inflamatórios não esteroidais podem ser indicados.
4. Exercícios musculares e outras terapias físicas não são necessários nessa disfunção, pois geralmente é de curta duração; se os fatores etiológicos forem controlados, os sintomas devem desaparecer em alguns dias.
5. Se a causa for devida à presença de prematuridade oclusal (dente "alto") e o clínico tiver dificuldade para manipular a mandíbula, pode-se instalar uma placa anterior (*front-plateau*) prévia ao ajuste da prematuridade. Essa placa está indicada para alteração aguda na condição oclusal[3] e para transtornos musculares relacionados com a instabilidade da mandíbula.[5-8] Sua confecção está descrita no Capítulo 8, sobre aparelhos intraorais.

MIALGIA LOCAL (DOR MUSCULAR LOCAL)

A mialgia local se caracteriza por músculos doloridos com dor localizada (Figura 1), sem ocorrência de irradiação da dor ou espalhamento. No sistema mastigatório é comum o paciente apresentar dor nas bochechas (região do músculo masseter) ou nas têmporas durante a mastigação ou à palpação.

A dor muscular local (mialgia local) é uma dor miogênica primária, não inflamatória, e pode ser o resultado de uma continuação

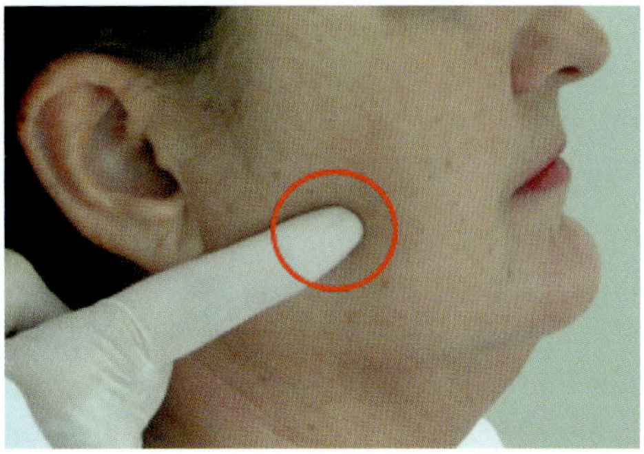

FIGURA 1 Paciente com mialgia local sente a dor localizada no local de palpação.

da cocontração protetora que se perpetuou. Trata-se, portanto, de uma disfunção muscular muito observada na prática odontológica. O músculo que se encontra prolongadamente contraturado sofre um aumento da pressão intramuscular, que interfere no sistema arterial, provocando isquemia, diminuindo o aporte nutritivo e a drenagem dos catabólitos resultantes do mecanismo celular.

Respostas vasodilatadoras são ativadas e ocorre liberação de serotonina (presente nas plaquetas do sangue) e bradicinina. A serotonina nesse momento favorece a contração muscular. Essas substâncias tem um comportamento algógeno, isto é, estimulam as terminações nervosas livres (nociceptores periféricos) e produzem dor, nesse caso dor muscular local. Outras substâncias fazem parte dessa cascata de eventos, como a histamina, íons K^+, acidose tecidual (pH inferior a 6,1), prostaglandina e substância P.

Os mediadores inflamatórios associados à bradicinina, serotonina e histamina reduzem os limiares dos nociceptores, provocando mais dor. A prostaglandina incrementa os sintomas porque diminui o limiar de excitabilidade do neurônio nociceptivo. Portanto, é necessário menos estímulo para atingir o limiar de excitabilidade, e com isso há mais dor.

Importante ressaltar que um fator crítico para desenvolver dor muscular local é a contração muscular prolongada, de característica isométrica, que levará à isquemia muscular.

Ocorrerá também uma ativação periférica de nociceptores responsáveis pela dor à pressão, que não são ativados no tecido normal, portanto a dor é exacerbada pela palpação.

A história relatada pelo paciente com mialgia local poderá incluir dor que começou várias horas ou dias após um evento associado com cocontração protetora; dor secundária a outra fonte de dor profunda; dor associada a lesão tecidual após uma injeção na boca, abertura bucal excessiva, excesso de uso muscular ou um episódio recente de aumento do estresse emocional.

A dor muscular local pode ser decorrente do uso não costumeiro de um músculo[9] ou ao uso excessivo do músculo, e nesse caso pode ocorrer atraso no aparecimento da dor muscular, sendo referida como dor muscular pós-exercícios.[10-14]

Causas da dor muscular local (mialgia local)

A dor muscular local apresenta os seguintes fatores causais:

1. Cocontração protetora prolongada secundária a recente alteração nas estruturas locais.
2. Uma fonte contínua de dor profunda (dor muscular cíclica).
3. Trauma tecidual local.
4. Uso não costumeiro do músculo.
5. Uso excessivo do músculo.
6. Níveis aumentados de estresse emocional.

Aspectos clínicos

A dor muscular local pode apresentar os seguintes aspectos clínicos:

1. Diminuição na velocidade e amplitude dos movimentos mandibulares. O paciente pode não conseguir realizar completamente os movimentos da mandíbula (a abertura da boca pode estar reduzida), mas se forçar ganha aumento de abertura.
2. Ausência de dor ou dor mínima durante o repouso da mandíbula.
3. A dor aumenta com a função do músculo.
4. Sensação de fraqueza muscular.
5. Sensação de rigidez muscular.
6. Sensibilidade local quando o músculo envolvido é palpado.
7. Sensação de fadiga muscular.
8. Ausência de pontos-gatilho e padrões de dor referida.

Terapêutica

A dor muscular local produz dores profundas que frequentemente retroalimentam o músculo, criando cocontração protetora. Portanto, o objetivo principal no tratamento da dor muscular local é diminuir a entrada de informações sensoriais nocivas, por exemplo, a dor.

A redução na entrada sensorial é alcançada pelas etapas a seguir.

1. Eliminação de qualquer estímulo proprioceptivo alterado que esteja presente.
2. Eliminação de qualquer fonte de dor profunda (dental ou outro).
3. Embora os pacientes possam controlar os contatos dentários enquanto acordados,[15,16] a maioria tem pouco controle sobre os contatos dos dentes quando dorme.[17] Quando houver suspeita de apertamento ou rangimento no sono, são indicadas a confecção e a instalação de um aparelho de proteção para uso no sono (placa oclusal estabilizadora).[18-22] Placas oclusais são aparelhos removíveis, geralmente confeccionados de resina acrílica termopolimerizável, que se encaixam sobre os dentes de um arco e fornecem contato oclusal estável com o arco oposto, ou seja, promovem uma estabilização, fato este que determinou o nome de placas estabilizadoras, comumente chamadas

de placas miorrelaxantes. O dispositivo, confeccionado em relação cêntrica (RC), fornece ainda contatos excêntricos (de lateralidade e protrusão) pelos caninos. O paciente é orientado a usar o aparelho durante o sono (pode ser de dia ou de noite – depende da hora em que o paciente dorme) e apenas ocasionalmente quando estiver acordado, se ajudar a reduzir a dor. Foi demonstrado que o uso desse tipo de aparelho em tempo parcial parece ser mais eficaz na redução da dor muscular do que em período integral.[23,24] No Capítulo 8 pode-se ver toda a sequência de confecção do aparelho intraoral de estabilização. Preconizado pela odontologia por anos, ele pode ser útil na redução dos distúrbios da dor muscular mastigatória,[25-28] desde que confeccionado com critérios corretos. Oferece uma boa aderência por parte dos pacientes.

4. Para a dor muscular local pode-se considerar o uso de analgésico leve, como aspirina ou dipirona; ou um anti-inflamatório não esteroidal (Aine), como o ibuprofeno ou a nimesulida. O paciente deve ser orientado a tomar o medicamento regularmente a cada 4 ou 6 horas, durante 5 a 7 dias, para que a dor seja eliminada ou controlada. Se o paciente tomar o medicamento apenas ocasionalmente, o efeito cíclico da dor profunda pode não ser interrompido. Depois disso, ele não precisa mais da medicação. A administração de relaxantes musculares nesse tipo de dor é controversa.[29] Durante muitos anos os relaxantes musculares foram indicados, mas estudos mostram que esses medicamentos parecem não ter grande efeito sobre a mialgia local.[30,31] Os benefícios parecem ser mais notórios quanto ao fato de relaxar e sedar o paciente do que nos músculos, visto que na mialgia local não é observada contração elevada em análise eletromiográfica; portanto, devem ser indicados com cautela. E, quando forem indicados, os pacientes devem ser informados sobre possíveis efeitos colaterais, como sonolência e o prejuízo da atenção para dirigir automóveis, operar máquinas etc.
5. Orientar e informar o paciente sobre automanejo.
   As três situações a seguir devem ser instruídas:
   a. Aconselhar o paciente a restringir o uso da mandíbula de modo a não provocar dor. Instruí-lo a não abrir demais a boca, para não sentir dor (sempre que o uso da mandíbula causar dor, a cocontração pode se restabelecer). Orientar o paciente a fazer uma dieta suave, com menores volumes de alimento e mastigação mais lenta. Dessa forma haverá favorecimento da atividade muscular normal – a completa falta de uso muscular não é apropriada para pacientes com mialgia local.
   b. Orientar o paciente a reduzir qualquer contato dentário. Ressaltando que não deve apertar os dentes enquanto acordado (em vigília). Técnicas de automanejo devem ser instituídas (consciência cognitiva).[32-34] O paciente deve ser instruído a manter os lábios juntos e os dentes afastados. Colocar lembretes (não aperte os dentes) no campo de visão: ímã de geladeira, adesivo no painel do carro, no computador ou *notebook*, baixar, no celular, o aplicativo *Desencoste seus dentes,* de Wladimir Dal Bó e Roberto Ramos Garanhani, que encontra-se à disposição gratuitamente na internet.
   c. Informar o paciente sobre a relação entre estresse emocional aumentado e dor nos músculos. Uma vez que o estresse emocional pode ser um colaborador significativo da mialgia local, técnicas que reduzam o estresse e promovam o relaxamento do paciente devem ser incentivadas.[35]

Terapia de apoio

A terapia de apoio para dor muscular é direcionada para reduzir a dor e restaurar a função muscular normal. São as seguintes:

1. Fisioterapia com técnicas manuais de imobilização, alongamento passivo do músculo e massagem suave.
2. Terapias de relaxamento, se o paciente estiver sob ação de estresse emocional. Se a dor mostrar-se refratária para a disfunção muscular, o clínico deve suspeitar de um distúrbio muscular mais complexo.
3. Calor úmido.
4. Massagem na área dolorida com gel anti-inflamatório após a aplicação de calor.
5. Utrassom terapêutico.
6. Acupuntura.

MIOSITE

Miosite é uma condição aguda caracterizada por inflamação generalizada do músculo e do tecido conjuntivo. Caracteriza-se pelos sinais e sintomas ligados ao fenômeno inflamatório, como dor, edema, rubor e calor (aumento da temperatura) no músculo. A miosite surge geralmente após trauma direto no músculo ou após infecção que se espalha, proporcionando dor aguda.

Causas da miosite

O principal fator causal da miosite é a produção de substâncias químicas em resposta ao dano no tecido (resposta inflamatória).

Aspectos clínicos

Os aspectos clínicos da miosite são:

1. Dor contínua na região do músculo lesado ou infeccionado.
2. Dor agravada pela função da mandíbula.
3. Movimentos mandibulares diminuídos ou limitados devido à dor e ao edema.
4. Dor à palpação.

Terapêutica

O tratamento da miosite deve ser direcionado para a redução e eliminação da inflamação no músculo. São eles:

1. Aconselhamento e automanejo por parte do paciente.
2. Aine.
3. Calor superficial.
4. Exercício de fortalecimento após terminar a fase da inflamação.

> **NOTA IMPORTANTE**
>
> As próximas disfunções musculares (miospasmo, dor miofascial e fibromialgia) são influenciadas por atividades do sistema nervoso central (SNC). Nesse momento, é importante entender que se estará diante de disfunções mediadas centralmente, e não apenas perifericamente. A atuação terapêutica é importante. O miospasmo é um distúrbio muscular local agudo, enquanto a dor miofascial é um distúrbio regional, com características crônicas. Já a fibromialgia é um distúrbio sistêmico, também de característica crônica.

MIOESPASMO (MIALGIA POR CONTRAÇÃO TÔNICA)

O mioespasmo é um distúrbio muscular agudo, influenciado pelo SNC, que envolve a contração repentina, involuntária, tônica de um músculo.[36] São sinônimos dessa condição: trismo ou câimbra.

O mioespasmo é uma alteração contínua sustentada, também chamada de fasciculação, mesmo em repouso,[37,38] por mediação central. É uma alteração em que o músculo permanece agudamente contraído (encurtado), dolorido e com grande limitação de movimentos (Figura 2).

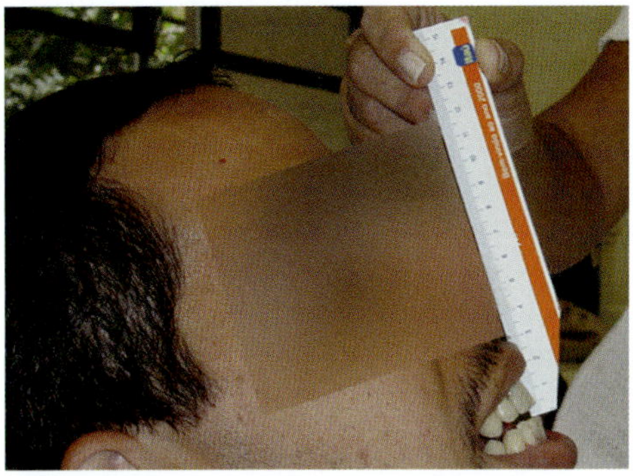

FIGURA 2 Paciente com mioespasmo após intervenção cirúrgica para extração de dente incluso. Abertura de boca limitada a 5 mm.

Induzido pelo SNC, esse distúrbio está frequentemente associado a condições metabólicas locais dentro dos tecidos musculares. Não é uma disfunção muscular tão comum no dia a dia. Pode ser observada após tratamentos odontológicos com sessões demoradas ou após cirurgias para extração de dentes, por exemplo.

Normalmente o paciente relata restrição repentina dos movimentos da mandíbula, em geral acompanhada de rigidez muscular. O que mais chama a atenção do paciente é uma marcante redução da abertura da boca. Outro dado importante reside no fato de que, por exemplo, se o músculo pterigóideo lateral (feixe inferior) for afetado por mioespasmo prolongado (a função desse feixe muscular é tracionar o côndilo da mandíbula para a frente), notar-se-á um movimento para a frente e para baixo do côndilo do lado afetado. Como resultado, será observada uma desoclusão aguda ipsilateral, ou seja, uma infraoclusão dos dentes do mesmo lado.

Causas do mioespasmo

São fatores causais que provocam o mioespasmo:

1. Alterações metabólicas no tecido muscular (desequilíbrio eletrolítico local) associado com fadiga ou uso excessivo do músculo).[39]
2. Mecanismos de mioespasmo idiopáticos (sem fatores identificáveis).

Aspectos clínicos

Os aspectos clínicos associados aos mioespasmos são:

1. Restrição acentuada do movimento mandibular, com evidente redução da abertura da boca.
2. Maloclusão aguda do lado do músculo envolvido.
3. Dor aguda em repouso.
4. Aumento da dor com a mastigação, a fala ou a abertura da boca para bocejos.
5. Sensação de rigidez ou tensão muscular (câimbra).

Terapêutica

O tratamento do mioespasmo tem como objetivo sua redução imediata e depois a eliminação dos fatores causais. As condutas são:

1. Aplicar massagem manual.
2. *Spray* congelante.
3. Gelo.
4. Injeção de anestésico local no músculo em espasmo, sendo recomendada a lidocaína a 2% sem vasoconstritor.
5. O agulhamento a seco (*dry needling*) é bastante eficaz.
6. A terapia farmacológica indicada para essa condição aguda reside nos analgésicos como a dipirona, e nos Aine.

7. Uma vez reduzida a dor, o músculo pode ser passivamente alongado até seu comprimento máximo. Nesse caso, o uso de espátulas de madeira interposta entre os dentes é uma boa conduta.

Terapia de apoio

Após a redução da dor, os fatores que podem estar ocasionando o mioespasmo como fadiga e uso excessivo do músculo devem ser eliminados. O paciente é aconselhado a descansar o músculo para restabelecer o equilíbrio eletrolítico normal.

A fisioterapia contribui de modo fundamental para a eliminação do mioespasmo. Técnicas de liberação miofascial, massagem profunda e alongamento passivo são tratamentos que devem ser instituídos. Outras terapias, como técnicas de relaxamento, podem ser úteis no tratamento.

> **NOTA IMPORTANTE**
>
> Um aspecto a ser considerado é que, ocasionalmente, os mioespasmos podem ocorrer repetidamente sem identificação dos fatores causais. Quando isso ocorre no mesmo músculo, pode-se estar diante de uma distonia oromandibular, que são contrações espasmódicas descontroladas e repetidas dos músculos com etiologias centrais. Nesses casos pode-se considerar a indicação de toxina botulínica.

DOR MIOFASCIAL (MIALGIA DE PONTOS-GATILHO)

A dor miofascial descrita por Travell e Simons[40] é uma condição musculoesquelética caracterizada por dor muscular regional, normalmente unilateral (pode ocorrer dos dois lados), difusa (referida) e presença de pontos-gatilho nos músculos, tendões e fáscias.[41] Esses pontos, quando palpados ou estimulados, produzem dor regional com referência (a dor se espalha).

Os pontos-gatilho podem produzir dor profunda e, por consequência, sintomas autonômicos[42,43] (sintomas produzidos pelo sistema nervoso autônomo). Pode ocorrer lacrimejamento dos olhos, vermelhidão da conjuntiva e sensibilidade no couro cabeludo, mas de característica unilateral. É importante que o clínico entenda que esses sintomas relacionados à dor miofascial estão associados aos efeitos excitatórios centrais criados pelos pontos-gatilho, e não aos próprios pontos-gatilho.

A presença de efeitos excitatórios centrais é comum nessa disfunção muscular.[44] O fenômeno ocorre quando certos estímulos enviados ao SNC, por exemplo, a dor profunda, geram um efeito sobre outros interneurônios não associados. O estímulo prolongado e constante bombardeia continuamente o interneurônio, resultando em acúmulo de neurotransmissor na sinapse, podendo ocorrer o espalhamento de neurotransmissores para um interneurônio adjacente, que também se torna excitado. A partir desse momento, os impulsos vão para o SNC, e o cérebro percebe a nocicepção transmitida por ambos os neurônios, ou seja, um efetivamente estimulou (verdadeira fonte da dor, ou dor primária) e o outro foi excitado pelo fenômeno descrito (a dor produzida é referida).

Outra explicação para o fenômeno é a convergência.[45,46] Vários neurônios de entrada (chamados de primeiro neurônio) podem fazer sinapse para um único interneurônio, ou seja, convergem para ele. Quanto mais essa convergência se aproxima do tronco encefálico e do córtex, mais difícil para o córtex avaliar a localização exata do estímulo, principalmente nos casos de dor profunda e contínua. Isso pode confundir o córtex, resultando na percepção de dor em estrutura que está funcionando normalmente, ou seja, dor heterotópica ou referida.

Nessa disfunção, o local que origina a dor (fonte) não é o mesmo que o paciente sente, ou seja, a dor é percebida em um sítio diferente. Como a dor é referida, frequentemente se apresenta na forma de cefaleia, com forte associação à cefaleia tipo tensional. Os pacientes normalmente localizam a dor ao redor da orelha, ângulo ou corpo da mandíbula e região temporal.

Padrões de referência incluem as áreas intraoral, auriculotemporal, supraorbital e maxilar. Áreas de dor referida podem incluir estruturas periorais e intraorais, particularmente os dentes, dependendo do músculo envolvido (temporal, masseter, músculos supra-hióideos). A referência para os dentes pode causar erro de diagnóstico, pois o clínico pode considerar o dente a causa da dor, fato que poderá levá-lo a intervir no dente desnecessariamente.

A dor referida de pontos-gatilho na parte profunda do músculo masseter inclui dor na ATM e orelha, que pode causar erro de diagnóstico, fazendo com que o clínico considere a dor como sendo própria da ATM e de doenças otológicas. A dor referida de pontos-gatilho no músculo temporal pode ser sentida em todos os dentes superiores do mesmo lado do músculo, e da mesma forma pode levar a erros de diagnóstico de problemas próprios dos dentes.

A qualidade da dor é pesada, perturbadora e raramente latejante. A dor miofascial é caracterizada por cronicidade, com relato de início variando de meses a vários anos. Os pontos-gatilho podem ser ativos (induzem dor clinicamente) ou latentes (induzem dor apenas se forem estimulados).

É importante que o clínico localize o ponto-gatilho e, na palpação, mantenha-o sob pressão por alguns segundos para verificar se ocorre o espalhamento da dor e se a dor que se origina reproduz a queixa do paciente (se a dor lhe é familiar). Por exemplo, palpar pontos álgicos no músculo trapézio e o paciente sentir a dor se espalhar para o músculo temporal, face, atrás da orelha e próxima à ATM.

O diagnóstico da dor miofascial é baseado na história e no exame clínico do paciente. O clínico deve ter conhecimento e habilidades diagnósticas para identificar a fonte primária da dor para o tratamento adequado.

O DC/TMD (ver no final do capítulo) subclassifica a dor miofascial em:[47]

- Dor miofascial: dor à palpação muscular, com espalhamento além do local que o dedo palpou, mas dentro dos limites do músculo (Figura 3).
- Dor miofascial com referência: dor à palpação muscular "além" dos limites do músculo palpado (Figura 4).

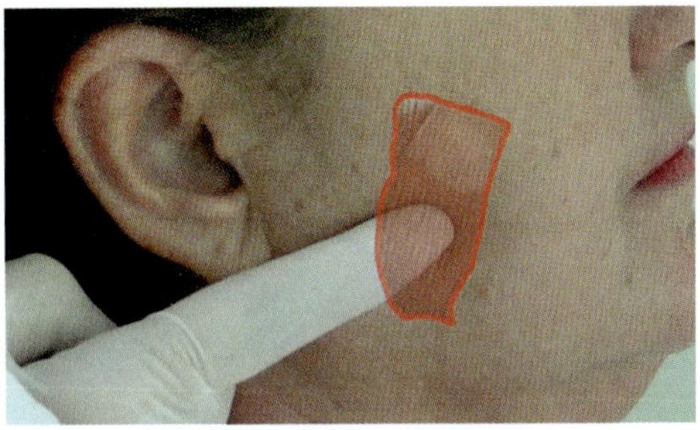

FIGURA 3 Dor miofascial com espalhamento "além" do local de palpação, porém dentro dos limites do músculo masseter.

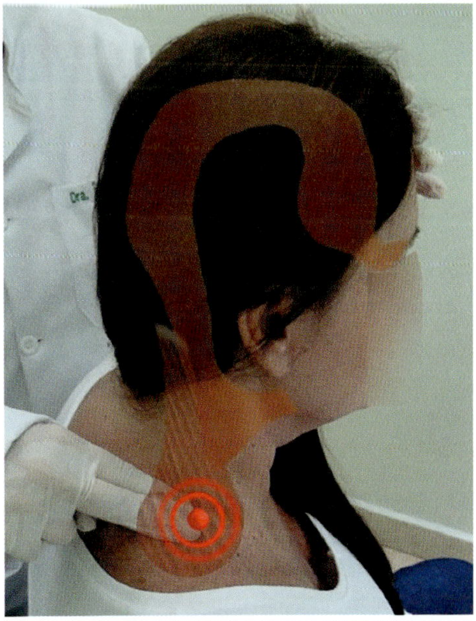

FIGURA 4 Dor miofascial com referência além dos limites do músculo palpado (palpação do músculo trapézio com referência de dor na cabeça e na face).

Causas da dor miofascial

São fatores causais que provocam a dor miofascial:

1. Dor muscular local prolongada.[48]
2. Estresse emocional aumentado.
3. Presença de distúrbios do sono.[49]
4. Hábitos deletérios, postura inadequada e esforços musculares repetitivos.
5. Deficiências nutricionais, falta de condicionamento físico[50] e infecções virais.

Aspectos clínicos

Os aspectos clínicos associados à dor miofascial são:

1. Dolorimento muscular, regional, não pulsátil, em repouso. O estímulo ou função provoca o sintoma a distância.
2. Palpação de ponto-gatilho provoca dor referida no paciente do mesmo lado do músculo.
3. Sensação de rigidez muscular.
4. Reprodução da queixa do paciente pela compressão do ponto-gatilho.
5. Sintomas auriculares, zumbido, vertigens, dor nos dentes e cefaleia tipo tensional.
6. Pode ocorrer redução da abertura da boca.

Terapêutica

O tratamento da dor miofascial deve ser direcionado para a eliminação ou redução de fatores causais e contribuintes. São eles:

1. Eliminar a fonte de dor que o paciente apresenta.
2. Eliminar os fatores que contribuem para a dor miofascial, como reduzir ou eliminar o estresse emocional, cuidar da postura corporal e da ergonomia,[51] melhorar a qualidade do sono, reavaliar e melhorar as condições nutricionais.
3. Medicação de antidepressivo tricíclico, em baixa dosagem: administração de 10 a 20 mg de amitriptilina antes de dormir pode ser útil quando houver distúrbios do sono.
4. Relaxantes musculares são úteis na redução da dor, mas não eliminam pontos-gatilho. A medicação ciclobenzaprina com 10 mg, meia hora antes de dormir, ajuda na redução da dor e provoca sonolência. Esses medicamentos podem ajudar a converter um ponto-gatilho ativo em ponto de disparo latente ou inativo, mas não o eliminam.
5. Realizar alongamentos diários dos músculos, particularmente os da região de pescoço e ombros, ajuda a eliminar pontos-gatilho que potencialmente podem se desenvolver em músculos contraturados (encurtados). A realização de caminhadas e exercícios é importante para a diminuição da dor.[52,53]
6. Uma das terapias fundamentais para a eliminação ou redução da dor miofascial é a eliminação do ponto-gatilho. Isso é realizado alongando o músculo que contém o ponto-gatilho de modo indolor. A seguir, estão apresentadas técnicas que podem ser usadas para atingir esse objetivo.

Spray e alongamento

Uma das técnicas preconizadas para eliminar pontos-gatilho é o uso do *spray* e do alongamento.[54,55] Consiste em pulverizar um *spray* congelante (p. ex., fluorometano) no tecido que recobre o músculo com o ponto-gatilho e, em seguida, esticar (alongar) o músculo. O *spray* é aplicado à distância de aproximadamente 30 a 40 cm na direção dos sintomas referidos. O alongamento do músculo deve ser realizado sem produzir dor.

Digitopressão e massagem

A digitopressão e a massagem de um ponto-gatilho podem eliminá-lo, devendo-se tomar cuidado para não produzir dor.[56,57] A pressão deve ser aumentada gradualmente em um nível baixo de dor e mantida por 30 a 60 segundos. Se o paciente sentir muita dor, interromper a técnica. O aumento da pressão no ponto-gatilho é eficaz para sua eliminação,[55] sendo uma conduta comum realizada pelos fisioterapeutas.

Compressa quente e ultrassom

Modalidades fisioterápicas como calor úmido aplicado com toalhas aquecidas em água morna e ultrassom podem ser úteis na eliminação de pontos-gatilho.[58] O ultrassom terapêutico produz calor profundo na área do ponto-gatilho, causando relaxamento local do músculo, além de produzir efeitos mecânicos por cavitação e microfluxo protoplasmático, proporcionando redução da dor miofascial.

Laser de baixa potência

Evidências suportam o uso do *laser* de baixa potência em pacientes com DTM, particularmente com dor miofascial.[59] O *laser* apresenta propriedades bioestimulantes e efeitos analgésicos por meio da irradiação direta. Quando combinada com um programa de exercícios, a laserterapia melhora significativamente os sintomas do que apenas o exercício.

Importante citar que muitos estudos utilizaram diferentes tipos, frequências e duração das radiações com *laser* em vários grupos de pacientes, e os parâmetros de tratamento apresentam variações nas padronizações. Portanto, o protocolo deve seguir a indicação do tipo de aparelho utilizado.

Agulhamento a seco (*dry needling*)

O agulhamento a seco ou *dry needling* é uma técnica minimamente invasiva indicada para eliminar pontos-gatilho miofasciais. Quando a agulha de acupuntura é inserida no ponto-gatilho, ocorre redução de substâncias algogênicas e diminuição da sensibilização periférica,[60] além de promover a liberação de opioides, como betaendorfina, encefalina e dinorfina.

O agulhamento pode ser realizado com diferentes formas de penetração da agulha, sendo as técnicas denominadas: a) estacionária (inserção da agulha no ponto e mantida em posição sem manipulação); b) pistonagem (a agulha é inserida e parcialmente retirada repetidas vezes no ponto escolhido e ao redor dele); e c) rotação (a agulha é inserida no ponto e rotacionada nos sentidos horário e anti-horário).[61]

As agulhas devem ser mantidas em posição por 5 a 30 minutos de duração após a realização da técnica de penetração, com 2 a 3 sessões para casos agudos; e de 3 a 5 para os casos crônicos.[62]

Bloqueio anestésico e alongamento

O bloqueio anestésico é uma técnica eficaz para eliminar pontos-gatilho com injeção de anestésico local sem vasoconstritor no ponto para tornar o músculo indolor.[63,64] O efeito mecânico da agulha rompendo o ponto-gatilho é essencial. A aplicação de anestésico local permite o alongamento indolor do músculo. Serve também de diagnóstico, por exemplo: aplicar anestésico em ponto-gatilho no músculo trapézio elimina a dor sentida na região temporal, fato que contribui para fechar o diagnóstico de onde está a causa da dor. Essa supressão de dor pode estar relacionada ao sistema de endorfina.[65]

O anestésico usualmente aplicado é a lidocaína a 2% sem vasoconstritor. Dependendo do tamanho do músculo, um carpule de anestésico é indicado para 2 ou 3 injeções no ponto de disparo, meio carpule para ponto-gatilho no trapézio e 1/3 do carpule para o músculo temporal. Se as injeções não proporcionarem alívio prolongado da dor, fica contraindicado fazer repetições do procedimento.

FIBROMIALGIA (FIBROSE)

A fibromialgia, também chamada de fibrosite, é uma condição de dor muscular generalizada caracterizada por dor contínua em muitos locais do corpo. Tem relação positiva com o aumento da idade, distúrbios do sono e depressão.[66] Pode ter associação com fadiga muscular, cefaleia crônica, ansiedade, síndrome do intestino irritável e alteração dos sintomas por atividade física ou clima.

É importante que o dentista esteja atento porque o limite entre fibromialgia e dor miofascial às vezes é pouco demarcado, visto que muitos dos fatores perpetuantes da dor miofascial também o são da fibromialgia, como baixa atividade física, frio, estresse, quadros depressivos, o que sugere que fibromialgia e dores miofasciais regionais podem se sobrepor,[67] coexistindo em muitos pacientes.

Uma característica diferencial importante entre fibromialgia e dor miofascial regional é que nesta última ocorre a presença de pontos-gatilho e uma banda tensa muscular palpável, ao contrário dos diversos pontos de dolorimento da fibromialgia. A outra diferença básica é a característica sistêmica, difusa e crônica da fibromialgia, ao contrário da característica aguda de natureza localizada das dores miofasciais.

Reiterando, então, a fibromialgia não é um distúrbio da dor mastigatória, portanto precisa ser reconhecida e encaminhada para atendimento médico competente. O dentista não deve assumir o papel de terapeuta primário. Em vez disso, precisa ser capaz de reconhecer a fibromialgia e de fazer o encaminhamento adequado. Quando sintomas mastigatórios significativos estão presentes, o dentista pode gerenciar esses sintomas junto com uma equipe multiprofissional de saúde.

O tratamento, de competência médica, envolve as áreas de reumatologia, fisiatria, psicologia e fisioterapia. Fundamentalmente está direcionado ao alívio da dor, melhora do sono, tratamento de depressão, fisioterapia (calor, massagens, alongamento) e hidroginástica.

REFERÊNCIAS

1. Bell WE. Temporomandibular disorders: classification, diagnosis and management. 3 ed. Chicago: Year Book; 1986. p. 342-4.
2. Smith AM. The coactivation of antagonist muscles. Can J Physiol Pharmacol. 1981;59:733.
3. Okeson JO. Tratamento das desordens temporomandibulares e oclusão. 7 ed. Rio de Janeiro: Elsevier; 2013. p. 131.
4. Oliveira W. Classificação, diagnóstico e tratamento das alterações musculares. In: Valle R, Grossmann E. Disfunções temporomandibulares: novas perspectivas. Ribeirão Preto: Editora Totta; 2019. p.192.
5. Ramfjord SP, Ash MM. Occlusion. 3 ed. Philadelphia: Saunders Co.; 1983.
6. Posselt U. Physiology of occlusion and rehabilitation. 2 ed. Philadelphia: FA Davis Co.; 1968.
7. Krogh-Poulsen WG, Olsson A. Management of the occlusion of the teeth. In: Schwartz L, Chayes CM (eds.). Facial pain and mandibular dysfunction. Philadelphia: WB Saunders Co.; 1969. p. 236-80.
8. Bruno SA. Neuromuscular disturbances causing temporomandibular dysfunction and pain. J Prosthet Dent. 1971;26(4):387-95.
9. Lieber RL, Friden J. Morphologic and mechanical basis of delayed-onset muscle soreness. J Am Acad Orthop Surg. 2002;10(1):67-73.
10. Abraham WM. Factors in delayed muscle soreness. Med Sci Sports. 1977;9:11-20.
11. Tegeder L, Zimmermann J, Meller ST, Geisslinger G. Release of algesic substances in human experimental muscle pain. Inflamm Res. 2002;51(8):393-402.
12. Evans WJ, Cannon JG. The metabolic effects of exercise-induced muscle damage. Exerc Sport Sci Rev. 1991;19:99-125.
13. Byrnes WC, Clarkson PM. Delayed onset muscle soreness and training. Clin Sports Med. 1986;5(3):605-14.
14. Bobbert MF, Hollander AP, Huijing PA. Factors in delayed onset muscular soreness of man. Med Sci Sports Exerc. 1986;18(1):75-81.
15. Carlson CR, Bertrand P. Self-regulation training manual. Lexington: University Press; 1995.
16. Carlson C, Bertrand P, Ehrlich A, Maxwell A, Burton RG. Physical self-regulation training for the management of temporomandibular disorders. J Orofacial Pain. 2001;15:47-55.
17. Pierce CJ, Gale EN. A comparison of different treatments for nocturnal bruxism. J Dent Res. 1988;67(3):597-601.
18. Clark GT, Beemsterboer PL, Solberg WK, Rugh JD. Nocturnal electromyographic evaluation of myofascial pain dysfunction in patients undergoing occlusal splint therapy. J Am Dent Assoc. 1979;99(4):607-11.
19. Yap. Effects of stabilization appliances on nocturnal parafunctional activities in patients with and without signs of temporomandibular disorders. J Oral Rehabil. 1998;25(1):64-8.
20. Kurita H, Kurashina K, Kotani A. Clinical effect of full coverage occlusal splint therapy for specific temporomandibular disorder conditions and symptoms. J Prosthet Dent. 1997;78(5):506-10.
21. Kreiner M, Betancor E, Clark G. Occlusal stabilization appliances: evidence of their efficacy. J Am Dent Assoc. 2001;132:700-77.

22. Ekberg E, Nilner M. Treatment outcome of appliance therapy in temporomandibular disorder patients with myofascial pain after 6 and 12 months. Acta Odontol Scand. 2004;62(6):343-9.
23. Wilkinson T, Hansson TL, McNeill C, Marcel T. A comparison of the success of 24-hour occlusal splint therapy versus nocturnal occlusal splint therapy in reducing craniomandibular disorders. J Craniomandib Disord Orofac Pain. 1992;6:64.
24. Singh PK, Alvi HA, Singh BP, Singh RD, Kant S, Jurel S, et al. Evaluation of various treatment modalities in sleep bruxism. J Prosthet Dent. 2015;114(3):426-31.
25. Kuttila M, Le Bell Y, Savolainen-Niemi E, Kuttila S, Alanen P. Efficiency of occlusal appliance therapy in secondary otalgia and temporomandibular disorders. Acta Odontol Scand. 2002;60(4):248-54.
26. Ekberg E, Nilner M. A 6- and 12-month follow-up of appliance therapy in TMD patients: a follow-up of a controlled trial. Int J Prosthodont. 2002;15(6):564-70.
27. Ekberg E, Vallon D, Nilner M. The efficacy of appliance therapy in patients with temporomandibular disorders of mainly myogenous origin: a randomized, controlled, short-term trial. J Orofac Pain. 2003;17(2):133-9.
28. Forssell H, Kalso E, Koskela P, Vehmanen R, Puukka P, Alanen P. Occlusal treatments in temporomandibular disorders: a qualitative systematic review of randomized controlled trials. Pain. 1999;83(3):549-60.
29. Van Helder WP. Medical treatment of muscle soreness. Can J Sport Sci. 1992;17(1):74.
30. Cairns BE. Pathophysiology of TMD pain: basic mechanisms and their implications for pharmacotherapy. J Oral Rehabil. 2010;37(6):391-410.
31. Hersh EV, Balasubramanian R, Pinto A. Pharmacologic management of temporomandibular disorders. Oral Maxillofac Surg Clin North Am. 2008;20(2):197-210.
32. Rosen JC. Self-monitoring in the treatment of diurnal bruxism. J Behav Ther Exp Psychiatry. 1981;12(4):347-50.
33. Bornstein PH, Hamilton SB, Bornstein MT. Self--monitoring procedures. In: Ciminero AR, Calhoun KS, Aams HE (eds.). Handbook of behavioral assessment. New York: John Wiley and Sons; 1986. p. 176-222.
34. Carlson CR, Bertrand PM, Ehrlich AD, Maxwell AW, Burton RG. Physical self-regulation training for the management of temporomandibular disorders. J Craniomandib Disord Orofac Pain. 2001;15(1):47-55.
35. Turk DC, Zaki HS, Rudy TE. Effects of intraoral appliance and biofeedback/stress management alone and in combination in treating pain and depression in patients with temporomandibular disorders. J Prosthet Dent. 1993;70(2):158-64.
36. Glaros AG, Rao SM. Effectos of bruxism: a review of the literature. J Prosthet Dent. 1977;38:149-57.
37. Lazer RB. Diagnostic implications of clinical fasciculations and cramps. In: Rowland LP (ed.). Human motor neuron diseases. New York: Raven; 1982. p. 23-7.
38. Roth G. The origin of fasciculations. Ann Neurol. 1982;12:542-7.
39. Kakulas BA, Adams RD. Diseases of muscle. 4 ed. Philadelphia: Harper and Row Publishers; 1985.
40. Travell JG, Simons DG. Miofascial pain and dysfunction: the trigger points manual. Baltimore: Wilians e Wilkings; 1983.
41. Gerwin RD. Classification, epidemiology, and natural history of myofascial pain syndrome. Curr Pain Headache Rep. 2001;5:412-20.
42. Schiffman A. Myofascial pain associated with unilateral masseteric hypertrophy in a condylectomy patient. Cranio. 1984;2:373-6.
43. Dao TT, Lavigne GJ,Charbonneau A, Feine JS, Lund JP. The efficacy of oral splints in the treatment of myofascial pain of the jaw muscles: a controlled clinical trial. Pain. 1994;56:85-94.
44. Sarlani E, Grace EG, Reynolds MA, Greenspan JD. Evidence for up-regulated central nociceptive processing in patients with masticatory myofascial pain. J Orofac Pain. 2004;18(1):41-55.
45. Sessle BJ, Hu JW, Amano N, Zhong G. Convergence of cutaneous, tooth pulp, visceral, neck and muscle afferents onto nociceptive and non-nociceptive neurones in trigeminal subnucleus caudalis (medullary dorsal horn) and its implications for referred pain. Pain. 1986;27(2):219-35.
46. Sessle BJ, Hu JW. Mechanisms of pain arising from articular tissues. Can J Physiol Pharmacol. 1991;69(5):617-26.
47. Schiffman E, Ohrbach R, Truelove E, Look J, Anderson G, Goulet J-P, et al. Diagnostic criteria for temporomandibular disorders (DC/TMD) for clinical and research applications: recomendations of the international RDC/TMD. Consortium Network and Orofacial Pain Special Interest Group. J Oral Facial Pain Headache. 2014;28:6-27.
48. Younger JW, Shen YF, Goddard G, Mackey SC. Chronic myofascial temporomandibular pain is associated with neural abnormalities in the trigeminal and limbic systems. Pain. 2010;149(2):222-8.
49. Moldofsky H, Scarisbrick P. Induction of neurasthenic musculoskeletal pain syndrome by selective sleep stage deprivation. Psychosom Med. 1976;38(1):35-44.
50. Simons DG, Travell JG, Simons LS. Travell & Simons' myofascial pain and dysfunction: a trigger point manual. 2 ed. Baltimore, MD: Williams & Wilkins; 1999.
51. Simons DG, Travell JG, Simons LS. Travell & Simons' myofascial pain and dysfunction: a trigger point manual. 2 ed. Baltimore: Williams & Wilkins; 1999.
52. McCain GA. Role of physical fitness training in fibrosis/fibromyalgia syndromes. Am J Med. 1986;81(Suppl 3A):73-7.
53. Zeno E, Griffin J, Boyd C, Oladehin A, Kasser R. The effects of a home exercise program on pain and perceived dysfunction in a woman with TMD: a case study. Cranio. 2001;19(4):279-88.

54. Jaeger B, Reeves JL. Quantification of changes in myofascial trigger point sensitivity with the pressure algometer following passive stretch. Pain. 1986;27(2):203-10.
55. Vazquez-Delgado E, Cascos-Romero J, Gay-Escoda C. Myofascial pain associated to trigger points: a literature review. Part 2: differential diagnosis and treatment. Med Oral Patol Oral Cir Bucal. 2010;15(4):e639-e643.
56. Hains G, Descarreaux M, Hains F. Chronic shoulder pain of myofascial origin: a randomized clinical trial using ischemic compression therapy. J Manipulative Physiol Ther. 2010;33(5):362-9.
57. Montanez-Aguilera FJ, Valtueña-Gimeno N, Pecos-Martín D, Arnau-Masanet R, Barrios-Pitarque C, Bosch-Morell F. Changes in a patient with neck pain after application of ischemic compression as a trigger point therapy. J Back Musculoskelet Rehabil. 2010;23(2):101-4.
58. Ay S, Dogan SK, Evcik D, Baser OC. Comparison the efficacy of phonophoresis and ultrasound therapy in myofascial pain syndrome. Rheumatol Int. 2010.
59. Petrucci A, Sgolastra F, Gatto R, Mattei A, Monaco A. Effectiveness of low-level laser therapy in temporomandibular disorderss: a systematic review and meta-analysis. J Orofac Pain. 2011;25:298-307.
60. Shah JP, Thaker N, Heimur J, Aredo JV, Sikdar S, Gerber L. Myofascial trigger points then and now: a historical and scientific perspective. PMR. 2015;7(7):746-61.
61. Dunning J, Butts R, Mourad F, Young I, Flannagan S, Perreault T. Dry needling: a literature review with implications for clinical practice guidelines. Phys Ther Rev. 2014;19(4):252-65.
62. Unverzagt C, Berglund K, Thomas JJ. Dry needling for myofascial trigger point pain: a clinical commentary. Int J Sports Phys Ther. 2015;10(3):402-18.
63. Pippa P, Allegra A, Cirillo L, Doni L, Rivituso C. Fibromyalgia and trigger points. Minerva Anestesiol. 1994;60(5):281-3.
64. Ay S, Evcik D, Tur BS. Comparison of injection methods in myofascial pain syndrome: a randomized controlled trial. Clin Rheumatol. 2010;29(1):19-23.
65. Fine PG, Milano R, Hare BD. The effects of myofascial trigger point injections are naloxone reversible. Pain 32(1):15-20.
66. Waylonis GW, Heck W. Fibromyalgia syndrome: new associations. Am J Phys Med Rehabil. 1992;71:343-8.
67. Meyer HP. Myofascial pain syndrome and its suggested role in the pathogenesis and treatment of fibromyalgia syndrome. Curr Pain Headache Rep. 2002;6:274-83.

Disfunções do disco articular 2

As disfunções do disco articular que serão estudadas neste capítulo referem-se principalmente aos deslocamentos desse disco. O deslocamento do disco articular é definido como uma relação anormal entre o côndilo mandibular (cabeça da mandíbula) e o disco articular. Na maioria dos casos, o disco está deslocado para anterior e para anteromedial[1] (em relação ao côndilo). Esses deslocamentos são divididos em duas categorias: deslocamento do disco com redução (DDCR) e deslocamento do disco sem redução (DDSR).

DESLOCAMENTO DO DISCO COM REDUÇÃO

O DDCR é uma condição clínica na qual o disco está deslocado anteriormente ao côndilo mandibular quando o paciente está com a boca fechada (os dentes em máxima intercuspidação habitual) (Figuras 1 e 4), e retorna à posição normal quando ele abre a boca (Figuras 3 e 6).

Apresenta ruído articular em forma de estalido, que ocorre na abertura da boca (no momento da recaptura) (Figura 2) e o no fechamento (no momento em que o disco volta a se deslocar anteriormente). Esses estalidos são chamados recíprocos[1].

Normalmente o estalido de abertura ocorre em torno de 20 a 25 mm de abertura medida entre os incisivos antagonistas, enquanto o de

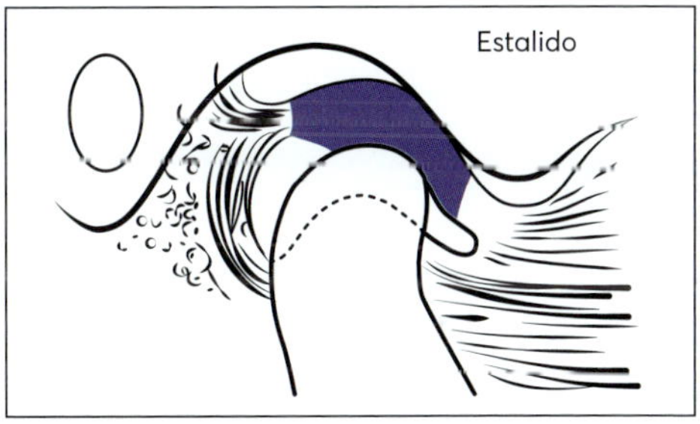

FIGURA 2 Disco articular reduzido (recapturado) no momento em que ocorre o estalo.
Fonte: Paiva et al.[2]

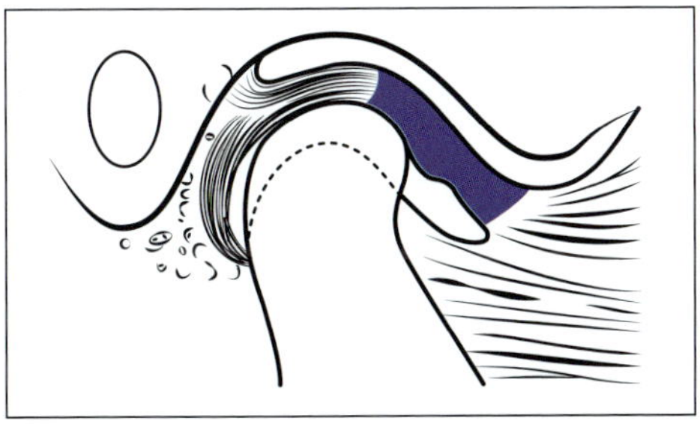

FIGURA 1 Disco articular anteriorizado em relação ao côndilo mandibular na posição de boca fechada.
Fonte: Paiva et al.[2]

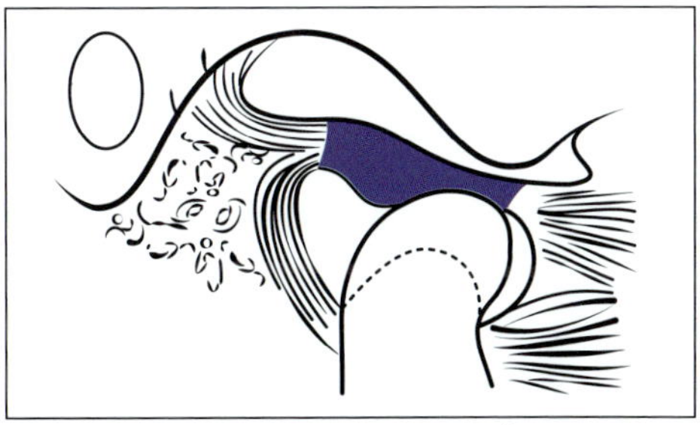

FIGURA 3 Côndilo com o disco em posição normal na abertura máxima da boca.
Fonte: Paiva et al.[2]

fechamento ocorre em uma abertura menor, em torno de 15 a 20 mm.[3]

Estando o paciente com a boca fechada (Figura 4), e ao iniciar-se a abertura da boca, a mandíbula relizada um desvio inicial para o lado afetado (em S) (Figura 5), e após o estalo a abertura se corrige do desvio, ou seja, para de desviar e a boca abre normalmente, sem limitação, alinhada com a linha mediana (Figura 6). Quando se solicita ao paciente que abra a boca com protrusão, é comum não ocorrer o estalido.

Os pacientes com DDCR podem estar assintomáticos, e muitas vezes nem percebem que a articulação temporomandibular (ATM) estala. Pode ocorrer dor (de moderada a grave) espontaneamente ou secundariamente a carga na articulação.

Causas do DDCR

Um fator etiológico muito citado na literatura preconiza que o espasmo do feixe superior do músculo pterigóideo lateral (que tem origem na superfície infratemporal da asa maior do osso esfenoide e inserção no disco articular) é o responsável pelo deslocamento anterior do disco. Alguns estudos rejeitaram essa suposição.[4,5]

A frouxidão ligamentar pode ser um fator contribuinte, mas não tem tanta prevalência em discos deslocados.[6] Traumatismo também foi considerado como fator causal, mas estudos não mostraram fator significativo entre macrotrauma e deslocamento do disco.[7,8]

O deslocamento do disco parece ser resultado da deficiência de lubrificação na articulação.[9-11] A sobrecarga prolongada afeta as propriedades viscoelásticas da ATM, excedendo sua capacidade de adaptação, fato que leva à tensão aumentada no disco, provocando lesão e fadiga, com associação à formação de radicais livres, que prejudicam a lubrificação na articulação.[12-14]

Com a movimentação repetitiva do disco durante os movimentos mastigatórios, os ligamentos parecem se distender gradualmente,[9] levando-o a aderir à fossa articular, com consequente diminuição de sua mobilidade, fato que induzirá seu deslocamento.[15-17]

Aceita-se que a disfunção do disco realmente inicie no nível celular e depois progrida para as mudanças vistas clinicamente e por imagens, ou seja, a demasiada e prolongada carga nos tecidos articulares acaba excedendo a capacidade funcional da articulação, e inicia-se a ruptura dos tecidos por lesão de hipóxia e reperfusão (fenômeno do retorno sanguíneo

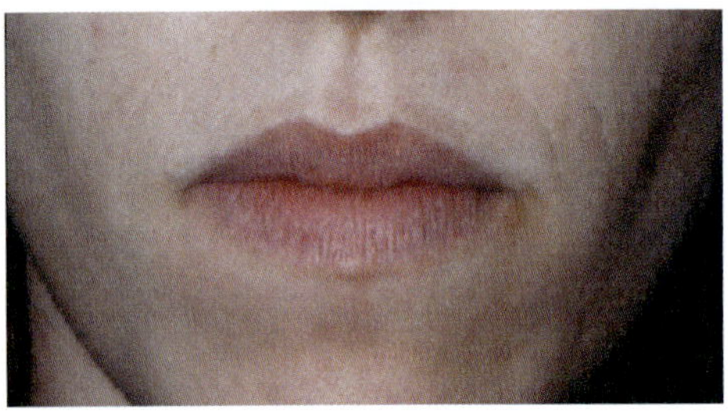

FIGURA 4 Paciente com deslocamento do disco com redução na articulação temporomandibular direita (boca fechada).

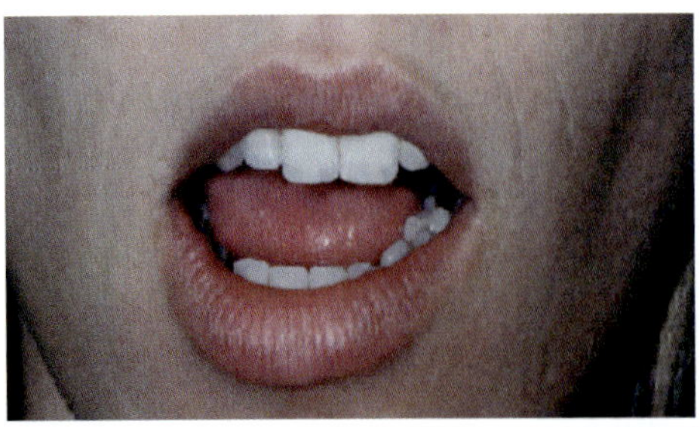

FIGURA 5 Desvio da mandíbula para o lado direito (lado afetado) na abertura da boca.

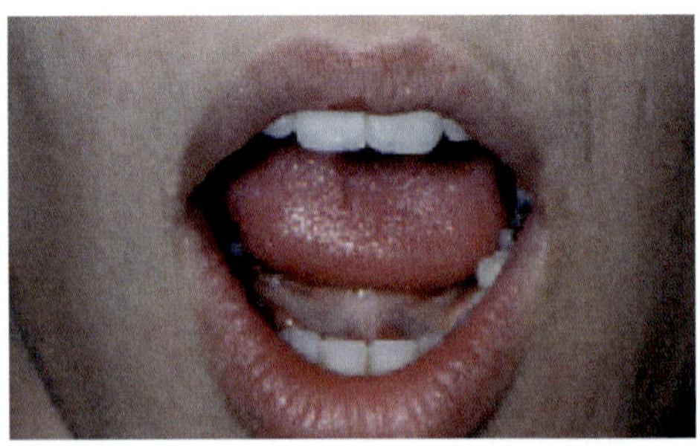

FIGURA 6 Paciente com abertura de boca normal e desvio da mandíbula corrigido.

a um órgão ou tecido depois de um período de isquemia; período em que falta oxigênio e entrada de nutrientes). Ocorre diminuição da rigidez da rede de colágeno, levando a um amolecimento da superfície articular, denominado condromalácia.[18,19]

Os estágios iniciais da condromalácia podem se reverter caso a carga na articulação seja diminuída ou removida. No entanto, se a carga continuar a exceder a capacidade de suporte dos tecidos articulares, mudanças irreversíveis podem ocorrer, com fibrilação em determinadas regiões, resultando em superfícies rugosas nos componentes ósseos da articulação temporomandibular,[20] que podem levar a aderências com consequentes alterações na biomecânica do disco e do côndilo mandibular contra a fossa articular, podendo proporcionar tensões nos ligamentos do disco e eventual deslocamento.[21] Desse modo, a mobilidade do disco parece ser mais importante do que sua posição.

Em relação aos sons que ocorrem nas ATM, particularmente os estalos, muitas vezes permanecem imutáveis ao longo do tempo e a articulação funciona sem dor, o que indica que as estruturas articulares podem se adaptar às funções, mesmo que não sejam as ideais.

Estudos mostram que nem todos os sons da ATM são progressivos como preconizado anteriormente e têm necessidade de tratamento.[22] Também relatam que em apenas 7 a 9% dos pacientes com sons nas ATM ocorre a progressão para disfunções intra-articulares.[23-27] No entanto, disfunções do disco que desencadeiam travamento da articulação ou deslocamento intermitente do disco podem oferecer mais chances de progressão da patologia.[28]

Os sons que ocorrem nas ATM parecem muito mais resistentes às terapias e nem sempre indicam que o distúrbio progredirá. O clínico deve, portanto, controlar a dor e permitir que as estruturas da articulação se adaptem. Desse modo, a mobilidade do disco parece mais importante do que sua posição.

Imagem por ressonância magnética da ATM mostra o disco localizado anterior ao côndilo da mandíbula na posição de boca fechada, mas recapturado (em posição normal) com a boca aberta, sendo esse exame considerado padrão-ouro para a avaliação do disco.

Aspectos clínicos

Os aspectos clínicos que podem estar associados ao deslocamento do disco com redução são:

1. Ao exame clínico observa-se uma amplitude normal dos movimentos mandibulares.
2. Restrição de movimentos mandibulares somente se houver dor.
3. Presença de estalidos na abertura e no fechamento da boca.
4. Desvios mandibulares para o lado afetado, em forma de "S", que se corrigem ao final da abertura da boca.

Terapêutica

Devido ao aspecto etiológico multifatorial das disfunções temporomandibulares (DTM) articulares, várias abordagens terapêuticas foram desenvolvidas (terapia multidisciplinar). Os estudos não mostram superioridade de qualquer tratamento para as DTM articulares, sendo que os tratamentos bem-sucedidos são aqueles de abordagem multidisciplinar. Os tratamentos devem estar direcionados a reduzir a dor e aumentar a função, informando o paciente que nem sempre os sons articulares serão erradicados, e que não existem vantagens das técnicas cirúrgicas sobre as técnicas conservadoras no controle da evolução da disfunção.[29]

A menos que existam indicações específicas e justificáveis, o tratamento dos pacientes com DDCR deve inicialmente ser baseado em técnicas conservadoras e reversíveis.[30] Essa abordagem é bem-sucedida para a maioria dos pacientes, mas em raras ocasiões o tratamento cirúrgico pode ser oferecido em casos muito bem selecionados e com indicação precisa para a cirurgia do disco articular.

As opções terapêuticas preconizadas para o DDCR são:

1. Educação e conscientização do paciente quanto ao seu problema.
2. Diminuição da carga na articulação: orientar o paciente para não ficar apertando (ou tocando) os dentes voluntariamente ou realizar outros hábitos parafuncionais.
3. Modificações comportamentais com a finalidade de parar com os hábitos parafuncionais.
4. Controle do estresse emocional.
5. Na presença de dor: dieta macia, mastigação lenta e, se possível, diminuir a fala.
6. Aparelho intraoral de estabilização com espessura que possa suportar a carga exercida nas articulações.
7. Medicamentos: se houver dor, ficam indicados analgésicos e anti-inflamatórios sistêmicos e tópicos (ibuprofeno creme, diclofenaco gel). Analgésicos potentes, como opioides leves, raramente são necessários. Quando existir comorbidade de dor muscular, o uso de drogas adjuvantes é benéfico, incluindo relaxantes musculares (ciclobenzaprina); antidepressivos (amitriptilina) são indicados para casos específicos de pacientes com ansiedade e distúrbios do sono; sulfato de condroitina (um dos principais componentes da cartilagem, caracterizado por sua capacidade de fixar água, permite assegurar as propriedades funcionais e mecanismos elásticos da cartilagem) ou hidrocloreto de glicosamina (medicamento utilizado no tratamento de artrose ou osteoartrite primária e secundária e suas manifestações).[31,32]
8. Terapias invasivas na ATM (apenas para casos selecionados): viscossuplementação (injeção de ácido hialurônico na ATM), artrocentese (lavagem da ATM e injeção de ácido hialurônico), artroscopia, condilotomia, cirurgia articular aberta (artrotomia) com reposicionamento do disco, discectomia e substituição da ATM (próteses de polietileno aderida a titânio puro; próteses de polietileno e liga de cromo-cobalto-molibdênio).
9. Encaminhamento para estudo do sono (polissonografia) pode ser indicado, principalmente na presença de bruxismo do sono.

Terapia de apoio

Fisioterapia: imobilização muscular[33] que estimula a atividade celular local, o fluxo sanguíneo e a remoção efetiva de metabólitos intra-articulares é benéfica. Movimentos passivos da mandíbula podem ser úteis, e a liberação miofascial com manipulação distrativa executada por um fisioterapeuta pode ajudar na resolução do problema. Exercícios de alongamento para aumentar a amplitude dos movimentos da mandíbula também são indicados.

DESLOCAMENTO DO DISCO SEM REDUÇÃO

O DDSR é uma condição clínica na qual o disco está totalmente deslocado estando o paciente com a boca fechada (os dentes em máxima intercuspidação habitual) (Figura 7), semelhante ao DDCR, porém o disco não retorna à posição normal em relação ao côndilo quando o paciente realiza a abertura da boca (o côndilo não consegue reduzir a relação de normalidade com o disco) (Figura 8).

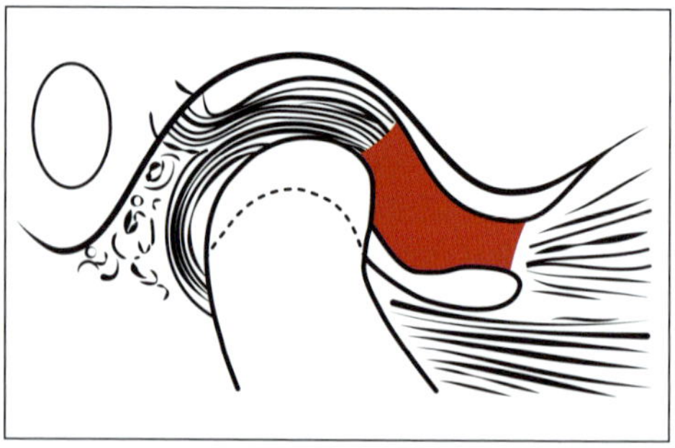

FIGURA 7 Disco articular deslocado anteriormente ao côndilo com a boca fechada.
Fonte: Paiva et al.[2]

Esse deslocamento pode ocorrer com ou sem limitação de abertura da boca verificada clinicamente.[3] Quando ocorre limitação da abertura da boca os valores estão entre 25 a 35 mm de distância interincisal. Histórias de estalidos pregressos podem ser relatadas pelo paciente. É comum o relato de que existiam os estalos, a boca abria normalmente, mas desapareceram. Nesse deslocamento não há estalos, pois o disco articular não é recapturado.

O paciente apresenta deflexão da mandíbula para o lado afetado durante a abertura da boca. As Figuras 9 e 10 mostram uma paciente que apresenta deslocamento do disco sem redução na ATM esquerda, com a boca fechada e com a boca aberta. Observe a marcante deflexão da mandíbula para o lado esquerdo (lado afetado) durante a abertura da boca.

Quando o deslocamento é medial, o movimento de lateralidade para o lado contralateral é marcadamente limitado (Figuras 11 e 12).

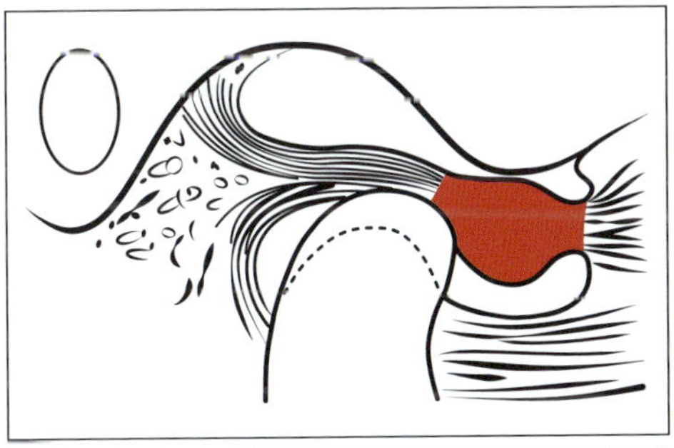

FIGURA 8 O disco articular permanece deslocado anteriormente ao côndilo na abertura da boca. Fonte: Paiva et al.[2]

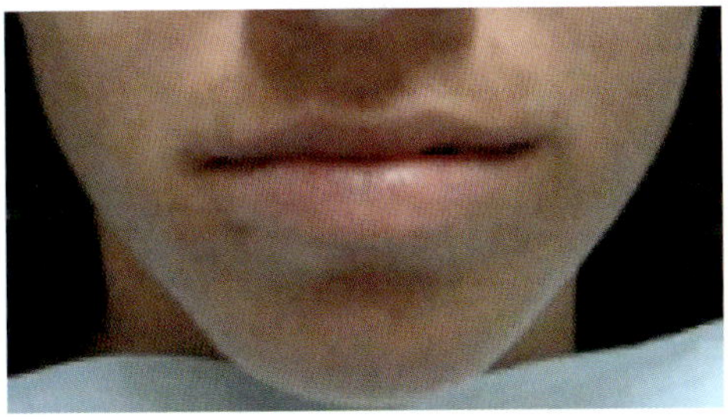

FIGURA 9 Paciente com deslocamento do disco sem redução na articulação temporomandibular esquerda (boca fechada).

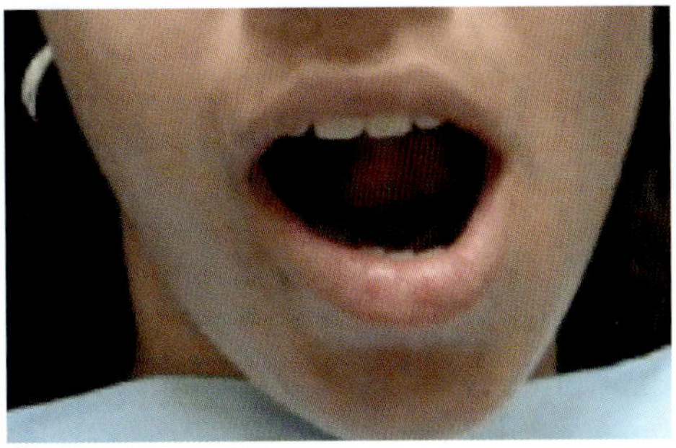

FIGURA 10 Deflexão da mandíbula para a esquerda (lado afetado) durante a abertura da boca.

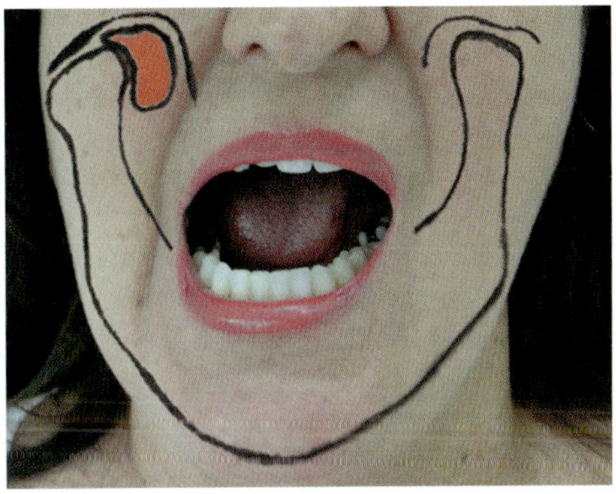

FIGURA 11 Paciente com deslocamento medial do disco articular na ATM direita, consegue realizar o movimento de lateralidade direita normalmente.

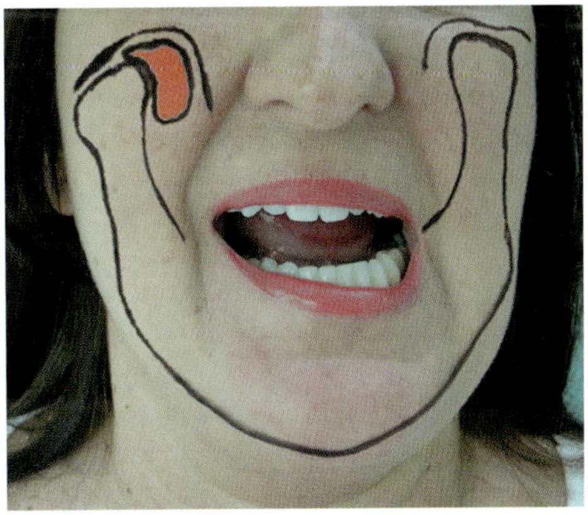

FIGURA 12 Paciente com deslocamento medial do disco articular na articulação temporomandibular direita terá dificuldade para realizar o movimento de lateralidade para a esquerda.

Por exemplo, se o disco articular da ATM direita estiver deslocado para medial, o movimento de lateralidade para a direita pode ocorrer normalmente (Figura 11), porém o paciente terá dificuldade para movimentar a mandíbula para a esquerda, pois o côndilo do lado direito terá dificuldade para transladar pela parede mediana da fossa, que tem o disco articular deslocado, tornando-se assim um empecilho mecânico à sua movimentação (Figura 12).

Nos deslocamentos do disco articular, a dor ocorre devido à sobrecarga na articulação e ao alongamento dos tecidos retrodiscais altamente inervados e vascularizados que ainda não se adaptaram. O clínico pode realizar abertura assistida da boca e obter ganho de 4 mm ou menos. Nos casos em que não ocorre limitação da abertura de boca, o paciente pode não perceber a disfunção, pois não apresenta restrição dos movimentos mandibulares. A dor pode ser espontânea ou provocada pelos movimentos mandibulares, de caráter moderado a grave e estar presente à palpação. O paciente pode relatar problemas de mastigação.

Não se pode afirmar que os deslocamentos do disco vão progredir para quadros de osteoartrite. Essas alterações também ocorrem em articulações sem discos deslocados. Articulações com discos deslocados têm potencial adaptativo que inclui aumento de tecido conjuntivo denso, diminuição da vascularização e inervação.[34,35] O resultado final é que os tecidos retrodiscais são modificados e capazes de agir de forma funcional como um disco, a que se denomina pseudodisco.

Muitos pacientes com o disco deslocado permanentemente mostraram, ao longo do tempo, função relativamente normal da articulação.[36-39]

Imagem por ressonância magnética da ATM mostra o disco localizado anterior ao côndilo da mandíbula, tanto na posição de boca fechada como na de boca aberta. Deslocamentos medial e lateral do disco podem estar presentes, sendo o medial mais comum.

Causas do DDSR

Os fatores que provocam o deslocamento anterior do disco sem redução parecem envolver os mesmos daqueles que ocorrem no deslocamento do disco com redução, ou seja, desequilíbrio do sistema de lubrificação da articulação, levando a um aumento na fricção entre disco e superfícies articulares (ósseas), com consequente ruptura dos tecidos e alongamento dos ligamentos retrodiscais. A fricção aumentada inicialmente favorece a aderência do disco à fossa articular. Com o alongamento dos tecidos retrodiscais e a fricção aumentada, o disco se desloca, sendo agora empurrado pelo côndilo para a frente repetidamente e causando ainda mais seu deslocamento anterior durante o apertamento dos dentes e na abertura da boca, o que sobrecarrega ainda mais o ligamento posterior. Esses eventos proporcionam o quadro de deslocamento anterior do disco sem redução.

Aspectos clínicos do DDSR e com limitação de abertura de boca

Os aspectos clínicos que podem estar associados ao deslocamento do disco sem redução (Figura 13) e com limitação de abertura são:

1. Ao exame clínico observa-se travamento mandibular na abertura da boca (abertura menor que 40 mm, geralmente entre 25 a 30 mm). Esse quadro também é denominado travamento fechado (*closed lock*) (Figura 14).
2. Limitação de abertura grave (persistente) que interfere na capacidade do paciente de mastigar.
3. Na abertura assistida da boca consegue-se pouco ganho (4 mm ou menos).
4. Ausência de estalidos na abertura da boca.
5. Deflexão mandibular para o lado afetado, sem correção ao final da abertura da boca.

Aspectos clínicos do deslocamento do disco sem redução e sem limitação de abertura de boca

Os aspectos clínicos que podem estar associados ao deslocamento do disco sem redução e sem limitação de abertura da boca (Figura 15) são:

1. Ao exame clínico não se observa limitação da abertura da boca (pode ser igual ou maior que 40 mm) (Figura 16).
2. Na abertura assistida da boca consegue-se ganho.
3. Ausência de estalidos na abertura da boca.

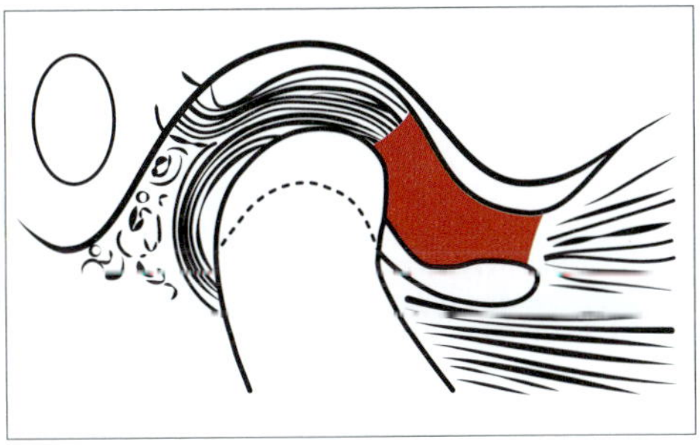

FIGURA 13 Disco deslocado anteriormente, tornando-se um empecilho mecânico à abertura da boca.

Fonte: Paiva et al.[2]

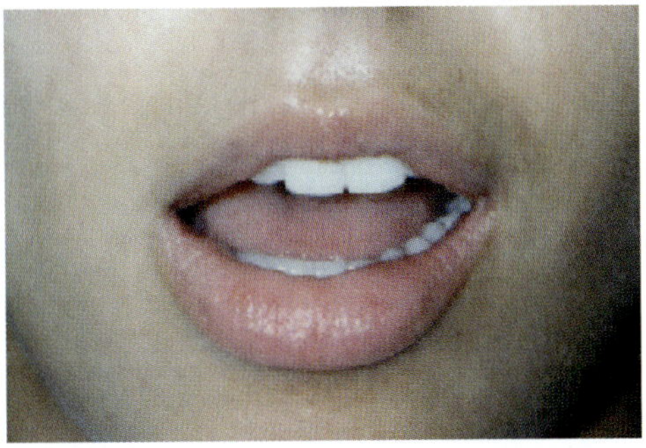

FIGURA 14 Travamento fechado em paciente com deslocamento do disco sem redução e com limitação da abertura da boca.

Terapêutica

As opções terapêuticas preconizadas para o DDSR são as mesmas do tratamento do disco com redução, referendando-se o aparelho intraoral de estabilização mais espesso, a viscossuplementação e a artrocentese na tentativa de melhorar os sintomas quando os tratamentos conservadores falharem (não irão colocar o disco no lugar, mas auxiliarão sua mobilidade). A decisão de tratar o DDSR sem limitação de abertura da boca depende exclusivamente das capacidades funcionais do paciente e da presença de dor. Se o tratamento for oferecido, deve se basear nas terapias convencionais.

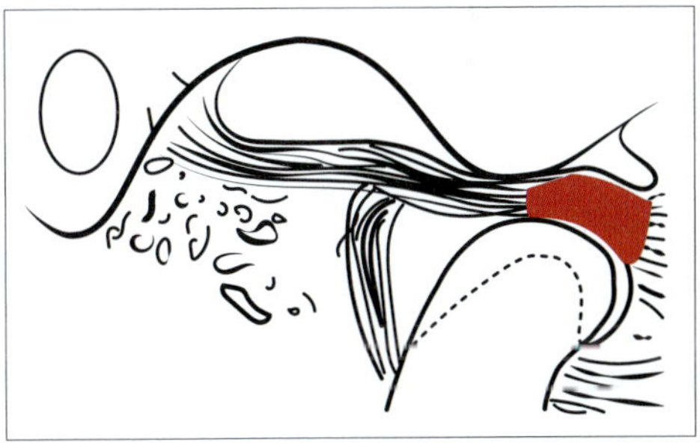

FIGURA 15 Deslocamento anterior do disco sem redução e sem limitação de abertura da boca.

Fonte: Paiva et al.[2]

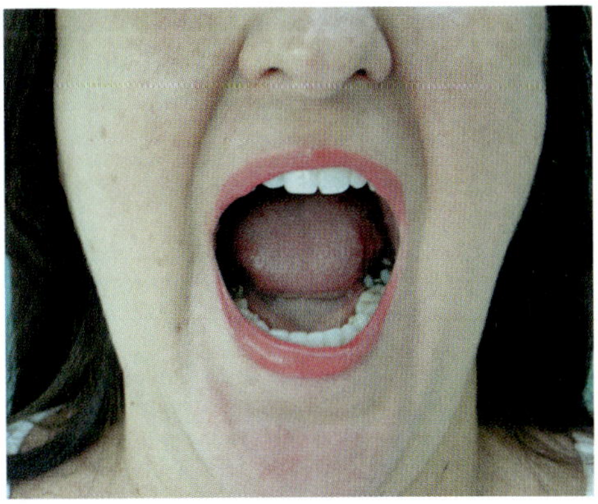

FIGURA 16 Paciente com deslocamento do disco sem redução e sem limitação de abertura abre a boca normalmente. Só não o faz se ocorre dor.

ESTALIDO INTERMITENTE

Um aspecto a ser considerado reside no fato de que nem todos os estalidos da articulação temporomandibular são resultado de discos deslocados. Os estalidos que "vão e vem", chamados de intermitentes, podem ser resultado do aumento da viscosidade do líquido sinovial verificado no compartimento superior da articulação que foi submetida a sobrecarga ou a apertamento dental.[40]

Esse tipo de estalido parece ocorrer quando há liberação do disco que estava sendo comprimido na fossa articular, no momento da abertura da boca (o disco "solta"). Pode também ser resultado de hipermobilidade articular,[41] irregularidades na eminência articular,[42,43] adesões[44] ou corpos intra-articulares.

REFERÊNCIAS

1. Prinz JF. Correlation of the characteristics of temporomandibular joint and tooth contact sounds. J Oral Rehabil. 1998;25:194-8.
2. Paiva G, Nasr MK, Paiva PF, Paiva AF, Rossi AP, Teixeira JPS. ATM CD. São Paulo: PPA Ltda; 1999
3. Dworkin SF, LeResche L. Research diagnostic criteria for temporomandibular disorders: review, criteria, examinations and specifications, critique. J Craniomand Disord. 1992;6:301-5.
4. Eriksson PO, Eriksson A, Ringqvist M, Thornell LE. Special histochemical muscle-fibre characteristics of the human lateral pterygoid muscle. Arch Oral Biol. 1981;26:495-507.
5. Mao J, Stein RB, Osborn JW. The size and distribution of fibers types in jaw muscles: a review. J Craniomand Disord. 1992;6:192-201.
6. Westling L. Temporomandibular joint dysfunction and systemic joint laxity. Swed Dent J Suppl. 1992;81:1-79.
7. Katzberg RW, Westesson PL, Tallents RH, Drake CM. Anatomic disorders of the temporomandibular joint disc in asymptomatic subjects. J Oral Maxillofac Surg. 1996;54:147-53.
8. Isacsson G, Linde C, Isberg A. Subjective symptoms in patients with temporomandibular joint disk displacement versus patients with myogenic craniomandibular disorders. J Prosthet Dent. 1989;61:70-7.
9. Stegenga B, de Bont LG, Boering G, van Willigen JD. Tissue responses to degenerative changes in the temporomandibular joint: a review. J Oral Maxillofac Surg. 1991;49:1079-88.
10. Ogus H. Common disorders of the temporomandibular joint. Bristol: Wright; 1981.
11. Nitzan DW. Friction and adesives forces: possible underlying causes for temporomandibular joint internal derangement. Cells Tissues Organs. 2003;174:6-16.
12. Cai HX, Luo JM, Long X, Li XD, Cheng Y. Free-radical oxidation and superoxide dismutase activity in synovial fluido of patients with temporomandibular disorders. J Orofac Pain. 2006;20:53-8.
13. Takahashi T, Kondoh T, Kamei K, Seki H, Fukuda M, Nagai H, et al. Elevated levels of nitric oxide in synovial fluid from patients with temporomandibular disorders. Oral Surg Med Oral Pathol Oral Radiol Endod. 1996;82:505-9.
14. Nitzan DW, Goldfarb A, Gati I, Kohen R. Changes in the reducing power of synovial fluid from temporomandibular joints with "anchored disc phenomenon". J Oral Maxillofac Surg. 2002;60:735-40.
15. Stegenga B. Osteoarthritis of the temporomandibular joint organ and its relationship to disc displacement. J Orofac Pain. 2001;15:193-205.
16. Stegenga B, de Bont LG, Boering G, van Willigen JD. Tissue responses to degenerative changes in the temporomandibular joint: a review. J Oral Maxillofac Surg. 1991;49:1079-88.
17. Nitzan DW. The process of lubrification impairment and its involvement temporomandibular joint disc displacement: a theoretical concept. J Maxillofac Surg. 2001;59:36-45.
18. Stegenga B, de Bont LG, Boering G, van Willigen JD. Tissue responses to degenerative changes in the temporomandibular joint: a review. J Oral Maxillofac Surg. 1991;49(10):1079-88.
19. Martin-Granizo R, Correa-Munoz DC. Chondromalacia as pathological finding in arthroscopy of the temporomandibular joint: a retrospective study. J Craniomaxillofac Surg. 2018;46(1):82-9.
20. Dijkgraaf LC, de Bont LG, Boering G, Liem RS. The structure, biochemistry, and metabolism of osteoarthritic cartilage: a review of the literature. J Oral Maxillofac Surg. 1995;53(10):1182-92.
21. Stegenga B. Temporomandibular joint osteoarthrosis and internal derangement: diagnostic and therapeutic outcome assessment. Groningen: Drukkerij Van Denderen BV; 1991.
22. de Leeuw R, Boering G, Stegenga B, de Bont LG. Clinical signs of TMJ osteoarthrosis and internal derangement 30 years after nonsurgical treatment. J Orofac Pain. 1994;8(1):18-24.
23. Salonen L, Hellden L, Carlsson GE. Prevalence of signs and symptoms of dysfunction in the masticatory system: an epidemiologic study in an adult Swedish population. J Craniomandib Disord. 1990;4(4):241-50.
24. Kononen M, Waltimo A, Nystrom M. Does clicking in adolescence lead to painful temporomandibular joint locking? Lancet. 1996;347(9008):1080-1.
25. Lundh H, Westesson PL, Kopp S. A three-year follow-up of patients with reciprocal temporomandibular joint clicking (see comments). Oral Surg Oral Med Oral Pathol. 1987;63(5):530-3.

26. Randolph CS, Greene CS, Moretti R, Forbes D, Perry HT. Conservative management of temporomandibular disorders: a posttreatment comparison between patients from a university clinic and from private practice. Am J Orthod Dentofacial Orthop. 1990;98(1):77-82.
27. Greene CS, Laskin DM. Long-term status of TMJ clicking in patients with myofascial pain and dysfunction (published erratum appears in J Am Dent Assoc. 1988;117(5):558) (see comments). J Am Dent Assoc. 1988;117(3):461-5.
28. Brooke RI, Grainger RM. Long-term prognosis for the clicking jaw. Oral Surg Oral Med Oral Pathol. 6 1988;5(6):668-70.
29. Greene CS, Laski, DM. Long-term status of TMJ clicking in patients with myofascial pain and dysfunction. J Am Dent Assoc. 1988;117:461-5.
30. American Association for Dental Research. Temporomandibular disorders (TMD). Alexandria: AAD; 2010.
31. Nguyen P, Mohamed SE, Gardiner D, Salinas T. A randomized double-blind clinical trial of the on temporomandibular joint disorders: a pilot study. Cranio. 2001;19:130-9.
32. Thie NM, Prasad NG, Major PW. Evaluation of glucosamine sulfate compared to ibuprofen for the treatment of temporomandibular joint osteoarthritis: a randomize double-blind controlled 3 months clinical trial. J Rheumatol. 2001;28:1347-55.
33. Nitzan DW. Intraarticular pressure in the functioning human temporomandibular joint and its alteration by uniform elevation the occlusal plane. J Oral Maxillofac Surg. 1994;52:671-9.
34. Isberg A, Isacsson G. Tissue reactions associated with internal derangement of the temporomandibular joint: a radiographic, cryomorphologic and histologic study. Acta Odontol. Scand. 1986;44:160-4.
35. Kurita K, Westesson PL, Sternby NH, Eriksson L, Carlsson LE, Lundh H, et al. Histologic features of the temporomandibular joint disk and posterior disk attachment: comparison of symptom-free persons with normally positioned disks and patients with internal derangement. Oral Surg Oral Med Oral Pathol. 1989;67:635-43.
36. Kalaykova S, Lobbezoo F, Naeije M. Two-year natural course of anterior disc displacement with reduction. J Orofac Pain. 2010;24(4):373-8.
37. Tasaki MM, Westesson PL, Isberg AM, Ren YF, Tallents RH. Classification and prevalence of temporomandibular joint disk displacement in patients and symptom-free volunteers. Am J Orthod Dentofacial Orthop. 1996;109(3):249-62.
38. Lundh H, Westesson PL, Eriksson L, Brooks SL. Temporomandibular joint disk displacement without reduction: treatment with flat occlusal splint versus no treatment. Oral Surg Oral Med Oral Pathol. 1992;73(6):655-8.
39. Zhuo Z, Cai XY. Radiological follow-up results of untreated anterior disc displacement without reduction in adults. Int J Oral Maxillofac Surg. 2016;45(3):308-12.
40. Prinz JF. Resonant characteristics of the human head in relation to temporomandibular joint sounds. J Oral Rehabil. 1998;25:954-60.
41. Montgomery MY, Van Sickels JE, Harms SE, Thrash WJ. Arthroscopic TMJ surgery: effects on signs, symptoms and disc position. J Oral Maxillofac Surg. 1989;47:1263-71.
42. Johansson AS, Isberg A. The anterosuperior insertion of the temporomandibular joint capsule and condylar mobility in joints with and without internal derangement: a double-contrast arthrotomographic investigation. J Oral Maxillofac Surg. 1991;49.1142-8.
43. Pereira FJ Jr, Lundh H, Westesson PL, Carlsson LE. Clinical findings related to morphologic changes in TMJ autopsy specimens. Oral Surg Oral Med Oral Pathol. 1994;78:288-95.
44. Bewyer DC. Biomechanical and physiologic processes leading to internal derangement with adhesion. J Craniomandib Disord. 1989;3:44-9.

3 Disfunções inflamatórias da articulação temporomandibular

Artrite significa inflamação das superfícies articulares (ósseas) da articulação. Os distúrbios inflamatórios da articulação temporomandibular (ATM) são geralmente caracterizados por dor contínua nesta área, frequentemente acentuada por sua função. Essas alterações levam à artralgia, que é definida como dor de origem articular afetada pelo movimento mandibular, função ou parafunção.

As condições inflamatórias próprias da ATM compreendem capsulite/sinovite, retrodiscite e osteoartrite (a mais frequente), que podem tornar a ATM dolorida. Outras condições poliartríticas sistêmicas, chamadas de poliartrites (artrite reumatoide, artrite reumatoide juvenil – doença de Still –, espondilite anquilosante, artrite psoriática, artrite infecciosa, síndrome de Reiter e doenças induzidas por cristais – gota e condrocalcinose), serão abordadas neste livro.

SINOVITE E CAPSULITE

A sinovite (inflamação dos tecidos sinoviais) e a capsulite (inflamação da cápsula articular) (Figura 1) são de difícil diferenciação clínica e o tratamento conservador é o mesmo para as duas condições, por isso, justifica-se discuti-las em conjunto.

A sinovite é uma inflamação do revestimento sinovial que pode surgir decorrente de infecção, condições imunológicas secundárias à degeneração da cartilagem ou trauma (quedas, golpes, acidentes de trânsito). A capsulite é a inflamação da cápsula articular relacionada à distensão dos ligamentos capsulares, sendo difícil diferenciá-la clinicamente da sinovite. Os pacientes queixam-se de dor ao redor da ATM afetada (Figura 2).

A dor, geralmente constante devido ao quadro inflamatório, é localizada e agravada pela função, pela sobrecarga imposta à ATM (apertamento repetitivo e prolongado dos dentes) e pela palpação. Muitas citocinas pró-inflamatórias detectadas em ATM dolorosas podem atuar na capsulite/sinovite.[1] Na

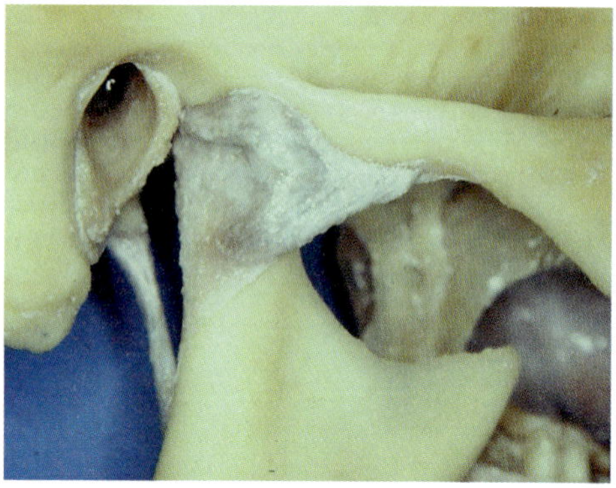

FIGURA 1 Cápsula articular.

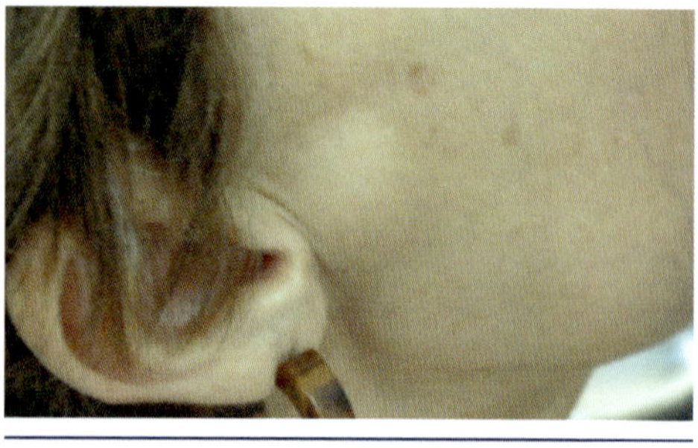

FIGURA 2 Cápsula inflamada (capsulite).

capsulite/sinovite pura não são verificados sons na ATM, mas podem ser encontradas em quadros de disfunções do disco articular (discos deslocados). Nessa situação deve-se tratar também o quadro disfuncional do disco articular. Raramente proporciona sensação de ouvido tampado (plenitude auricular).

O quadro clínico de sinovite/capsulite não mostra alterações osteoartríticas extensas nos exames de imagem de tecidos duros. A imagem de ressonância magnética pode detectar um hipersinal (sinal claro) quando há presença de fluido em função do edema gerado pelo quadro inflamatório, devido à efusão (saída de líquido; derrame). Etiologias autoimunes para efusões em articulações devem ser consideradas na ausência de traumatismo ou se existe história médica consistente.

Aspectos clínicos

Aspectos clínicos para capsulite/sinovite são:

1. Dor, geralmente constante, agravada pelos movimentos mandibulares e pelo apertamento dos dentes.
2. O paciente relata dor bem na frente da orelha e no polo lateral do côndilo mandibular, que geralmente é sensível à palpação.
3. Raramente sensação de ouvido tampado.
4. Devido à efusão articular que surge em função do edema, pode ocorrer sensação de mordida aberta posterior (oclusão reduzida) ipsilateral à ATM afetada.

Terapêutica

O tratamento para capsulite/sinovite inclui:

1. Analgésicos ou anti-inflamatórios (Aine).
2. Aparelho intraoral de estabilização (placa de cobertura total confeccionada em resina acrílica). Protetor esportivo pode ser indicado quando há ocorrência de contato físico, característico de modalidades esportivas.
3. Redução de carga na articulação.
4. Dieta suave, com mastigação lenta e pequenos pedaços de comida.
5. Fisioterapia sem carga para manter a mobilidade articular; aplicação de ultrassom terapêutico 2 a 4 vezes por semana; orientar o paciente a aplicar calor úmido na área articular por 15 a 20 minutos, 3 vezes ao dia.[2-4]
6. Em casos resistentes: artrocentese e/ou aplicação de esteroides intra-articulares na ATM afetada.
7. Se a capsulite/sinovite for devida ao deslocamento anterior do disco articular, o tratamento também deve ser direcionado a essa disfunção articular.

RETRODISCITE

A inflamação dos tecidos retrodiscais é denominada retrodiscite, sendo um distúrbio intracapsular relativamente comum (Figura 3).

Traumas na articulação temporomandibular (quedas, golpes, acidentes de trânsito) geralmente causam retrodiscite, pois a pancada prejudica os tecidos retrodiscais devido ao deslocamento posterior do côndilo mandibular em direção a esses tecidos (zona retrodiscal).

A retrodiscite pode também ser causada por traumas nessa região provenientes de discos articulares deslocados anteriormente, quando o côndilo da mandíbula assume uma posição na borda posterior do disco, ficando

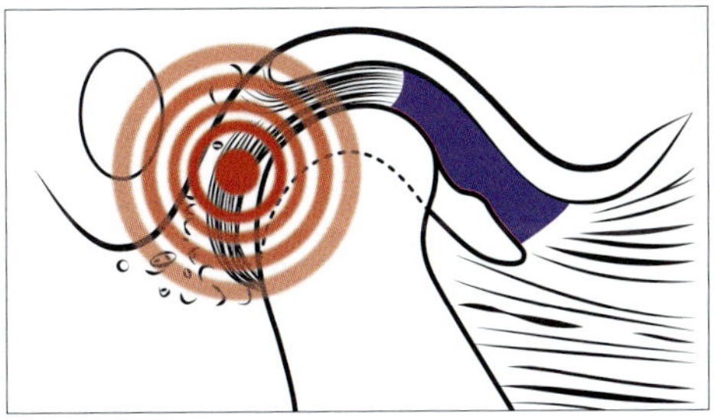

FIGURA 3 Retrodiscite.
Fonte: Paiva et al. ATM CD; 1999.

mais posteriorizado na fossa articular, comprimindo a zona retrodiscal (Figura 4). Nesse caso, o histórico relatado pelo paciente envolve distúrbios internos da ATM, como episódios de travamento e barulhos nas articulações (estalidos). O clínico deve ficar atento à história do paciente para diferenciar as etiologias que tenham as mesmas manifestações clínicas, e assim direcionar o correto tratamento.

O fenômeno inflamatório com posterior edema na região retrodiscal poderá forçar o côndilo para a frente, resultando em má oclusão aguda[5] e consequente desoclusão dos dentes posteriores ipsilaterais à articulação envolvida, além de contato forte nos incisivos e caninos contralaterais.

O paciente poderá se queixar de dificuldade para mastigar do lado da articulação afetada. Dependendo da gravidade do trauma, poderá ocorrer hemartrose, uma complicação grave na retrodiscite, que poderá resultar em aderências e/ou anquiloses da ATM.[6]

Aspectos clínicos

Os aspectos clínicos para retrodiscite são:

1. O paciente relata dor pré-auricular constante, que aumenta com os movimentos da mandíbula e com o apertamento dos dentes.

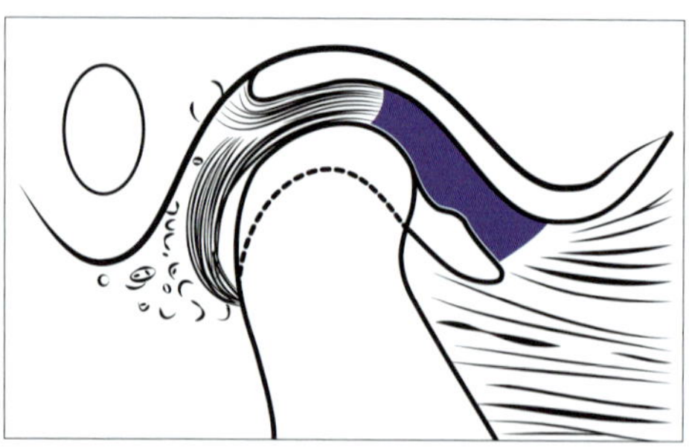

FIGURA 4 O disco deslocado anteriormente proporciona deslocamento posterior do côndilo na fossa articular e compressão na zona retrodiscal.
Fonte: Paiva et al. ATM CD; 1999.

2. Uma efusão articular (edema) poderá proporcionar perda de contato oclusal dos dentes posteriores no lado ipsilateral da ATM envolvida e contato forte em canino e incisivos contralaterais.
3. A anteriorização da mandíbula elimina ou diminui a dor, por diminuir a compressão nos tecidos retrodiscais.

Terapêutica

O tratamento para retrodiscite inclui:

1. Analgésicos ou Aine.
2. Aparelho intraoral anterior (*front-plateau* modificado) para alívio da pressão sobre os tecidos retrodiscais (ver confecção no Capítulo 8). Tempo de uso: 3 dias de utilização estando acordado ou dormindo, retirando-o para alimentação. Não utilizar por longos períodos para evitar extrusão dos dentes posteriores. Protetor esportivo pode ser indicado quando há ocorrência de contato físico, característico de modalidades esportivas.
3. Redução de carga na articulação.
4. Dieta suave, com mastigação lenta e pequenos pedaços de comida.
5. Fisioterapia sem carga para manter a mobilidade articular; orientar o paciente a aplicar calor úmido na área articular por 15 a 20 minutos, 3 vezes ao dia,[2-4] além de aplicação de ultrassom terapêutico de 2 a 4 vezes por semana.
6. Se a retrodiscite é devida ao deslocamento anterior do disco articular, o tratamento também deve ser direcionado a essa disfunção articular.

OSTEOARTRITE

A osteoartrite, também chamada de doença articular degenerativa ou osteoartrose, é definida como uma condição degenerativa da articulação caracterizada pela deterioração e abrasão do tecido articular e o concomitante remodelamento do osso subcondral subjacente[7] (Figura 5).

A ATM, do mesmo modo que ocorre em outras articulações sinoviais sujeitas a sobrecargas patológicas, pode sofrer alterações que levam à dor e à disfunção. A osteoartrite, também denominada doença articular degenerativa, é uma das artrites mais comuns que afetam a ATM, portanto o clínico deve entender essa condição para diagnóstico e correta condução do caso do paciente.

A osteoartrite traduz o quadro sintomático, enquanto a osteoartrose apresenta os mesmos sinais e sintomas, mas não existe dor. A osteoartrite envolve quadros de inflamação, degeneração e tentativa de reparação (adaptação funcional). A ATM apresenta alto potencial de adaptação devido a sua camada proliferativa muito potente, que não é encontrada em outras articulações sinoviais adultas.

É importante citar que fenômenos inflamatórios (como a sinovite) e sobrecarga na articulação podem induzir à degeneração das estruturas da ATM,[8] promovendo destruição da cartilagem nas articulações com osteoartrite.[9,10] Alguns pacientes com sinais clínicos e radiográficos de doença articular degenerativa não apresentam qualquer sintoma ou têm sintomas leves; provavelmente estão com a forma subaguda ou crônica da osteoartrite. A dor aparecerá em função de moléculas inflamatórias no interior da articulação.[11,12]

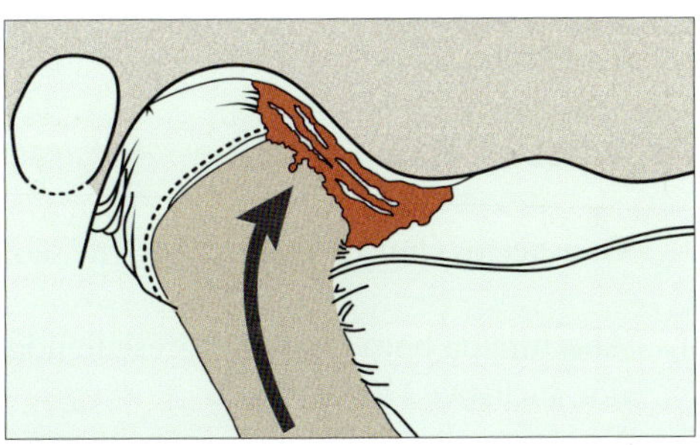

FIGURA 5 Osteoartrite.
Fonte: acervo pessoal.

Importante citar que, quando a sobrecarga excede a capacidade de reparo da articulação, pode-se iniciar a deterioração. Ocorre colapso do sistema de lubrificação e desgaste da cartilagem articular, que vai penetrando no osso subjacente.[13-15] Ao mesmo tempo, a sobrecarga provoca mutilações no osso subcondral, provocando rachaduras que induzem à esclerose do osso subcondral, que a partir desse momento não proporciona nutrição suficiente para a cartilagem e não funciona como absorvedor de impacto, deixando de realizar funções essenciais para manter a integridade da cartilagem articular. A síndrome metabólica que envolve a combinação de obesidade, dislipidemia, doença cardiovascular, hiperglicemia e hipertensão foi implicada na osteoartrite.[16,17]

A principal característica radiográfica da osteoartrite é o estreitamento do espaço articular e o extenso remodelamento do osso subcondral, que geralmente é esclerótico. A imobilização da articulação é uma das principais causas de deterioração articular, por isso movimentos mandibulares são benéficos para induzir pressões intra-articulares, que funcionam como uma bomba e são essenciais para a homeostase da articulação.[18]

O carregamento das articulações sinoviais é normal e permite que os nutrientes entrem nas células da fibrocartilagem e os resíduos celulares possam sair. Isso é benéfico para a articulação. O que não é bom é a falta de equilíbrio entre carga e sobrecarga, e quando esta última ocorre pode haver alterações nas superfícies ósseas.

A osteoartrite aumenta com a idade, sendo mais comum em mulheres do que em homens, com idade após os 40 e 50 anos. Pode estar relacionada com fatores mecânicos como perda do suporte dos molares em encurtamento do arco dental,[19] sendo vista também em conjunto com dor muscular, com ou sem discos articulares deslocados. A crepitação (sons ásperos) é característica dessa condição clínica, sendo muito comum evidências radiográficas de osteoartrite em indivíduos assintomáticos. Discos articulares deslocados e retrodiscite podem contribuir para a osteoartrite.

Na maioria dos casos, a osteoartrite é um distúrbio autolimitante.[20-24] A partir do momento em que diminui a carga na articulação, seja por tratamentos ou por processo de remodelação, os sintomas podem desaparecer. A fase chamada de osteoartrite ocorre quando as alterações ósseas estão ativas. Conforme a remodelação ocorre, a condição pode tornar-se estável ainda que a morfologia óssea se mostre alterada. Essa condição é referida como fase da osteoartrose, ou seja, é considerada o ponto final da osteoartrite, ou a fase de esgotamento da adaptação articular. A dor é reduzida e as superfícies articulares completam sua adaptação. Muitas vezes a superfície do osso articular parece mais espessa, sendo chamada de osso esclerótico.

As superfícies articulares têm sua forma alterada, por vezes aplanada (Figura 6), mas tornam-se assintomáticas. A isso se denomina remodelação óssea. Essa é a maneira de a natureza se adaptar ao aumento das demandas funcionais do sistema mastigatório. Se essas demandas excederem a adaptabilidade, a osteoartrite inicia-se.

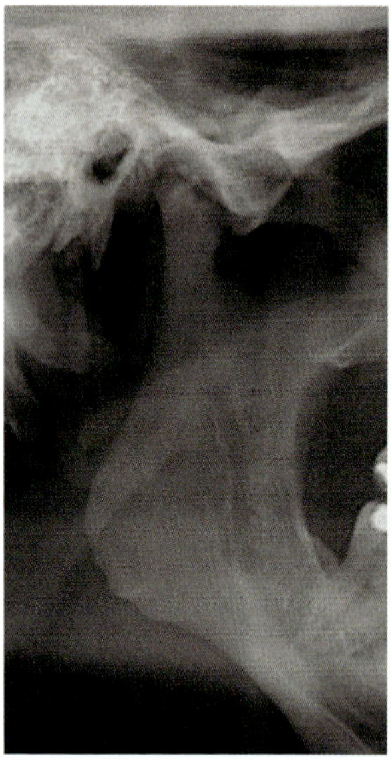

FIGURA 6 Imagem lateral da articulação temporomandibular mostrando côndilo mandibular com aplanamento.

Nos quadros de osteoartrite, as superfícies articulares não são tão lisas quanto em uma articulação normal, por isso o paciente pode relatar ruídos articulares "ásperos", chamados de crepitação, também relatados como "barulho de areia na articulação". A crepitação é comum no final das condições artríticas e pode ocorrer sem dor.

Nos casos de osteoartrite unilateral e grave, pode ocorrer perda significativa do osso subarticular, levando a prejuízo de suporte posterior do côndilo mandibular envolvido, que resultará na mudança da mandíbula para o lado ipsilateral. Nesse caso, os dentes posteriores do mesmo lado do côndilo envolvido tornam-se fulcro, ocorrendo pesados contatos oclusais nesse lado, com concomitante mordida aberta posterior do lado contrário.

Essa condição é relativamente rara, mas, quando ocorre, os efeitos na oclusão são dramáticos. No passado, alguns clínicos, ao analisarem radiografias das ATM e verificarem alterações ósseas características da osteoartrite, sugeriam tratamento para essas alterações. Na ausência de sintomas (isto é, dor nas articulações), o tratamento dessa condição é contraindicado.

O clínico deve estar atento para esse quadro em jovens, que poderá estar ligado a uma reabsorção condilar idiopática.

Aspectos clínicos

Os aspectos clínicos para osteoartrite são:

1. Abertura da boca limitada apresentando dor, inclusive à palpação.
2. Dor ao realizar os movimentos mandibulares de lateralidade e protrusão.
3. Presença de crepitação durante os movimentos mandibulares.

4. Alterações oclusais podem ocorrer em função da efusão articular ou da reabsorção do côndilo da mandíbula. Essas alterações compreendem mordida aberta no lado da articulação afetada (no caso de efusão) ou perda de suporte dos dentes posteriores do lado contralateral à articulação envolvida. Se os dois côndilos forem afetados, ocorrerá uma rotação posterior da mandíbula, devido à criação de um fulcro nos molares posteriores e consequente instalação de mordida aberta anterior.

Achados imaginológicos

1. Aplanamento do côndilo.
2. Erosão cortical.
3. Perda ou redução do espaço articular.
4. Osteófitos.
5. Esporões marginais.
6. Cistos subcondrais.
7. Esclerose óssea subcondral.
8. Disco perfurado.
9. Imagem por ressonância magnética pode mostrar efusão articular (edema).
10. A cintilografia óssea é útil para avaliar o grau de atividade da doença.

Terapêutica

A atuação do clínico no tratamento da osteoartrite reside no oferecimento de condições para que o paciente tenha diminuição de carga e favorecimento da movimentação mandibular. O prognóstico da doença com terapias conservadoras mostra-se bom e confiável. De modo geral as condutas terapêuticas são:

1. Diminuição de carga para restaurar a lubrificação e permitir o reparo da cartilagem.
2. Aparelhos intraorais de estabilização para uso no sono e conscientização do paciente para não ficar apertando os dentes quando estiver acordado.
3. Dieta macia e mastigação sem força.
4. Terapias comportamentais com a finalidade de diminuir ou eliminar o apertamento dos dentes.
5. Aine se houver exsudato inflamatório, via oral, intramuscular ou intra-articular.
6. Artrocentese para os quadros mais avançados, com o objetivo de lavar a articulação e remover componentes inflamatórios. Injeção de corticosteroide pode ser indicada.
7. Injeções intra-articulares de hialuronato de sódio (viscossuplementação) ou corticosteroide.
8. Fisioterapia: atuação proporcionando condições funcionais, principalmente na fase aguda da doença. Aplicação de calor úmido quando houver dor. Exercícios musculares passivos são indicados para diminuir ou evitar o fibrosamento dos músculos e manter a função da articulação.
9. Intervenção cirúrgica (quando os tratamentos conservadores falharem): artroscopia, reparo e reposicionamento do disco, discectomia, articulação artificial.

REABSORÇÃO CONDILAR IDIOPÁTICA

A reabsorção condilar idiopática da ATM é definida como reabsorção progressiva dos côndilos, sem causa aparente. Conforme diz seu nome, a causa exata dessa reabsorção é desconhecida. Também é chamada de reabsorção condilar agressiva.[25] Essa condição clínica parece ser diferente da osteoartrite, que foi descrita anteriormente.

Acomete frequentemente mulheres jovens (entre 15 e 35 anos), resultando em perda do suporte condilar (Figura 7), causando significativa maloclusão (mordida aberta anterior) (Figura 8).

A carga articular (intrínseca ou extrínseca) que excede a capacidade de adaptação da articulação parece ser o grande fator etiológico (os tecidos articulares falham em se adaptar perante as demandas funcionais).[26]

Distúrbios internos da articulação, parafunções, macrotraumatismos na ATM e oclusão instável são considerados fatores contribuintes.[27] Também parecem estar associados terapia ortodôntica, cirurgia ortognática e terapia oclusal,[28] mas, como esses fatores são comuns a muitos pacientes, deve haver outros que contribuem para essa condição. Essa patologia pode estar relacionada a um distúrbio no suprimento sanguíneo para o osso subcondral. A alta predileção por mulheres sugere que as influências hormonais sejam importantes, incluindo baixos níveis séricos de 17-betaestradiol no meio do ciclo, sugerindo que o estrogênio pode ser um fator.[29]

Achados imaginológicos

1. Radiografias, tomografias *cone beam* e imagem por ressonância magnética: mostram dano à cabeça da mandíbula, bilateral, semelhante à osteoartrite. Na reabsorção condilar idiopática, a reabsorção não ocorre apenas na vertente anterior dos côndilos, mas também pode ocorrer na parte superior (crista óssea do côndilo) e na região posterior simultaneamente[30,31] (Figura 9).
2. Indicação de cintilografia para avaliar a atual atividade de destruição óssea.
3. Como a região posterior do côndilo não é uma área que recebe carga, a presença de perda de volume ósseo nessa região auxilia o clínico na suspeita de estar diante de um quadro de reabsorção condilar idiopática e não de osteoartrite.

Aspectos clínicos

1. Mordida aberta anterior.
2. Sons articulares são normais no início, mas à medida que a condição progride o som de crepitação é comum.

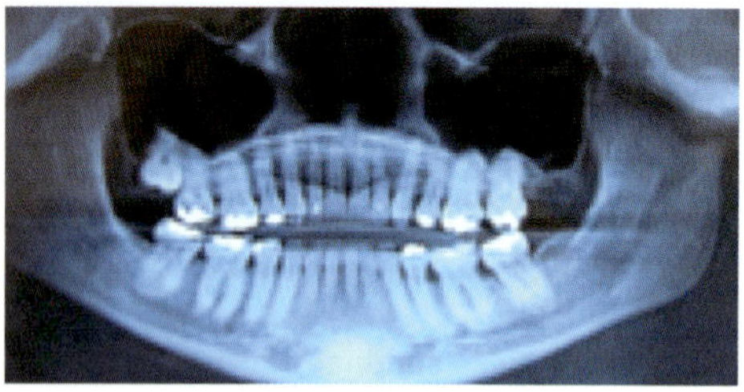

FIGURA 7 Perda de suporte condilar bilateral.

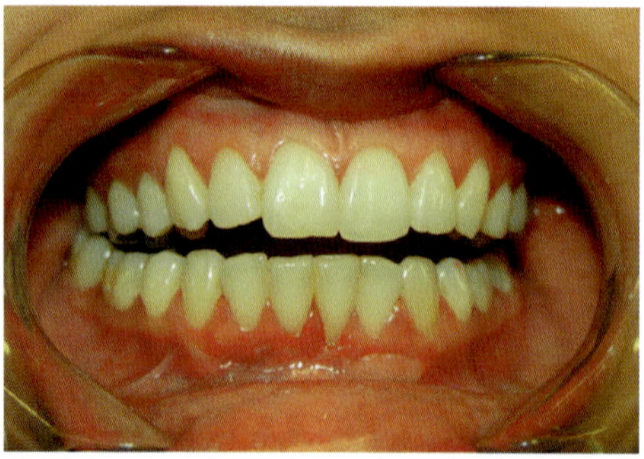

FIGURA 8 Mordida aberta anterior em paciente com reabsorção condilar idiopática.

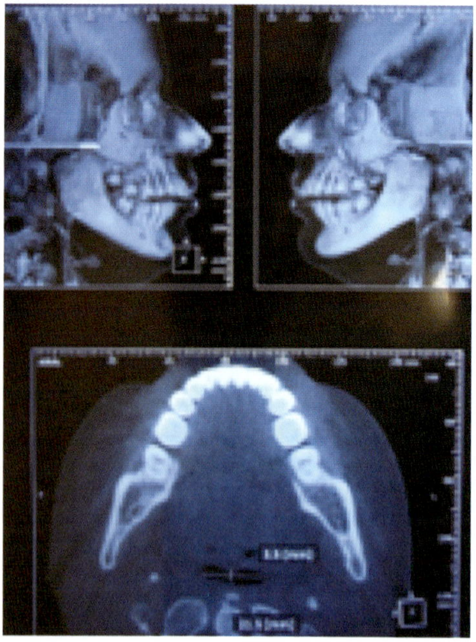

FIGURA 9 Reabsorção condilar bilateral na vertente anterior do côndilo e na parte superior.

Terapêutica

O tratamento da reabsorção condilar idiopática divide-se em duas etapas: a primeira objetiva parar com a reabsorção, e a segunda, corrigir a maloclusão.

1. Anti-inflamatórios.
2. Relaxantes musculares.
3. Aparelho intraoral de estabilização: o clínico deverá observar a consistência dos contatos oclusais no aparelho a cada vez que o paciente retorna à clínica. Se no retorno apenas os dentes posteriores ocluem, é provável que a reabsorção esteja continuando. A cada visita a placa deve ser reajustada e os contatos, conferidos. Se os côndilos estiverem estáveis, os contatos na placa repetidamente serão mantidos, sem mudanças, e não haverá necessidade de ajustes. Uma vez que o paciente tenha sido avaliado por vários meses sem alterações nos contatos oclusais da placa, pode-se supor que os côndilos não estão mais mudando.
4. Dieta macia, mastigação lenta, com mordidas menores.
5. Fisioterapia: exercícios de carga leve.
6. Correção da oclusão: correção da mordi da aberta anterior (por ortodontia ou reabilitação oral). Essa abordagem deve ser considerada antes de qualquer intervenção cirúrgica.

NOTA IMPORTANTE

O paciente (e seus pais) precisam ser educados sobre a longevidade do processo, o curso da doença e as modalidades e riscos do tratamento. Educar o paciente para reduzir o carregamento na articulação é fundamental. Nessa condição, o paciente é que deve tomar a decisão final sobre o melhor tratamento, avaliando os riscos e os benefícios.

7. Injeção intra-articular de ácido hialurônico (viscossuplementação) e corticosteroides, artrocentese para lavar a articulação e artroscopia podem ajudar a cessar o processo de reabsorção ativo.
8. Tratamento médico: uso de antioxidantes, tetraciclinas, ácidos graxos ômega-3, Aine e inibidores de citocinas inflamatórias para auxiliar na prevenção e controle da perda óssea articular, principalmente dos côndilos da mandíbula.[26]
9. Cirurgia: correção da posição do disco por artroscopia ou atroscopia; cirurgia ortognática, remoção da cabeça da mandíbula e sua reconstrução com enxerto costocondral (costela) ou enxerto aloplástico (prótese total da cabeça da mandíbula),[32] para casos bem selecionados.

CONDIÇÕES POLIARTRÍTICAS SISTÊMICAS

Artrite reumatoide

A artrite reumatoide é uma doença sistêmica, crônica, de etiologia desconhecida. A doença afeta as superfícies articulares, incluindo os tecidos sinoviais (sinovite inflamatória persistente), cápsula, tendões e ligamentos. Essa condição inflamatória leva à destruição das superfícies articulares e subarticulares.[33,34] É provável que esteja relacionada a uma doença autoimune com forte fator genético,[35] com períodos de exacerbação e remissão.

A doença pode ocorrer em qualquer idade, mas se observa o início normalmente entre 25 a 50 anos, com picos na 4ª e 5ª décadas de vida. Acomete as pequenas articulações, como as das mãos, pulsos e pés, geralmente de modo simétrico. Cerca de 50% dos pacientes com artrite reumatoide apresentará queixas de distúrbios na ATM.[36]

Os sinais e sintomas mais comum na região orofacial incluem dor bilateral, profunda, exacerbada com a função. Dolorimento e inchaço nas regiões pré-auriculares, rigidez matinal na ATM, sons articulares (crepitação ou estalo) e dor nos músculos da mastigação, diminuição da amplitude dos movimentos mandibulares, podendo piorar devido a anquilose óssea ou fibrosa, que pode ocorrer com a evolução da doença.[37,38]

Se o paciente apresentar grande destruição dos côndilos da mandíbula, poderá desenvolver maloclusão com mordida aberta anterior. Exames de imagem incluem tomografia computadorizada e imagem por ressonância magnética, que poderão mostrar efusões articulares, deslocamentos de disco e anormalidades ósseas dos côndilos, como erosões, aplainamentos, esclerose, cistos subcondrais e osteófitos.[39,40]

Estima-se que 80% dos pacientes com artrite reumatoide são soropositivos para o fator reumatoide,[41] sendo esse um teste útil na identificação da doença. Sintomas reumatoides podem estar associados a eventos estressantes, como o transtorno de estresse pós-traumático (TEPT).[42]

A forma pediátrica pode ocorrer com baixa prevalência em pacientes com menos de 16 anos de idade e recebe o nome de artrite reumatoide juvenil.

Em relação ao tratamento, devido ao fato de a etiologia da artrite reumatoide ser desconhecida, não há tratamento definido. O tratamento baseia-se em medicamentos que tentam reduzir os efeitos inflamatórios autoimunes e deve ser gerenciado pelo médico reumatologista. As placas estabilizadoras podem diminuir as forças nas superfícies articulares e, assim, reduzir a dor quando existente. Essa indicação é especialmente útil quando há suspeita de apertamento dental.

O clínico deve monitorar a oclusão dos pacientes com artrite reumatoide, uma vez que, se houver perda de suporte condilar, proporcionando alterações oclusais, pode ocorrer desenvolvimento de mordida aberta anterior.[43]

Como a artrite reumatoide geralmente afeta ambas as articulações, a mordida aberta ocorre de modo mais simétrico. O dentista deve contar com esse fator se optar por intervir na oclusão, pois o trabalho pode ser feito em um período de remissão e, se o quadro voltar à atividade, pode ser que haja alterações condilares e nova mudança dos contatos oclusais, tornando o tratamento arriscado e imprevisível. Essa situação deve ser conversada com o paciente.

Artrite infecciosa

A artrite infecciosa é uma condição rara. Pode surgir como resposta inflamatória resultante da invasão bacteriana na ATM decorrente de lesão externa penetrante (punção) ou de bacteremia associada a infecção sistêmica, como tuberculose, sífilis e gonorreia.[44,45] Os fatores de risco incluem *diabetes mellitus*, lúpus eritematoso sistêmico, artrite reumatoide e outras doenças imunossupressoras.[46]

Os pacientes relatam dor e limitação da abertura da boca, com inchaço eritematoso pré-auricular. Se houver efusão, observa-se desvio contralateral da mandíbula em repouso e sensação de maloclusão. Exames radiográficos podem mostrar a ATM normal, mas em um quadro mais avançado podem mostrar erosão e destruição óssea. Exame de sangue com contagem de glóbulos brancos pode fornecer dados sobre a presença de infecção.

O tratamento consiste em antibióticos apropriados para eliminar o agente agressor. Se a infecção for resultado de estrutura adjacente, a fonte original da infecção deve ser tratada. Após o controle da infecção, se necessário, fazer fisioterapia direcionada à manutenção ou aumento da amplitude do movimento mandibular, evitando fibroses ou aderências pós-infecção. Exercícios passivos e ultrassom terapêutico também são úteis.

Artrite psoriática

A artrite psoriática é uma condição inflamatória associada à psoríase, que é uma doença crônica cutânea com um componente hereditário, caracterizada pela erupção de placas eritematosas cobertas de escamas esbranquiçadas, mais frequente nos membros e no couro cabeludo. Trata-se de uma condição bastante incomum que afeta a ATM (acomete aproximadamente 6% dos pacientes com psoríase).[47,48]

Geralmente quando afeta a ATM é unilateral, apresentando dolorimento nos pacientes na região pré-auricular. Dor, rigidez e cansaço nos músculos da mastigação podem estar presentes. Crepitação na ATM pode ser notada, com diminuição progressiva da abertura da boca. Pode ter remissão espontânea.

Exames radiográficos mostram erosão, aplainamento condilar, osteoporose, limitação de movimentos, estreitamento do espaço articular, cisto subcondral e anquilose,[40] vistos em exames de imagem (tomografia e ressonância magnética).

Os pacientes geralmente relatam uma história de psoríase crônica com lesões cutâneas, o que ajuda a estabelecer o diagnóstico. Embora essa patologia possa clinicamente se parecer com a artrite reumatoide, os testes para fatores reumatoides são negativos.

Em relação ao tratamento, como a etiologia da psoríase é desconhecida, não há tratamento definitivo disponível. Uma vez que essa condição é um distúrbio sistêmico, o tratamento deve ser gerenciado por um médico reumatologista. Quando a ATM está envolvida, certas terapias podem ser instituídas, como os Aine e fisioterapia suave para manter a mobilidade articular, evitando assim quadros de hipomobilidade da mandíbula. Ocasionalmente, calor úmido e ultrassom terapêutico podem ajudar a reduzir os sintomas e aumentar a mobilidade articular.

Hiperuricemia

A hiperuricemia (gota) é uma doença artrítica caracterizada pela deposição ou concentração de cristais de monoidrato de urato monossódio nas articulações e tendões (cristal artrítico),[49] ou seja, é a presença de níveis altos de ácido úrico no sangue.

Os níveis altos de ácido úrico estão associados com abuso do álcool, obesidade, hipertensão, doenças renais, doenças cardiovasculares, uso de medicamentos que inibem a excreção de ácido úrico, dieta com excesso de proteínas devido ao abuso de carnes e frutos do mar. Fatores genéticos podem estar envolvidos com esse distúrbio. Teste sérico de laboratório pode ser usado para diagnosticar hiperuricemia.

Embora a prevalência de gota venha aumentando, o envolvimento da ATM é raro e, quando envolvida, o paciente queixa-se de dor e limitação dos movimentos mandibulares.

O tratamento é de competência médica e tem por objetivo reduzir o nível sérico de ácido úrico, além de eliminar certos alimentos da dieta que contribuem para a gota.[50]

Síndrome de Reiter

A síndrome de Reiter, também conhecida como artrite reativa, apresenta uma tríade de artrite, uretrite não gonocócica e conjuntivite ocorrendo simultaneamente. É uma artrite aguda não purulenta, iniciada por infecção remota. Desencadeada por infecções entéricas ou urogenitais (venéreas), envolve múltiplas articulações.

Quando afeta a ATM, os sinais ou sintomas incluem dor na função, sensibilidade à palpação, dor ao abrir a boca, dor nos músculos da mastigação, com sensação de rigidez/cansaço ao mastigar pela manhã. O achado radiográfico mais comum visto na ATM, nessa doença, é a erosão unilateral.[51]

REFERÊNCIAS

1. Takahashi T, Kondoh T, Fukuda M, Yamazaki Y, Toyosaki T, Suzuki R. Proinflamatory cytokines detectable in synovial fluids from patients with temporomandibular disorders. Oral Surg Oral Med Oral Pathol Oral Radiol Endod. 1998;85:135-41.
2. Osterberg T, Carlsson GE. Symptoms and signs of mandibular dysfunction in 70-year-old men and women in Gothenburg, Sweden. Community Dent Oral Epidemiol. 1979;7(6):315-21.
3. Zarb GA, Speck JE. The treatment of mandibular dysfunction. In: Zarb GA, Carlsson GE (eds.). Temporomandibular joint; function and dysfunction. St Louis: CV Mosby Co; 1979. p. 382.

4. Gray RJ, Quayle AA, Hall CA, Schofield MA. Physiotherapy in the treatment of temporomandibular joint disorders: a comparative study of four treatment methods. Br Dent J. 1994;176(7):257-61.
5. Marinho LH, McLoughlin PM. Lateral open bite resulting from acute temporomandibular joint effusion. Br J Maxillofac Surg. 1994;32(2):127-8.
6. Schobel G, Millesi W, Walzke IM. Ankylosis of the temporomandibular joint. Oral Surg Oral Med Oral Pathol. 1992;74(7-14).
7. De Bont LG, Boering G, Liem RS, Havinga P. Ostheoarthritis of the temporomandibular joint: a light microscopic and scanning eléctron microscópic study of the articular cartilage of the mandibular condyle. J Oral Maxillofac Surg. 1985;43:481-8.
8. Wang XD, Kou XX, Mao JJ, Gan YH, Zhou YH. Sustained inflammation induces degeneration of the temporomandibular joint. J Dent Res. 2012;91:499-505.
9. Scanzello CR, McKeon B, Swain BH, DiCarlo E, Asomugha EU, Kanda V, et al. Synovial inflammation in patients undergoing arthroscopic meniscectomy: molecular characterization and relationship to symptoms. Arthritis Rheum. 2011;63:391-400.
10. Walsh DA, Bonnet CS, Turner EL, Wilson D, Situ M, McWillians DF. Angiogenesis in the synovium and at the osteochondral junction in ostheoarthritis. Osteoarthritis Cartilage. 2007;15:743-51.
11. Israel HA, Saed-Nejad F, Ratcliffe A. Early diagnosis of osteoarthosis of temporomandibular joint: correlation between arthroscopic diagnosis and keratan sulfate levels in the synovial fluid. J Oral Maxiloffac Surg. 1991;49:708-11.
12. Holmlund A, Ekblom A, Hansson P. Lind J, Lundeberg T, Theodorsson E. Concentrations of neuropeptides, substance P, neurokinin A, calcitonin gene-related peptide, neuropeptide Y and vasoactive intestinal polypeptide in synovial fluid of the human temporomandibular joint: a correlation with symptoms, signs and arthroscopic findings. Int J Oral Maxillofac Surg. 1991;20:228-31.
13. Zarb GA, Carlsson GE. Teemporomandibular disorders: ostheoarthritis. J Orofac Pain. 1999;13:295-306.
14. Malemud CJ, Islam N, Haqqi TM. Pathophysiological mechanisms inostheoarthritis lead to novel therapeutic strategies. Cells Tissues Organs. 2003;174:34-48.
15. Mow VC, Ateshian GA. Lubrication and wear of diarthroidal joints. In: Mow VC, Hayes WC (eds.). Basic orthopaedic biomechanics. 2 ed. Philadelphia: Lippincott-Raven; 1997. p.275-315.
16. Nitzan WD, Heir GM, Dolwick MF, Benoliel RB. Dor e disfunção da articulação temporomandibular. In: Sharav Y, Benoliel RB. Dor orofacial e cefaleias. 2 ed. São Paulo: Quintessence Editora; 2017. p. 257-318.
17. Zuo Q, Yang W, Chen J, Wang Y. Metabolic syndrome meets osteoarthritis. Nat Rev Reumatol. 2012;8:729-37.
18. Nitzan DW. Intraarticular pressure in the functioning human temporomandibular joint and its alteration by uniform elevation of the occlusal plane. J Oral Maxillofac Surg. 1994;52:671-9.
19. Luder HU. Factors affecting degeneration in human temporomandibular joint as assessed histologically. Eur J Oral Sci. 2002;110:106-13.
20. de Leeuw R, Boering G, Stegenga B, de Bont LG. Symptoms of temporomandibular joint osteoarthrosis and internal derangement 30 years after non-surgical treatment. Cranio. 1995;13(2):81-8.
21. Schmitter M, Wacker K, Pritsch M, Giannakopoulos NN, Klose C, Faggion C, et al. Preliminary longitudinal report on symptom outcomes in symptomatic and asymptomatic women with imaging evidence of temporomandibular joint arthritic changes. Int J Prosthodont. 2010;23(6):544-51.
22. Stegenga B, de Bont L, Boering G. Osteoarthrosis as the cause of craniomandibular pain and dysfunction: a unifying concept. J Oral Maxillofac Surg. 1989;47(3):249-56.
23. Rasmussen OC. Temporomandibular arthropathy: clinical, radiologic, and therapeutic aspects, with emphasis on diagnosis. Int J Oral Surg. 1983;12(6):365-97.
24. de Leeuw JR, Steenks MH, Ros WJ, Lobbezoo-Scholte AM, Bosman F, Winnubst JA, et al. Assessment of treatment outcome in patients with craniomandibular dysfunction. J Oral Rehabil. 1994;21(6):655-66.
25. Sansare K, Raghav M, Mallya SM, Karjodkar F. Management related outcomes and radiographic findings of idiopathic condylar resorption: a systematic review. Int J Oral Maxillofac Surg. 2015;44(2):209-16.
26. Gunson MJ, Arnett GW, Milam SB. Pathophysiology and pharmacologic control of osseus mandibular condylar resorption. J Oral Maxillofac Surg. 2012;70:1918-34.
27. Arnett GW, Gunson MJ. Risk factors in the initiation of condylar resorption. Semin Orthod. 2013;19:81-8.
28. Mehra P, Nadershah M, Chigurupati R. Is alloplastic temporomandibular joint reconstruction a viable option in the surgical management of adult patients with idiopathic condylar resorption? J Oral Maxillofac Surg. 2016;74(10):2044-54.
29. Gunson MJ, Arnett GW, Formby B, Falzone C, Mathur R, Alexander C. Oral contraceptive pill use and abnormal menstrual cycles in women with severe condylar resorption: a case for low serum 17beta-estradiol as a major fator in progressive condylar resorption. Am J Orthod Dentofacial Orthop. 2009;136(6):772-9.
30. Merkx MA, Van Damme PA. Condylar resorption after orthognathic surgery. Evaluation of treatment in 8 patients. J Craniomaxillofac Surg. 1994;22(1):53-58.
31. Hoppenreijs TJ, Stoelinga PJ, Grace KL, Robben CM. Long-term evaluation of patients with progressive condylar resorption following orthognathic surgery. Int J Oral Maxillofac Surg. 1999;28(6):411-8.
32. Mercuri LG. A rationale for total alloplastic temporomandibular joint reconstruction in the manage-

ment of idiophatic/progressive condylar resorption. J Oral Maxillofac Surg. 2007;65:1600-9.

33. Appelgren A, Appelgren B, Kopp S, Lundeberg T, Theodorsson E. Neuropeptide in arthritc TMJ and symptoms and signs from the stomatognathic system with special consideration to rheumatoid arthritis. J Orofac Pain. 1995;9(3):215-25.
34. Atsu SS, Ayhan-Ardic F. Temporomandibular disorders seen in rheumatology practices: a review. Rheumatol Int. 2006;26(9):781-7.
35. Germain BF, Vasey FB, Espinoza LR. Early recognition of rheumatoid arthritis. Compr Ther. 1979;5(8):16-22.
36. Tabeling HJ, Dolwick MF. Rheumatoid arthritis: diagnosis and treatment. Fla Dent J. 1985;56(1):16-8.
37. Cunha CO, Pinto LM, de Mendonça LM, Saldanha AD, Conti AC, Conti PC. Bilateral asymptomatic fibrous-ankylosis of the temporomandibular joint associated with rheumatoid arthritis: a case report. Braz Dent J. 2012;23:779-82.
38. Kobayashi, R. Utsunomiya T, Yamamoto H, Nagura H. Ankylosis of the temporomandibular joint caused by rheumatoid arthritis: a pathological study and review. J Oral Sci. 2001;43:97-101.
39. Kretapirom K, Okochi K, Nakamura S, Tetsumura A, Ohbayashi N, Yoshino N, et al. MRI characteristics or rheumatoid arthritis in the temporomandibular joint. Dentomaxillofac Radiol. 2013;42(4).
40. Mandredini D, Tognini F, Melchiorre D, Bazzichi L, Bosco M. Ultrasonography of the temporomandibular joint: comparison of findings in patients with rheumatic diseases and temporomandibular disorders. A preliminar report. Oral Surg Oral Med Oral Pathol Oral Radiol Endod. 2005;100:481-5.
41. Braunwald E, Isselbacher KJ, et al. Harrison's principles of internal medicine. 11 ed. New York: McGraw-Hill; 1987.
42. Boscarino JA, Forsberg CW, Goldberg J. A twin study of the association between PTSD symptoms and rheumatoid arthritis. Psychosom Med. 2010;72(5):481-6.
43. Marini I, Vecchiet F, Spiazzi L, Capurso U. Stomatognathic function in juvenile rheumatoid arthritis and in developmental openbite subjects, ASDC J Dent Child. 1992;66(1):30-5.
44. Gayle EA, Young SM, McKenna SJ, McNaughton CD. Septic arthritis of the temporomandibular joint: case report and review of the literature. J Emerg Med 2013;45:674-8.
45. Okeson J. Diagnosis of temporomandibular disorders: In: Okeson J (ed.). Management of temporomandibular disorders and occlusion. 5 ed. St Louis: Mosby; 2003. p. 356.
46. Klüppel LE, Bernabé FB, Primo BT, Stringhinni DJ, Costa, DJ, Rebellato LB, et al. Septic arthritis of the temporomandibular joint. J Craniofac Surg. 2012;23:1752-4.
47. Koorbusch GF, Zeitler DL, Fotos PG, Doss JB. Psoriatic arthritis of the temporomandibular joints with ankylosis. Literature review and case reports. Oral Surg Oral Med Oral Pathol. 1991;71(3):267-74.
48. Crincoli V, Di Comite M, Di Bisceglie MB, Fatone L, Favia G. Temporomandibular disorders in psoriasis patients with and without psoriatic arthritis: an observational study. Int J Med Sci. 2015;12(4):341-8.
49. Hamburger M, Baraf HS, Adamson TC 3rd, Basile J, Bass L, Cole B, et al. 2011 Recommendations for the diagnosis and management of gout and hyperuricemia. Postgrad Med. 2011;123(6, suppl):3-36.
50. Whelton A. Current and future therapeutic options for the management of gout. Am J Ther. 2010;17(4):402-17.
51. Kononem M, Wenneberg B, Kallenberg A. Craniomandibular disorders in rheumatoid arthritis, psoriatic arthritis, and ankylosing spondylitis: a clinical study. Acta Odontol Scand. 1992;50:281-7.

4 Subluxação e luxação da articulação temporomandibular

SUBLUXAÇÃO

Subluxação é uma condição clínica na qual o côndilo da mandíbula movimenta-se para fora da fossa articular, ultrapassando a crista da eminência articular (Figura 1) e que pode ser reduzida pelo paciente.[1] É uma condição de hipermobilidade condilar que ocorre como resultado da forma anatômica da fossa, tendo relação positiva com grande abertura da boca (Figura 2). Devido à ampla movimentação do côndilo, no momento em que ultrapassa a eminência articular o disco articular sofre um giro posterior.[2]

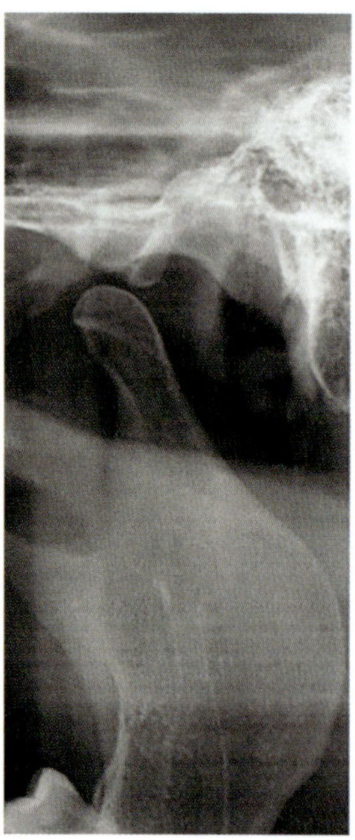

FIGURA 1 Radiografia lateral de articulação temporomandibular mostrando o côndilo ultrapassando a crista da eminência articular em paciente com subluxação.

Aspectos clínicos

Os aspectos clínicos da subluxação são:

1. Na abertura máxima da boca o paciente relata que o côndilo está "saltando" (nota-se saliência do côndilo na ATM (articulação temporomandibular), devido à ampla movimentação para a frente (Figura 3).
2. Depressão pré-auricular visível quando o paciente abre a boca ao máximo (nota-se a depressão na ATM, à frente da orelha, devido à ampla movimentação do côndilo para a frente) (Figura 4).

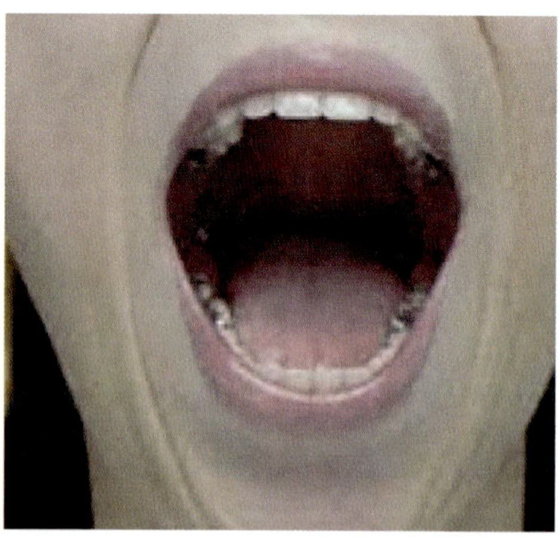

FIGURA 2 Paciente com subluxação da mandíbula, apresentando grande abertura da boca.

3. O paciente retorna à posição de boca fechada, sem auxílio; às vezes relata um pouco de dificuldade.

Achados imaginológicos

Radiografias laterais de ATM e tomografias *cone beam* (Figuras 5 e 6) mostram o côndilo da mandíbula bem à frente da eminência articular na posição de abertura máxima da boca.

Terapêutica

O tratamento consiste em:

1. Educar o paciente a respeito do problema.
2. O paciente deve aprender a restringir a abertura da boca para não alcançar o ponto da subluxação. Deve controlar a abertura da boca quando bocejar (fazer ancoragem com as mãos – Figura 7), comer lanches altos, gritar e situações afins.
3. Em casos extremos, pode-se recorrer à alteração cirúrgica da articulação por meio de eminectomia,[2,3] que reduz a inclinação da eminência articular e, assim, diminui a quantidade de rotação posterior do disco no côndilo durante a abertura máxima da boca.

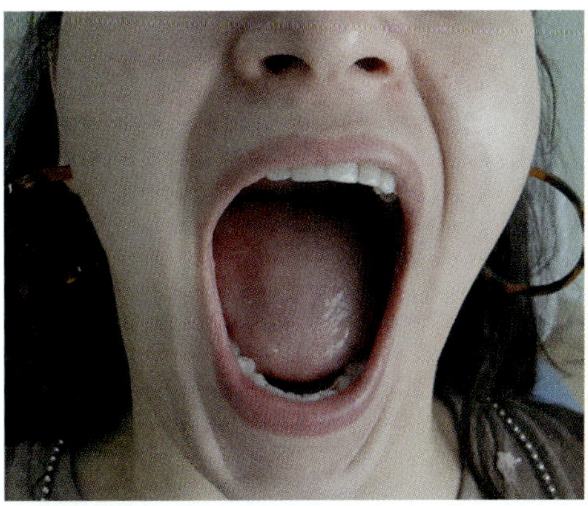

FIGURA 3 Côndilos salientes ("saltados") nas articulações temporomandibulares durante a abertura da boca em paciente com subluxação.

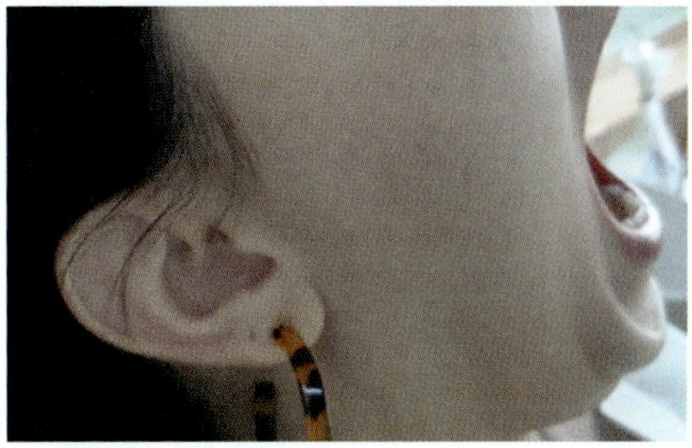

FIGURA 4 Depressão pré-auricular observada durante a abertura máxima da boca.

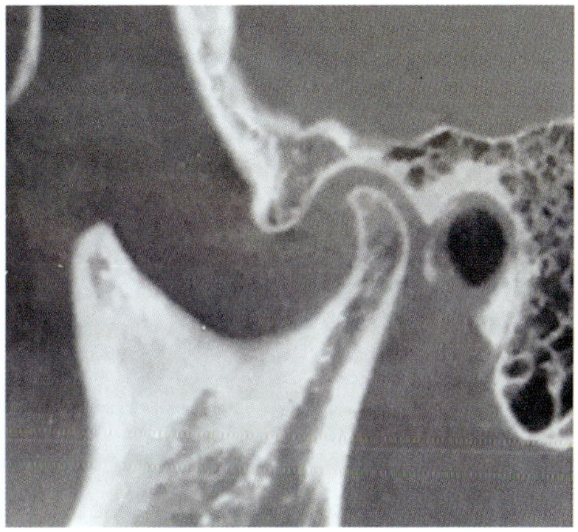

FIGURA 5 Côndilo no interior da fossa articular, paciente com a boca fechada.

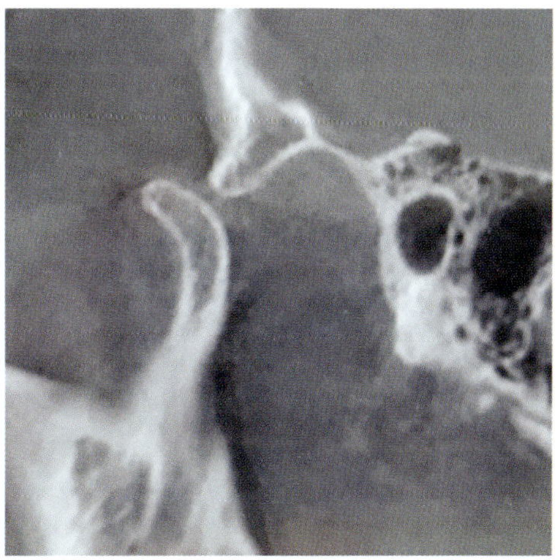

FIGURA 6 Côndilo bem à frente da crista da eminência articular durante a abertura da boca (subluxação).

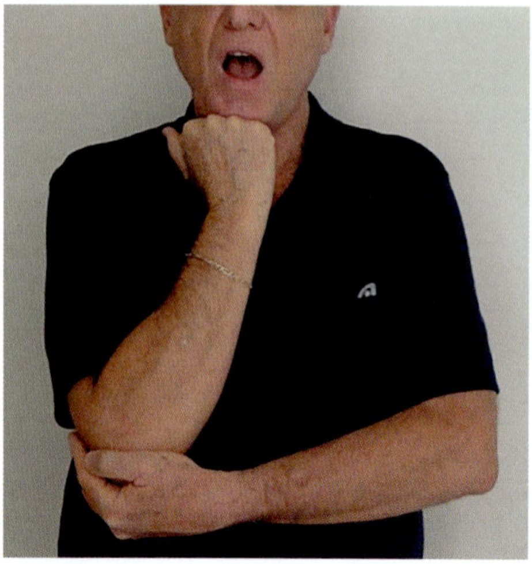

FIGURA 7 Paciente fazendo ancoragem da mandíbula para controlar a abertura da boca ao bocejar, evitando alcançar o ponto da subluxação.

LUXAÇÃO

Luxação da ATM, também denominada deslocamento espontâneo da mandíbula, ocorre quando o côndilo da mandíbula ultrapassa os limites da eminência articular durante a abertura e o paciente fica impossibilitado de fechar a boca (o côndilo fica à frente da eminência articular) (Figura 8). Essa condição é também chamada de *openlock* e ocorre geralmente em grandes aberturas bucais, por exemplo, durante o bocejar e em tratamentos odontológicos em que o paciente abriu muito a boca.

Essa condição clínica tem origem em alterações da integridade dos ligamentos da ATM ou em problemas com a anatomia da fossa articular.[3] Pode ocorrer também devido a traumatismos. Em alguns indivíduos, a luxação da ATM pode estar associada a distonia oromandibular, que tem sua origem no sistema nervoso central (SNC).

Aspectos clínicos

1. O paciente permanece com a boca aberta, pois fica impossibilitado de fechá-la.
2. Dor comumente associada com as tentativas do paciente de fechar a boca.

Terapêutica

1. O método mais eficaz de tratar a luxação é a prevenção.
2. Redução da luxação pelo profissional. O clínico deve orientar o paciente a abrir bem a boca, como se estivesse bocejando. Ao mesmo tempo, tentar reduzir a luxação com uma leve pressão posterior aplicada ao queixo. Se isso não der certo, colocar os polegares nos molares inferiores, exercer pressão para baixo e para trás (ultrapassando a eminência) (Figura 9). No mo-

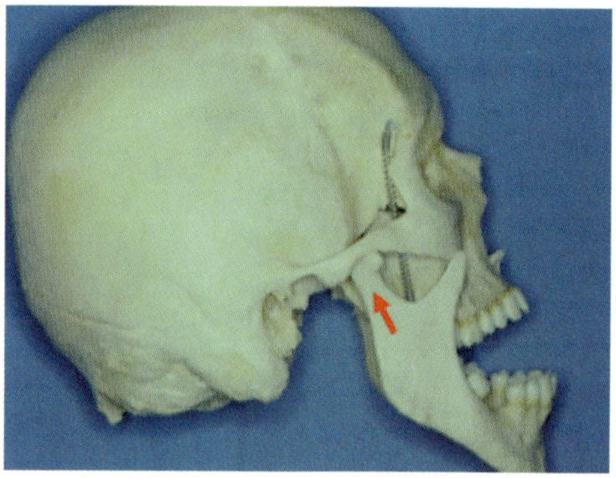

FIGURA 8 O côndilo ultrapassa a eminência articular nos quadros de luxação da mandíbula.

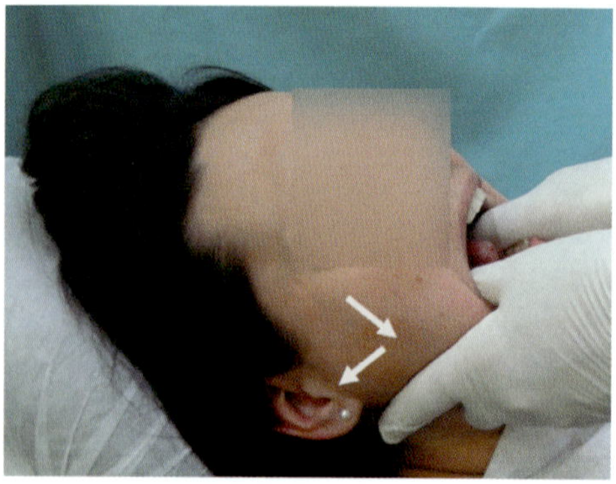

FIGURA 9 Técnica de redução da luxação da articulação temporomandibular.

mento da redução geralmente ocorre o fechamento repentino da boca, portanto o profissional deve proteger os polegares com gaze. É aconselhável injetar anestésico local sem vasoconstritor no músculo pterigoideo lateral para eliminar os mioespasmos e promover o relaxamento.

3. Eminectomia quando a luxação se torna crônica ou recorrente.[4,5]
4. Quando episódios repetidos de luxação da ATM estão associados com distonia oromandibular, recomenda-se a aplicação de toxina botulínica.

REFERÊNCIAS

1. Bell WE. Temporomandibular disorders. 3 ed. Chicago: Year Book Medical Publishers; 1990.
2. Kavuncu V, Sahin S, Kamanli A, Karan A, Aksoy C. The role of systemic hypermobility and condylar hypermobility in temporomandibular joint dysfunction syndrome. Rheumatol Int. 2006;26(3):257-60.
3. Shorey CW, Campbell JH. Dislocation of the temporomandibular joint. Oral Surg Oral Med Oral Pathol Oral Radiol Endod. 2000;89:662-8.
4. Oatis Jr GW, Baker DA. The bilateral eminectomy as definitive treatment: a review of 44 patients. Int J Oral Surg. 1984;13(4):294-8.
5. Williamson RA, McNamara D, McAuliffe W. True eminectomy for internal derangement of the temporomandibular joint. Br J Oral Maxillofac Surg. 2000;38(5):554-60.

5 Diagnóstico das disfunções temporomandibulares

A prática odontológica atual requer especial atenção do cirurgião-dentista nas estruturas do sistema estomatognático (ou mastigatório) de seu paciente, verificando se estão dentro da normalidade fisiológica ou se existe alguma patologia.

Em muitos casos, a própria queixa principal do paciente – aliás, quase sempre o motivo da consulta – já o caracteriza como portador de alguma disfunção do sistema mastigatório.

Cabe então ao profissional pesquisar a existência de possíveis disfunções, se o quadro é agudo ou crônico, bem como a intensidade com que elas se manifestam.

O exame básico de rotina do paciente deve ser direcionado no sentido de se obter o máximo de informações sobre os tecidos moles e mineralizados (pele, vasos sanguíneos, ossos, dentes, glândulas ou músculos) da cavidade oral e da face.

Deve-se deixar o paciente à vontade na exposição de seu problema e dos motivos que o levaram a procurar tratamento, permitindo que o faça a seu modo. A seguir, é preciso obter informações quanto a existência de dor e ruídos nas articulações temporomandibulares (ATM), na face, no pescoço, nos ouvidos, na cabeça e nos dentes, além de sensação de cansaço muscular, transtornos auditivos, dificuldades na mastigação, limitação de abertura da boca, bruxismo e queixas associadas. Um exame inicial da face do paciente já permite ao clínico suspeitar da presença de eventuais disfunções no sistema mastigatório.

O profissional, ao atender o paciente, deverá estar ciente das contribuições do eixo II (DC/TMD)[1] das disfunções temporomandibulares (DTM), que está relacionado com componentes psicológicos, comportamentais e psicossociais das DTM, ou seja, fatores psicológicos afetando as condições físicas. Portanto, deve ter sensibilidade e consciência de como esses fatores associados (problemas comportamentais, sociais e emocionais) podem influenciar na progressão e cronificação da disfunção. Desse modo, o clínico poderá elaborar um plano terapêutico correto, vendo o paciente como "um todo" e não como um "dente".

ETAPAS DO DIAGNÓSTICO

Nessa etapa, o clínico deverá obter o máximo possível de dados sobre a saúde do paciente, dentro de uma visão global do indivíduo. O paciente deve ser atendido com tranquilidade, de modo que esteja à vontade, relaxado, o que geralmente favorece ao profissional a obtenção de um grande número informações sobre sinais e sintomas extremamente úteis na elaboração precisa do diagnóstico.

Importante citar que o clínico deve saber do paciente sua procedência de encaminhamento, pois isso denota a contrarreferência que provavelmente deverá fazer após atendê-lo. Saber se a indicação foi de médico (qual especialidade), cirurgião-dentista, fisioterapeuta, fonoaudiólogo, psicólogo, enfermeiro ou outro profissional é um dado essencial quando estamos lidando com uma área multidisciplinar como é a DTM.

EXAME CLÍNICO

Anamnese

É imprescindível uma anamnese adequada, envolvendo a história médica e odontológica pregressa do paciente, realizada por meio de um interrogatório orientado e minucioso, visando conhecer a evolução da enfermidade. Partindo do princípio de que "sábio é o homem que sabe ouvir", o clínico deve deixar o paciente expor a seu modo o problema e os motivos que o levaram a procurar ajuda profissional.

Assim, estando o paciente à vontade, sem perturbações, pressões ou desconforto de qualquer natureza, deve-se permitir que, qualquer que seja seu estado emocional, relate espontaneamente todas as informações que julgar necessárias. Nessa fase cabe ao clínico demonstrar interesse por seus problemas e adotar uma postura de respeito e segurança, que será transmitida ao paciente, despertando nele a confiança necessária no profissional.

Um conjunto de fatores aparentemente irrelevantes, como as instalações do consultório e a maneira como as coisas ali funcionam, além da atuação pessoal das atendentes e do comportamento profissional do próprio clínico logo nos primeiros contatos com o paciente, pode muitas vezes influenciar no sucesso ou insucesso do tratamento.

Uma série de informações deve ser anotada na ficha clínica, à medida que o relato do paciente se desenvolve: qual a sua queixa principal, o tempo em que o paciente sente essa queixa, o que ocorreu no início dos sintomas e como evoluiu, quais os profissionais que o paciente procurou para tratamento, o que foi realizado por esses profissionais e quais os resultados obtidos, o que desencadeia os sintomas do paciente, bem como o que melhora e o que piora esses sintomas, com que frequência eles ocorrem e se esses sintomas estão atrapalhando suas atividades do dia a dia.

Saber do paciente qual o horário dos sintomas (ao acordar, pela manhã, à tarde ou à noite), quando esses sintomas ocorrem, qual o tempo de duração e quais as características da dor (aguda, crônica, pulsátil, ardente, em choque).

Em relação ao local das dores no momento da anamnese, é importante saber se sente dor de cabeça (unilateral, bilateral, frontal ou occipital), dor na face (unilateral ou bilateral), dor no pescoço, ombros, nuca, em outras regiões do corpo e se tem dificuldade para movimentar a cabeça para os lados.

Outro aspecto importante da anamnese que não pode jamais ser desconsiderado é saber se o paciente teve algum traumatismo recente na cabeça, face ou pescoço (acidentes, pancadas etc.), se atualmente está em tratamento médico e, se positivo, qual a especialidade, se está tomando algum medicamento, se se considera uma pessoa nervosa ou ansiosa e, em relação à sua mordida, se está desconfortável ou diferente desde o início dos sintomas, e de que lado mastiga mais (direito, esquerdo ou bilateral).

Ainda na etapa da anamnese, algumas perguntas relacionadas à otorrinolaringologia são importantes: se sente dor nos ouvidos, sensação de ouvido tampado, dificuldade auditiva e barulhos nos ouvidos tipo zumbido ou outros. Em relação à oftalmologia, perguntar se apresenta dor nos olhos, vermelhidão da conjuntiva, lacrimejamento e coceira nos olhos são importantes, pois podem estar relacionados a fenômenos autonômicos causados por pontos álgicos miofasciais.

O clínico deve estar atento durante a anamnese se o paciente se queixa de cefaleias e, se positivo, se tem diagnóstico médico de qual cefaleia sente, pois há uma relação de comorbidade entre cefaleias e DTM (quem tem cefaleia tem mais DTM, e quem tem DTM tem mais cefaleia).

Revisão dos sistemas

O clínico deve pesquisar também junto ao paciente a ocorrência de possíveis problemas sistêmicos que possam contribuir direta ou indiretamente para o sistema mastigatório, influenciando na manifestação e no tratamento das DTM. Importante salientar que os pacientes com problemas sistêmicos, principalmente os crônicos, podem estar sensibilizados centralmente pela dor, o que irá contribuir para que a manifestação da DTM possa estar mais exacerbada.

Pacientes com fibromialgia podem apresentar mais dor e se tornar mais refratários ao tratamento da DTM do que aqueles que não apresentam esse problema sistêmico. Pacientes com cefaleias primárias, principalmente a enxaqueca (migrânea) e a cefaleia tipo tensional, tendem a ter mais DTM, portanto é muito importante o aspecto sistêmico do paciente, afinal os pacientes com DTM normalmente têm muita comorbidade.

Dentre os muitos problemas sistêmicos que devem ser investigados nos pacientes com DTM, destacam-se alguns apresentados na ficha clínica, nos Anexos, no final do capítulo:

- Doenças do cérebro e do sistema nervoso: neuralgia do trigêmeo, epilepsia, convulsões.
- Distúrbios do sono: apneia, insônia, ronco.
- Doenças mentais: síndrome do pânico, depressão, bulimia, anorexia.
- Doenças dos ossos, articulações, músculos e tecido conjuntivo: artrose, artrite reumatoide, lúpus, arterite temporal, gota, fibromialgia.
- Doenças do aparelho respiratório: insuficiência respiratória, asma, pneumonia, enfisema pulmonar, tuberculose, bronquite.
- Doenças cardiovasculares: cardiopatia, endocardite, hipertensão arterial, doença coronariana.
- Doenças do sangue: anemia, distúrbios hemorrágicos.
- Doenças do fígado: hepatite, cirrose.
- Doenças gastrointestinais: gastrite, úlcera gástrica, colite, doença do refluxo gastroesofágico.
- Doenças do ouvido, nariz e garganta: otite, mastoidite, desvio de septo, rinite, sinusite, faringite, amigdalite, laringite, zumbido.
- Doenças renais/urinárias: insuficiência renal, infecção urinária.
- Doenças hormonais: hipertireoidismo, hipotireoidismo, diabetes.
- Dores de cabeça: cefaleia tipo tensional, enxaqueca (migrânea) ou outra.
- Doenças do sistema imunitário: imunodeficiência, transplante (de quê?).
- Infecções: candidíase, herpes simples, herpes-zóster, vírus da aids.
- Problemas psíquicos: quais?
- Implantes artificiais: prótese ocular, prótese auditiva, marca-passo, válvula coronária, clipe cerebral.
- Para mulheres: gravidez, tensão pré-menstrual (TPM).
- Neoplasias: tumores benignos ou malignos.
- Medicações: medicamentos de uso contínuo ou não, alergia a algum medicamento.
- Traumas ou cirurgia no complexo craniomandibular.
- Pressão arterial: qual? _____mmHg.

Hábitos do sono

O sono é um dos momentos mais importantes de nossa vida. Ele funciona como um alimento. Repõe as energias, revigora o corpo e a mente e nos regula para uma nova jornada. É durante esse intervalo que o corpo fortalece o sistema imunológico, libera a secreção de hormônios e consolida a memória, entre outras funções de extrema importância para o funcionamento correto do organismo.

O sono de qualidade ruim pode contribuir para a DTM que o paciente apresenta, e pode também estar associado ao bruxismo do sono, que atualmente é classificado como um distúrbio do sono. Pelo exposto fica clara a importância de investigarmos no paciente com DTM seus hábitos do sono e orientá-lo a melhorar sua qualidade, a que se denomina higiene do sono.

As perguntas mais frequentes que constam da ficha (ver Anexos) devem ser feitas pelo clínico ao paciente e são basicamente relacionadas ao fato de dormir bem, se tem problemas para dormir, se toma medicação para dormir, se levanta muito durante a noite, se quando dorme ronca, sente falta de ar, respira pela boca, se consegue perceber apertamento e/ou rangimento dos dentes durante o sono (ou se alguém que dorme próximo percebe), se acorda com dores de cabeça e na face (que pode estar relacionada ao bruxismo do sono), se se sente exausto ao levantar, se levanta muito cedo, se pela manhã nota os músculos da face endurecidos, se acorda com algum desconforto/cansaço facial/articular na face, se lê ou assiste TV na cama, se dorme sentado, qual a posição em que dorme (de lado, de costas, de lado alternadamente, ventral), qual a posição da cabeça, o número de travesseiros, se coloca o braço ou mão sob a cabeça ou sob o travesseiro ao dormir.

Todos esses questionamentos são importantes para que o clínico possa ter noção da qualidade do sono de seu paciente e orientá-lo a melhorá-lo, caso seja necessário.

Hábitos comportamentais

Os problemas comportamentais são perpetuantes (mantenedores) das DTM, portanto influenciam sua progressão e cronificação. Torna-se, portanto, imperativo ao clínico que se propõe a atender o paciente com DTM que realize algumas perguntas relacionadas com o seu comportamento e observar se denota alterações comportamentais, que justificariam enviá-lo a um psicólogo, neurologista ou psiquiatra.

Saber se o paciente pratica exercícios físicos e de que tipo são, se é afeito a atividades sociais, se valoriza a boa alimentação, se faz uso de bebidas com cafeína, refrigerante tipo cola com frequência, se toma vitaminas, se é fumante, se faz uso de remédio controlado, qual seu lazer preferido (quando e quanto pode dedicar-se a ele) e, finalmente, se faz alguma terapia de relaxamento.

Hábitos pessoais que indiquem parafunções ou alterações posturais

Os hábitos parafuncionais são prejudiciais ao funcionamento do sistema mastigatório e podem ser inclusive iniciadores de DTM. O clínico deve estar atento se o paciente possui hábitos que indiquem parafunções ou alterações posturais deletérias. As perguntas sobre esse quesito estão elencadas na ficha clínica que pode ser vista em Anexos (no final do capítulo).

Verificar com o paciente se ele aperta os dentes quando acordado, se rói unhas, masca chicletes, morde objetos duros (p. ex., lápis ou caneta), se faz sucção de dedos, se apoia o telefone entre o ombro e a cabeça sem usar as mãos, se faz uso prolongado de computador, se dorme com as mãos debaixo do queixo, se fica mordendo os lábios e as bochechas, podem fornecer dados importantes.

Concluindo essa fase, a história clínica fornece informações preciosas sobre os antecedentes odontológicos do paciente, que podem auxiliar de maneira fundamental no diagnóstico. Muitas vezes o paciente culpa outros profissionais por seus atuais problemas, devendo o profissional separar a verdade do que seria apenas fantasia, porque eventuais fracassos de tratamentos anteriores podem ser decorrentes da negligência do próprio paciente em relação aos tratamentos propostos ou executados do que propriamente do seu dentista.

A própria frequência com que o paciente procura a assistência odontológica já demonstra seu grau de preocupação quanto a seu problema. Durante a anamnese, deve-se obter informações sobre todos os tipos de tratamento realizados anteriormente pelo paciente e quais os resultados obtidos, para saber quais tiveram sucesso ou insucesso. Isso será de grande valia na elaboração do plano de tratamento.

EXAME FÍSICO

Exame físico extraoral

Nessa etapa deve-se observar o paciente, desde a primeira impressão geral até a análise mais detalhada de seu aspecto físico. É importante verificar a postura do paciente, a posição da cabeça, se apresenta assimetria facial, postura dos ombros e braços, aspectos visuais dos olhos, nariz, lábios e conformação craniomandibular. Tais observações podem fornecer indícios valiosos sobre alterações no sistema mastigatório, muitas vezes desencadeadas ou agravadas por condições físicas dessa ordem.

Nessa fase do exame clínico, é de suma importância conhecer o nível sociocultural do paciente, com o intuito de estabelecer melhor entendimento paciente/profissional e assim conseguir melhores resultados no tratamento com a colaboração do paciente. É interessante que o cirurgião-dentista use sempre uma linguagem que o paciente entenda, independentemente de seu nível social.

Exame físico intraoral

O exame físico intraoral consiste na avaliação minuciosa das condições bucais do paciente, no tocante à inspeção dos tecidos duros e moles, bem como de seu nível de higienização bucal.

Nesse exame, as primeiras observações clínicas importantes devem referir-se à presença ou não de placas bacterianas, tártaro, inflamações gengivais, incidência de cáries e hábitos alimentares que influenciem o índice de cárie e de doença periodontal. Verificar se ocorre ou não sangramento gengival (espontâneo ou provocado), se existem bolsas periodontais, dentes com mobilidade, envolvimento de furcas, e indagar do paciente se já se submeteu a tratamento periodontal.

Na inspeção intraoral, o clínico deve ficar atento a problemas que possam estar causando dor orofacial e, por consequência, ser um fator que venha a causar eventos musculares como cocontração protetora. Cáries, problemas endodônticos, fratura de restaurações ou de raízes, recessões gengivais que descobrem a cervical dos dentes e podem disparar dor são algumas situações citadas, mas outras várias podem ocorrer, portanto, nesse momento, o profissional deve fazer um exame clínico minucioso.

Na continuação do exame, as condições dos dentes devem ser analisadas quanto a sua cor, forma, tamanho, número e estrutura, verificando a presença de dentes mal posicionados, girovertidos, com aumento de coroa clínica, erosões ou abrasões vestibulares ou linguais, migrações dentais, dentes ou restaurações fraturados, vitalidade pulpar e sensibilidade dentinária, bem como a existência ou não de áreas desdentadas, as condições dos contatos proximais interdentários (se entra alimento entre os dentes) e as condições das restaurações existentes, sejam elas de amálgama, resina, *inlays*, *onlays*, coroas e próteses (parciais ou totais).

A eficiência das restaurações existentes (exclusivamente em relação a seu aspecto de oclusão) deve ser testada, verificando a existência de estabilidade oclusal e a ocorrência de contatos prematuros (ou interferências oclusais). Deve-se lançar mão de exames complementares, principalmente o radiográfico, caso necessário.

O exame dos tecidos moles pela inspeção e/ou palpação dos lábios, da gengiva, do palato duro e mole, da orofaringe, da língua e do assoalho da boca pode evidenciar alterações de cor, forma ou textura dos tecidos, muitas vezes indicativas de lesões. Ficar atento para alterações nos tecidos moles como úlceras, vesículas e bolhas, além das lesões brancas de mucosa.

Na sequência, o profissional deve executar o exame do sistema mastigatório direcionado ao diagnóstico da DTM, base imprescindível para a elaboração do correto plano de tratamento.

EXAME DIAGNÓSTICO FUNCIONAL DO SISTEMA MASTIGATÓRIO

Esse exame deve ser realizado em três etapas:

- Primeira etapa: avaliação clínica.
- Segunda etapa: avaliação de exames de imagens.
- Terceira etapa: avaliação dos modelos montados em articulador semiajustável (avaliação opcional que pode ser postergada nos casos de DTM).

PRIMEIRA ETAPA: AVALIAÇÃO CLÍNICA

A avaliação clínica pode ser dividida em seis tópicos, apresentados a seguir, que permitem ao cirurgião-dentista a verificação das condições funcionais do sistema estomatognático de seu paciente.

Avaliação dos trespasses da mandíbula (*overbite* e *overjet*)

Medida do *overbite* (trespasse vertical ou sobremordida)

Inicialmente com os dentes em máxima intercuspidação habitual (MIH) e de posse de lápis grafite ou lapiseira posicionado perpendicularmente à borda incisal dos incisivos centrais superiores, marca-se um traço na face vestibular dos incisivos centrais inferiores, determinando assim o limite da sobremordida vertical dos centrais superiores sobre os inferiores, ou seja, o *overbite*, visto nas Figuras 1 e 2.

Na sequência, com a boca do paciente aberta, medir com régua milimetrada (Figura 3) ou com um paquímetro (Figura 4) a distância da borda incisal de um dos incisivos centrais inferiores (escolher um como padrão) e o traço horizontal realizado com o lápis grafite na face vestibular do mesmo dente.

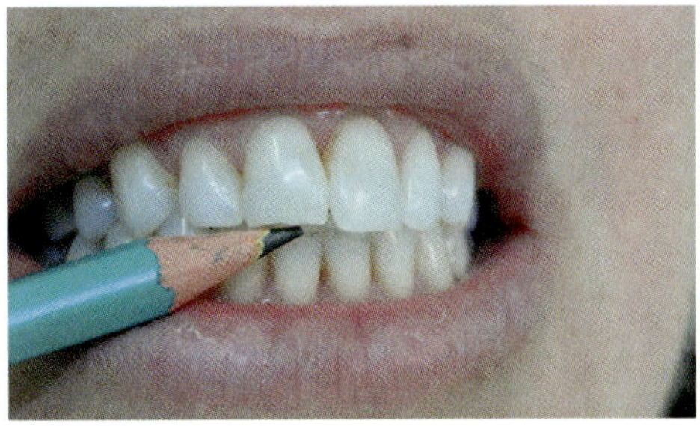

FIGURA 1 Local indicado para traçar a sobremordida vertical (*overbite*).

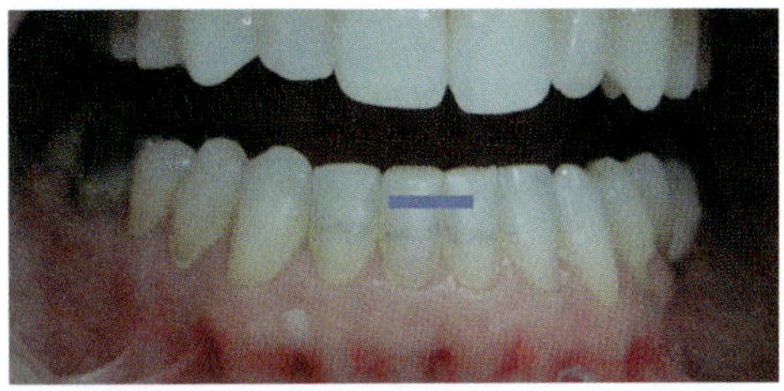

FIGURA 2 Marca do trespasse vertical nas faces vestibulares dos incisivos inferiores.

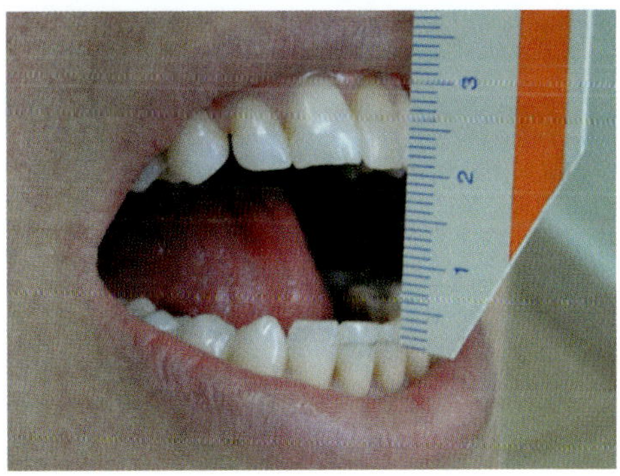

FIGURA 3 Medida do *overbite* ou sobremordida realizada com régua.

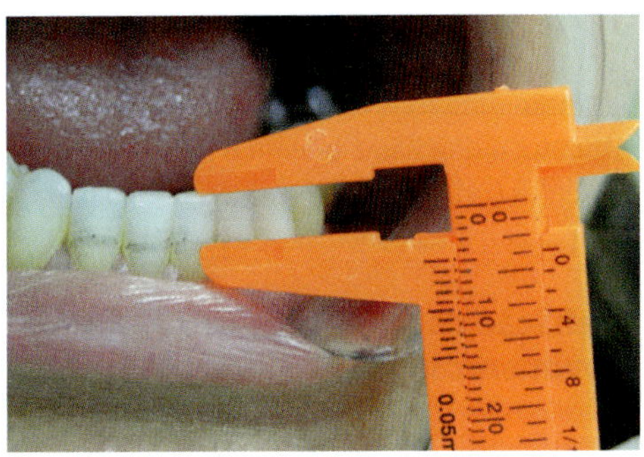

FIGURA 4 Medida do *overbite* com paquímetro.

Medida do *overjet* (trespasse horizontal ou sobressaliência)

Ainda com o paciente em MIH, procede-se à medida do *overjet* do seguinte modo: coloca-se a régua milimetrada encostada na face vestibular dos incisivos centrais inferiores (escolher um deles como padrão), e mede-se a distância dessa face até a borda incisal do incisivo central superior antagonista (Figura 5).

A realização das medidas do *overbite* e do *overjet* é importante, pois elas definem um fenômeno fisiológico denominado **guia anterior**, no qual, por ação da face palatina dos dentes anteriores superiores, a mandíbula é desocluída da maxila quando o movimento protrusivo é realizado.

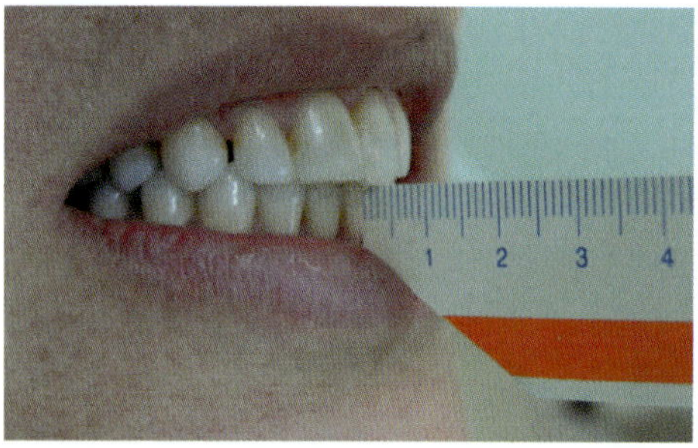

FIGURA 5 Medida do trespasse horizontal (*overjet*).

Os dentes anteriores inferiores deslizam pela face palatina dos dentes anteriores superiores até alcançar a posição de topo-a-topo e com isso ocorre a desoclusão dos dentes posteriores. Essa desoclusão é denominada de Fenômeno de Christensen. A inexistência desse fenômeno proporcionará contato dos dentes posteriores durante a protrusão mandibular, estabelecendo-se então uma interferência oclusal nesse movimento, o que não é benéfico para os dentes, músculos (principalmente o pterigóideo lateral, que participa da protrusão) e para as ATM.

Avaliação da amplitude dos movimentos mandibulares (ADM)

O exame do paciente estará incompleto se não forem avaliados seus movimentos mandibulares. Verificar o quanto movimenta a mandíbula e se ocorre ou não dor durante a movimentação é importante. Estudo mostra que somente 15% da população idosa saudável e apenas 1,2% dos jovens adultos abrem menos de 40 mm.[2] A padronização então será considerar menos de 40 mm como uma abertura restrita, mas respeitando as variáveis de idade e o tamanho do paciente.

Restrições de abertura ocorrem devido à dor nos músculos elevadores e podem também ocorrer em decorrência de disfunções dos discos articulares.

Medida da abertura da boca pelo próprio paciente (sem auxílio)

Tendo-se traçado inicialmente com os dentes em MIH, a sobremordida vertical dos incisivos centrais superiores sobre os inferiores, ou seja, o *overbite*, solicita-se ao paciente que abra a boca o máximo que conseguir, até sentir o início da dor; e mede-se, com régua milimetrada ou paquímetro, a distância entre as bordas incisais dos incisivos centrais superiores (escolher um como padrão) e as dos inferiores (escolher o antagônico do central superior selecionado), medida essa que corresponde à abertura máxima da boca pelo próprio paciente, de modo confortável, vista na Figura 6.

Lembrar que, se uma pessoa tem uma sobremordida de 5 mm dos dentes anteriores e a distância interincisal máxima for de 57 mm,

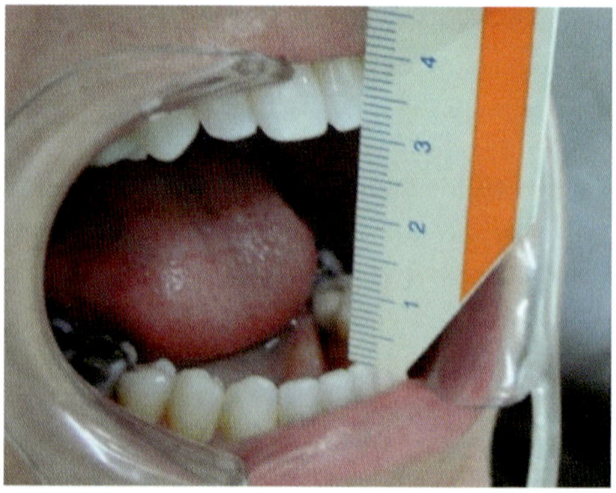

FIGURA 6 Medida de abertura máxima da boca sem auxílio.

a mandíbula moveu-se 62 mm na abertura da boca.

Um dado importante é o que ocorre no final da abertura realizada pelo paciente. A partir desse momento, o clínico poderá forçar ainda mais para abrir a boca, por cerca de 5 a 10 segundos, e conseguir ganho na abertura; ou, de modo contrário, não conseguir qualquer aumento da abertura bucal. Essas situações serão revistas na sequência.

Medida da abertura máxima da boca com auxílio (assistida)

Na sequência, posiciona-se o dedo polegar sobre a borda incisal dos incisivos superiores e o dedo indicador sobre a borda incisal dos incisivos inferiores e aplica-se uma força suave, direcionando a mandíbula para baixo (Figura 7). Verificar se nesse momento ocorre ou não ganho de abertura da boca, e se o paciente relata ou não a presença de dor.

A máxima abertura da boca pode estar entre 40 a 60 mm (às vezes um pouco mais), devendo-se levar em conta possíveis variações individuais, porém uma abertura bucal inferior a 40 mm denota desordens funcionais nos músculos (disfunções musculares) ou na ATM (disfunções articulares).

Quando realizamos a abertura assistida da boca (forçando suavemente para abrir) e encontramos menor resistência (o paciente pode relatar dor), com consequente ganho na abertura, provavelmente estamos diante de uma disfunção muscular; enquanto, ao tentarmos forçar a abertura da boca e encontrarmos forte resistência, não obtendo nenhum ganho de abertura, podemos suspeitar de alterações na ATM (disfunções internas na ATM). Esse é um dado importante.

Medida dos movimentos de lateralidade direita e esquerda

Na sequência da avaliação da amplitude dos movimentos mandibulares, deve-se medir os movimentos de lateralidade da mandíbula para a direita e para a esquerda. Em média, esses movimentos estão geralmente entre 8 e 10 mm em pacientes assintomáticos e sem queixas de DTM. Qualquer movimento de lateralidade menor que 8 mm é registrado como movimento restrito.[3]

Movimento de lateralidade direita

Solicita-se ao paciente que movimente ao máximo a mandíbula para a direita e, no término do movimento, fique com a mandíbula imóvel. A seguir, com uma régua milimetrada ou paquímetro, deve-se medir a distância da linha média inferior em relação à linha média superior e anotar o valor da medida na ficha clínica (Figura 8).

Movimento de lateralidade esquerda

Na sequência, solicita-se ao paciente que retorne a mandíbula para a posição de MIH,

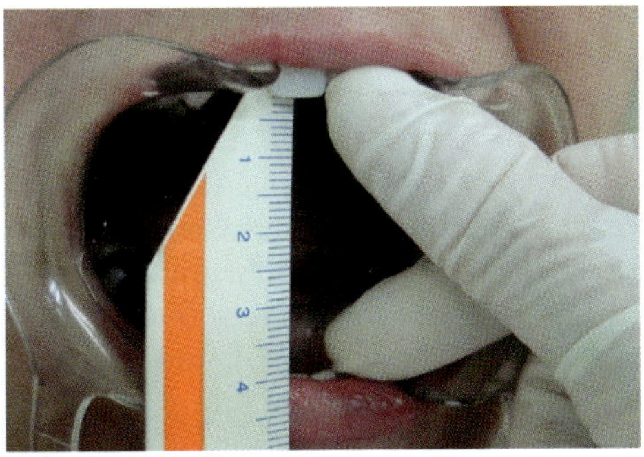

FIGURA 7 Medida da abertura máxima da boca, com auxílio (assistida).

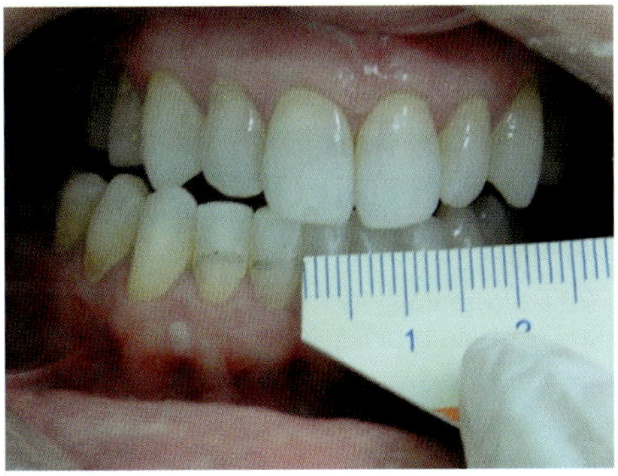

FIGURA 8 Medida do movimento de lateralidade direita.

aguarda-se alguns segundos para que relaxe a musculatura e solicita-se que faça o movimento de lateralidade para a esquerda de modo similar ao executado no lado direito. Procede-se à medida da distância das linhas médias superior e inferior, de modo similar ao realizado para a direita, e anota-se na ficha o valor da medida (Figura 9).

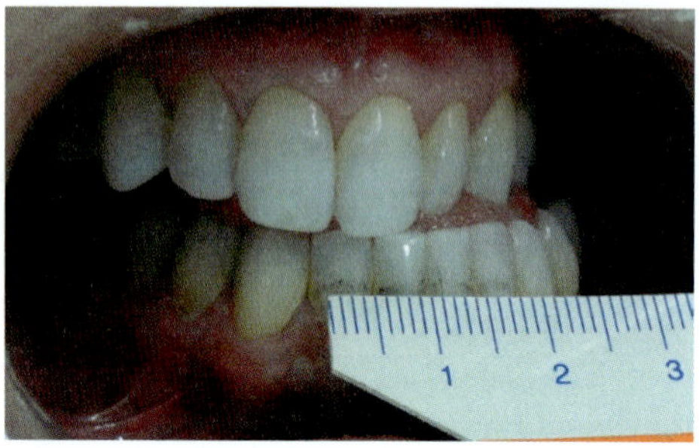

FIGURA 9 Medida do movimento de lateralidade esquerda.

Com esses procedimentos o profissional tem a possibilidade de avaliar o quanto o paciente consegue movimentar a mandíbula para a direita e para a esquerda (lados de trabalho), analisando em qual lado a movimentação é maior ou menor, podendo suspeitar de distúrbios funcionais nos músculos ou nas articulações temporomandibulares e associá-los a possíveis sintomas dolorosos.

A dificuldade de movimentação da mandíbula em lateralidade, além de ser influenciada pela musculatura mastigatória disfuncionada, pode também ser o resultado da ocorrência de discos articulares deslocados para medial. Por exemplo: se o disco articular da ATM direita estiver deslocado para medial, o movimento de lateralidade para a direita pode ocorrer normalmente, porém o paciente terá dificuldade para movimentar a mandíbula para a esquerda, pois o côndilo do lado direito terá dificuldade para transladar pela parede mediana da fossa, que tem o disco articular deslocado, tornando-se assim um empecilho mecânico à sua movimentação (ver Capítulo 2, sobre disfunções do disco articular).

Medida do movimento de protrusão

Na sequência, novamente pede-se ao paciente que retorne a mandíbula à posição de MIH e aguarda-se alguns segundos para que relaxe a musculatura, antes de realizar o movimento protrusivo da mandíbula.

Solicita-se então ao paciente que execute o movimento de protrusão mandibular em sua amplitude máxima. Para isso, ele deve levar a mandíbula para a frente o máximo que conseguir, ficando a seguir imóvel. Com uma régua milimetrada ou paquímetro, mede-se a distância da face vestibular dos incisivos centrais superiores (escolher um como padrão) até a borda incisal dos centrais inferiores (escolher o antagonista do superior selecionado) (Figura 10).

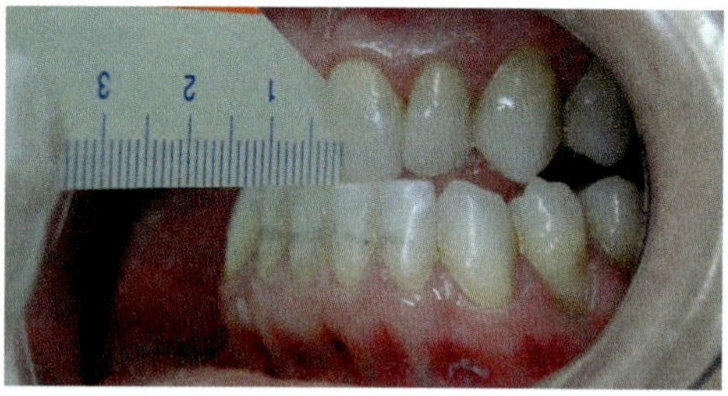

FIGURA 10 Medida do movimento de protrusão mandibular.

Desse modo, pode-se medir o caminho percorrido pela mandíbula durante o movimento protrusivo, desde sua posição de MIH até a protrusão máxima. Em média, esse movimento está geralmente entre 7 e 11 mm em pacientes assintomáticos e sem queixas de DTM.[4,5]

De posse dessa medida, o cirurgião-dentista avalia o grau de movimentação da mandíbula no sentido posteroanterior e o relaciona com possíveis alterações musculares ou articulares. Disfunções musculares, principalmente no músculo pterigóideo lateral (músculo que tem atividade na protrusão), podem levar a dificuldade no movimento protrusivo, como também pacientes com discos articulares deslocados sem redução também podem apresentar restrições no movimento de protrusão (ver Capítulo 2, referente às DTM articulares), visto que nesse caso, devido ao fato de o disco estar posicionado à frente do côndilo e não recapturar, torna-se um empecilho mecânico a realização da protrusão.

Convém ressaltar que as medidas de abertura da boca, lateralidades direita e esquerda e protrusão mandibular são essenciais para a avaliação diagnóstica, e devem ser refeitas nas reavaliações que se fazem necessárias durante o tratamento. Essas medidas devem ser corretamente anotadas na ficha clínica.

Avaliação das trajetórias mandibulares (desvios e deflexões)

Quando o paciente abre e fecha lentamente a boca e o ponto interincisivo ou a linha média se desvia lateralmente para a direita ou para a esquerda, pode ser indício de alterações musculares e/ou articulares. Um exemplo de alteração articular que promove o desvio da mandíbula na abertura refere-se às ATM que apresentam discos articulares deslocados anteriormente.

Deve-se levar em consideração que, na trajetória de fechamento, os músculos que atuam não são os mesmos da trajetória de abertura, portanto é possível encontrar alterações apenas em uma das trajetórias mandibulares. O profissional deve sempre observar para onde a mandíbula desvia e relacionar com o lado afetado (aquele do qual o paciente se queixa).

Quando o sistema mastigatório está com a musculatura e a ATM saudáveis, não ocorre alteração na abertura da boca, ou seja, abre em linha reta. Dois tipos de alterações podem ocorrer: **desvios** e **deflexões**. Um desvio é qualquer mudança de rota da linha média, para a direita ou para a esquerda, durante a abertura da boca que desaparece na abertura máxima (a linha média retorna) (Figuras 11, 12, 13 e 14).

Geralmente esse desvio se deve a disco deslocado com redução em uma ou ambas as articulações, e isso reflete o resultado do movimento que o côndilo faz para recapturar o disco

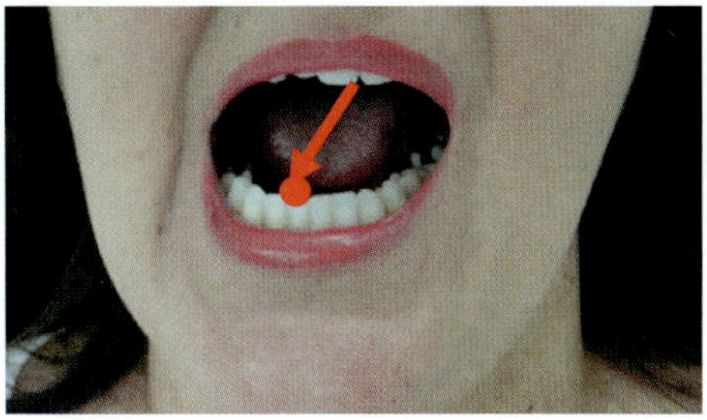

FIGURA 11 Trajetória de abertura inicial da boca com desvio para a direita.

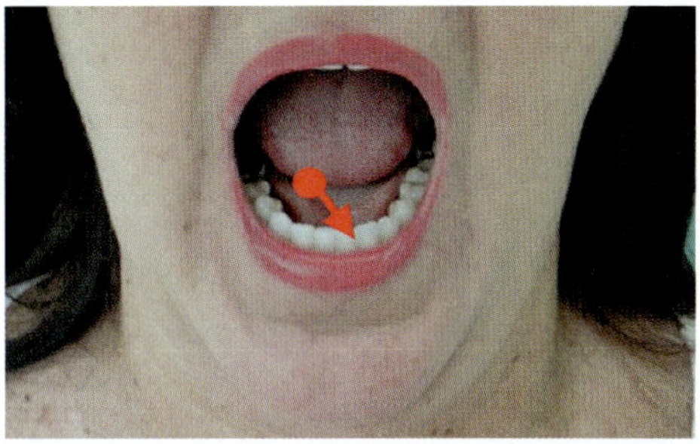

FIGURA 12 Correção da trajetória na abertura máxima da boca, após desvio para a direita.

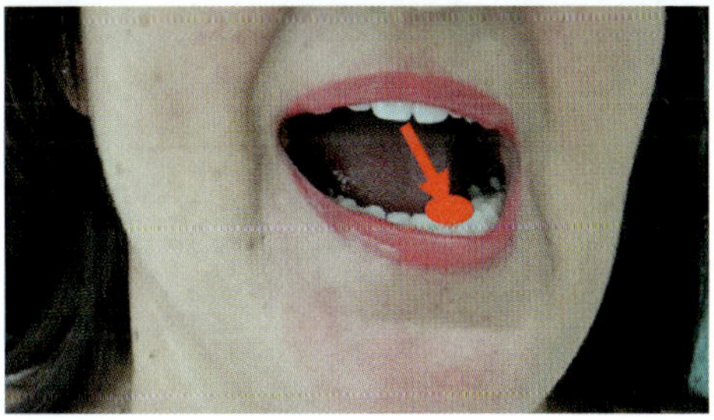

FIGURA 13 Trajetória de abertura inicial da boca com desvio para a esquerda.

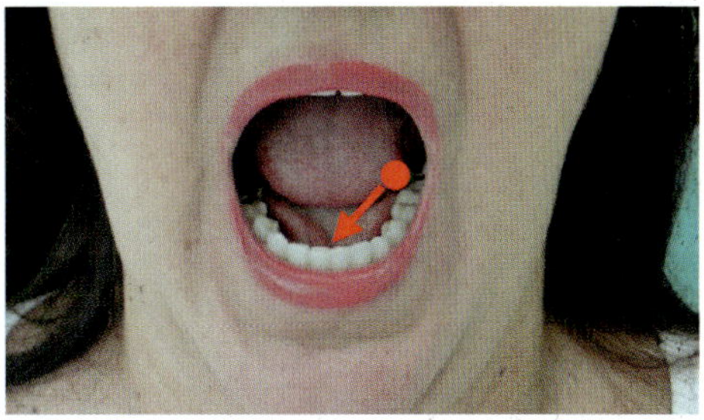

FIGURA 14 Correção da trajetória na abertura máxima da boca, após desvio para a esquerda.

durante a abertura. Uma vez que o côndilo supera essa interferência, o caminho reto da linha média é retomado. A mandíbula, nesse caso, realiza um padrão de abertura denominado desvio lateral direito ou esquerdo corrigido (em S) (Figuras 15 e 16), com finalização no alinhamento das linhas médias superior e inferior (ou próximas do alinhamento).

Uma deflexão é a mudança da linha média para um dos lados conforme ocorre a abertura da boca e não desaparece na abertura máxima (não retorna à linha média). Esse padrão de abertura também é chamado de desvio lateral direito ou esquerdo não corrigido (Figuras 17 e 18) quando ao final da abertura a linha média inferior fica deslocada para um dos lados, não retornando a linha média.

Isso se deve ao movimento restrito em uma das articulações, e a causa dessa restrição deve ser investigada. Pode ser devido a fontes musculares ou intra-articulares (discos articulares deslocados). Como exemplo das musculares, pode-se citar: quando o músculo masseter do lado direito ou esquerdo do paciente estiver com espasmo, haverá deflexão na abertura da boca para o mesmo lado (ipsilateral). Como exemplo das articulares, pode-se citar o deslocamento do disco articular sem redução do lado direito, que vai promover deflexão da mandíbula para o mesmo lado (lado afetado) ou para a esquerda, caso o deslocamento do disco ocorra na ATM esquerda.

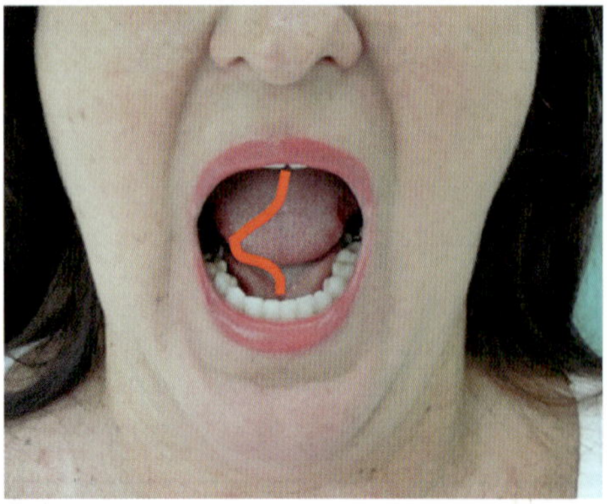

FIGURA 15 Desvio lateral direito corrigido (em S) durante a abertura máxima da boca.

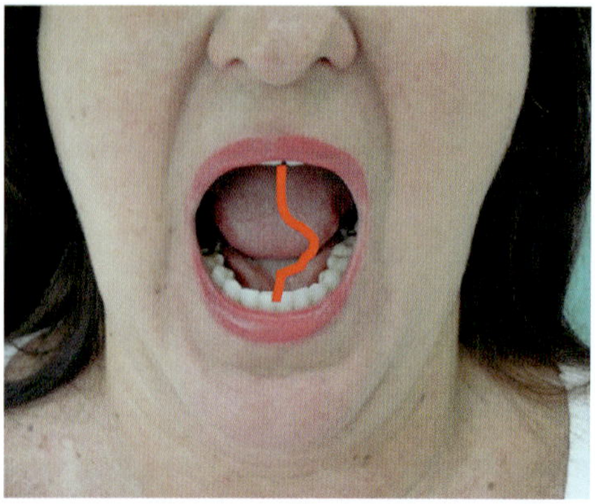

FIGURA 16 Desvio lateral esquerdo corrigido (em S), durante a abertura máxima da boca.

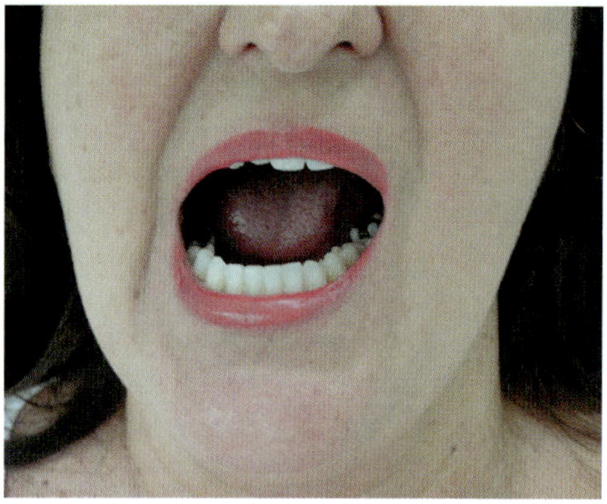

FIGURA 17 Deflexão da mandíbula para a direita (desvio lateral direito não corrigido) durante a abertura da boca.

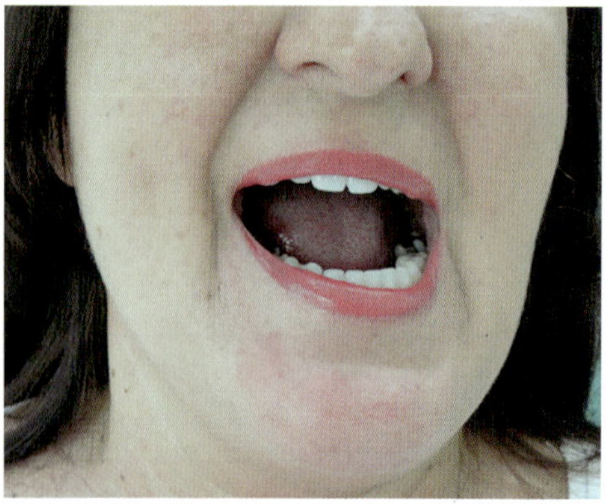

FIGURA 18 Deflexão da mandíbula para a esquerda (desvio lateral esquerdo não corrigido) durante a abertura da boca.

Avaliação dos ruídos das ATM

Os ruídos verificados nas ATM normais não são significantes e devem-se apenas ao fato da movimentação mandibular. O estalo (*clicking*) indica que pode estar ocorrendo alteração na função intracapsular, provavelmente por uma desarmonia funcional muscular, principalmente do músculo pterigóideo lateral, devido a possível incoordenação de seu feixe superior intimamente ligado ao disco articular com seu feixe inferior inserido no côndilo da mandíbula. Poderá também ocorrer um deslocamento anterior ou medial do disco articular, em relação ao côndilo, observado na fossa articular em posição de boca fechada, que poderá ou não ser reduzido durante a abertura máxima da boca (ver Capítulo 2). Ainda quanto aos estalos, podem ocorrer devido a uma adesão do disco articular, causada por uma deficiência de lubrificação pelo líquido sinovial ou por uma degeneração do complexo côndilo/disco.

Os estalos na ATM devem ter relevância para o tratamento quando acompanhados de outras sintomatologias, como diminuição de abertura da boca, espasmo e dor muscular, bem como dificuldade para movimentar a mandíbula e mastigar. O estalo por si só pode ocorrer e depois desaparecer e/ou se manifestar de modo intermitente, e não deve ser analisado como algo preocupante, pois o paciente pode passar a vida toda com estalos sem apresentar disfunção dolorosa nas ATM. O tratamento nesses casos deve ser realizado quando os estalos são acompanhados de outros sintomas, anteriormente citados, ou quando são muito fortes a ponto de atrapalhar e proporcionar desconforto ao paciente, mesmo sendo assintomático.

Outro ruído que ocorre na ATM é a crepitação, um som áspero parecido com aquele que ocorre ao amassar-se uma folha seca (alguns pacientes relatam que parece "amassar casca de ovo" ou "barulho de areia na articulação"). É indício de distúrbios estruturais mais preocupantes e que etiologicamente podem ser devidos a aspereza nas superfícies articulares, disco perfurado e doença articular degenerativa.

O uso do estetoscópio é valioso, oferecendo ótima acuidade auditiva para a auscultação dos ruídos das ATM, quando esse aparelho é posicionado na área articular. Com uso aprimorado do estetoscópio, posicionado lateralmente na ATM (Figura 19), solicitamos ao paciente que abra e feche a boca (Figura 20), e assim podermos ouvir os barulhos e diferenciá-los em estalos e crepitações, bem como ouvir melhor em que grau de abertura bucal ocorrem.

O profissional deve anotar na ficha clínica o tipo de ruído encontrado, de que lado ocorre e se é na abertura, no fechamento da boca ou em ambos os movimentos.

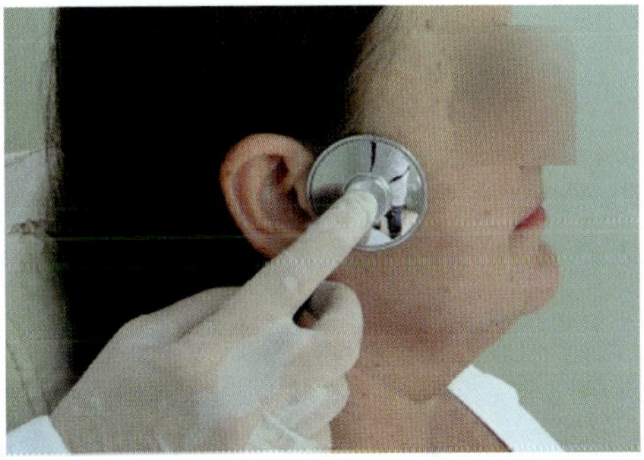

FIGURA 19 Estetoscópio posicionado lateralmente à ATM.

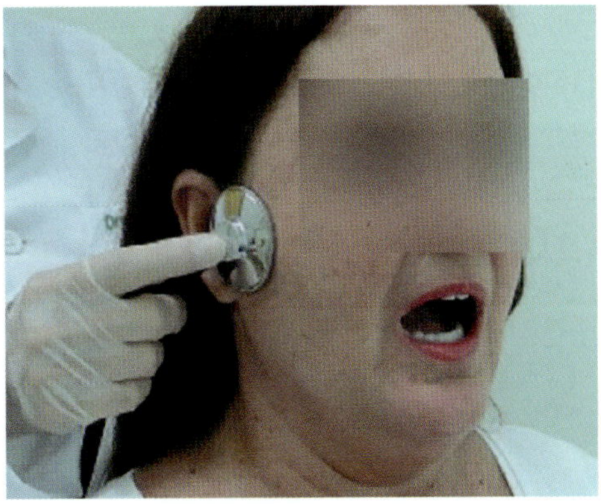

FIGURA 20 Auscultação dos ruídos com auxílio do estetoscópio. O paciente deve abrir e fechar a boca.

Palpação da ATM

Avaliação do polo lateral do côndilo

O profissional deve palpar a ATM lateralmente, verificando se há sintomatologia dolorosa. A palpação lateral da ATM (Figura 21) comprime a cápsula articular, oferecendo ao clínico informações sobre achados inflamatórios nessa região.

Avaliação do meato acústico externo

Outra forma de palpação articular é feita com o dedo mínimo introduzido no meato acústico externo (Figura 22), fornecendo pressão para a frente com o objetivo de comprimir o bordo posterior da cápsula articular, justamente na área da zona bilaminar, que é ricamente inervada e vascularizada, verificando assim se o paciente relata ou não sintomas dolorosos.

Pode-se solicitar ao paciente que abra e feche a boca mantendo-se o dedo em posição e assim verificar se há relato de dor. A presença de dor é um indicativo de inflamação na zona retrodiscal, denominada retrodiscite.

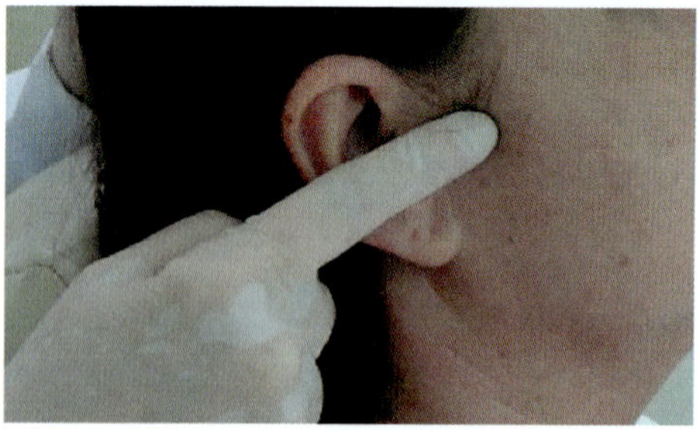

FIGURA 21 Palpação do polo lateral da ATM.

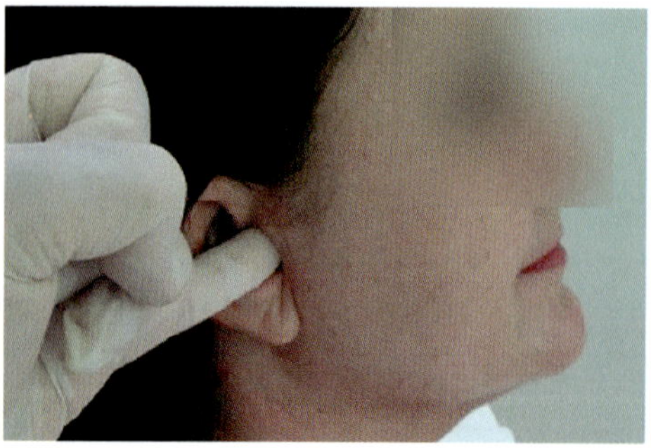

FIGURA 22 Palpação do meato acústico externo.

Avaliação da região retroauricular

A região retroauricular é uma área anatômica muito próxima à ATM, e aqui reside a importância de ser avaliada por palpação, pois nela se encontra o processo mastoide do osso temporal. O clínico deve estar atento para quadros de mastoidite aguda, cujo tratamento deve ser gerenciado pelo médico otorrinolaringologista, mas também deve se lembrar de que o processo mastoide dá origem ao ventre posterior do músculo digástrico (na ranhura digástrica do processo mastoide do osso temporal), músculo esse que auxilia no abaixamento da mandíbula na abertura da boca.

Também é no processo mastoide que o músculo esternocleidomastóideo faz inserção, sendo que esse músculo tem as seguintes funções: flexão, inclinação homolateral e rotação com a face virada para o lado oposto (contração unilateral) e flexão da cabeça (contração bilateral). Por todas essas relações anatômicas, torna-se importante a palpação dessa área, que pode estar contribuindo para dores na região da ATM (Figura 23).

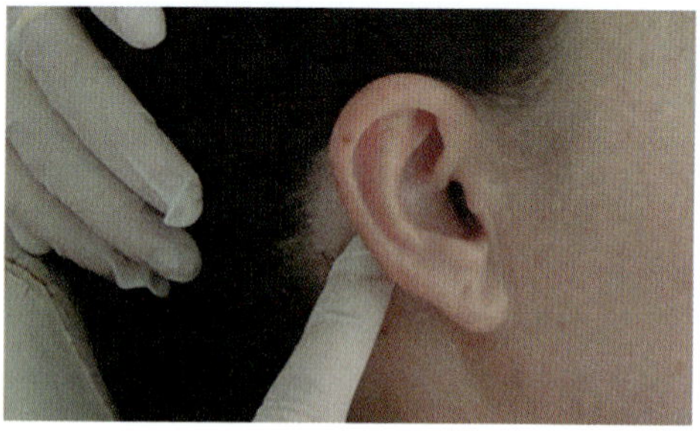

FIGURA 23 Palpação da região retroauricular.

Teste funcional articular (teste provocativo)

Continuando a avaliação do paciente, se o profissional quiser diferenciar a dor muscular da dor intra-articular (intracapsular), deve-se realizar o teste funcional articular, também chamado de teste provocativo.[6] Esse teste ajuda a descartar distúrbios musculares como fonte do problema. Consiste no ato de solicitar ao paciente que morda com os últimos molares um abaixador de língua (Figura 24), do lado da ATM mais sensível.

É fato que, quando o paciente morde unilateralmente um dispositivo duro, a pressão intra-articular é rapidamente reduzida na ATM ipsilateral (Figura 24); portanto, se, ao morder o abaixador de língua do lado da ATM sensível, ocorrer diminuição da dor, a fonte primária da dor do paciente é oriunda de distúrbios intra-articulares da ATM do mesmo lado. Inversamente, se o paciente morde no lado contralateral, a pressão interarticular é aumentada na articulação oposta (aquela que teve dor diminuída no primeiro teste), a dor aumentará nessa articulação. Se a dor aumentar do lado em que o paciente aperta o abaixador de língua, a fonte de dor será do músculo masseter, que estará com hiperatividade e doloroso.[3]

Por exemplo, se em decorrência de um deslocamento de disco sem redução o paciente sentir dor na ATM direita, quando é solicitado que aperte os dentes, a ATM direita estará dolorida. Se um abaixador de língua (espátula de madeira) for colocado entre os molares do lado direito e o paciente novamente morder a espátula do lado direito, a dor na ATM desse lado será reduzida ou eliminada. Isso se deve à redução da carga (pressão) nas estruturas internas da articulação que está dolorida, com seus tecidos inflamados.

Se, no entanto, for colocada a espátula na região dos molares do lado esquerdo e solicitar-se ao paciente que a morda, haverá um movimento superior do côndilo na ATM direita (torque), levando a um aumento de carga nessa articulação, resultando em dor na ATM direita, que inicialmente tinha sido aliviada. Isso fortalece o clínico no entendimento de que a fonte de dor da ATM direita é intra-articular, pois as estruturas internas (zona retrodiscal) estão inflamadas.

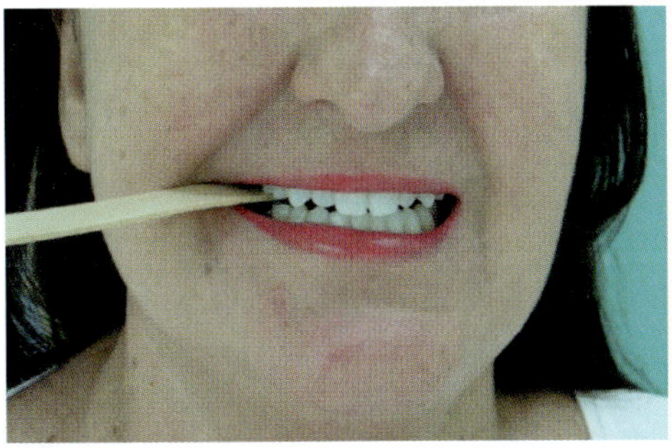

FIGURA 24 Teste funcional com espátula interposta entre os dentes molares do lado direito.

Entretanto, ao solicitar-se ao paciente com dor, por exemplo, no músculo masseter do lado direito, que aperte os dentes, a dor nesse músculo aumentará. Se uma espátula de madeira for colocada entre os molares do lado direito e o paciente a morder, a dor também aumentará. Isso é devido ao aumento da atividade do masseter que está dolorido. Se, no entanto, a espátula de madeira for colocada no lado esquerdo (região de molares) e o paciente morder, haverá uma redução na dor no masseter direito, porque a atividade muscular predominante agora vem do músculo masseter esquerdo, portanto o masseter direito estará menos ativo.

Morder a espátula de madeira de modo unilateral é um procedimento simples e muito útil para diferenciar distúrbios dolorosos musculares dos articulares (intracapsulares). A diferenciação desses distúrbios é essencial na determinação do tratamento mais apropriado para o paciente.

Palpação muscular

Um achado clínico frequente relacionado a tecidos musculares disfuncionados é a dor. Na maioria das vezes, os músculos da mastigação tornam-se comprometidos pelo aumento da atividade, uso excessivo ou como resultado de alongamento excessivo, que se torna um trauma físico ao tecido muscular.

Devido ao aumento no número e duração das contrações, há uma elevação da tonicidade ou hiperatividade muscular, podendo levar a uma diminuição no fluxo sanguíneo para os tecidos musculares, com consequente diminuição da entrada de substâncias nutricionais necessárias para função celular, enquanto ocorre também o acúmulo de resíduos metabólicos e de outras substâncias algogênicas que causam dor muscular.[7,8]

Inicialmente a mialgia é notada apenas durante a função do músculo. Com o aumento sustentado da hiperatividade, uma dor mais forte muitas vezes irradia por todo o músculo. A dor pode eventualmente se tornar severa o suficiente para limitar a função mandibular. A localização da dor e o grau de acometimento são identificados durante o exame muscular, por palpação ou por manipulação.

Quando o paciente relata desconforto durante a palpação de um músculo, pode-se deduzir que o tecido muscular foi comprometido por trauma ou fadiga. A palpação é realizada principalmente pelo dedo indicador (pode-se também palpar com o médio e usar o indicador para áreas adjacentes), exercendo pressão suave, mas firme; sendo a pressão da palpação para dor muscular de 1 kg por 2 segundos para mialgia; e por 5 segundos para dor miofascial, perguntando-se ao paciente se ocorre dor ou apenas desconforto. Sugere-se que a pressão seja estandardizada em 1 kg nos músculos temporal e masseter e 0,5 kg na ATM. Outros locais intra e extraorais devem ser abordados com 0,5 kg de pressão.[1] Para os músculos dos ombros e do pescoço, um pouco mais de força deve ser aplicado objetivando uma pressão de aproximadamente 4 kg.[9]

Orientar o paciente previamente à palpação que ele deve dar um valor para sua dor a cada palpação realizada, avaliando a intensidade atual da dor utilizando-se a escala de dor de 0 a 10, sendo 0 (zero) para ausência de dor e 10 (dez) para a pior dor imaginável.[10] Anota-se na ficha clínica o valor referente. A palpação é feita, portanto, para identificar os músculos afetados, como também para classificar o grau de dor em cada um. Deve-se considerar que a palpação, além de identificar os músculos afetados, é um excelente método de avaliação dos efeitos do tratamento.

Avaliações musculares devem identificar não apenas a sensibilidade e a dor muscular, mas também localizar bandas hipersensíveis de tecido muscular (pontos-gatilho) indicativas de dor miofascial. Quando os pontos de disparo são localizados, deve-se verificar se existe algum padrão de espalhamento da dor. A pressão nesse caso deve ser aplicada ao ponto-gatilho por 5 segundos,[11] e o clínico deve perguntar ao paciente em que direção a dor irradiou. Anotar na ficha, como a do Anexo 1, no Diagrama da dor, o local de origem da dor (fonte da dor) e o local onde o paciente sente a dor, traçando a área de espalhamento ou referência da dor, como é exemplificado na Figura 25.

A avaliação muscular de rotina inclui a palpação dos músculos temporal, masseter, esternocleidomastóideo, músculos cervicais e posteriores (p. ex., o trapézio), bem como avaliações funcionais dos músculos pterigóideos lateral e medial, permitindo ao cirurgião-dentista localizar áreas dolorosas, que serão de extrema importância para o diagnóstico e durante o tratamento das DTM.

Na sequência será descrita a palpação dos principais grupos musculares.

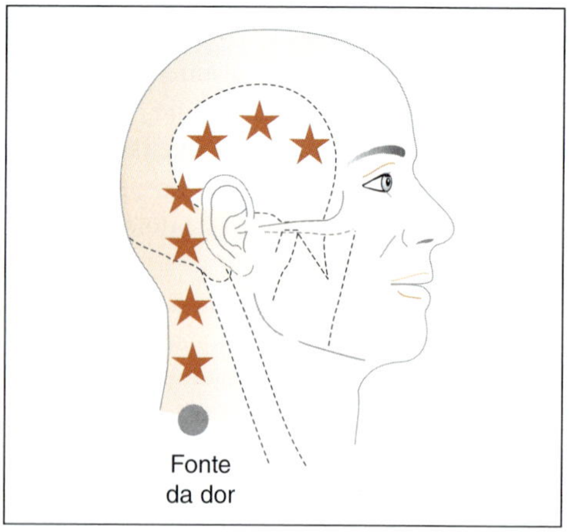

FIGURA 25 A fonte da dor está na região do músculo trapézio e irradia para a região temporal.

Músculo temporal

O músculo temporal tem as funções de elevar, retrair, posicionar a mandíbula e ocluir os dentes. Apresenta três feixes distintos: anterior, médio e posterior. A elevação da mandíbula se dá por meio do feixe anterior, e as fibras dessa região funcionam essencialmente em direção vertical. O fechamento da boca e a retrusão da mandíbula ocorrem através do feixe médio (as fibras dessa região têm direção oblíqua vistas lateralmente no crânio) e do posterior (as fibras dessa região têm direção horizontal).

A palpação desse músculo deve ser feita nas três áreas, de forma independente. O feixe anterior deve ser palpado acima do arco zigomático e anterior à região da ATM (Figura 26). O feixe médio é palpado diretamente acima da ATM e superior ao arco zigomático (Figura 27). O feixe posterior é palpado acima e atrás da orelha (Figura 28). Solicitar ao paciente que aperte os dentes auxilia a localização do músculo, pois se nota a atividade dele ao tocar a ponta dos dedos no músculo durante a palpação. Deve-se ancorar a cabeça do paciente com uma das mãos e com a outra, usando o dedo indicador, fazer a palpação do músculo, inicialmente de um lado e depois de modo semelhante do outro.

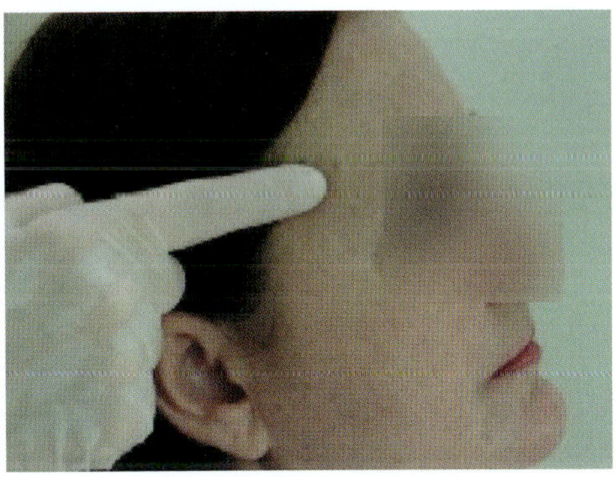

FIGURA 26 Palpação do feixe anterior do músculo temporal.

Durante a palpação de cada feixe, perguntar ao paciente se há dor ou apenas desconforto, e orientá-lo previamente a classificar a dor de 0 a 10, em que 0 corresponde à ausência de dor e 10 a dor máxima. Anotar a resposta na ficha clínica no local reservado ao músculo palpado. Manter a pressão por alguns segundos na área palpada e perguntar se a dor é localizada ou dispara (espalha) para outra área. Isso é importante, pois, quando a dor está no local, significa que temos um quadro clínico de dor muscular local, mas se a dor se espalhar, estaremos diante de pontos-gatilho, que ocorrem na dor miofascial.

Ao avaliar o músculo temporal, é importante que o clínico proceda à palpação de seu tendão. As fibras do músculo temporal fazem inserção no processo coronoide e borda anterior do ramo da mandíbula (através dos tendões superficial e profundo). Em DTM muscular pode ocorrer a tendinite temporal, que pode causar dor na massa muscular e referir dor atrás do olho adjacente (dor retro-orbital). Palpa-se o tendão do temporal colocando-se o dedo indicador de uma mão intraoralmente na borda anterior do ramo da mandíbula e do dedo da outra mão extraoralmente na mesma área. O dedo intraoral é então movimentado para cima da borda anterior do ramo até o processo coronoide e o tendão é

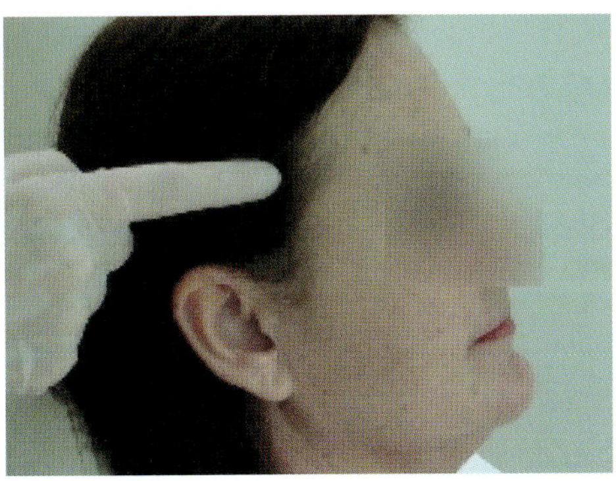

FIGURA 27 Palpação do feixe médio do músculo temporal.

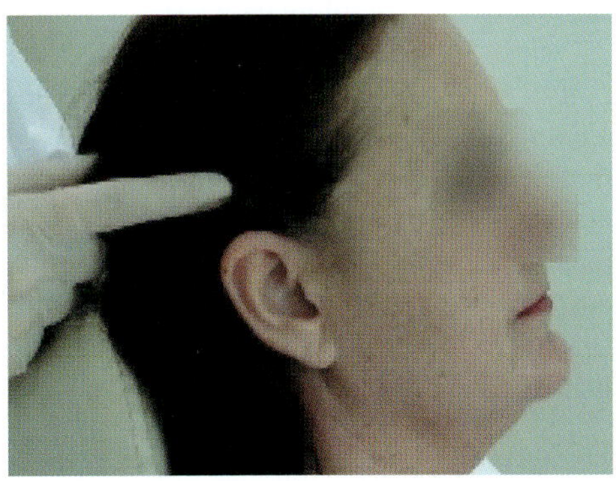

FIGURA 28 Palpação posterior do músculo temporal.

palpado (Figura 29). Nesse momento, solicita-se ao paciente que relate qualquer desconforto ou dor.

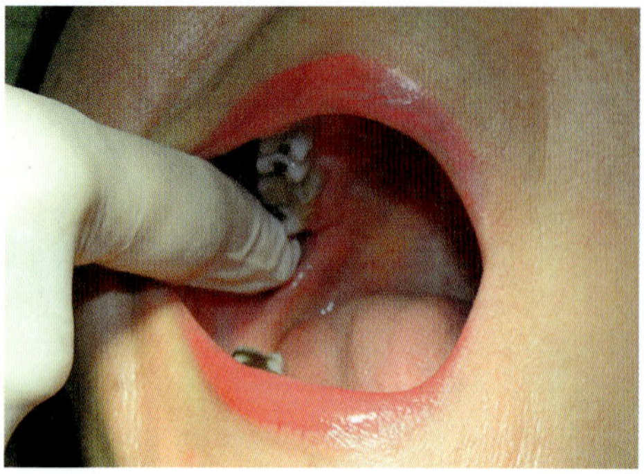

FIGURA 29 Palpação do tendão do músculo temporal.

Músculo masseter

O músculo masseter tem as funções de elevar a mandíbula e ocluir os dentes (fechar a boca). Sua porção superficial origina-se nos dois terços anteriores do bordo inferior do arco zigomático e sua porção profunda na superfície medial do arco zigomático. Ambas as porções se inserem na superfície lateral e externa do ramo ascendente da mandíbula, no processo coronoide e no ângulo da mandíbula. Iniciar a palpação desse músculo em sua parte superior, colocando-se inicialmente o dedo indicador no arco zigomático (anteriormente à ATM). A seguir, descer o dedo levemente até a porção do masseter ligada ao arco zigomático, logo à frente da ATM.

Nesse momento, executa-se a palpação da porção profunda do masseter (Figura 30). Após a palpação dessa porção, descer um pouco o dedo em direção ao bordo inferior do ramo ascendente da mandíbula (o ângulo da mandíbula é uma referência) e palpar essa região, que corresponde à porção superficial do masseter (Figura 31). Perguntar se há dor e anotar na ficha o escore referente.

Solicitar ao paciente que aperte os dentes e mostrar a ele como o músculo está ativo. Esse procedimento torna-se um grande ensinamento para que ele agora entenda que não deve ficar apertando os seus dentes sem necessidade, prevenindo assim a dor no músculo. Um modo de ensiná-lo é, no momento em que ele apertar os dentes, o clínico posicionar os dedos indicadores das mãos do paciente sobre o músculo masseter direito esquerdo. Isso fará que ele perceba a atividade do músculo.

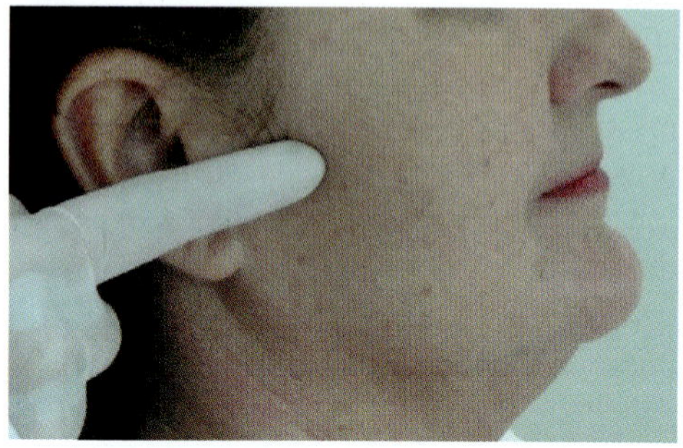

FIGURA 30 Palpação da porção profunda do músculo masseter.

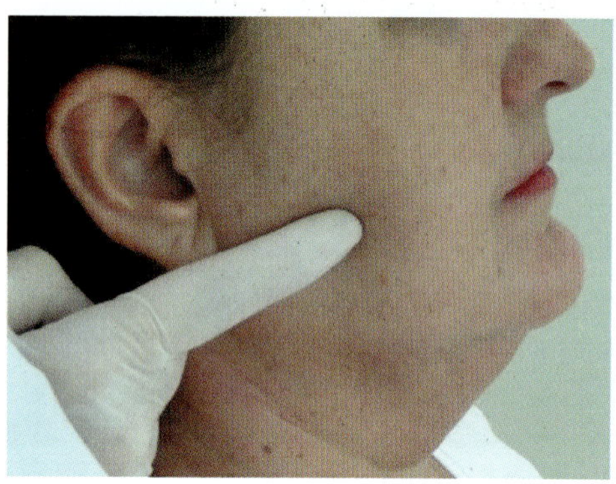

FIGURA 31 Palpação da porção superficial do músculo masseter.

Músculo pterigóideo lateral

O músculo pterigóideo lateral tem duas porções. A porção superior tem origem na asa lateral do osso esfenoide e inserção no colo do côndilo da mandíbula e cápsula. A porção superior apresenta atividade durante o fechamento da boca, ou seja, no levantamento da mandíbula. A porção inferior tem origem no processo pterigoide do osso esfenoide e inserção no disco articular. Apresenta atividade na abertura da boca, ou seja, no abaixamento da mandíbula. O músculo como um todo também tem a função de protruir a mandíbula e realizar a movimentação mediotrusiva da mandíbula (lateralidades). Devido a sua localização profunda, torna-se impossível, ou quase impossível, palpar esse músculo. Durante muitos anos, a técnica de palpação intraoral desse músculo foi sugerida, mas isso não se mostrou eficaz.[12,13]

Como a localização desse músculo impossibilita a palpação, foi desenvolvida a técnica de manipulação funcional para testar sua sintomatologia.[7,14-16] Se solicitarmos ao paciente que morda bilateralmente um abaixador de língua (espátula de madeira) e aumentar a dor, isso se deve à contração do feixe superior do musculo pterigóideo lateral, que está fatigado (Figura 32).

Em relação ao feixe inferior do pterigóideo, que apresenta atividade durante a protrusão da mandíbula e também na abertura, a manipulação funcional indicada é orientar o paciente a fazer a protrusão e oferecer resistência com a mão. Se houver dor, é indicativo de que esse feixe está com fadiga (Figura 33).

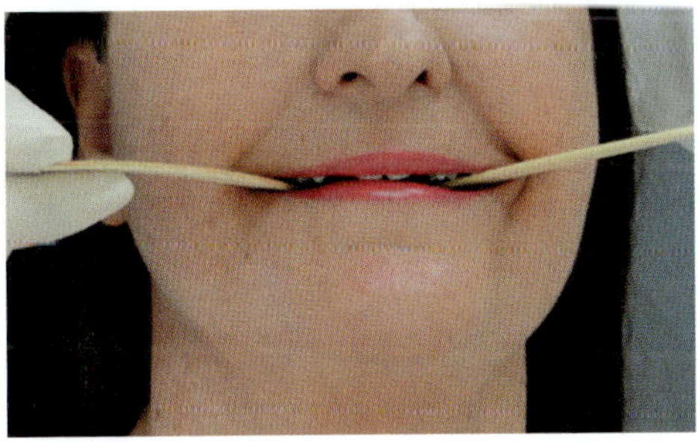

FIGURA 32 Manipulação funcional da porção superior do músculo pterigóideo lateral.

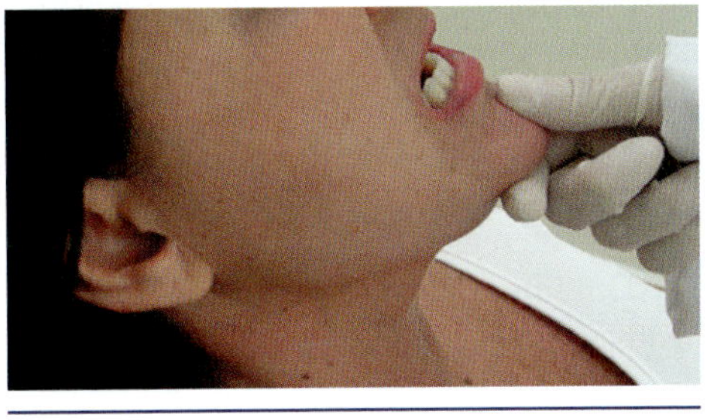

FIGURA 33 Manipulação funcional da porção inferior do músculo pterigóideo lateral.

Músculo pterigóideo medial

O músculo pterigóideo medial tem origem na face medial da lâmina lateral da fossa pterigóidea, processo piramidal do osso palatino e tuberosidade da maxila. Sua inserção se dá na superfície medial do ângulo da mandíbula. Tem as funções de conduzir a mandíbula para cima (elevador) e para a frente e estabilizar lateralmente a mandíbula com ativação unilateral mediotrusiva (em sinergismo com o músculo pterigóideo lateral). Embora esse músculo possa ser palpado colocando-se o dedo na face lateral da orofaringe, essa palpação é difícil e às vezes desconfortável para o paciente por proporcionar vômito de forma reflexa. Sua inserção pode ser palpada colocando o dedo na superfície medial do ângulo da mandíbula (Figura 34).

A exemplo do pterigóideo lateral, existe também o teste funcional para esse músculo, que é realizado colocando-se uma espátula de madeira para o paciente morder (Figura 35).

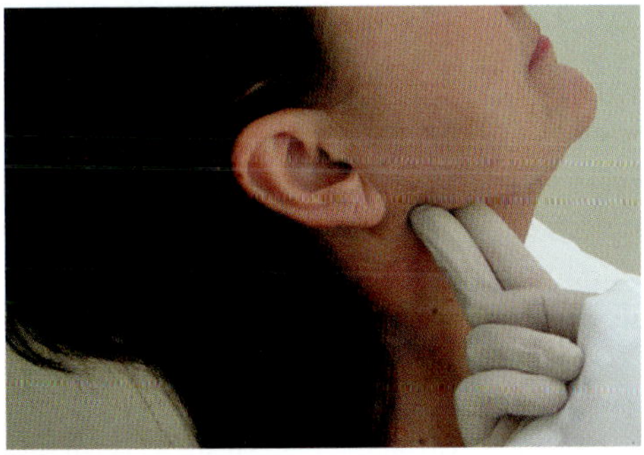

FIGURA 34 Palpação da inserção do músculo pterigóideo medial.

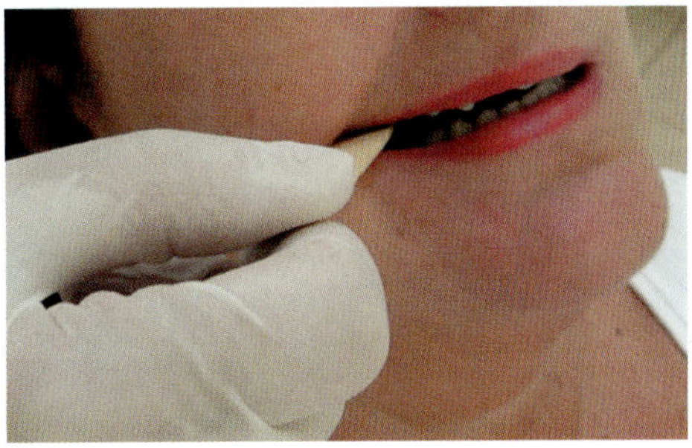

FIGURA 35 Teste funcional do músculo pterigóideo medial, por contração ao morder a espátula de madeira.

Como esse é um músculo elevador e se estiver com fadiga, ao morder a espátula ocorrerá a contração e o paciente vai acusar dor. Outro teste funcional para esse músculo é de alongamento. Quando o paciente abre amplamente a boca (Figura 36), esse músculo se alonga. Se ele for a origem da dor, a abertura ampla aumentará a dor.

Músculo esternocleidomastóideo

O músculo esternocleidomastóideo tem origem nos ossos esterno e clavícula e inserção no processo mastóideo e linha superior da nuca do osso occipital. Suas funções são: quando em contração unilateral, promover a flexão, a inclinação homolateral e a rotação com a face virada para o lado oposto; e quando em contração bilateral, promover a flexão da cabeça. Portanto, um músculo eminentemente ligado à postura da cabeça.

Embora o esternocleidomastóideo (SCM) não atue diretamente no movimento mandibular, é um músculo muitas vezes envolvido nas DTM, e com frequência são encontrados pontos-gatilho miofasciais referindo dor na região temporal, articular e orelha. É um músculo facilmente palpado. A palpação é feita próximo à sua inserção na superfície externa do processo mastoide, atrás da orelha (Figura 37). Tomando-se o músculo com os dedos indicador e polegar, como se estivesse segurando uma corda, deve-se deslizar os dedos em toda a sua extensão, desde sua origem na clavícula (Figura 38) até seu local de inserção no processo mastoide. Verificar se o paciente sente dor ou desconforto.

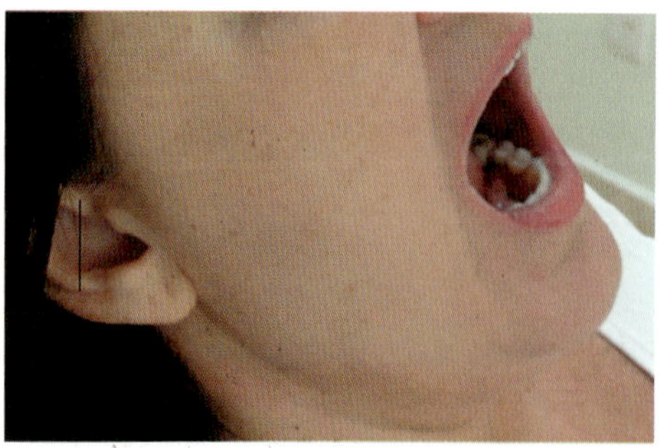

FIGURA 36 Teste funcional do músculo pterigóideo medial por alongamento durante a abertura máxima da boca.

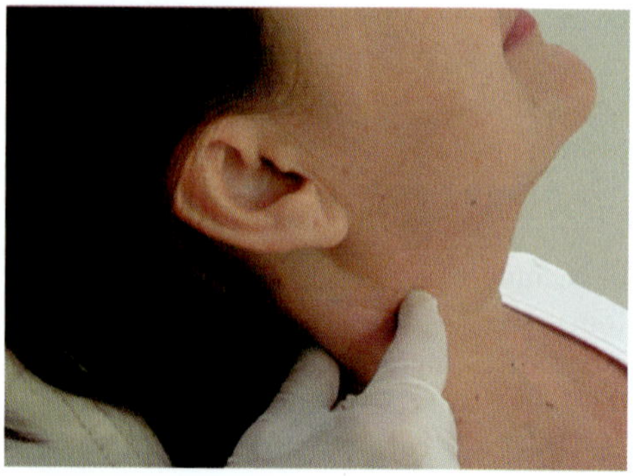

FIGURA 37 Palpação do músculo esternocleidomastóideo próximo do processo mastoide.

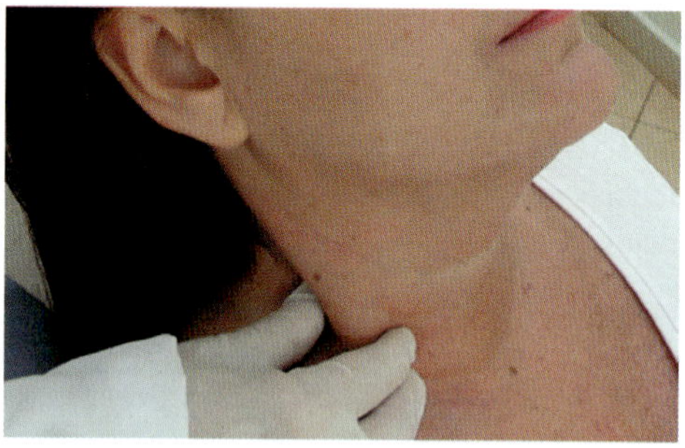

FIGURA 38 Palpação do músculo esternocleidomastóideo próximo da clavícula.

Músculos cervicais posteriores

Os músculos cervicais posteriores são sobrepostos e às vezes a identificação individual torna-se difícil. Os mais comumente avaliados são o trapézio e o esplênio da cabeça.[17] Eles não afetam diretamente o movimento da mandíbula, mas são capazes de referir dor na face, portanto devem ser avaliados. Esses músculos originam-se na área occipital e se estendem ao longo da região cervicoespinhal.

Durante a palpação desses músculos, os dedos do clínico devem deslizar atrás da cabeça do paciente, de modo que os dedos da mão direita palpem o occipital direito e os dedos da mão esquerda palpem o occipital esquerdo

(Figura 39), no lado da origem dos músculos. Os dedos devem se mover para baixo no sentido do comprimento dos músculos do pescoço através da região cervical (Figura 40). Perguntar ao paciente se há qualquer desconforto ou dor. Anotar na ficha. Lembrar sempre que esses músculos são comumente fonte de dor por ação de pontos-gatilho referindo dor na parte frontal da cabeça e têmpora. Como se localizam na região cervicoespinhal, estão frequentemente relacionados a dor por alterações posturais próprias do paciente.

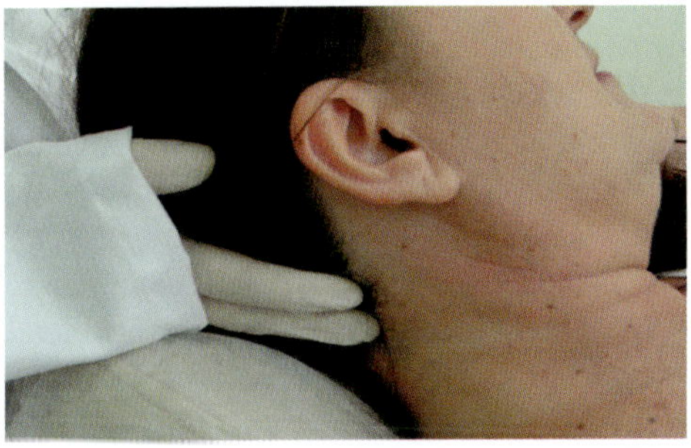

FIGURA 39 Palpação na região occipital do pescoço.

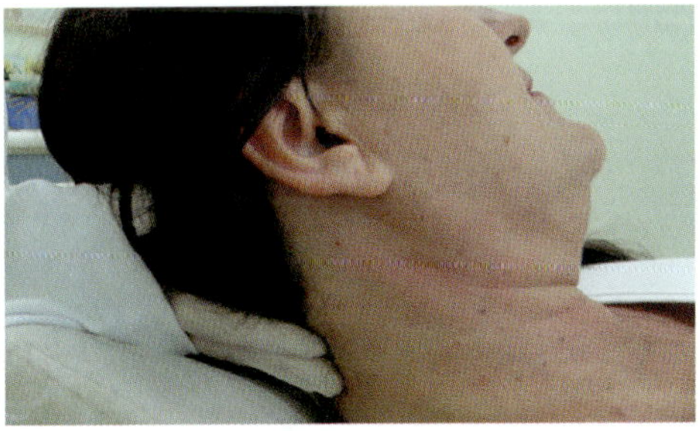

FIGURA 40 Palpação na região cervical.

Músculo esplênio da cabeça

O músculo esplênio da cabeça é um músculo do dorso que se insere, superiormente, no processo mastoide dos ossos temporal e occipital, e tem origem inferiormente, nos processos espinhosos de C7 a T5 e na extremidade inferior do ligamento da nuca. Sua função é estender, girar e flexionar lateralmente a cabeça.

Ao palpar o esplênio da cabeça, deve-se iniciar em uma pequena depressão imediatamente posterior à fixação do esternocleidomastóideo no processo mastoide (Figura 41). Inicia-se a palpação nesse ponto e movem-se os dedos inferiormente até o momento em que o músculo se sobrepõe a outros músculos do pescoço. Qualquer dor ou desconforto por parte do paciente deve ser devidamente anotado. É também um músculo muito associado a alterações posturais.

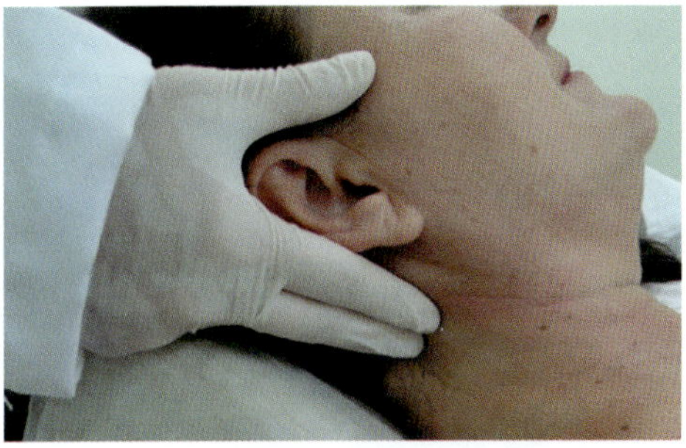

FIGURA 41 Palpação do músculo esplênio da cabeça.

Músculo trapézio

O músculo trapézio tem origem na protuberância occipital externa, 7ª vértebra cervical a 3ª vértebra torácica, e 2ª a 12ª vértebra torácica; e faz inserção na clavícula, ombro e escápula. Tem a função de estabilizar a escápula e fixar os ossos dos ombros. É um músculo extremamente grande das costas, ombro e pescoço (facilmente palpável) e também não atua diretamente nos movimentos mandibulares, mas comumente é fonte de dor de cabeça.

De modo idêntico ao anterior, geralmente apresenta pontos-gatilho que referem dor na face e na região temporal; portanto sua palpação é importante para procurar pontos-gatilho que podem estar produzindo dor referida. Deve-se iniciar sua palpação por trás do esternocleidomastóideo (Figura 42) e descer inferior e lateralmente no ombro (Figuras 43 e 44). Anotar desconforto ou dor. Também tem relação positiva com dores relacionadas às alterações posturais.

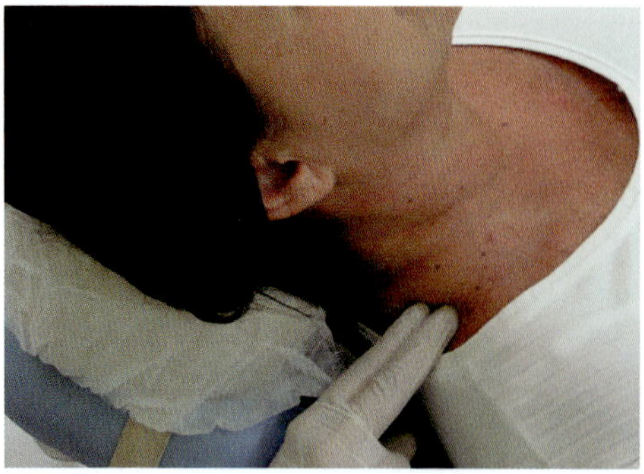

FIGURA 42 Palpação do músculo trapézio por trás do músculo esternocleidomastóideo.

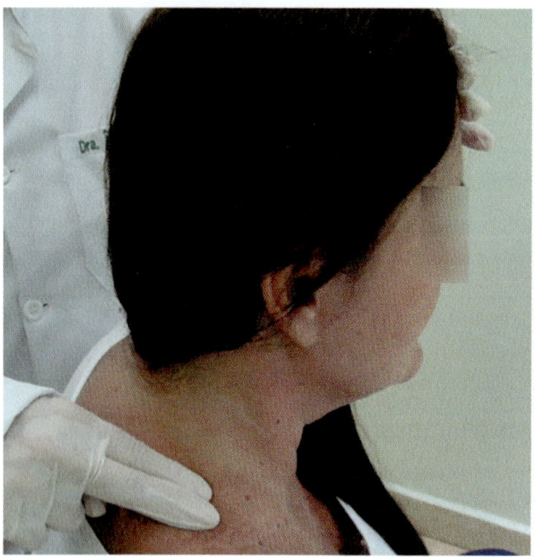

FIGURA 43 Palpação do músculo trapézio lateralmente ao ombro.

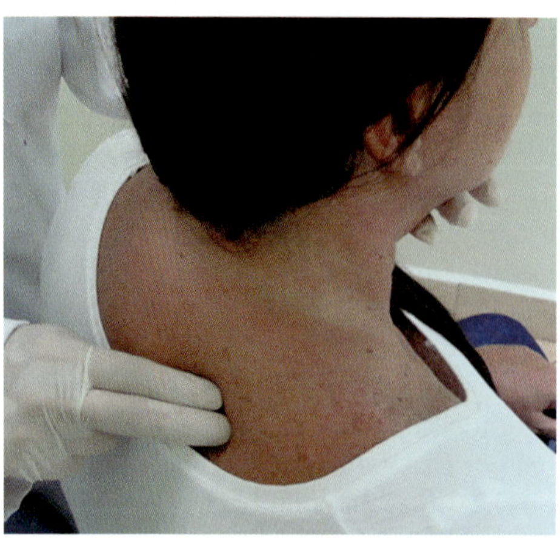

FIGURA 44 Palpação do trapézio inferiormente ao ombro.

SEGUNDA ETAPA: EXAMES DE IMAGEM

A solicitação de exames complementares é um procedimento comum quando se atende o paciente com DTM, o que muito auxilia o clínico na identificação com maior precisão de doenças associadas aos tecidos duros e moles. Esses exames são úteis no diagnóstico, planejamento e acompanhamento da evolução do tratamento.

A imagem digital trouxe muitos benefícios: melhor nitidez e fidedignidade, menor dose de exposição, descartando o processo de revelação da radiografia, o que favorece o meio ambiente. Além disso, a imagem digital pode ser armazenada, visualizada e enviada facilmente, de forma eletrônica, por meio de computadores.

Dentre esses exames, os mais comumente solicitados na área da DTM e dor orofacial são as radiografias (periapical, panorâmica e lateral de ATM), tomografias, artrografias, imagens por ressonância magnética e imagem ultrassonográfica.

Radiografias periapicais

A radiografia periapical (Figura 45) é um exame que serve para visualizar radiograficamente a anatomia de um ou mais dentes (desde a coroa até o término da raiz), assim como as estruturas anatômicas vizinhas, ou seja, que estão ao redor dos dentes. Essa radiografia pode

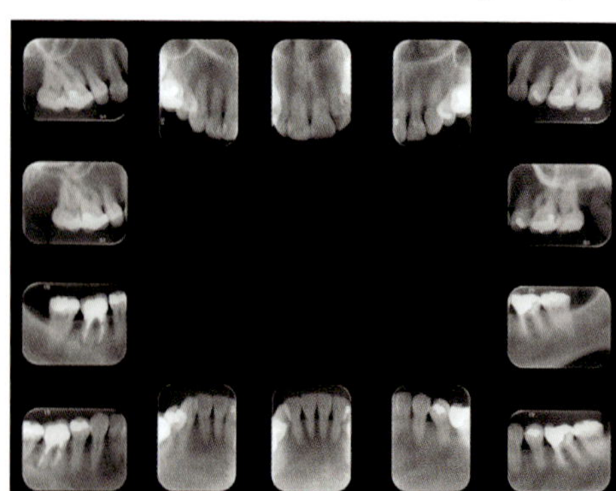

FIGURA 45 Radiografias periapicais.

ser usada para estudar qualquer um dos dentes (molares, pré-molares, incisivos e caninos), seja na arcada dentária superior ou na inferior.

São indicadas para avaliação de tratamentos, auxiliar o diagnóstico e definir o plano de tratamento de diversas patologias ou doenças orais: diagnóstico de cárie dentária; controle endodôntico (tratamento de canal ou desvitalização de dentes); detecção de lesões periapicais (ao redor da raiz dos dentes); diagnóstico de problemas nas coroas, raízes e osso alveolar; avaliação de perdas ósseas; visualização das restaurações dos dentes; diagnóstico de quistos (ou cistos), presença de corpos estranhos; presenças de implantes dentários e auxílio no diagnóstico de trauma oclusal.

Radiografia panorâmica

A radiografia panorâmica odontológica é a técnica radiográfica que permite a captura da mandíbula e da maxila no mesmo quadro. Assim, em uma única imagem, é possível observar todas as estruturas do complexo maxilomandibular, o que a torna útil em todas as especialidades odontológicas, particularmente nas DTM, podendo ser considerada um exame de "triagem". Ela é a escolha ideal para a identificação de patologias nos dentes e ossos da face.

A radiografia panorâmica (Figura 46) tem muita aplicabilidade na traumatologia maxilofacial, implantodontia e periodontia; além disso, é bem útil para as áreas que restauram a estética e a funcionalidade oral, como a prótese e a ortodontia.

Apesar de a cavidade oral ser uma estrutura curva, a radiografia panorâmica oferece uma imagem plana sem afetar a visualização de seus componentes. Por isso, é indicada para uma primeira avaliação, mas também poderá ser solicitada durante e após o tratamento. Dessa forma, o profissional tem registros de todas as etapas de um procedimento.

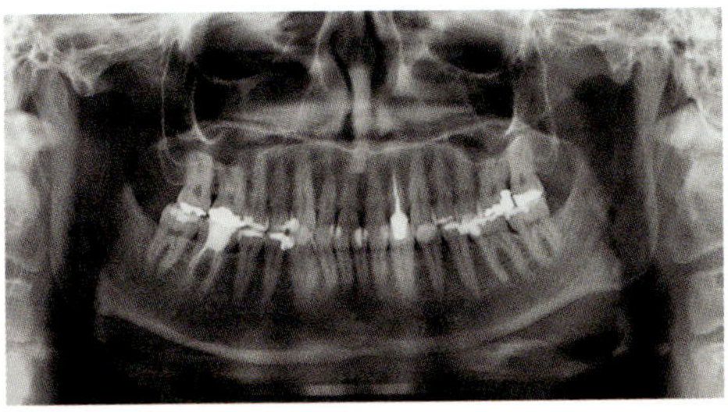

FIGURA 46 Radiografia panorâmica.

As principais indicações da radiografia panorâmica na odontologia são: avaliação geral da dentição; avaliação inicial da posição dos dentes não erupcionados; avaliação inicial das articulações temporomandibulares (não é a mais indicada para patologias articulares); trauma dentomaxilofacial; análise de patologias intraósseas e anomalias dentais; avaliação da erupção da dentição permanente e de distúrbios de desenvolvimento do esqueleto maxilofacial.

As principais contraindicações para sua realização são: avaliação de pequenas lesões cariosas; avaliação detalhada das estruturas periodontais; avaliação detalhada de lesões periapicais; avaliação para planejamento preciso de implantes

Radiografia transcraniana

A radiografia transcraniana contribui com informações sobre a anatomia, o posicionamento dos côndilos, seu grau de movimentação (imagem com a boca fechada – MIH –, em repouso e com boca aberta ao máximo) e a relação com as estruturas circunvizinhas da articulação temporomandibular (Figura 47).

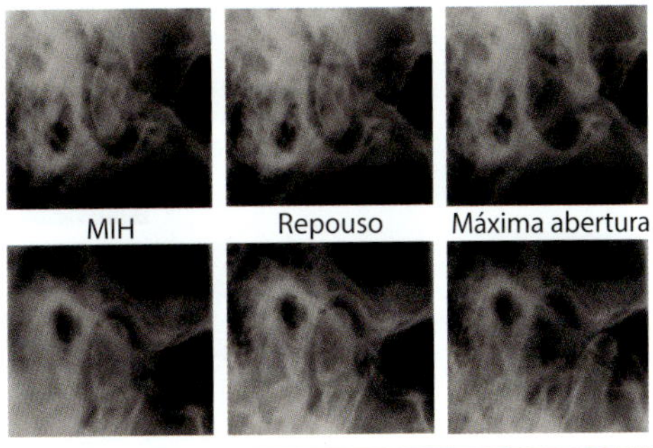

FIGURA 47 Radiografia transcraniana obtida em máxima intercuspidação habitual (MIH), repouso e abertura máxima.

Nos últimos anos tem entrado em desuso, sendo substituída pela radiografia panorâmica modificada para ATM, também chamada de radiografia lateral de ATM com duas posições: boca fechada e boca aberta.

Radiografia panorâmica digital especial para ATM (radiografia panorâmica modificada)

Radiografia utilizada para a visualização do posicionamento condilar em relação à fossa articular nas posições de MIH e boca aberta (máxima abertura) (Figura 48). Indicada para avaliar a anatomia da ATM, o grau de movimentação dos côndilos e a relação com as estruturas vizinhas.

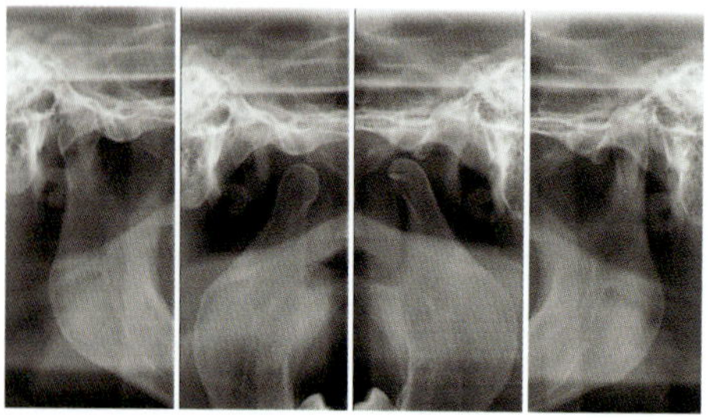

FIGURA 48 Radiografia panorâmica modificada.

Tomografia computadorizada *cone beam*

A tomografia computadorizada *cone beam*, além de possuir uma dose de radiação muito menor que as tomografias médicas, hoje é considerada o padrão-ouro para diversos tratamentos odontológicos, sobretudo os que envolvam procedimentos cirúrgicos. Na área da DTM e da dor orofacial, tem a finalidade de evidenciar o côndilo da mandíbula em vista lateral ou frontal, seu posicionamento em boca fechada ou aberta, verificar fraturas, desgastes ou erosões no côndilo e fornece ótima visualização do espaço articular (espaço entre o côndilo da mandíbula e a fossa articular), oferecendo maior exatidão da anatomia da ATM, com imagens sem sobreposições (Figura 49).

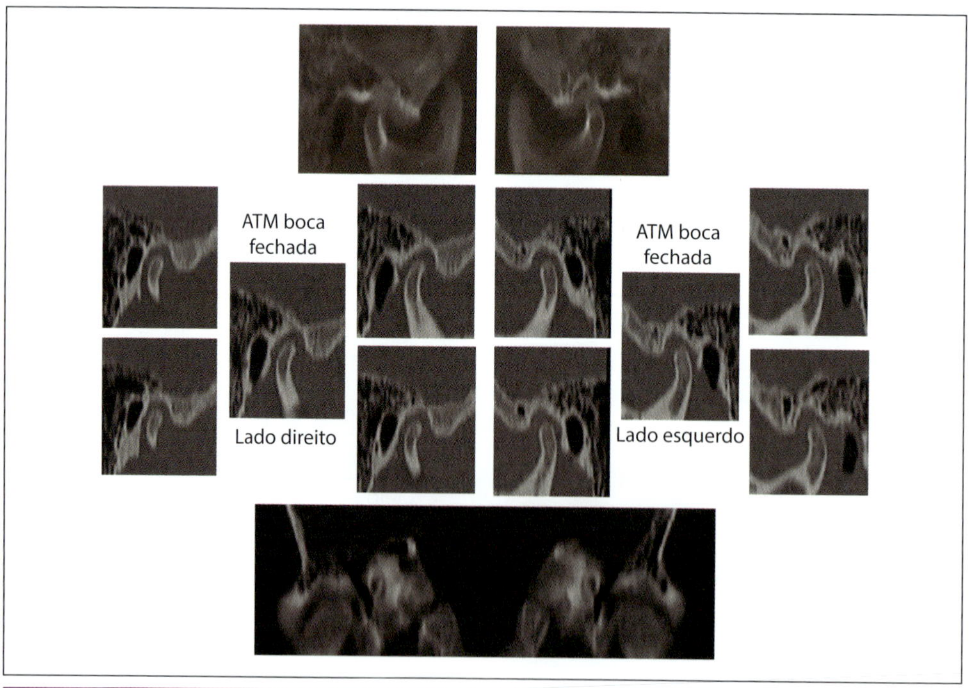

FIGURA 49 Tomografia *cone beam*.

Tomografia computadorizada

A tomografia computadorizada investiga uma infinidade de doenças dentro de várias especialidades médicas, odontológicas e veterinárias. De acordo com a parte do corpo a ser examinada, poderá ou não usar contraste iodado na veia (considerar riscos a alérgicos a iodo).

É um dos procedimentos de imagens médicas mais realizados no mundo. Os aparelhos mais modernos podem oferecer reconstruções multiplanares, nas quais a imagem é apresentada de forma linear ou no formato de tomografia computadorizada 3D (Figura 50).

O nível de definição de uma tomografia computadorizada com contraste 3D é de como se estivéssemos dissecando um ser humano.

Imagem por ressonância magnética

A ressonância magnética tem sido o exame de imagem de primeira escolha (padrão-ouro) para o diagnóstico das anormalidades de tecido mole da ATM, pois apresenta alta exatidão na visualização do disco articular e tecidos moles circunjacentes[18] (Figura 51). É um exame não invasivo e não ionizante. Mostra uma variedade de lesões, como condição óssea (cortical e medular); degenerações discais; derrames articulares; localização do disco nas posições de boca fechada e boca aberta (inclusive com dinâmica); deslocamentos do disco articular (anterior e medial); músculos e estruturas de sustentação. Portanto, na área de DTM, é indicada para auxiliar no diagnóstico da posição do disco, função e alteração em sua forma.

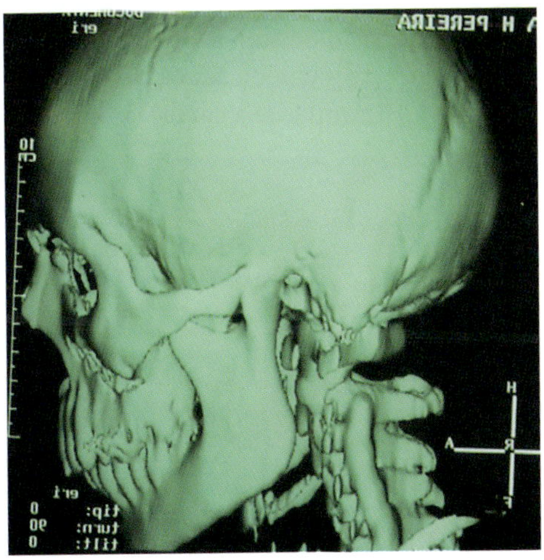

FIGURA 50 Tomografia computadorizada 3D.

Imagem por ultrassonografia

A ultrassonografia ou ecografia é um método diagnóstico que aproveita o eco produzido pelo som para ver em tempo real as reflexões produzidas pelas estruturas e órgãos do organismo (Figura 52).

A ultrassonografia é um dos métodos de diagnóstico por imagem mais versáteis e ubíquos, de aplicação relativamente simples.

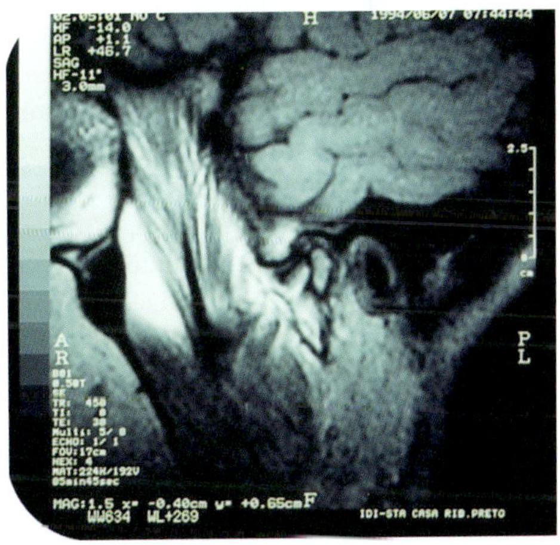

FIGURA 51 Imagem por ressonância magnética.

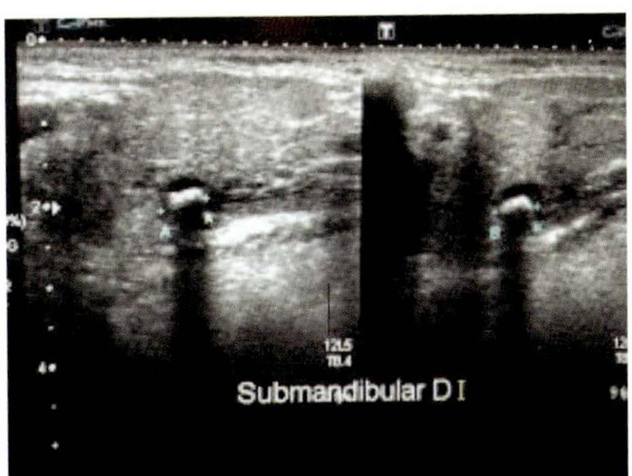

FIGURA 52 Imagem por ultrassonografia.

Fornece informações importantes sobre a espessura dos músculos temporal e masseter, bem como tem grande aplicabilidade em varreduras das glândulas salivares parótida, submandibular e sublingual, detectando alterações.

TERCEIRA ETAPA: AVALIAÇÃO DOS MODELOS MONTADOS EM ARTICULADOR SEMIAJUSTÁVEL

Apesar de a oclusão ser considerada um fator predisponente das DTM (aumenta o risco) e não um fator causal,[10] não deve ser desconsiderada na avaliação do paciente com DTM. Além da avaliação clínica da oclusão, por vezes torna-se necessário seu estudo em modelos montados no articulador semiajustável.

Essa conduta pode ser postergada em várias situações clínicas ou mesmo não ser necessária; mas, conforme cita Jeffrey Okeson, "O clínico que olha somente para a oclusão está perdendo tanto quanto o clínico que nunca olha para a oclusão".[19]

A análise de modelos montados em articulador, mesmo não sendo obrigatória para fechar um diagnóstico de DTM, em muitos casos complementa a avaliação clínica, pois facilita a visualização, principalmente nas áreas posteriores e vistas palatinas. Ainda, deve-se considerar que pode existir dificuldade do paciente para realizar os movimentos mandibulares a ele solicitados.

No articulador, determinada posição pode ser repetida todas as vezes que se fizer necessário para uma análise detalhada de contatos prematuros e interferências oclusais. Para essa análise, todos os procedimentos de moldagem, moldes, modelos, transferência para o articulador com arco facial, montagem dos modelos em RC e os registros intraorais de mordida devem ser realizados com a máxima exatidão possível, para que haja identidade entre a oclusão clínica do paciente e a oclusão montada no articulador.

A seguir, serão demonstradas passo a passo, para melhor aprendizado, as etapas para a montagem de modelos de estudo de um paciente (Figura 53) no articulador semiajustável.

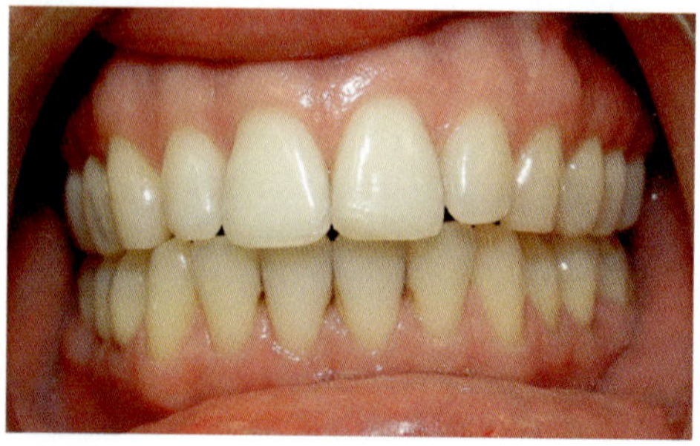

FIGURA 53 Vista frontal das arcadas dentárias do paciente.

Moldagem, moldes e modelos das arcadas dentárias

Inicia-se com procedimentos de moldagens do paciente, que devem ser precisos para a obtenção de bons moldes e modelos. Os moldes obtidos devem ser avaliados quanto à boa impressão dos dentes, sendo que o molde inferior antes do vazamento do gesso deverá ter o espaço da língua preenchido com alginato para impedir que o gesso do modelo invada essa região e dificulte sua remoção com possíveis fraturas (Figura 54). Os moldes superior e inferior devem ser vazados inicialmente com gesso tipo IV na região das coroas dentais, pois esse gesso oferece mais resistência e melhor definição; no molde superior, o palato deve também ser preenchido com o mesmo gesso (Figura 55). Termina-se a confecção dos mo-

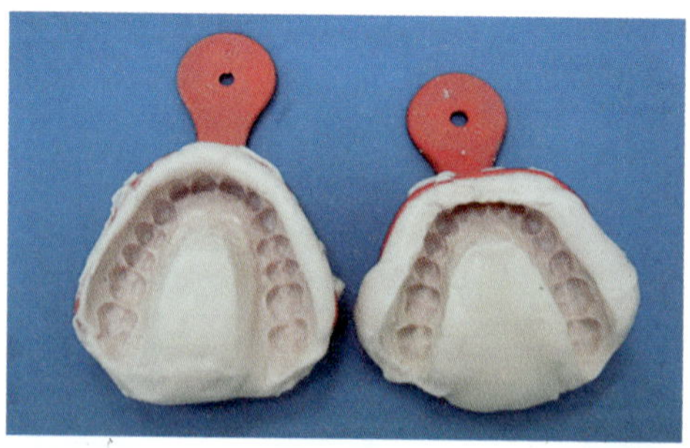

FIGURA 54 Moldes superior e inferior. Observe que o molde inferior apresenta o espaço da língua preenchido com alginato.

delos fazendo sua base com gesso pedra tipo III (Figura 56).

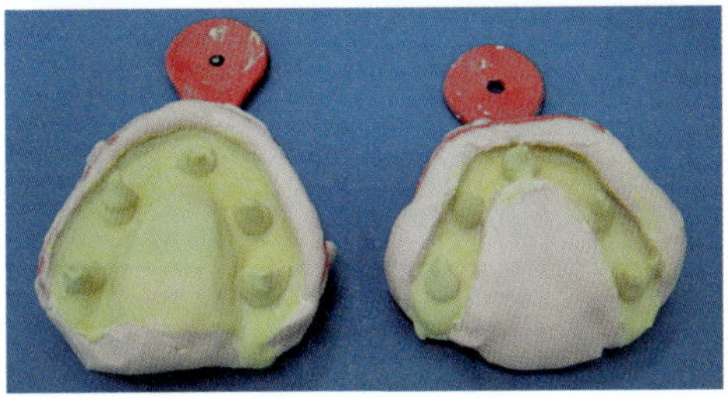

FIGURA 55 Vazamento inicial dos moldes com gesso tipo IV. Observe que no molde superior o gesso ocupa toda a região do palato.

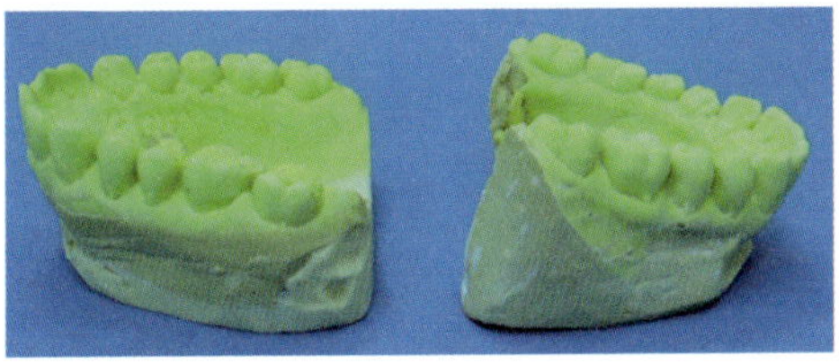

FIGURA 56 Modelos para montagem em articulador, com os dentes em gesso tipo IV e a base em gesso pedra tipo III.

Tomada do arco facial

O arco facial é um instrumento utilizado para registrar a posição espacial da arcada dentária superior do paciente em relação ao crânio e transferir esse registro ao articulador. Também tem a finalidade de montar o modelo superior no articulador, transferir o eixo de rotação da mandíbula e determinar a distância côndilo/incisivo.

Registro de mordida no garfo

Com material de registro de mordida (godiva, cera, silicone ou outro), estabeleça três pontos do material no garfo de mordida, de modo que um ponto seja anterior, localizado bem no centro, e os outros dois na região posterior, um em cada semiarco do garfo (Figura 57).

Centralize a haste do garfo de mordida com a linha média do paciente e situe-o sobre os dentes superiores segurando em posição até que o material fique rígido (Figura 58). Deve-se usar pequena quantidade de material, pois o objetivo é marcar apenas as pontas de cúspide dos dentes, para obtermos maior estabilidade do garfo (Figura 59). Pode-se optar pela pré-impressão dos dentes no garfo com o modelo superior, fazendo posteriormente o refinamento na boca.

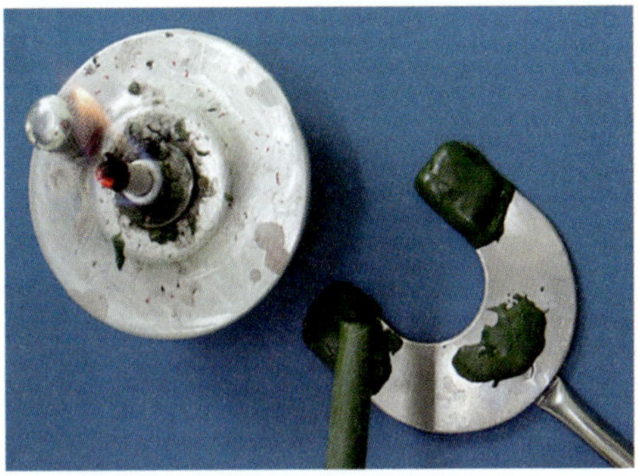

FIGURA 57 Godiva em bastão no garfo de mordida para tomar as impressões cuspídicas dos dentes superiores.

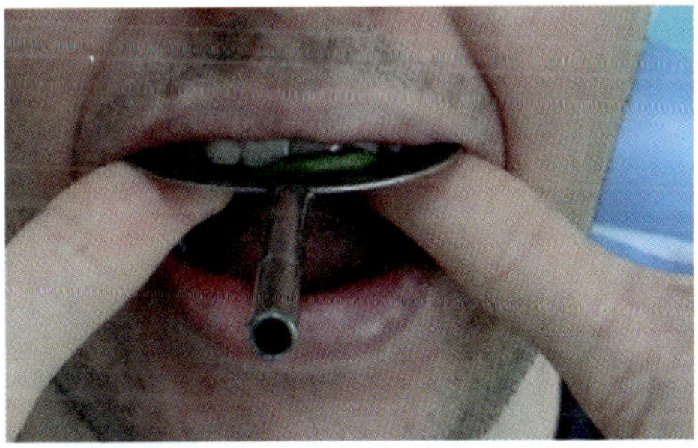

FIGURA 58 Haste do garfo de mordida centralizado com a linha média do paciente.

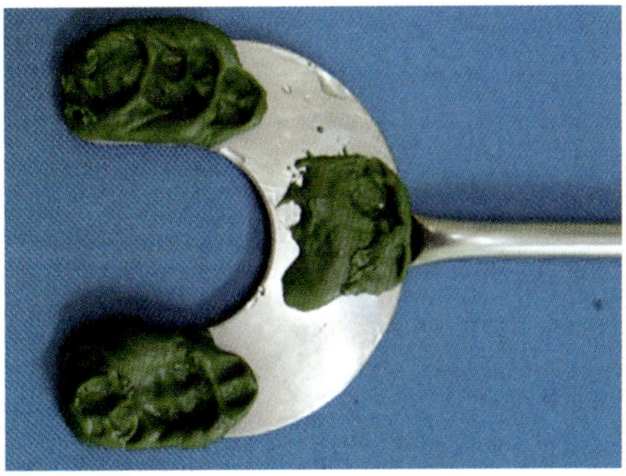

FIGURA 59 Marcas das pontas das cúspides e bordas incisais dos dentes.

Em seguida, prove o modelo no registro, com a finalidade de confirmar sua estabilidade (ausência de báscula) (Figura 60).

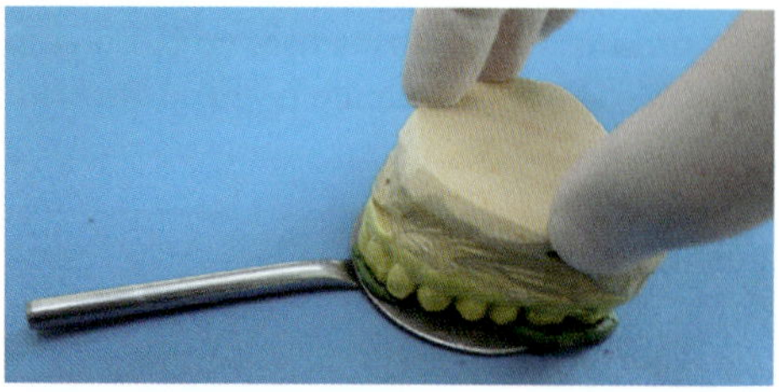

FIGURA 60 Prova do modelo no registro de godiva para verificar a estabilidade.

Aperto e fixação do arco facial

Coloque o garfo em posição nos dentes maxilares do paciente e peça-lhe para manter o garfo na mesma posição, apoiando os polegares de encontro à maxila (Figura 61).

Leve o arco facial até o paciente e introduza o conjunto de fixação na haste do garfo de mordida, de modo que a borboleta de fixação fique virada para baixo (Figura 62).

Em seguida, com delicadeza, adapte as aurículas do arco facial no conduto auditivo externo do paciente (Figura 63).

Fixe o relator naziun na barra transversal do arco, de modo que fique bem centrado, e apoie-o na glabela do paciente (Figura 64). Atenção para a posição correta do relator nazium, conforme indicada na Figura 65. Pode-se optar por fixá-lo previamente na barra transversal do arco antes de introduzi-lo no paciente.

Nesse momento, as aurículas devem ser posicionadas o mais internamente possível no conduto auditivo do paciente e o relator naziun deve ser pressionado de encontro ao naziun do paciente e seu parafuso de fixação apertado (Figura 66). Em seguida, aperte os três parafusos de fixação do arco facial (Figuras 67 e 68).

Com o relator naziun e o arco apertados, empurre o conjunto fixador do garfo (junção) deslizando-o sobre a haste, no sentido do lábio, de modo a não induzir tensão sobre sua haste, e aperte a borboleta da haste vertical (Figura 69). Conferir se o paciente mantém o garfo de

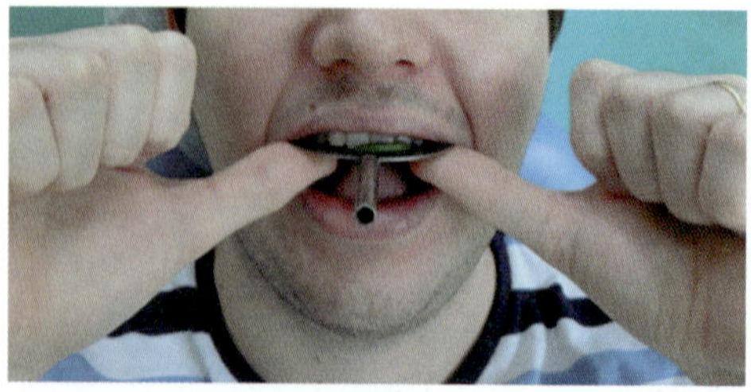

FIGURA 61 Apoio do garfo com os polegares de encontro à maxila.

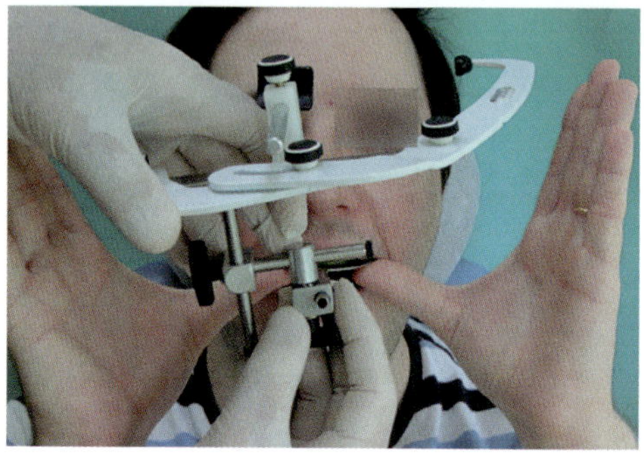

FIGURA 62 Introdução do conjunto de fixação do garfo na haste do garfo de mordida.

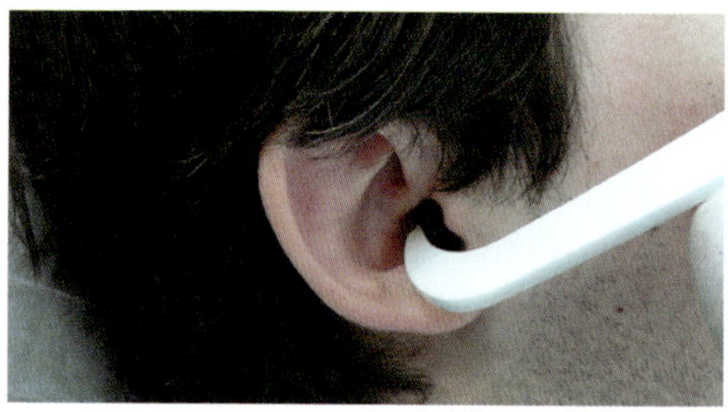

FIGURA 63 Adaptação das aurículas do arco facial no conduto auditivo externo.

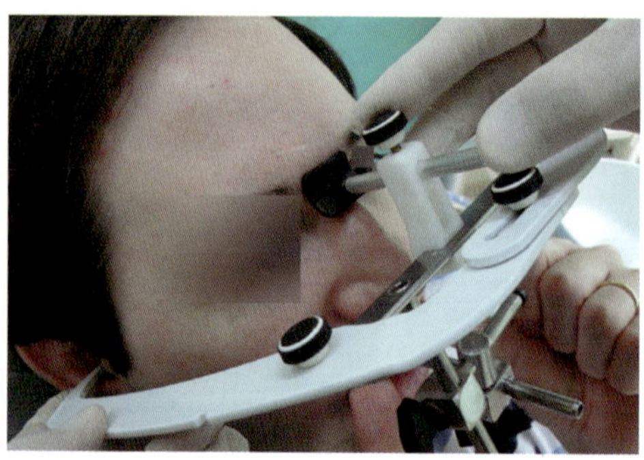

FIGURA 64 Relator naziun na barra transversal do arco facial.

mordida com seus dedos adaptados aos dentes. Na sequência, aperte a borboleta da articulação dupla (haste horizontal) (Figura 70).

Pede-se ao paciente que mantenha os polegares no garfo de mordida de encontro aos dentes e se confere o correto posicionamento do arco facial (Figuras 71 e 72). Alguns profissionais solicitam ao paciente que solte os polegares do garfo de mordida, para verificar se não apresenta báscula e o arco facial está fixo.

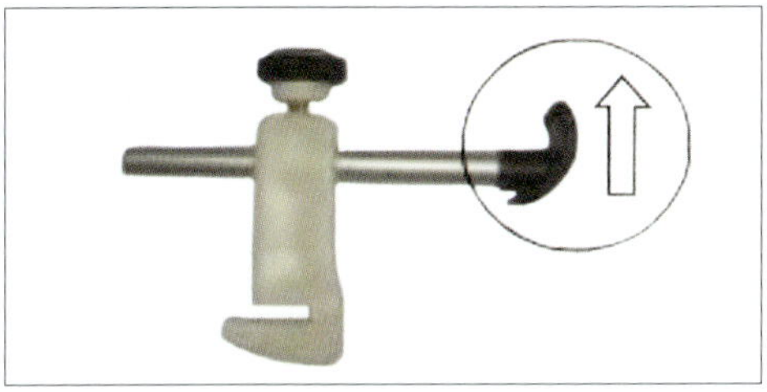

FIGURA 65 Posição correta do relator naziun.

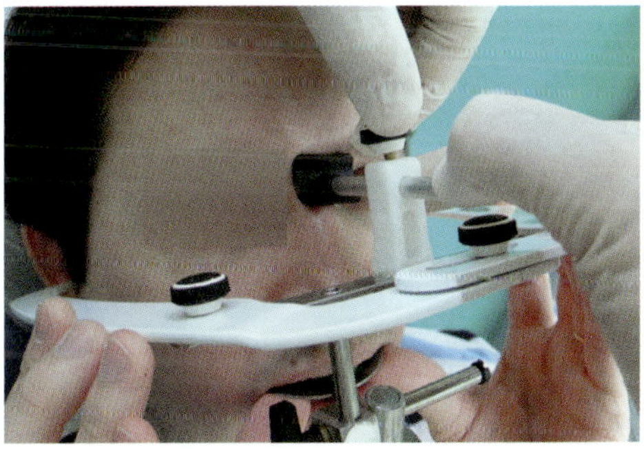

FIGURA 66 Relator pressionado de encontro ao naziun e aperto do parafuso.

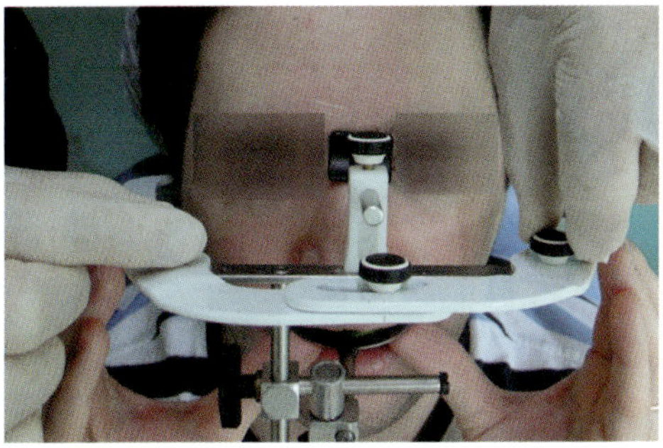

FIGURA 67 Aperto dos parafusos de fixação laterais do arco facial.

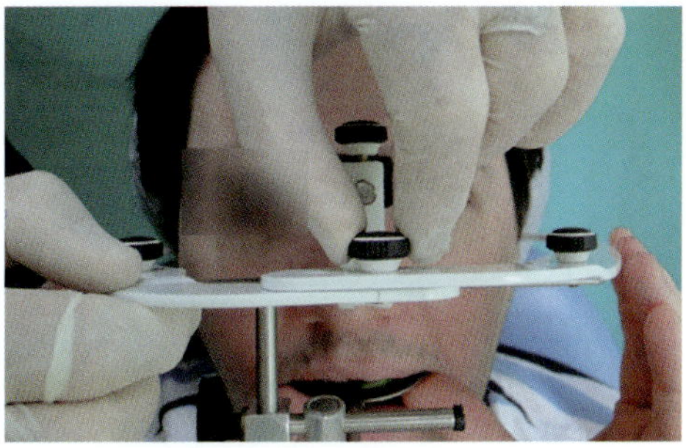

FIGURA 68 Aperto do parafuso de fixação central.

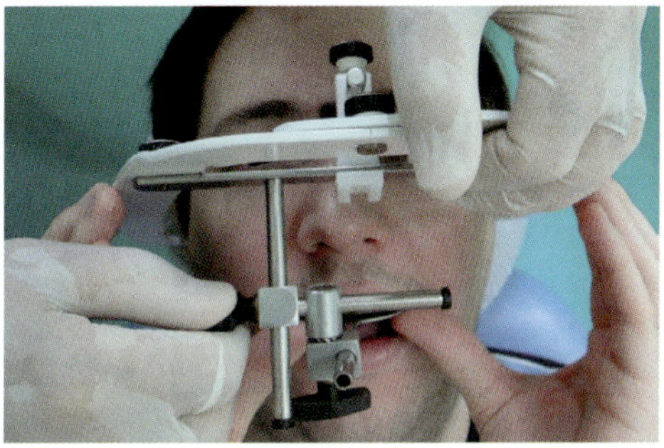

FIGURA 69 Aperto da borboleta da haste vertical.

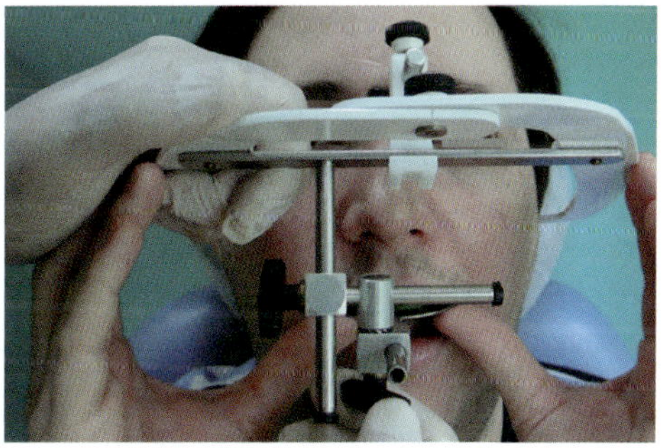

FIGURA 70 Aperto da borboleta da haste horizontal.

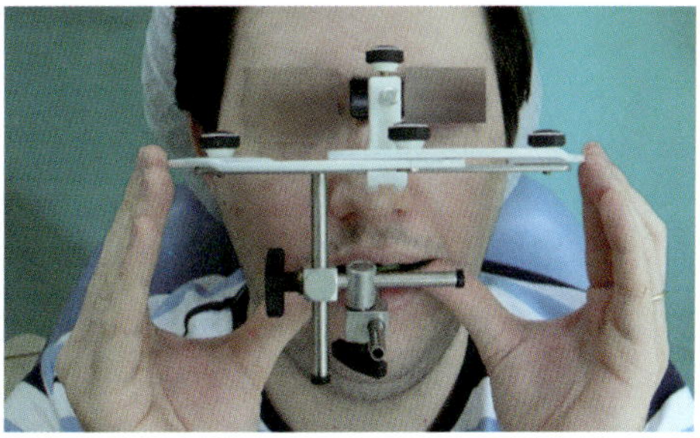

FIGURA 71 Vista frontal do arco facial posicionado no paciente.

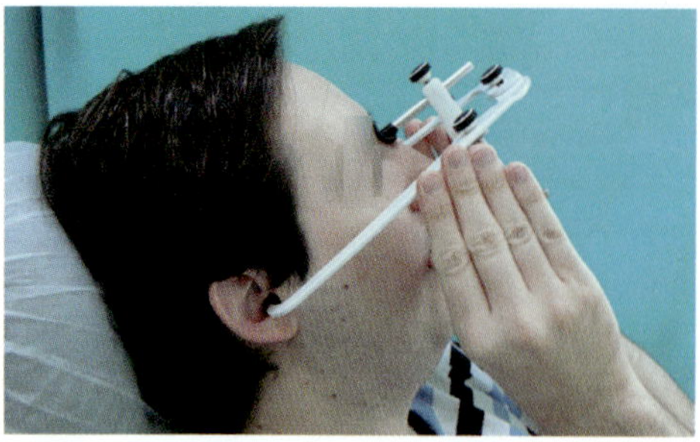

FIGURA 72 Vista lateral do arco facial posicionado no paciente.

No entanto, consideramos um procedimento totalmente dispensável, pois colabora para o desconforto do paciente, e se deve lembrar que em todo momento o paciente manteve o garfo de mordida de encontro aos dentes com o apoio dos polegares. Para os articuladores que tem distância intercondilar fixa, não há necessidade de avaliar esse registro que existe na região do parafuso central do arco facial. Nesse caso, desconsidere esse registro do arco.

Remoção do arco facial

Para a remoção do arco facial, afrouxe o parafuso de fixação do relator naziun (Figura 73) e retire o suporte do bloco do naziun (Figura 74). Logo, afrouxe os parafusos central e laterais do arco facial (Figura 75) (1/4 de volta é o suficiente), abra o arco facial removendo as aurículas das orelhas e o garfo de mordida da boca, segurando a barra transversal do arco ao mesmo tempo que o paciente abre lentamente a boca, retirando todo o conjunto com cuidado (Figura 76).

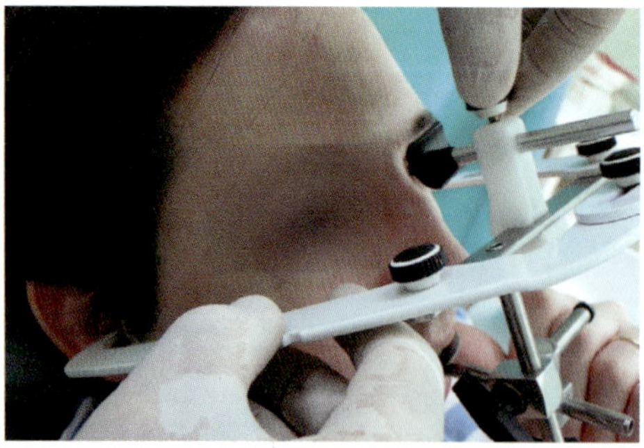

FIGURA 73 Afrouxamento do parafuso de fixação do relator naziun.

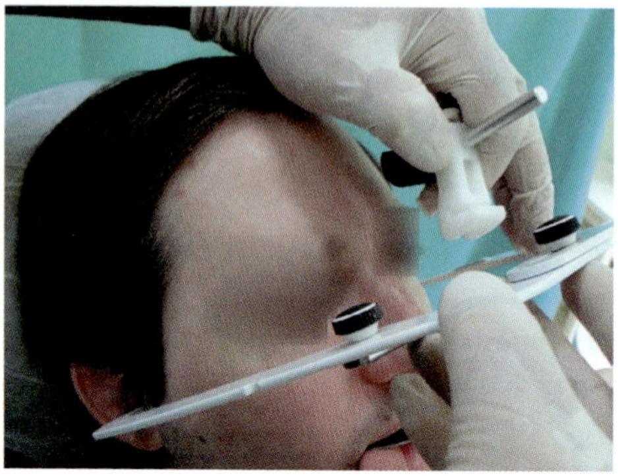

FIGURA 74 Remoção do suporte do bloco do naziun da haste transversal do arco facial.

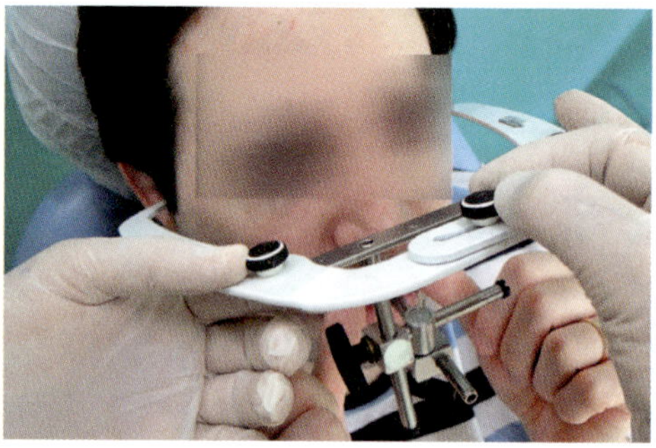

FIGURA 75 Afrouxamento dos parafusos do arco facial.

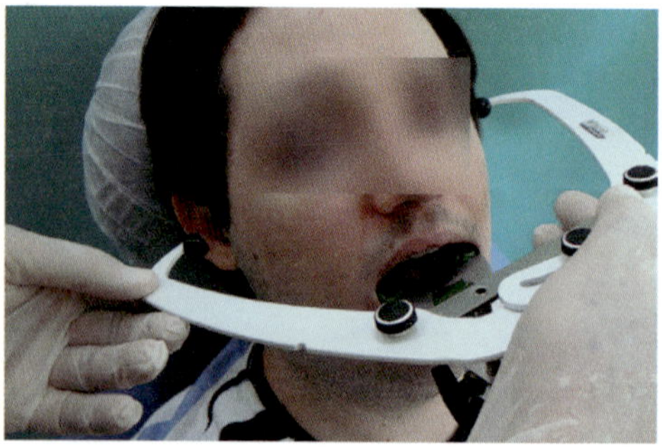

FIGURA 76 Remoção do arco facial do paciente.

Preparo do articulador

O articulador deve ser preparado previamente antes da montagem dos modelos. Articuladores com distância intercondilar fixa (Figura 77) não necessitam da regulagem dessa distância. Para facilitar a montagem dos modelos, ajuste os ângulos das guias condilares em 30° (Figura 78) e a angulação de Bennett em 15° (Figura 79).

Em seguida, empurre a parte superior da trava de posição central para trás até sentir o clique de travamento (Figura 80). Para garantir que o articulador A7Plus esteja totalmente travado na posição central, as duas travas (esquerda e direita) devem estar obrigatoriamente na posição de travamento (Figura 81). Rosquear o pino para apoio do ramo superior (Figura 82).

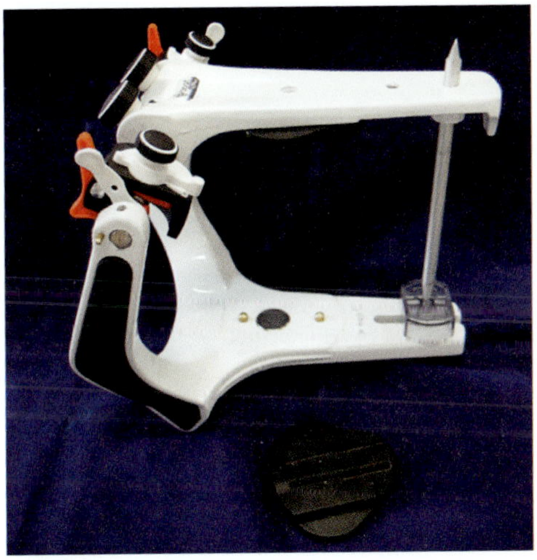

FIGURA 77 Articulador A7Plus (Bioart) com distância intercondilar fixa.

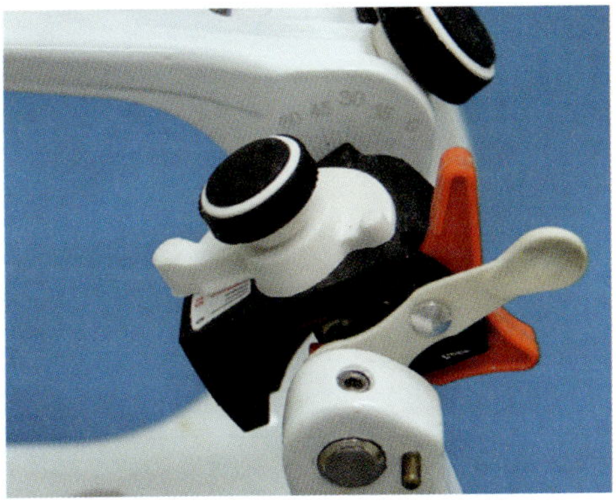

FIGURA 78 Guia condilar ajustada em 30°.

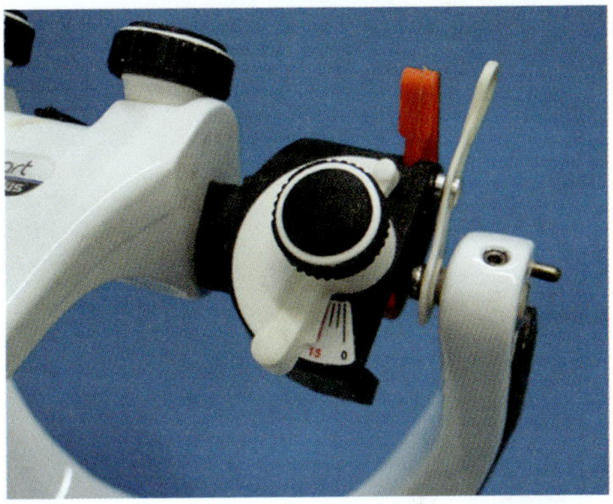

FIGURA 79 Ângulo de Bennet ajustado em 15°.

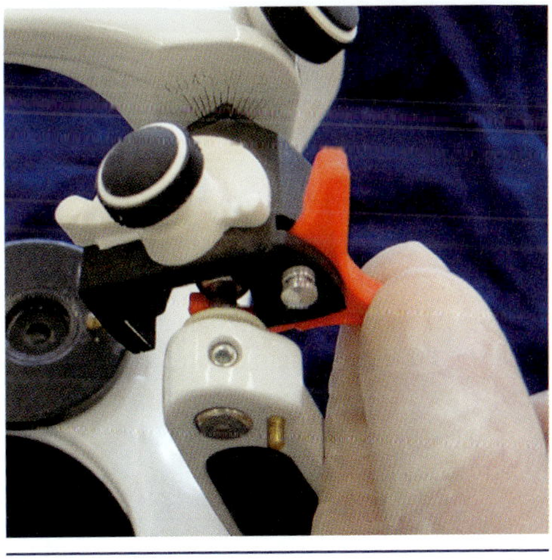

FIGURA 80 Trava de posição central encaixada.

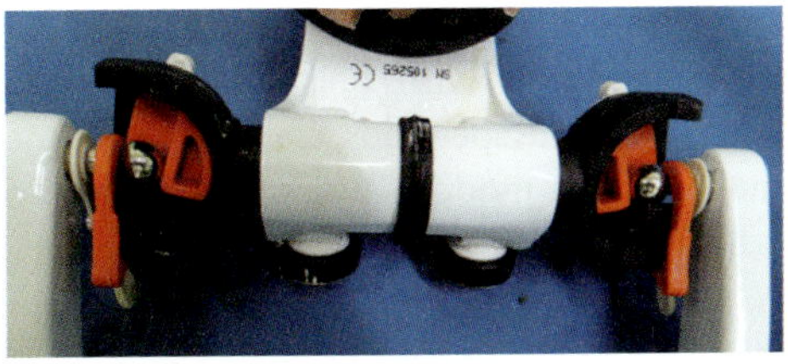

FIGURA 81 Posicionamento das duas travas de posição central.

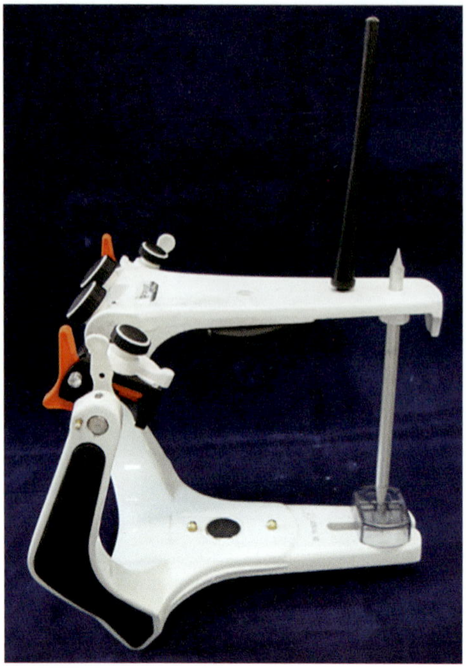

FIGURA 82 Pino para apoio do ramo superior em posição.

Montagem do modelo superior

Leve o arco facial de encontro ao ramo superior do articulador (Figura 83) devidamente apoiado na bancada pelo pino de apoio do ramo superior. Proceda à união do arco facial através dos pequenos pinos situados na face externa das guias condilares (Figura 84), encaixando-os nos orifícios das aurículas (Figura 85).

Arco facial acoplado ao articulador (Figura 86). Feche o arco facial firmemente, tendo a certeza de que as aurículas estão bem encaixadas no pino lateral das guias condilares, e aperte seu parafuso central de fixação (Figura 87). Confira se os outros dois parafusos laterais estão levemente apertados. Coloque a placa de montagem de modelos no ramo superior do articulador (Figura 88).

Posicione o modelo de gesso superior, com retenções e previamente hidratado, sobre o registro do garfo (Figura 89) e o suporte do garfo de mordida no ramo inferior. Ele vai dar sustentação ao garfo durante os procedimentos de montagem do modelo superior. Coloque uma porção de gesso tipo IV em cima do modelo (Figura 90) e coloque também uma pequena quantidade de gesso sobre a placa de montagem do ramo superior (Figura 91).

Após a colocação do gesso no modelo e na plaqueta (Figura 92), com uma mão mantenha o garfo e o modelo em posição, para evitar qualquer movimento intempestivo, e feche o articulador até que o ramo superior toque a barra transversal do arco facial (Figura 93). Acomode com espátula o gesso do modelo e da placa de

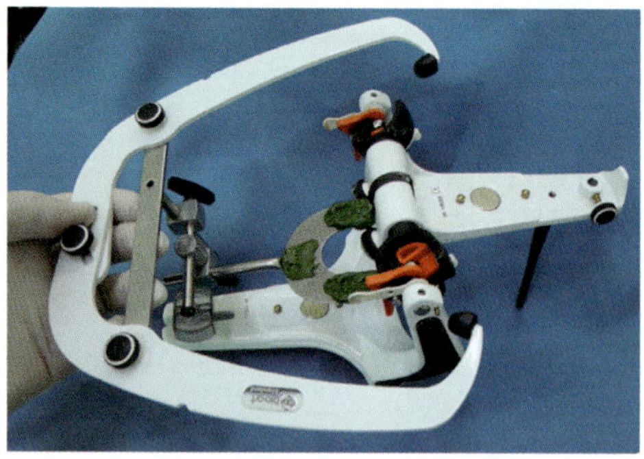

FIGURA 83 Acoplagem do arco facial ao articulador. Ramo superior apoiado na bancada pelo pino.

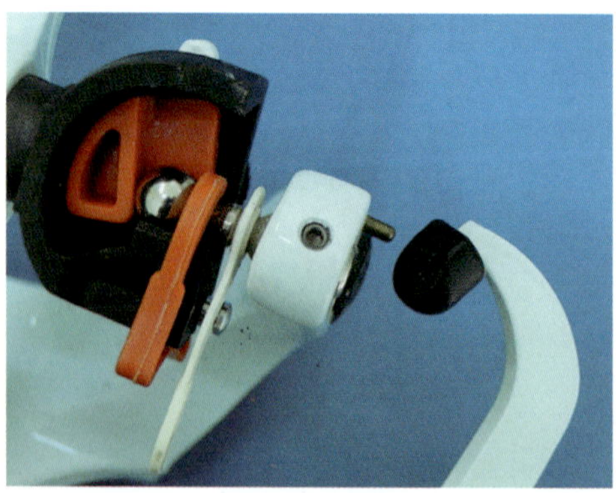

FIGURA 84 Pino na face externa da guia condilar e orifício da aurícula.

montagem, procedendo à união deles (Figura 94). Se necessário, acrescente mais gesso, evitando movimentos no garfo e no articulador.

Aguarde até que o gesso se solidifique. Afrouxe os parafusos do arco facial (Figura 95) e retire-o do articulador (Figura 96).

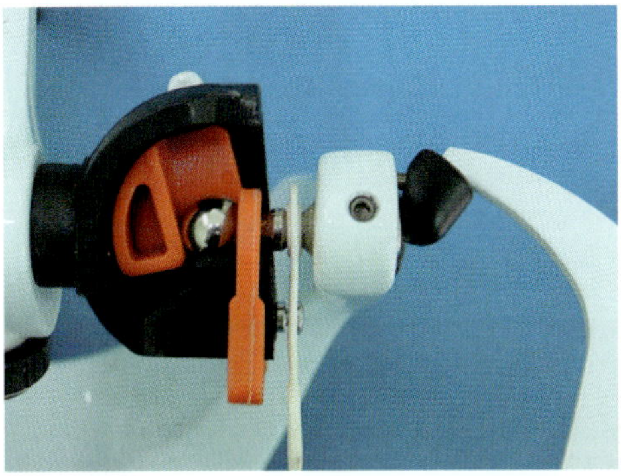

FIGURA 85 Encaixe das aurículas no pino lateral da guia condilar.

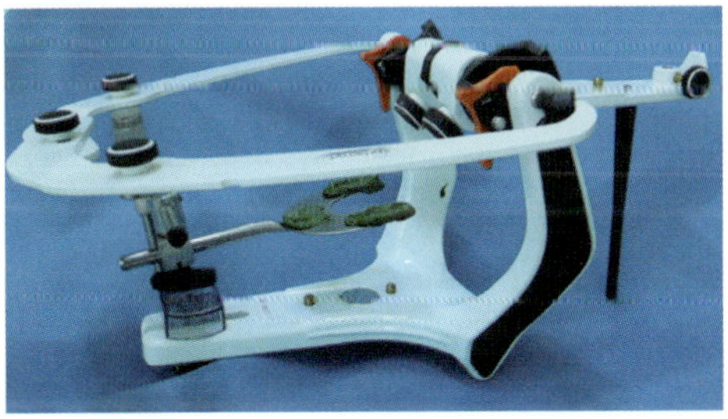

FIGURA 86 Arco facial acoplado no articulador.

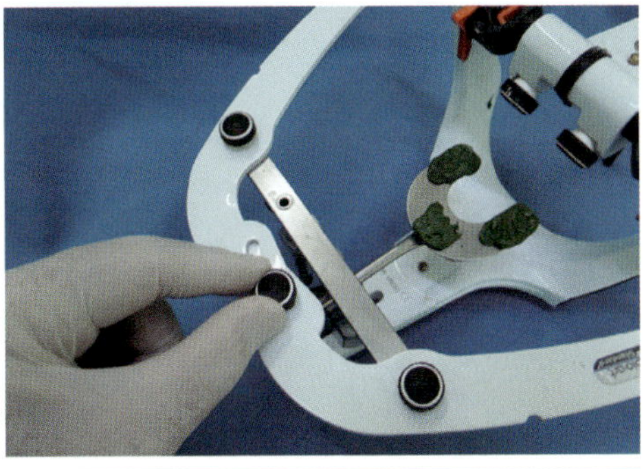

FIGURA 87 Aperto do parafuso central.

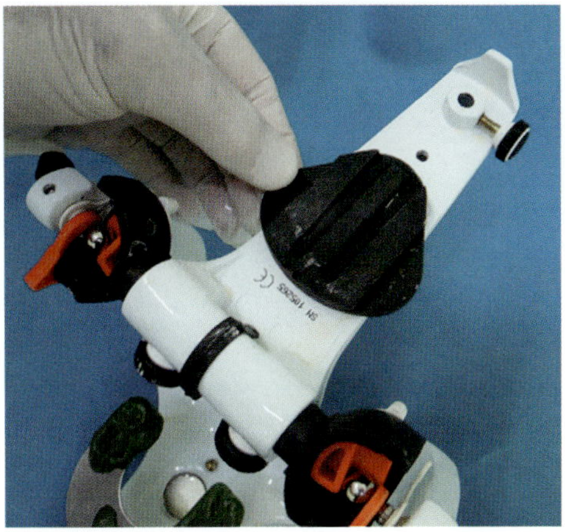

FIGURA 88 Ajuste da placa de montagem.

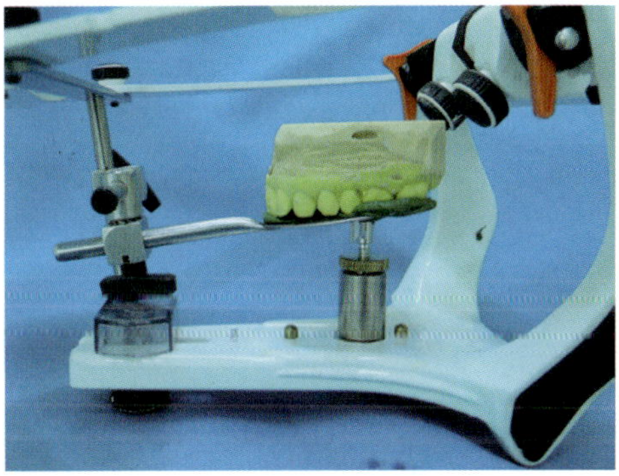

FIGURA 89 Modelo superior posicionado sobre o registro de godiva do garfo. Observe que o garfo está apoiado no suporte que está unido ao ramo inferior.

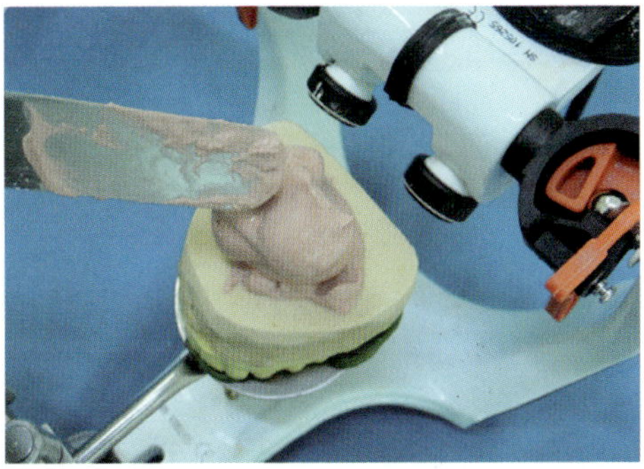

FIGURA 90 Gesso tipo IV sobre a base do modelo superior.

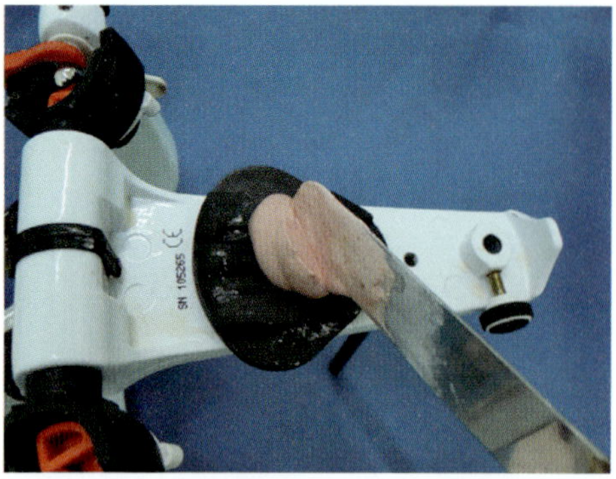

FIGURA 91 Gesso colocado na placa de montagem do ramo superior do articulador.

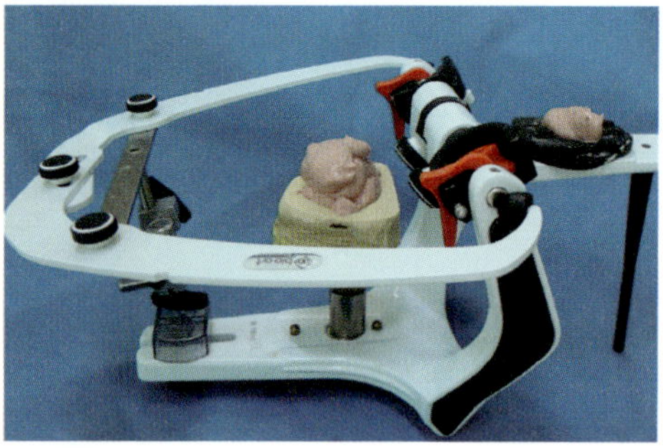

FIGURA 92 Gesso tipo IV sobre a base do modelo e plaqueta de montagem.

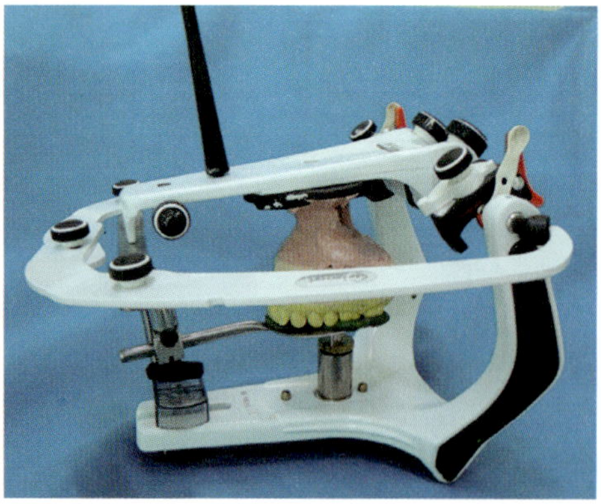

FIGURA 93 Articulador fechado.

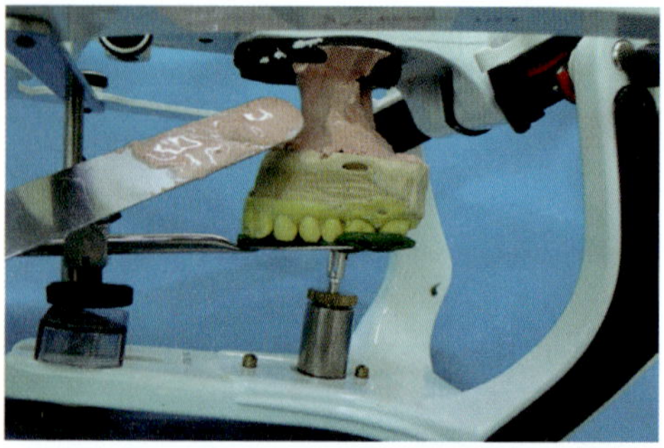

FIGURA 94 Acomodação do gesso de união modelo/plaqueta.

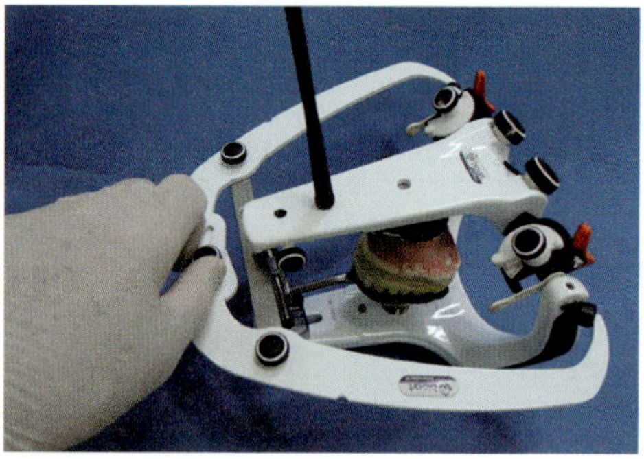

FIGURA 95 Afrouxamento do parafuso central do arco facial.

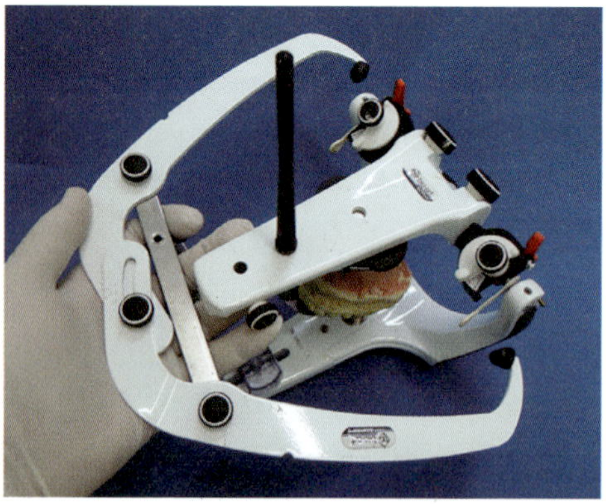

FIGURA 96 Remoção do arco facial.

Montagem do modelo inferior

Para realizar o diagnóstico das relações oclusais em modelos montados em articulador semiajustável, é imprescindível que sejam montados em relação cêntrica (RC), pois somente assim será possível diagnosticar a presença de contatos prematuros e interferências oclusais. Quando os modelos são montados nessa posição, consegue-se obter as duas posições importantes para a análise diagnóstica, ou seja, os contatos oclusais em RC e em MIH.

Desse modo, é possível verificar se há ou não deslize (deslize em cêntrica) entre a oclusão em RC, para a oclusão dos dentes em MIH.

Para o registro da posição de RC há necessidade de utilizar dispositivos de reprogramação neuromuscular, comumente chamados de desprogramadores neuromusculares.

Os dispositivos mais utilizados para isso são: Jig de Lucia[20] (Figura 97) e tiras de Long[21] (*leaf gauge*) (Figura 98). Esses dispositivos facilitam a manipulação da mandíbula para a localização do eixo de rotação (relação cêntrica) e assim proporcionam maior exatidão na montagem do modelo inferior.

Técnica de confecção do Jig

Após a confecção dos modelos de gesso, deve-se confeccionar no modelo superior o reprogramador neuromuscular Jig que auxiliará na tomada da RC (o Jig poderá, a critério do clínico, ser feito diretamente na boca do paciente). Para a confecção do Jig no modelo superior, aplica-se previamente com pincel na região dos dentes anteriores, por vestibular e por palatino, duas camadas de isolante de resina acrílica (Cel-lac ou similar), para que não ocorra a aderência da resina do Jig no modelo (Figura 99).

Após o isolante secar, espatula-se a resina acrílica de rápida polimerização (Duralay, Dencrilay, Dencôrlay ou similar), em um frasco dappen, e na fase plástica faz-se uma bolinha de resina que deverá ser acomodada na região dos incisivos centrais e laterais do mo-

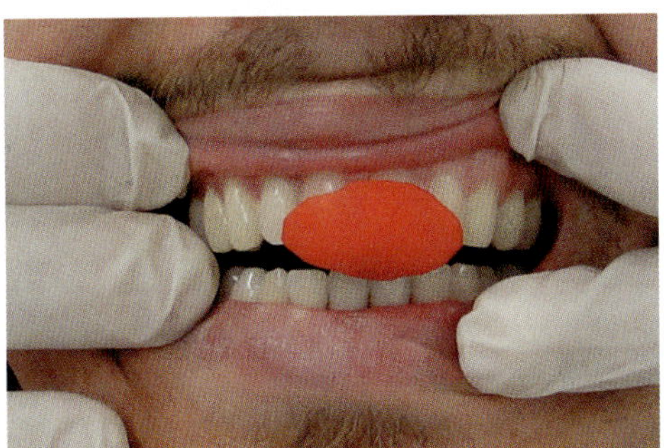

FIGURA 97 Jig de Lucia.

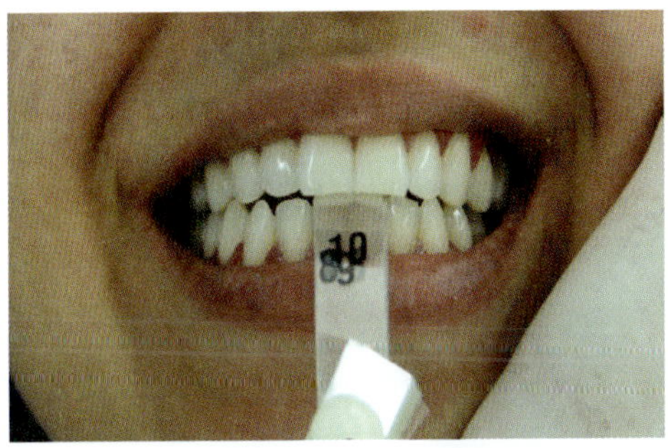

FIGURA 98 Tira de Long (*leaf gauge*).

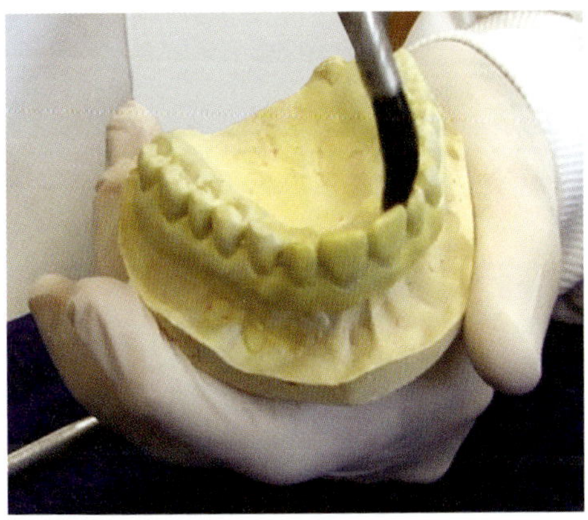

FIGURA 99 Aplicação de isolante de resina acrílica nos dentes anteriores superiores do modelo de gesso.

delo superior e adaptadas de vestibular para palatino (Figura 100). Com os dedos polegar e indicador, comprimem-se as bordas da resina de forma a fazer duas vertentes convergindo para um vértice (cunha) alinhado com a linha média dos incisivos centrais (fazer um "bico") (Figura 101).

Ainda na fase plástica, comprimem-se as bordas da resina com os dedos indicador e polegar nas duas extremidades, deixando a área central do Jig mais proeminente, com o objetivo de futuramente facilitar a tomada do registro de mordida e facilitar a parada da mandíbula (*stop* anterior) (Figura 102). Importante salientar que nessa técnica o Jig está sendo confeccionado inicialmente no modelo e será ajustado clinicamente no paciente. Isso elimina o desconforto de aquecimento dos dentes do paciente pela liberação de calor da resina durante a polimerização, e evita o gosto forte do monômero.

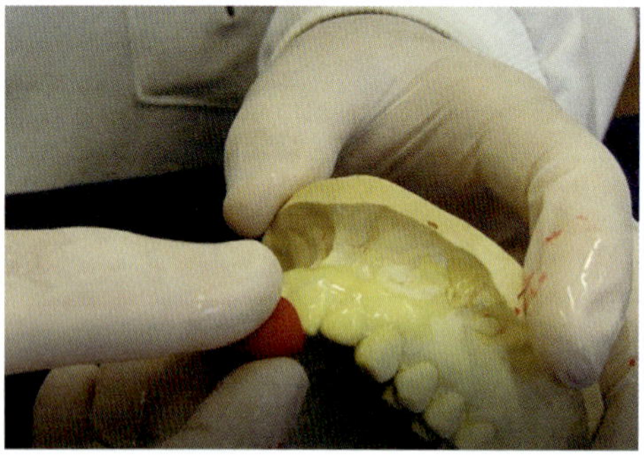

FIGURA 100 Adaptação da resina de vestibular para palatino.

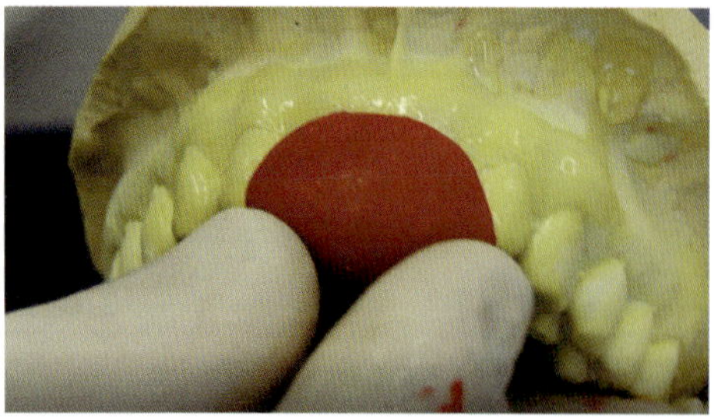

FIGURA 101 Conformação das vertentes com vértice direcionado à linha média.

Após a polimerização da resina, o Jig está confeccionado previamente no modelo (Figura 103) e deverá ser ajustado posteriormente no paciente.

Após a confecção do Jig, posiciona-se o dispositivo no paciente e, de posse de papel-carbono de articulação e pinça Muller, procede-se ao registro da RC no Jig (Figura 104), que para modelos de estudo deve promover a menor desoclusão possível, normalmente vista nos dentes posteriores antagonistas (em torno de 1 mm). Com essa medida de desoclusão, os dentes posteriores estarão próximos ao eixo terminal de rotação, que ocorre no momento em que os dentes antagonistas se encontram. Para chegar a essa medida deve-se ir desgas-

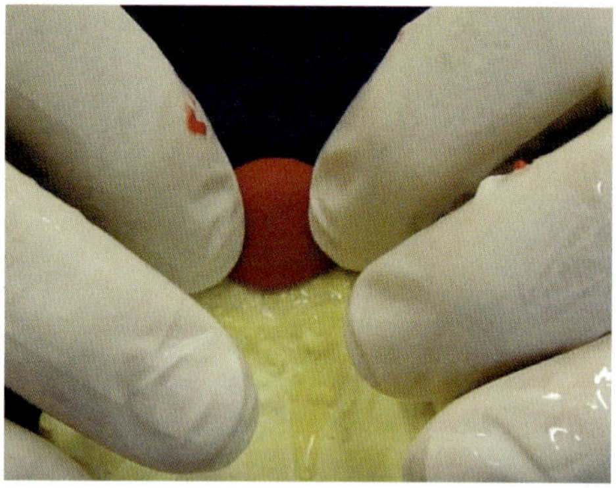

FIGURA 102 Compressão das bordas do Jig, deixando a região central mais proeminente.

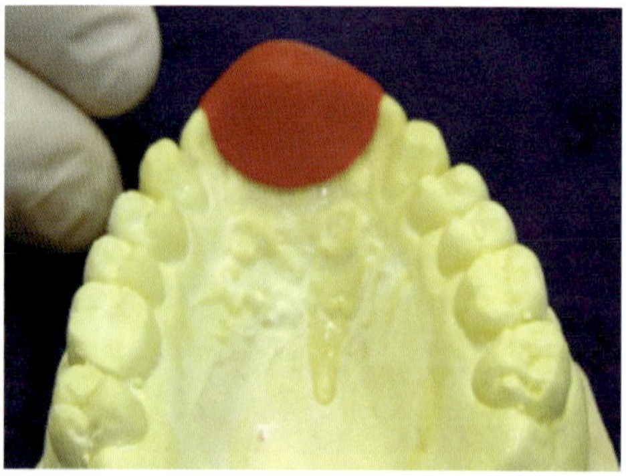

FIGURA 103 Jig confeccionado no modelo, previamente à sua aplicação no paciente.

tando a face palatina do Jig, justamente no ponto marcado pelo carbono.

O contato dos incisivos centrais inferiores no centro da face palatina do Jig (Figura 105) é o ponto do eixo de rotação dos côndilos da mandíbula.

Após a determinação do ponto de parada da mandíbula em RC, no Jig, com a menor desoclusão possível (em torno de 1 mm), realiza-se o travamento colocando-se pequena porção de resina acrílica de rápida polimerização sobre a marca do carbono (Figura 106).

Logo após, leva-se o Jig em posição, com a resina que foi acrescentada na fase plástica, e solicita-se ao paciente que oclua no Jig, justamente no ponto marcado pelo carbono, com o clínico manipulando a mandíbula em RC (Figura 107).

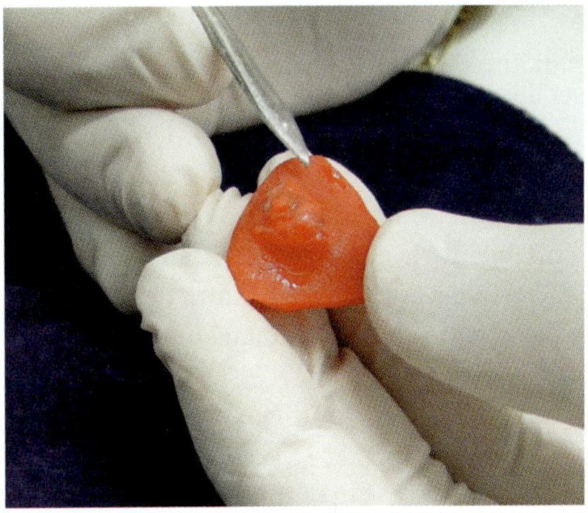

FIGURA 106 Acréscimo de resina autopolimerizável sobre o ponto marcado pelo carbono de articulação para realizar o travamento.

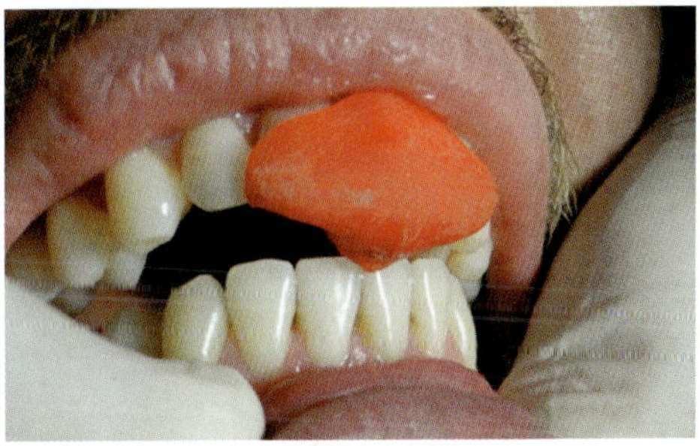

FIGURA 107 Incisivos centrais inferiores adentrando a massa da resina acrílica previamente à polimerização, na confecção do travamento.

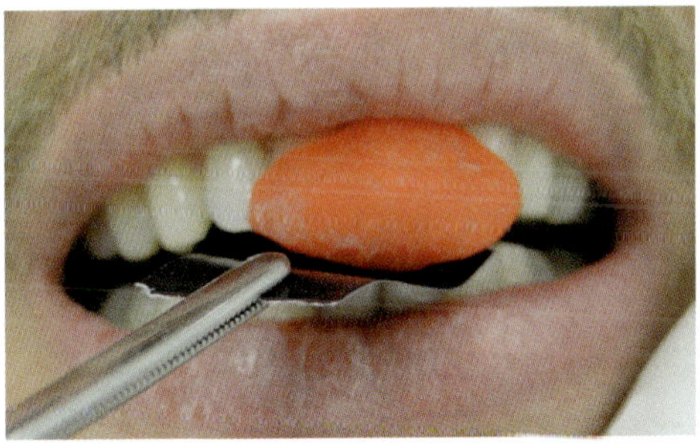

FIGURA 104 Papel-carbono de articulação para detectar o ponto de parada da mandíbula, no eixo de rotação condilar (RC).

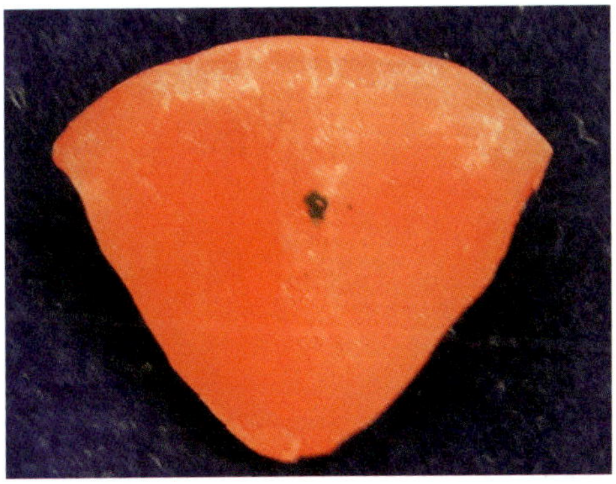

FIGURA 105 Marca do contato dos incisivos centrais inferiores no Jig de Lucia, no ponto de parada da mandíbula em relação cêntrica.

Preparo da cera para o registro da posição de RC

Os materiais necessários são: cera rosa 9, tesoura, espátula 31, lamparina a álcool e isqueiro. Deve-se dobrar uma lâmina de cera rosa 9 ao meio e, de posse de uma tesoura, recortam-se seus limites de acordo com a conformação vestibular do modelo, bem como em seu limite posterior. Reservar o pedaço de cera que sobra do limite posterior para ser usado como reforço do registro de cera.

Na região anterior do registro (de canino a canino), deve-se recortar a cera de forma a fazer um "V" na região ocupada pelo Jig (Figura

108). O reforço de cera (retângulo que sobrou do recorte posterior da cera no modelo) deve ser adaptado na linha central do registro (Figura 109) e, com espátula 7 ou 31 bem aquecida sobre a chama de uma lâmpada a álcool, fazer a fundição do mesmo centro do registro, com a finalidade de dar maior resistência nessa região e evitar que o registro sofra deflexão com consequente erro na montagem dos modelos no articulador.

Procede-se à fundição das duas lâminas de cera com espátula 31 bem aquecida (Figura 110), tendo a certeza que elas ficaram bem fundidas, juntamente com o reforço no centro. Após a fundição, imergir o registro em água natural para evitar alterações dimensionais da cera (Figura 111).

Antes de levar o registro ao paciente para a tomada da mordida, deve-se flambar levemente suas bordas sobre a chama de uma lamparina a álcool (Figura 112) e, ao notar ligeiro amolecimento da cera, adaptá-lo sobre o modelo superior exercendo compressão sobre os dentes (Figura 113), dos dois lados, de modo que o registro fique intimamente adaptado aos dentes (Figura 114), com a marca das endentações das

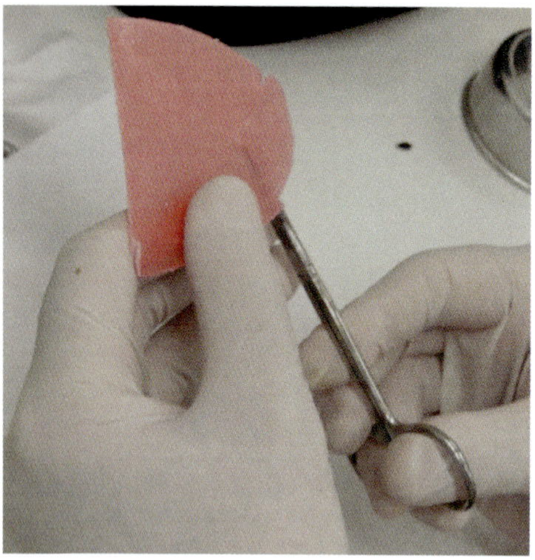

FIGURA 108 Recorte da cera na região anterior para liberar espaço para o Jig.

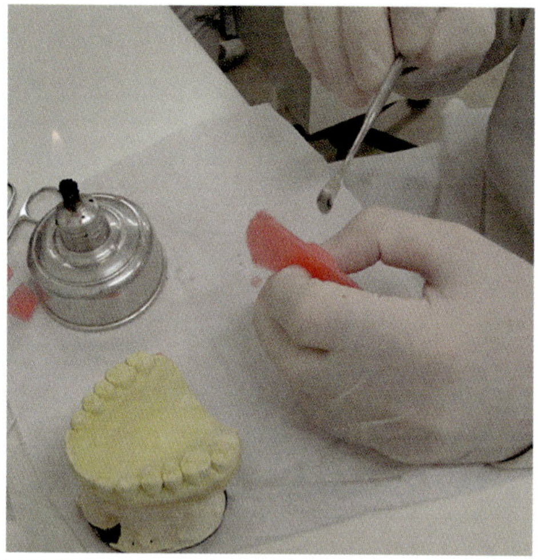

FIGURA 110 Fundição das duas lâminas de cera rosa 9.

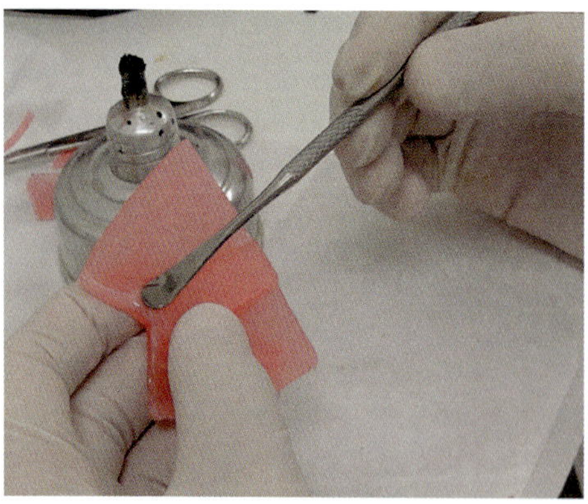

FIGURA 109 Fundição do reforço de cera na linha média do registro.

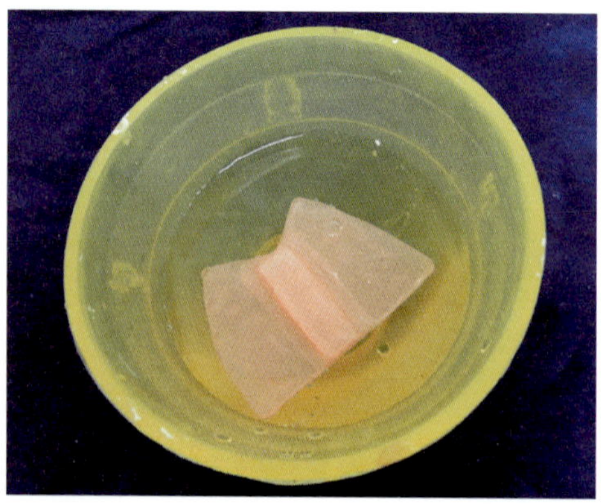

FIGURA 111 Registro imerso em água para evitar distorções na cera.

cúspides vestibulares e palatinas. Esse procedimento vai facilitar a adaptação do registro na arcada superior do paciente no momento da tomada de mordida.

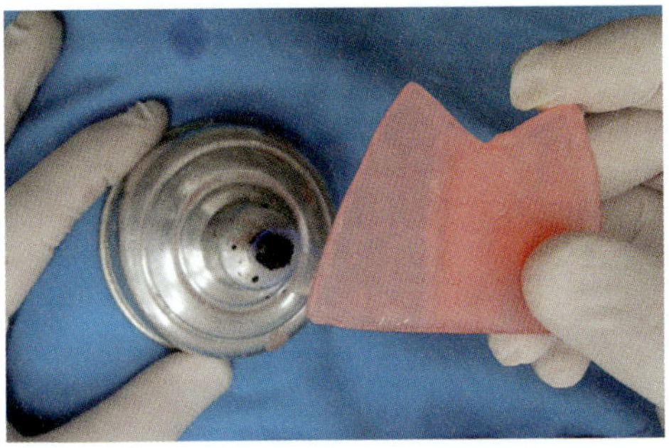

FIGURA 112 Aquecimento da cera do registro.

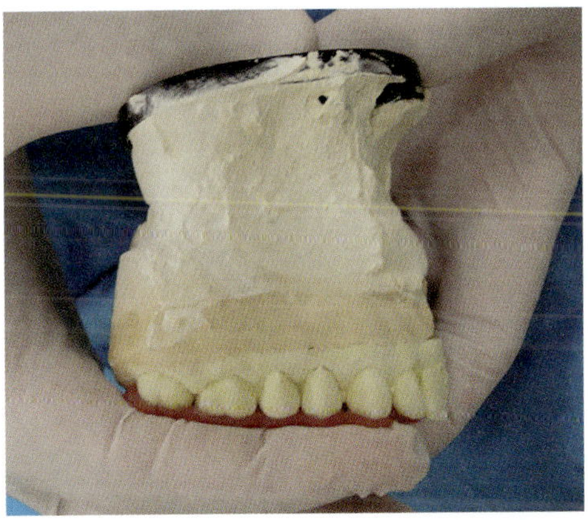

FIGURA 113 Adaptação do registro de cera no modelo superior.

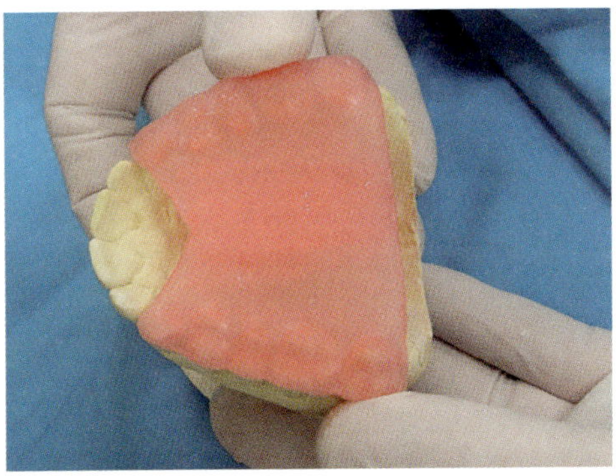

FIGURA 114 Vista oclusal da adaptação do registro no modelo.

Registro clínico da posição de RC com o Jig

Deve-se agora inserir o Jig nos dentes anteriores superiores para a tomada da RC. Como foi confeccionado previamente no modelo, deverá apresentar perfeita adaptação aos dentes. Plastifica-se a cera para o registro de mordida (o lado contrário ao do reforço) e adapta-se aos dentes superiores (Figura 115).

Manipula-se a mandíbula no eixo de rotação (RC) de modo que os incisivos centrais inferiores se encaixem no travamento realizado previamente e as pontas das cúspides marquem a cera. Manter a mandíbula em posição até a cera ficar rígida (Figura 116). O registro deverá apresentar a marca de todas as cúspides dos dentes antagonistas; caso isso não ocorra, adiciona-se cera fundida ao local em que falta. Terminado o registro, colocá-lo em uma cuba com água em temperatura ambiente para evitar alterações dimensionais (Figura 117).

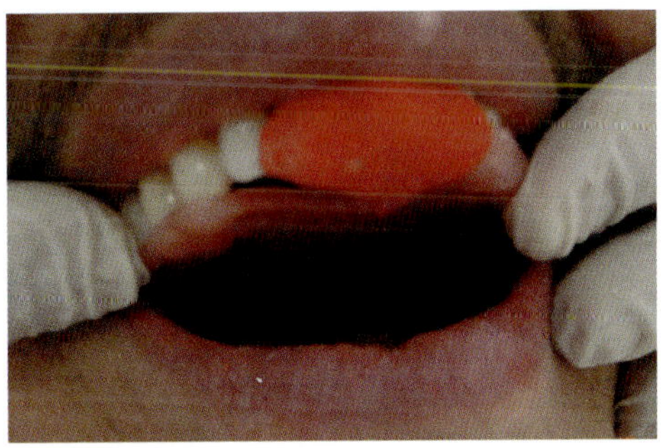

FIGURA 115 Jig e registro em cera corretamente posicionados.

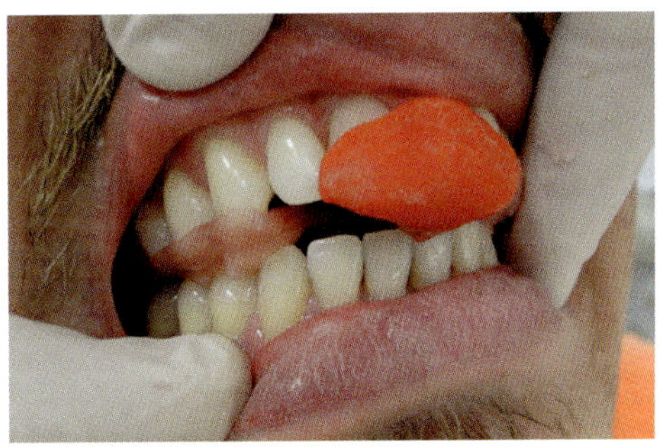

FIGURA 116 Registro da posição de relação cêntrica com a cera e o Jig.

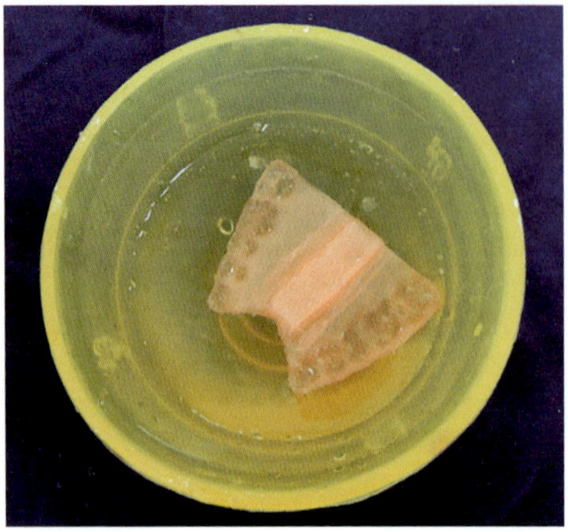

FIGURA 117 Registro na água em temperatura ambiente.

Montagem do modelo inferior

Coloque o pino incisal no ramo superior do articulador, com sua ponta arredondada para baixo, de modo que os ramos superior e inferior fiquem paralelos, ou seja, na marca zero do pino incisal, que corresponde à linha de circunferência do pino em nível com a face superior do ramo (Figura 118). Ajuste o pino em uma abertura de 2 mm. Alinhe a segunda marca acima da linha de circunferência do pino (Figura 119) e aperte seu parafuso de fixação.

Esse procedimento é realizado para compensar a desoclusão dos modelos que ocorre em função da instalação do JIG e do registro de mordida em cera.

Em seguida, coloque o ramo superior do articulador (com o modelo superior montado) na posição invertida (de "cabeça para baixo") sobre a mesa do laboratório (Figura 120). Coloque o Jig e o registro de cera precisamente adaptado ao modelo superior. Assente corretamente o modelo inferior previamente hidratado e com retenções sobre o Jig e o registro de cera (Figura 121).

Na sequência, deve-se unir os modelos com palitos de fósforo fixados com godiva (Figura 122) para que se mantenham em posição até completar o tempo de presa final do gesso. Hidratar o modelo para evitar que absorva parte da água do gesso que será utilizado para a fixação (Figura 123).

Coloque uma porção de gesso tipo IV em uma consistência espessa sobre o modelo (Figura 124) e outra sobre a placa de montagem do ramo inferior do articulador (Figura 125), mantendo elementos condilares em posição central nas guias condilares. As travas do articulador oferecem essa segurança (Figura 126).

Com os elementos condilares na posição central no interior das guias condilares, fecha-se o ramo inferior do articulador até que o pino incisal toque na mesa incisal (Figura 127) e com cuidado acomoda-se o gesso de união. Coloca-se um elástico unindo e fixando os dois ramos, para prevenir possíveis distorções causadas pela expansão do gesso que ocorre durante o tempo de presa (Figura 128).

Após a presa do gesso, coloque o articulador em sua posição normal (ramo inferior apoiado na mesa do laboratório) (Figura 129) e finalize a montagem, preenchendo com gesso os espaços vazios existentes entre os modelos e as placas de montagem, para melhorar a retenção. Finaliza-se com o acabamento do gesso, dando uma aparência uniforme aos modelos (Figuras 130 e 131). Evite derrubar gesso na junção da placa de montagem com o ramo do articulador.

Detalhes que devem ser verificados ao final da montagem:

- Os elementos condilares devem estar travados em suas respectivas guias condilares.
- O modelo superior e o inferior devem estar perfeitamente adaptados no registro interoclusal de cera.
- O gesso deve abranger as retenções dos modelos, bem como as das placas de montagem do articulador.

"O custo da montagem incorreta é demasiadamente elevado. Perda de tempo, despesas e frustração" (Peter Dawson)

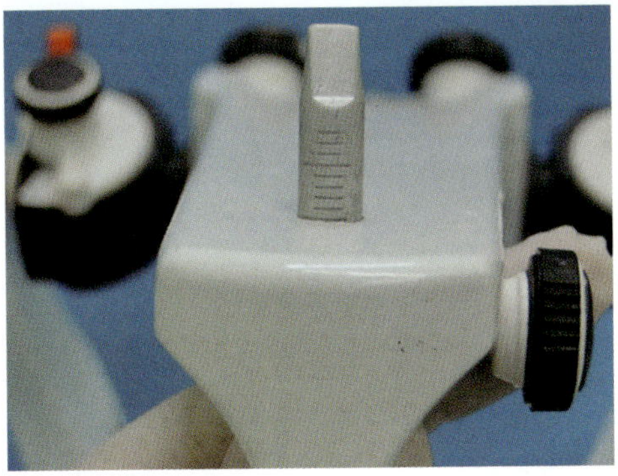

FIGURA 118 Pino incisal com o marco zero nivelado à face superior do ramo do articulador.

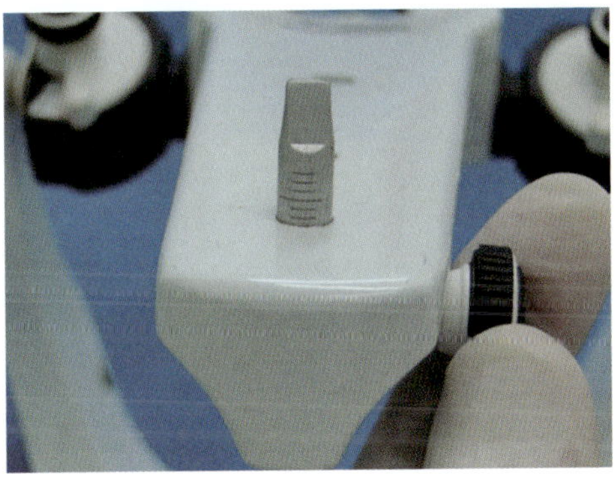

FIGURA 119 Pino incisal abaixado em 2 mm e aperto do parafuso de fixação.

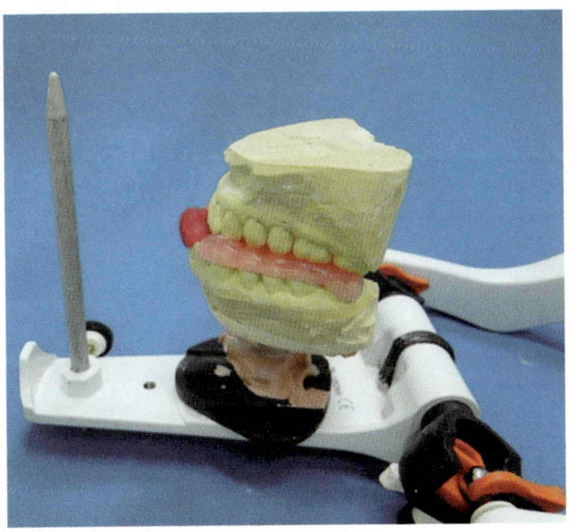

FIGURA 120 Ramo superior do articulador em posição invertida sobre a bancada.

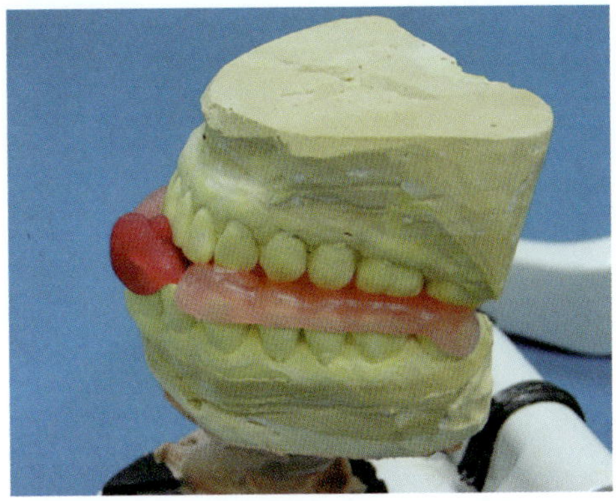

FIGURA 121 Modelo inferior corretamente encaixado no Jig e no registro de cera.

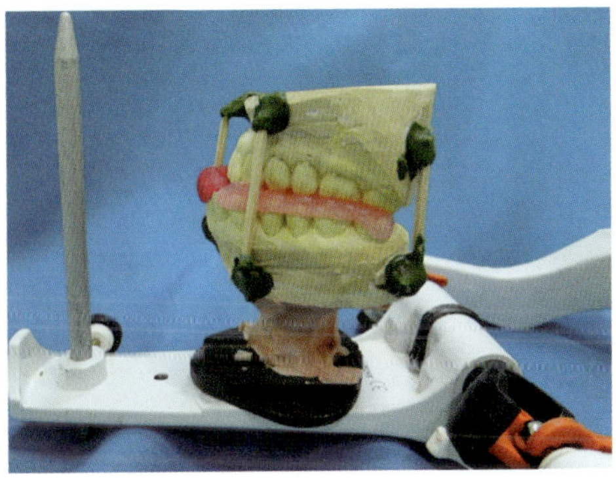

FIGURA 122 Modelos unidos com palitos de fósforo e godiva para evitar que se desloquem.

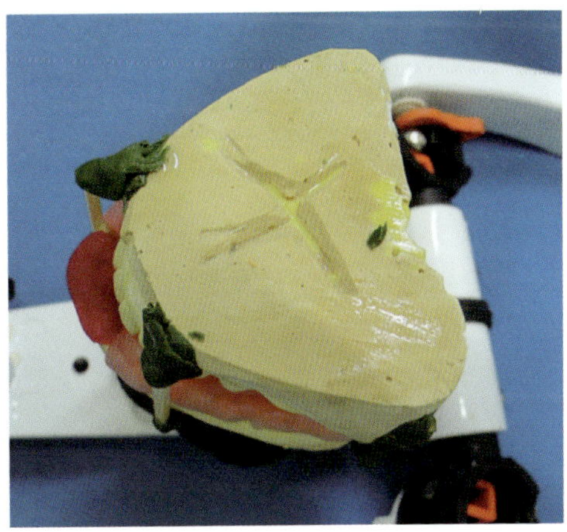

FIGURA 123 Modelo inferior com retenção e hidratação.

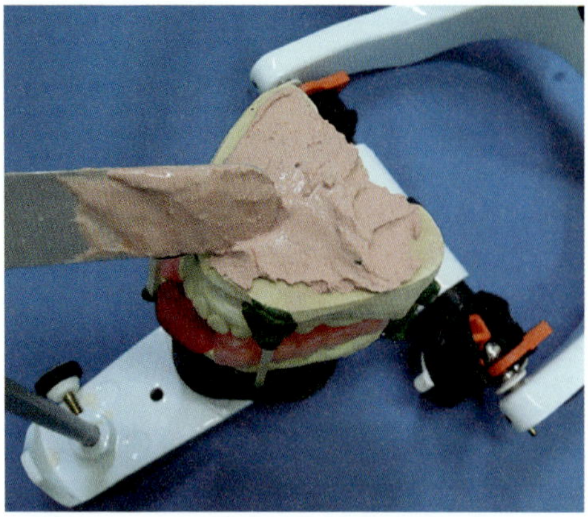

FIGURA 124 Gesso tipo IV sobre a base do modelo inferior.

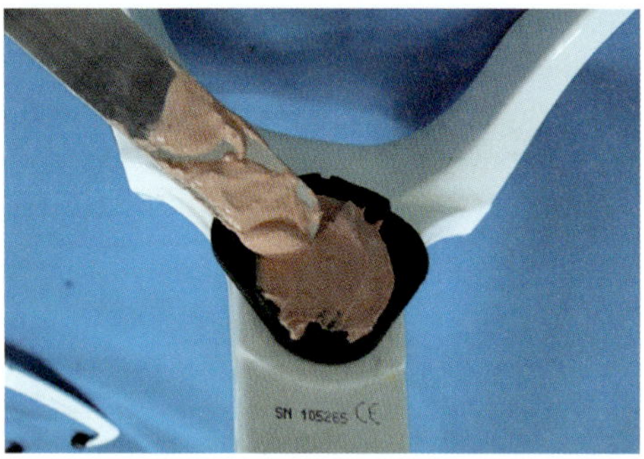

FIGURA 125 Gesso aplicado na plaqueta de montagem.

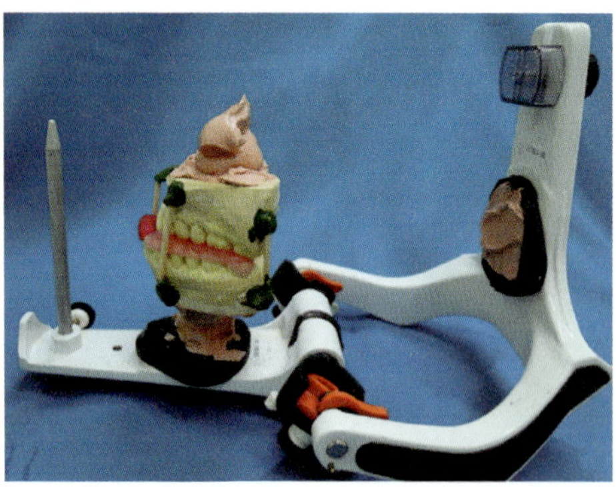

FIGURA 126 Gesso de consistência espessa sobre o modelo e elementos condilares mantidos em posição central pelas travas.

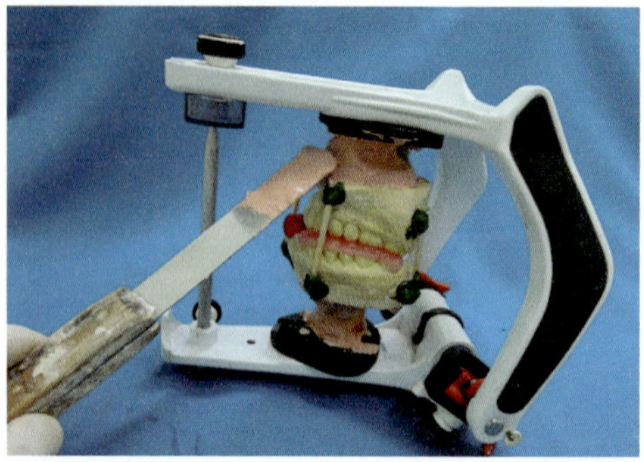

FIGURA 127 Ramo inferior do articulador fechado, com o pino incisal tocando a mesa.

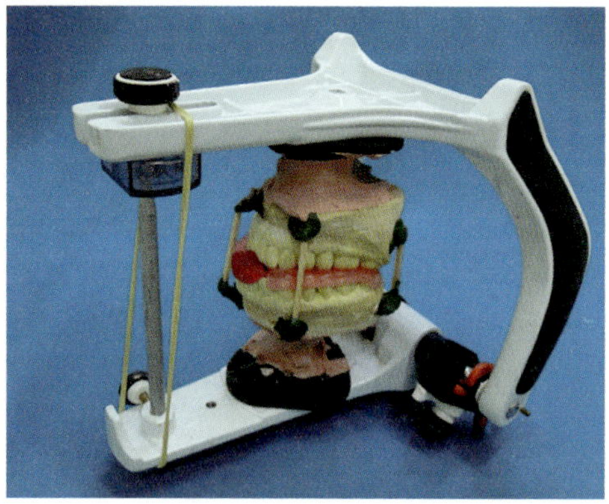

FIGURA 128 Ramos inferior e superior do articulador unidos com o elástico.

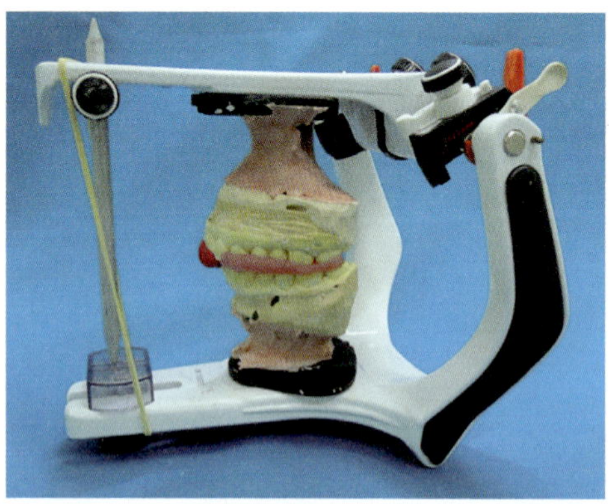

FIGURA 129 Articulador em posição normal com os ramos unidos pelo elástico e pino incisal no centro da mesa.

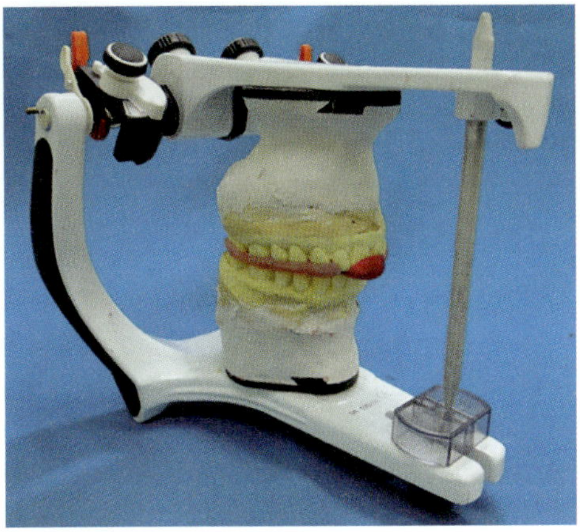

FIGURA 130 Montagem finalizada com preenchimento de gesso e acabamento (lado direito).

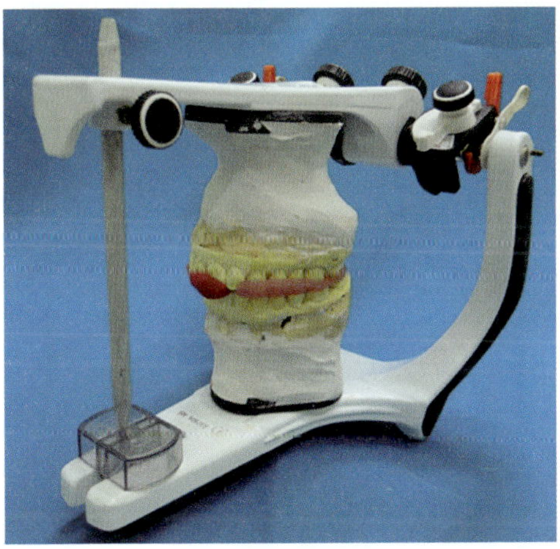

FIGURA 131 Montagem finalizada com preenchimento de gesso e acabamento (lado esquerdo).

Conferência da montagem

Ao término do acabamento, abre-se o articulador, retira-se o registro de cera e o Jig (Figura 132), e então o pino incisal (que foi abaixado na etapa da montagem do modelo inferior) é levantado em 2 mm, voltando ao marco zero (Figura 133).

Para verificar se a montagem foi bem-sucedida, devem-se seguir esses passos:

1. Verifique se os dois elementos condilares do articulador estão tocando nas paredes posterossuperiores das guias condilares; caso contrário a montagem estará inutilizada. O articulador A7Plus e os modelos similares oferecem a trava dos elementos condilares, que elimina essa possibilidade de erro, desde que ativada.
2. Verifique se a posição dos modelos em MIH do articulador é coincidente com a posição de MIH da boca do paciente. Avaliar clinicamente.
3. Com uma tira de papel celofane medindo 8 mm de largura por 5 cm de comprimento presa a uma pinça Muller, verifique se o ponto de contato do articulador coincide com o ponto de contato da boca.

São procedimentos simples que fornecem informações valiosas de que a montagem está ou não correta. O erro em montagem de modelos é um procedimento frequente. O clínico deve, portanto, praticá-lo, pois é com a repetição que se aprende e o que inicialmente parece ser difícil torna-se fácil.

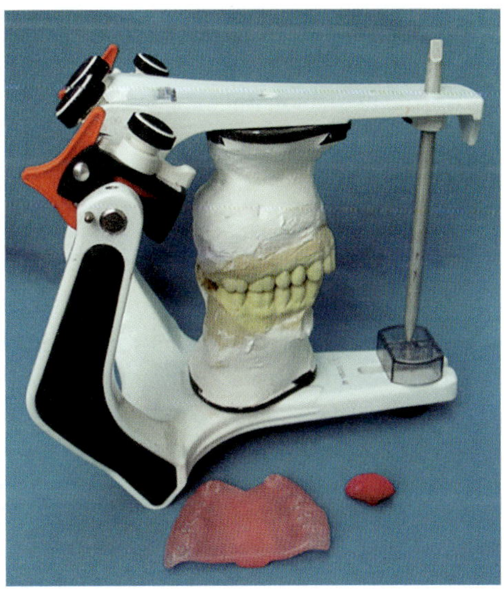

FIGURA 132 Modelos sem o registro de cera e o Jig.

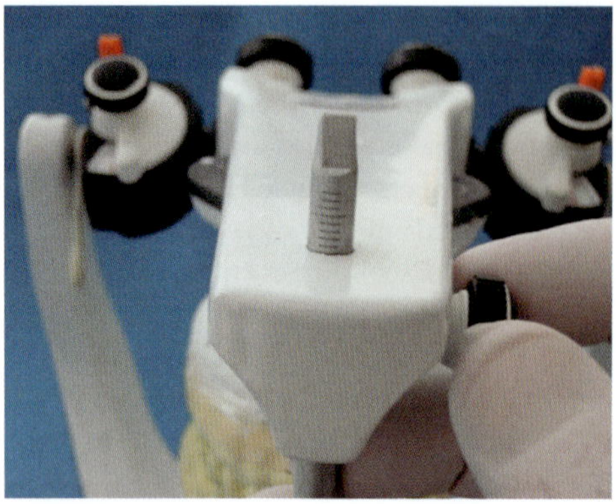

FIGURA 133 O pino incisal é levantado, retornando ao marco zero.

Análise e diagnóstico dos contatos oclusais

O estudo dos modelos montados em articulador semiajustável é um procedimento muito útil no diagnóstico e no plano de tratamento das alterações encontradas na oclusão dental. Para os profissionais mais experientes é um excelente auxiliar; para os iniciantes no estudo da oclusão é indispensável.

É evidente que os contatos oclusais durante a função mandibular ficam difíceis de serem observados clinicamente com precisão. Há o efeito dos lábios, língua, saliva e dos próprios dentes, que dificultam a observação e conduzem a erros, além da dificuldade que alguns pacientes apresentam para realizar os movimentos mandibulares, os quais se tornam necessários para a análise oclusal.

No articulador, ao contrário, as posições mandibulares registradas podem ser repetidas todas as vezes que se torne necessário para uma análise mais detalhada da oclusão, com calma e de todos os ângulos. É óbvio que, para a análise no articulador ter valor, torna-se imperativo que as etapas de registros e transferências tenham sido realizadas com a máxima precisão.

Com os modelos montados no articulador em RC (para o diagnóstico oclusal do paciente essa posição é imprescindível), procede-se à análise da oclusão do paciente, que deverá ser feita em três etapas:

1. Com os modelos desocluídos.
2. Com os modelos ocluídos sem movimentação (análise estática).
3. Com os modelos ocluídos movimentando-se o articulador em lateralidade e protrusão (análise dinâmica).

Análise dos modelos desocluídos

Com o articulador aberto (Figuras 134 e 135), analisamos os dentes em número, posição, migrações, giroversões, apinhamentos, ausências dentais, mesializações, extranumerários, raízes residuais, transposição, supra e infraoclusão, abrasões, facetas de desgaste, restaurações fraturadas, desgastes dentais severos, situação dos terceiros molares, enfim, todas as alterações existentes que possam proporcionar dor nos dentes, prematuridades e interferências oclusais.

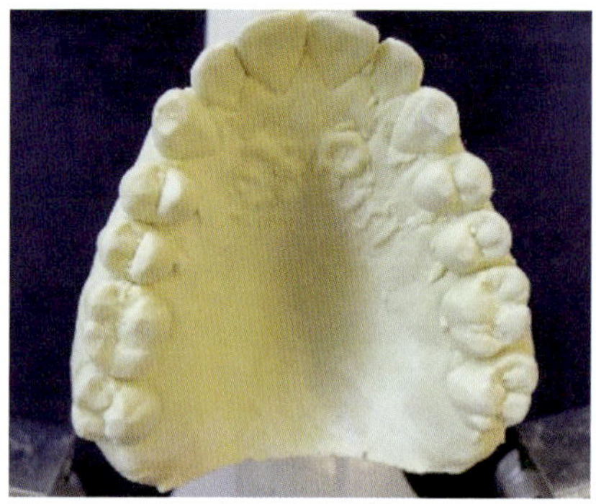

FIGURA 134 Modelo superior com o articular aberto.

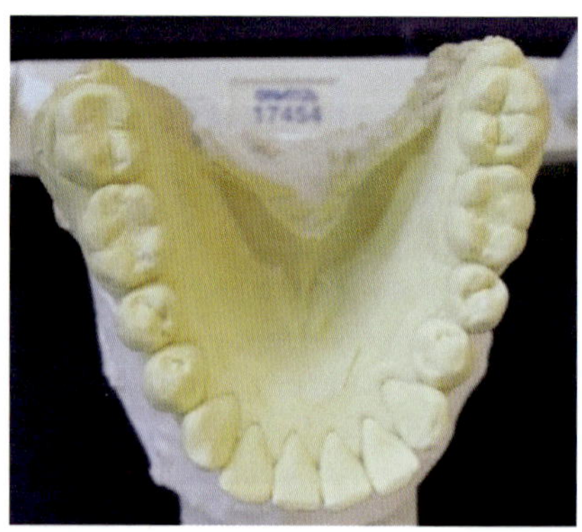

FIGURA 135 Modelo inferior com o articulador aberto.

Análise dos modelos ocluídos em MIH (sem movimentação – análise estática)

A posição dental de MIH é a posição maxilomandibular na qual os dentes adquirem um número máximo de contato oclusal e independe da posição condilar; portanto, é uma posição dental. Com o articulador fechado em MIH (Figuras 136, 137 e 138), deve-se observar o relacionamento dos dentes e das arcadas dentárias à procura de malposições ou malformações hereditárias, relacionar o tamanho de uma arcada em relação à outra, ou das arcadas em relação aos dentes. Deve-se observar também a situação do trespasse vertical (*overbite*), do trespasse horizontal (*overjet*), posição dos primeiros molares antagonistas (classificação de Angle), curva de Spee, curva de Wilson, plano oclusal, posição dos caninos antagonistas, mordida aberta (anterior ou posterior) e outras possíveis situações encontradas no relacionamento dos dentes.

Análise dos modelos ocluídos com movimentação (exame dinâmico ou funcional)

Com o articulador fechado em MIH, deve-se escolher dois dentes antagonistas (como sugestão escolha, os primeiros pré-molares) e, com um lápis ou lapiseira (Figura 139), traça-se um risco alinhando os dois dentes (Figura 140). Essas marcas auxiliarão na análise oclusal e na avaliação de deslizes da mandíbula, que será explicada mais à frente neste capítulo, em "Localização de contato prematuro em relação cêntrica e estudo do deslize".

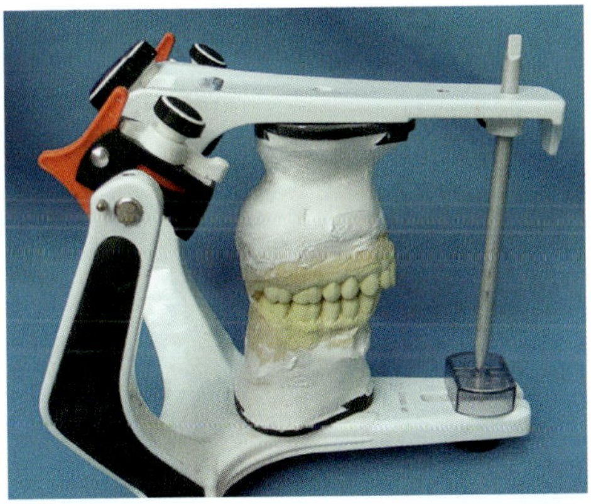

FIGURA 136 Articulador com os modelos ocluídos em máxima intercuspidação habitual (MIH).

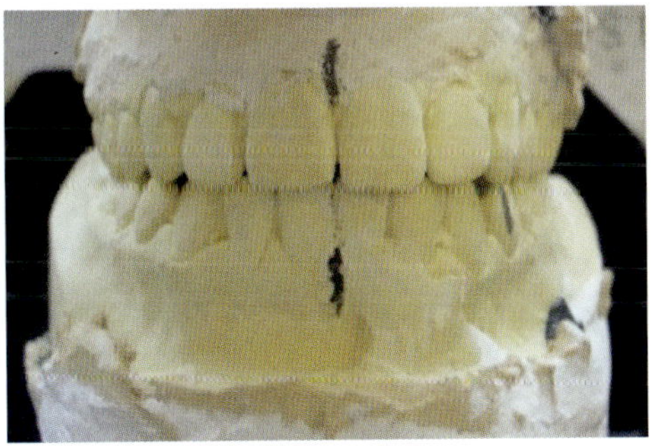

FIGURA 138 Posição dental de máxima intercuspidação habitual (MIH) (vista frontal).

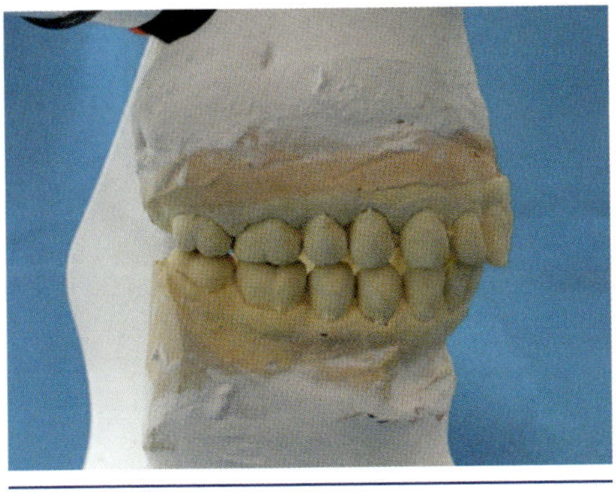

FIGURA 137 Posição dental de máxima intercuspidação habitual (MIH) (vista lateral).

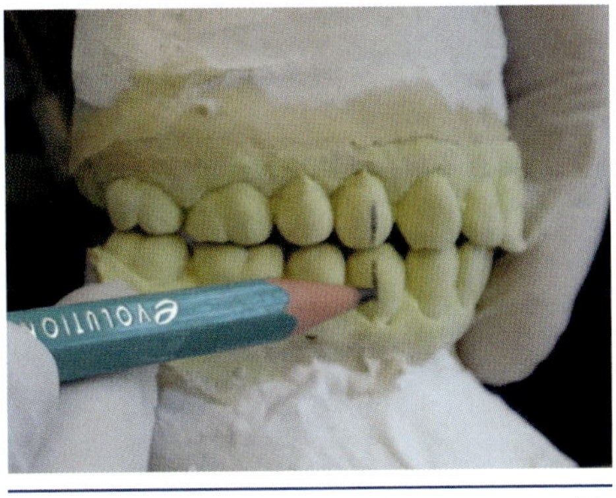

FIGURA 139 Traçados do alinhamento em máxima intercuspidação habitual (MIH) com lápis grafite.

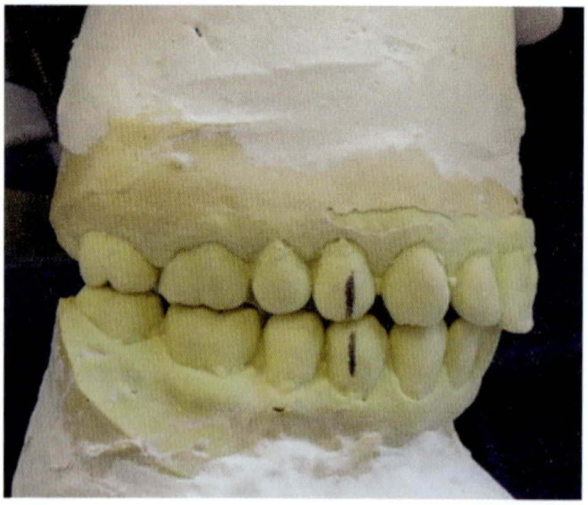

FIGURA 140 Alinhamento dos traços nos primeiros pré-molares antagonistas, lado direito.

Análise dos movimentos de lateralidade (lado de trabalho e de balanceio)

1. Lateralidade direita: realizar o movimento de lateralidade para a direita no articulador. Verificar se do lado de trabalho (Figura 141) o paciente apresenta guia canina ou função em grupo (com ou sem interferência). Do lado contrário (esquerdo), denominado lado de não trabalho (ou balanceio) (Figura 142), verificar se o paciente apresenta interferências oclusais. Não esquecer que as interferências em balanceio podem alterar a guia de trabalho.
2. Lateralidade esquerda: realizar agora o movimento de lateralidade esquerda no articulador e analisar o lado de trabalho esquerdo (Figura 143) e o lado de não trabalho (balanceio) direito (Figura 144). Do mesmo modo que o anterior, analisar no lado de trabalho se as guias de desoclusão (canina ou em grupo) são fisiológicas e se apresenta interferências oclusais no lado de não trabalho.

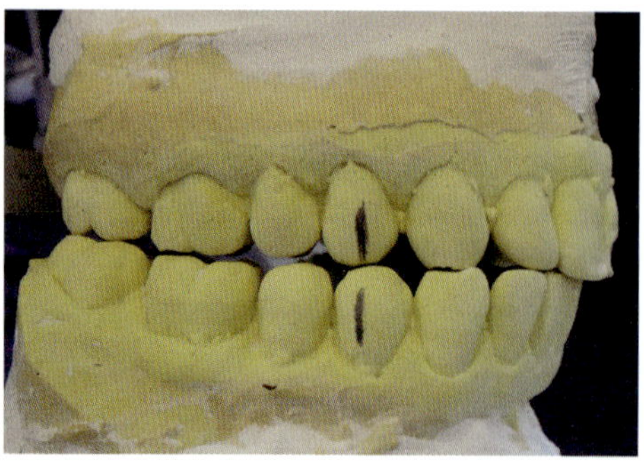

FIGURA 141 Modelos ocluídos em lateralidade direita (lado de trabalho).

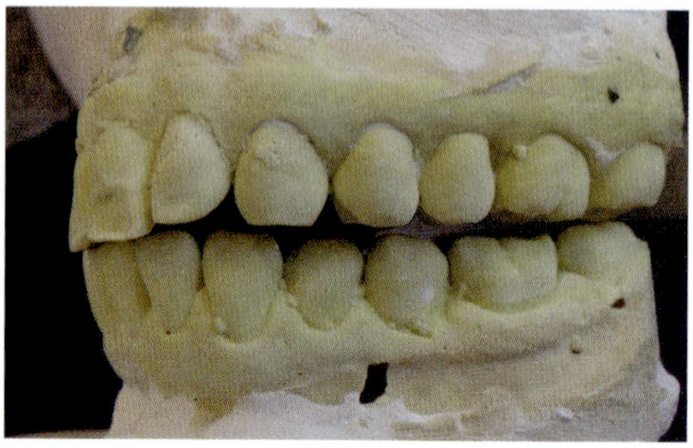

FIGURA 142 Vista do lado de não trabalho durante a lateralidade para a direita.

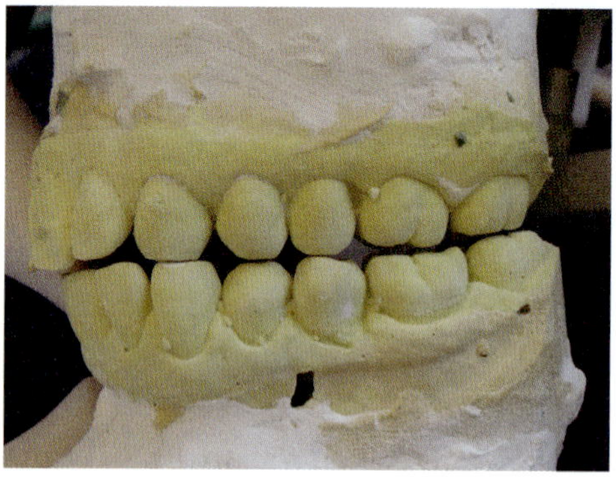

FIGURA 143 Modelos ocluídos em lateralidade esquerda (lado de trabalho).

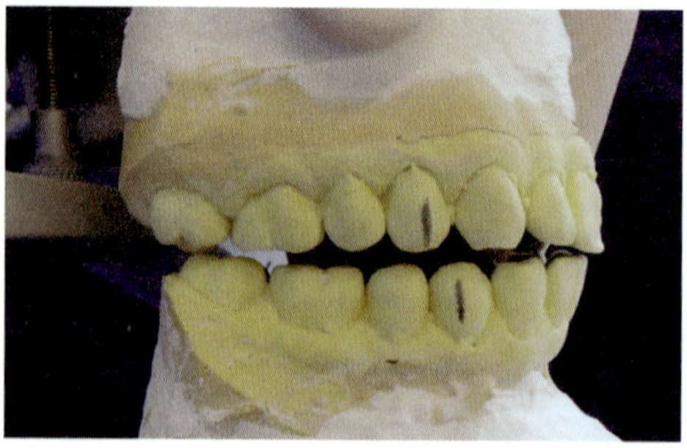

FIGURA 144 Vista do lado de não trabalho durante a lateralidade para a esquerda.

Análise do movimento de protrusão

Analisar o movimento de protrusão no articulador verificando se a guia anterior é fisiológica ou não, quais dentes anteriores participam da guia, e se existe ou não contato dos dentes posteriores na protrusão. A guia anterior sem contato dos dentes posteriores (fenômeno de Christensen) é funcionalmente a ideal; a presença de contatos posteriores na protrusão é considerada interferência oclusal. Avaliar o que ocorre nos dentes posteriores dos lados direito (Figura 145) e esquerdo (Figura 146).

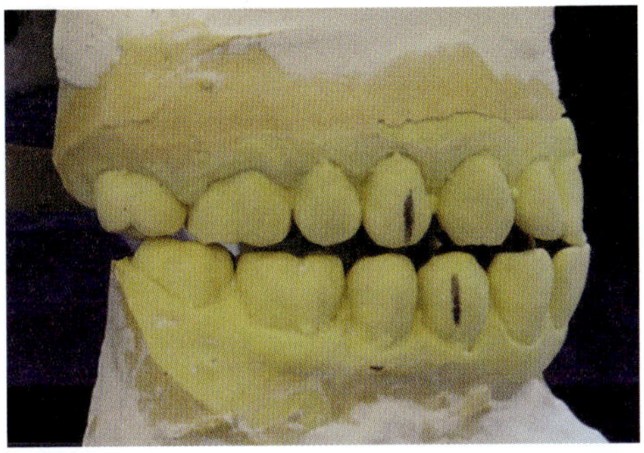

FIGURA 145 Movimento de protrusão no articulador (vista do lado direito).

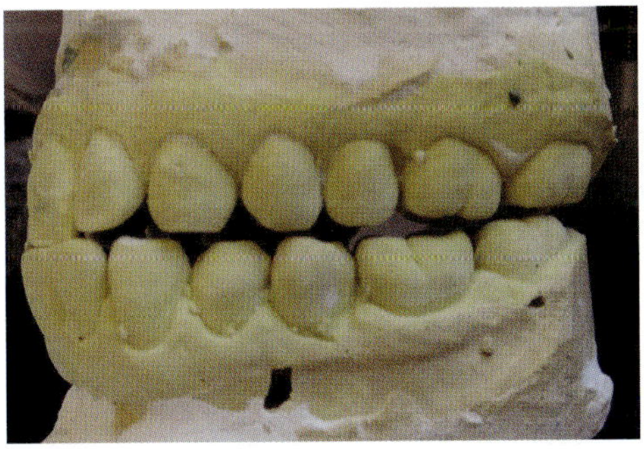

FIGURA 146 Movimento de protrusão no articulador (vista do lado esquerdo).

Localização de contato prematuro em relação cêntrica e estudo do deslize (deflexão mandibular)

Para essa avaliação, siga esses passos:

1. Traçado da MIH: inicialmente, deve-se abrir e fechar o articulador, deixando os modelos ocluírem na posição dental de MIH. Esse procedimento é realizado ocluindo-se os dois modelos sem a participação dos côndilos do articulador, ou seja, encaixando-os simplesmente. Com o articulador fechado em MIH, deve-se escolher dois dentes antagonistas (como sugestão, escolha os primeiros pré-molares) e com um lápis ou lapiseira traça-se um risco alinhando os dois dentes antagonistas (Figura 147). Esse procedimento já foi citado anteriormente.
2. Manuseio do articulador no eixo da relação cêntrica: com o articulador sobre uma bancada, levantar o pino incisal e com um dedo apoiado nele ir abrindo e fechando o articulador, sempre no eixo de rotação (RC), com os elementos condilares apoiados na parte posterior das guias condilares (Figura 148).
3. Localização do contato prematuro em relação cêntrica: abrindo e fechando o articulador, passar, dente a dente, uma fita de papel celofane medindo 5 cm de comprimento por 7 mm de largura, presa a uma pinça Muller. A fita ficará presa entre os dentes com contato prematuro (Figura 149). De modo idêntico, colocar entre esses dentes uma fita de carbono articular dupla face, com as mesmas medidas da fita celofane, fechar o articulador e marcar o local do contato prematuro em RC (Figuras 150, 151 e 152).
4. Análise do deslize em cêntrica: a observação direta do deslize entre as posições de RC e a MIH é muito instrutiva. O contato prematuro que está ocorrendo entre os dois dentes antagonistas (17 × 47) impede o contato bilateral e simultâneo dos dentes antagonistas e, por consequência, a estabilidade da mandíbula. Observe a situação na Figura 153 e verifique que o traço do pré-molar inferior está posteriorizado em relação ao superior. Para alcançar a MIH, vista na Figura 154, ocorre um deslize dos modelos (de RC até a MIH), onde se observa nessa

posição o alinhamento dos traços feito a lápis. A medida da distância entre os dois traços vistos em RC é o valor que se dá ao que se denomina deslize em cêntrica. Muitos autores consideram esse valor aceitável até 1,5 mm, e valores maiores que 5 mm são perigosos, pois deslizam muito a mandíbula para anterior, podendo proporcionar traumas nos dentes anteriores e excessivo movimento dos côndilos dentro de suas respectivas fossas articulares. O tratamento para essa situação é a eliminação dos contatos prematuros com a técnica de ajuste oclusal por desgaste seletivo, ou ajuste oclusal via ortodontia.

O estudo funcional da oclusão com os modelos montados em articulador constitui-se de enorme valor diagnóstico para a elaboração de tratamentos das patologias oclusais, além de ajudar na elaboração do planejamento dos trabalhos restauradores na área da reabilitação oral. Serve também para o aprendizado nessa área, prevenindo atuações desastrosas aos iniciantes na prática clínica da odontologia restauradora.

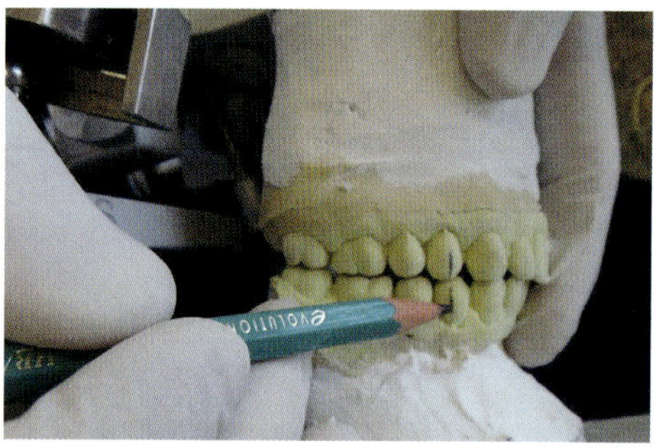

FIGURA 147 Modelos ocluídos em máxima intercuspidação habitual (observe o traçado realizado nos dentes 14 e 44).

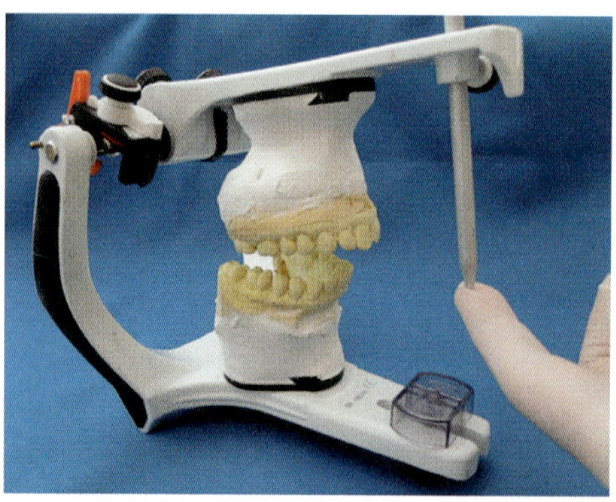

FIGURA 148 Manuseio do articulador no eixo de rotação.

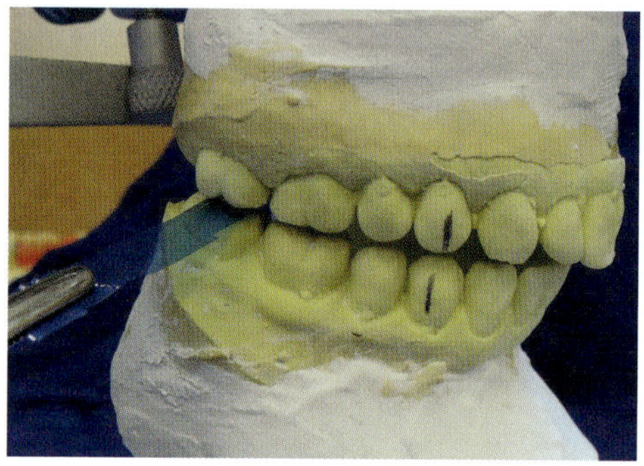

FIGURA 149 Localização do contato prematuro com papel celofane e pinça Muller.

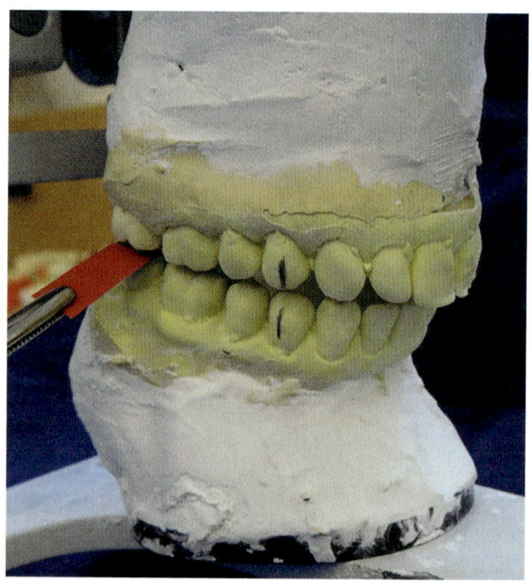

FIGURA 150 Marcação do contato prematuro com papel carbono de articulação.

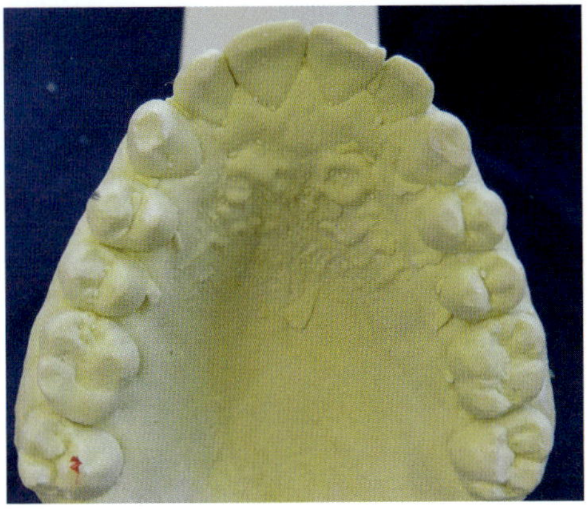

FIGURA 151 Contato prematuro marcado no dente 17.

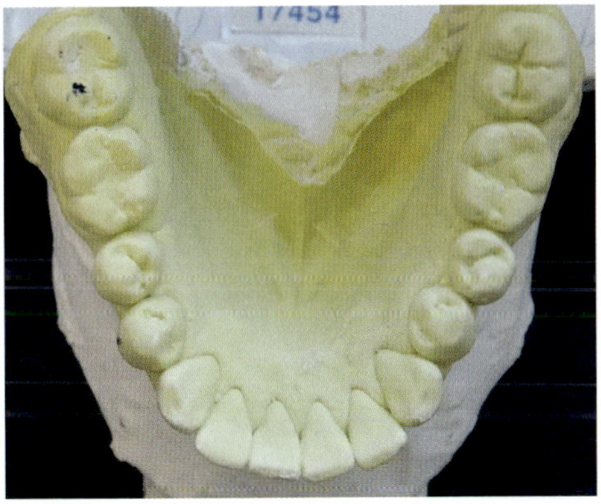

FIGURA 152 Contato prematuro marcado no dente 47 (antagonista).

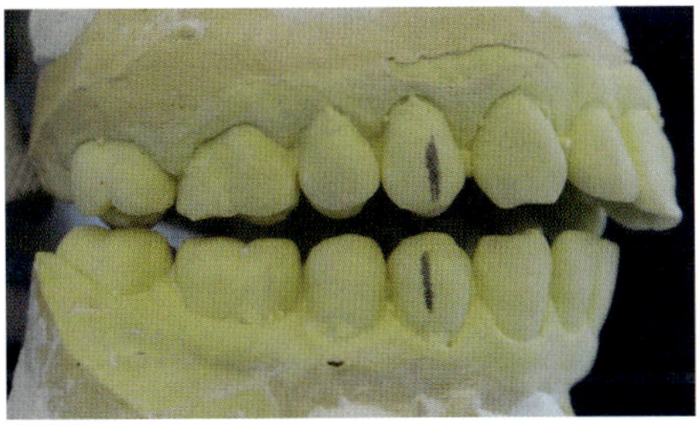

FIGURA 153 Contato prematuro em relação cêntrica (RC), nos dentes 17 × 47 cm, interferindo na estabilidade da mandíbula. Os traços estão desalinhados, estando o inferior posteriorizado em relação ao superior.

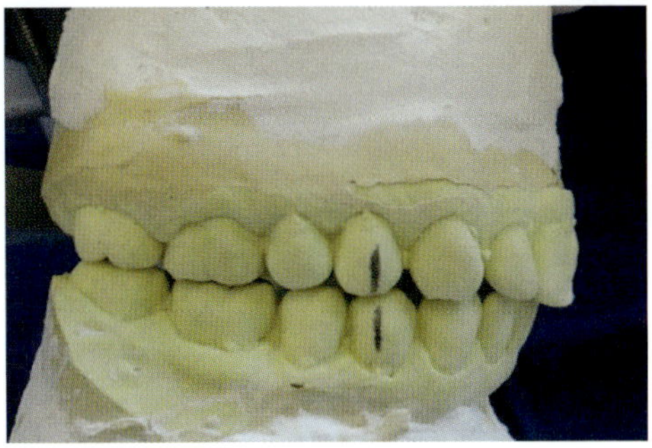

FIGURA 154 Deslize de relação cêntrica (RC) a máxima intercuspidação habitual (MIH). Observe os traços alinhados na posição dental de MIH.

CLASSIFICAÇÃO DIAGNÓSTICA DAS DTM PELO DC/TMD

Vários esquemas diagnósticos foram propostos, e todos eles apresentaram suas vantagens e desvantagens. Em 1992, Samuel F. Dworkin e Linda LeResche[11] criaram e publicaram no *Journal of Craniomandibular Disorders: Facial & Oral Pain*, o *Research Diagnostic Criteria for Temporomandibular Disorders* (RDC/TMD), um instrumento de diagnóstico bem específico para DTM com dois eixos, sendo o eixo I o que reconhece as condições físicas e o eixo II as condições psicológicas.

O RDC apresentou boa sensibilidade para identificar indivíduos positivos para DTM, mas mostrou-se pobre para determinar subgrupos de DTM musculares. É um instrumento utilizado em pesquisas clínicas, permitindo que sejam comparadas.

Após diversos conclaves entre 2001 e 2013, que debateram melhorias do RDC, foram publicados, em 2014, os Critérios de Diagnóstico para Desordens Temporomandibulares (DC/TMD), de Schiffman et al.,[1] que estão disponíveis no *Journal of Oral & Facial Pain and Headache*.

O DC/TMD aprimorou o eixo I e tornou a classificação mais abrangente, padronizou nomenclaturas e trouxe grande colaboração para o diagnóstico clínico. Em 2020, o DC foi traduzido para o português por Pereira

Jr., Hirata e Gonçalves. Fonte do instrumento disponível em http://www.phqscreeners.com/, com versão do *Consortium*, de 12 de maio de 2013, disponível em http://www.rdc-tmdinternational.org/. Espera-se com isso o aprimoramento das pesquisas na área da DTM, tornando o DC/TM um grande instrumento em ambientes clínicos e de pesquisa aplicada.

O DC/TMD classifica as disfunções temporomandibulares musculares em:

- Mialgia: dor de origem muscular em estruturas mastigatórias. A dor é modificada pelo movimento, função ou parafunção mandibular. Subtipos de mialgia:
  - Mialgia local: a dor permanece no local da área estimulada e ausência de dor referida ou espalhada.
  - Dor miofascial com espalhamento: dor à palpação muscular espalhada (mas não referida), ou seja, permanece dentro dos limites do músculo.
  - Dor miofascial com dor referida: dor referida à palpação muscular (projeta-se para além do local de palpação) e vai além dos limites do músculo.
  - Cefaleia atribuída a DTM: cefaleia de qualquer tipo na região temporal, influenciada pelo movimento, função, parafunção ou palpação no músculo temporal.

O DC/TMD classifica as disfunções temporomandibulares articulares em:

- Deslocamento do disco com redução: estalido(s) na abertura e/ou fechamento e estalido com movimentos laterais ou protrusivo.
- Deslocamento do disco com redução, com travamento intermitente: estalido(s) na abertura e/ou fechamento e estalido com movimentos laterais ou protrusivo e travamento intermitente com limitação de abertura (é necessário fazer manobra para abrir a boca).
- Deslocamento de disco sem redução, com limitação de abertura: travamento da ATM com limitação de abertura.
- Deslocamento de disco sem redução, sem limitação de abertura: abertura passiva (abertura máxima assistida) > 40 mm.
- Doença articular degenerativa: crepitação durante movimento mandibular.
- Subluxação: travamento ou hesitação da ATM em posição de abertura ampla da boca e impossibilidade de fechar a boca sem manobra específica.

Sendo o DC/TMD muito útil na pesquisa clínica, fica aqui a citação e a referência do questionário para os profissionais que forem realizar trabalhos científicos, deixando claro que deverão se aprimorar em sua utilização. O DC/TMD não será enfocado com mais profundidade no presente manual, pois essa publicação é voltada para o atendimento clínico do dia a dia na área das DTM, sem a finalidade de produção científica, apesar de contribuir fortemente para ela.

REFERÊNCIAS

1. Schiffman E, Ohrbach R, Truelove E, Look J, Anderson G, Goulet J-P, et al. Diagnostic criteria for temporomandibular disorders (DC/TMD) for clinical and research applications: recomendations of the international RDC/TMD. Consortium Network and Orofacial Pain Special Interest Group. J. Oral Facial Pain Headache. 2014;28:6-27.
2. Bitlar G. Range of jaw opening in a elderly non-patient population. J Dent Res. 1991;70:419.
3. Okeson JP. Management of temporomandibular disorders and occlusion. 8 ed. St. Louis: Elsevier; 2020.
4. Bianchini EMG. Articulação temporomandibular: implicações, limitações e possibilidades. Carapicuíba: Pró-Fono; 2000. p.402.
5. Felício CM, Trawitzki LVV. Interfaces da medicina, odontologia e fonoaudiologia no complexo cervicocraniofacial. Barueri: Pró-Fono; 2009.
6. Behsnilian V. Oclusion e rehabilitación. 2 ed. Montevideo: Papelera;1974. p. 126.

7. Mense S. Nociception from skeletal muscle in relation to clinical muscle pain. Pain. 1993;54(3):241-89.
8. Keele KD. A physician looks at pain. In: Weisenberg M (ed.). Pain; clinical and experimental perspectives. St Louis: CV Mosby Co.; 1975. p.45-52.
9. Benoliel R, Birman N, Eliav E, Sharav Y. The international classification of headache disorders: accurate diagnosis of orofacial pain? Chephalalgia. 2008;28:752-62.
10. de Leeuw R. Dor orofacial: guia de avaliação, diagnóstico e tratamento. 4 ed. São Paulo: Quintessence; 2012. p.237.
11. Dworkin SF, LeResche L. Research diagnostic criteria for temporomandibular disorders: review, criteria, examinations and specifications, critique. J Craniomand Disord. 1992:6:301-55.
12. Johnstone DR, Templeton M. The feasibility of palpating the lateral pterygoid muscle. J Prosthet Dent. 1980;44(3):318-23.
13. Stratmann U, Mokrys K, Meyer U, Kleinheinz J, Joos U, Dirksen D, et al. Clinical anatomy and palpability of the inferior lateral pterygoid muscle. J Prosthet Dent. 2000;83(5):548-54.
14. Frost HM. Musculoskeletal pains. In: Alling CC, Mahan PE (eds.). Facial pain. 2 ed. Philadelphia: Lea & Febiger; 1977. p.140.
15. Bell WE. Temporomandibular disorders. 2 ed. Chicago: Year Book; 1986.
16. Svensson P, Arendt-Nielsen L, Nielsen H, Larsen JK. Effect of chronic and experimental jaw muscle pain on pain-pressure thresholds and stimulus-response curves. J Orofac Pain. 1995;9(4):347-56.
17. Giannakopoulos NN, Schindler HJ, Rammelsberg P, Eberhard L, Schmitter M, Hellmann D. Coactivation of jaw and neck muscles during submaximum clenching in the supine position. Arch Oral Biol. 2013;58(12):1751-60.
18. 29. Cozzolino FA, Rapoport A, Franzi AS, Souza RP, Pereira CAB, Dedivitis RA. Correlação entre os achados clínicos e imaginológicos nas disfunções temporomandibulares. Radiol Bras. 2008;41(1).
19. Okeson JP. Tratamento das desordens temporomandibulares e oclusão. 7 ed. Rio de Janeiro: Elsevier; 2013.
20. Nassar MSAR, Palinkas M, Regalo SCH, Souza LG, Siéssere S, Semprini M, et al. The effect of a Lucia Jig for 30 minutes on neuromuscular re-programming, in normal subjects. Braz Oral Res. 2012;26:530-5.
21. Long JH. Locating centric relation with a leaf gauge. J Prosthet Dent.1970;29(6):608-10.
22. Fernandes Neto A, Das Neves FD, Simamoto Jr, PC. Oclusão. São Paulo: Artes Médicas; 2013.

ANEXO 1 FICHA CLÍNICA PARA O DIAGNÓSTICO DAS DISFUNÇÕES TEMPOROMANDIBULARES

Nome do(a) paciente:____

Endereço: ____________________________________ Bairro:________________

Cidade: ____________________ CEP: ______-____ Estado: ____ Fone res.: ____-__________

Profissão: ______________________ Celular: __________________ Estado civil: ______________

Data de nascimento: ___/___/___ Escolaridade: ______________ Data do exame: ___/___/___

FICHA DE AVALIAÇÃO

Procedência:

Médico ( ) Cirurgião-dentista ( ) Fisioterapeuta ( ) Fonoaudiólogo ( )

Outro: ____

Anamnese:

1. Qual a sua queixa principal?
2. Há quanto tempo você sente sua queixa principal?
3. O que ocorreu no início dos sintomas e como evoluiu?
4. Quais profissionais você procurou para tratamento, o que foi realizado e quais os resultados obtidos?
5. O que desencadeia os seus sintomas?
6. O que piora os seus sintomas?
7. O que melhora os seus sintomas?
8. Com que frequência seus sintomas ocorrem?

   Uma vez por dia ( ) Uma vez por mês ( )
   Várias vezes por dia ( ) Várias vezes por mês ( )
   Uma vez por semana ( ) Continuamente ( )
   Várias vezes por semana ( )
9. Qual o horário dos sintomas? Ao acordar ( ) Manhã ( ) Tarde ( ) Noite ( )
10. Quando seus sintomas ocorrem, quanto tempo duram?

    Alguns segundos ( ) Semanas ( )
    Minutos ( ) Continuamente ( )
    Horas ( ) Variável ( ): ____________
    Dias ( )
11. Característica da dor:

    Aguda ( ) Crônica ( ) Breve ( ) Contínua ( )
    Intermitente ( ) Pulsátil ( ) Ardente ( ) Choque ( )
12. Alguém da sua família possui os mesmos sintomas que você? Não ( ) Sim ( )
    Se sim, quem?____
13. Sente dores de cabeça frequentes? Não ( ) Sim ( )
    Se positivo: unilateral ( ); bilateral ( ); frontal (testa) ( ); occipital (nuca) ( )
14. Sente dores na face? Não ( ) Sim ( ) Unilateral ( ) Bilateral ( )
15. Sente dores no pescoço? Não ( ) Sim ( )

(continua)

FICHA DE AVALIAÇÃO (*CONTINUAÇÃO*)

Anamnese:

16. Sente dores nos ombros? Não ( ) Sim ( )
17. Tem torcicolos frequentes? Não ( ) Sim ( )
18. Tem dificuldade para movimentar a cabeça para os lados? Não ( ) Sim ( )
19. Sente dores constantes em outra região do corpo? Não ( ) Sim ( ): onde? ______________
20. Teve traumatismo recente na cabeça ou no pescoço? Não ( ) Sim ( ): qual?______________
21. Está atualmente em tratamento médico? Não ( ) Sim ( ): qual? ______________________
22. Está tomando algum medicamento atualmente? Não ( ) Sim ( ): qual? ____________
23. Você se considera: nervoso ( ); ansioso ( ); tenso ( )? Não ( )
24. Sua mordida está desconfortável ou diferente? Não ( ) Sim ( )
25. Você mastiga mais de que lado? Direito ( ) Esquerdo ( ) Dos dois lados ( ) Não sei ( )

SINTOMAS OTOLÓGICOS			SINTOMAS OFTALMOLÓGICOS		
Sente dor nos ouvidos?	D ( )	E ( )	Tem dor nos olhos?	D ( )	E ( )
Sensação de ouvido tampado?	D ( )	E ( )	Tem vermelhidão nos olhos?	D ( )	E ( )
Tem dificuldade para ouvir?	D ( )	E ( )	Tem lacrimejamento?	D ( )	E ( )
Sente zumbidos nos ouvidos?	D ( )	E ( )	Sente os olhos coçarem?	D ( )	E ( )

REVISÃO DOS SISTEMAS

Marque com × em caso positivo. Se a resposta for negativa, deixe em branco

Doenças do cérebro e do sistema nervoso: neuralgia do trigêmeo ( ); epilepsia ( ); outra: __________

Distúrbios do sono: apneia ( ); insônia ( ); ronco ( ); outro: ______________________________

Doenças mentais: síndrome do pânico ( ); depressão ( ); bulimia ( ); anorexia ( )

Doenças dos ossos, articulações, músculos e tecido conjuntivo: artrose ( ); artrite reumatoide ( ); lúpus ( ); arterite temporal ( ); gota ( ); fibromialgia ( )

Doenças do aparelho respiratório: insuficiência respiratória ( ); asma ( ); pneumonia ( ); enfisema pulmonar ( ); tuberculose ( ); bronquite ( ); outra: ______________________________

Doenças cardiovasculares: cardiopatia ( ); endocardite ( ); hipertensão arterial ( ); doença coronariana ( ); outra: ______________________________

Doenças do fígado: hepatite ( ); cirrose ( ); outra: ______________________________

Doenças gastrointestinais: gastrite ( ); úlcera gástrica ( ); colite ( ); refluxo de ácido gastroesofágico ( ); outra: ______________________________

Doenças do ouvido, nariz e garganta: otite ( ); mastoidite ( ); desvio de septo ( ); rinite ( ); sinusite ( ); faringite ( ); amigdalite ( ); laringite ( ); zumbido ( ); outra: ______________________________

Doenças renais/urinárias: insuficiência renal ( ); infecção urinária ( ); outra: ______________

Doenças hormonais: hipertireoidismo ( ); hipotireoidismo ( ); diabetes ( ); outra: ______________

Dores de cabeça: cefaleia tipo tensional ( ); enxaqueca (migrânea) ( ); outra: ______________

Doenças do sistema imunitário: imunodeficiência ( ); transplante ( ): de quê? ______________

(*continua*)

REVISÃO DOS SISTEMAS (*CONTINUAÇÃO*)

Marque com × em caso positivo. Se a resposta for negativa, deixe em branco

Infecções: candidíase ( ); herpes simples ( ); herpes-zóster ( ); vírus da aids ( ); outra: ____________

Problemas psíquicos ( ): qual/quais? ____________

Implantes artificiais: prótese ocular ( ); prótese auditiva ( ); marca-passo ( ); válvula coronária ( ); clips cerebral ( )

Para mulheres:
- Está grávida? Sim ( ) Não ( )
- Tensão pré-menstrual (TPM) Sim ( ) Não ( )

Neoplasias: tumores benignos ( ); tumores malignos ( ): qual/quais? ____________

Está tomando algum medicamento de rotina? Não ( ) Sim ( ): qual? ____________

É alérgico(a) a algum medicamento? Não ( ) Sim ( ): qual? ____________

Pressão arterial: ____________ mmHg

Outras anotações importantes: ____________

HÁBITOS DO SONO

Dorme bem à noite?	( ) Sim	( ) Não
Tem problemas para dormir?	( ) Sim	( ) Não
Toma medicação ou álcool para dormir?	( ) Sim	( ) Não
Levanta muito durante a noite?	( ) Sim	( ) Não
Ronca quando dorme?	( ) Sim	( ) Não
Sente falta de ar quando dorme?	( ) Sim	( ) Não
Respira pela boca quando dorme?	( ) Sim	( ) Não
Aperta e/ou range os dentes à noite?	( ) Sim	( ) Não
Tem dores de cabeça ao levantar?	( ) Sim	( ) Não
Sente-se exausto ao levantar?	( ) Sim	( ) Não
Levanta muito cedo?	( ) Sim	( ) Não
Pela manhã, sente os músculos endurecidos?	( ) Sim	( ) Não
Sente-se descansado ao levantar?	( ) Sim	( ) Não
Acorda com algum desconforto/cansaço facial/articular na face?	( ) Sim	( ) Não
Lê ou assiste TV na cama?	( ) Sim	( ) Não
Dorme sentado?	( ) Sim	( ) Não

Qual sua posição para dormir? ( ) de lado ( ) de costas ( ) de lado alternadamente ( ) ventral

Posição da cabeça? ( ) nº de travesseiros para dormir/apoiar a cabeça ( ) braço ou mão sob o travesseiro

Marque, na escala a seguir, o nível de sua perturbação durante o sono:

Não há perturbação	0	1	2	3	4	5	6	7	8	9	10	Perturbação insuportável

HÁBITOS COMPORTAMENTAIS				
Pratica exercícios?	( ) Não	( ) Diariamente	( ) 1 vez/semana	( ) Mais de 1 vez/ semana
Que tipo de exercício?	( ) Caminhada	( ) Hidroginástica	( ) Corrida	( ) Outros esportes Quais? ________
Atividades sociais	( ) Nenhuma	( ) Muito pouco	( ) Moderada	( ) Muito ativo
Alimentação	( ) Não se alimenta bem	( ) Apetite ruim, come pouco	( ) Apetite moderado	( ) Se alimenta bem
Bebidas com cafeína	( ) Nenhuma	( ) 1 ou 2 diariamente	( ) 3 a 4 diariamente	( ) Mais de 6 diariamente
Refrigerante tipo cola	( ) Nenhuma	( ) 1 ou 2 diariamente	( ) 3 a 4 diariamente	( ) Mais de 6 diariamente
Toma vitaminas	( ) Nenhuma	( ) Ocasional-mente	( ) Diariamente	( ) Usa megadoses
Fuma tabaco	( ) Nenhum	( ) Às vezes	( ) Menos de 1 maço/dia	( ) Mais de 1 maço/dia
Faz uso de remédio controlado?	( ) Não	( ) Sim. Qual? ________ Qual o efeito? ________		
Qual é seu lazer preferido? ________				
Quando você pode dedicar-se a ele?	( ) Nunca	( ) Raramente	( ) Sempre que posso	( ) Sempre que tenho vontade
Quanto você pode dedicar-se a ele? ________ Quando praticou pela última vez? ________				
Faz terapia de relaxamento?	( ) Não	( ) Sim Qual? ________		
Já fez ou faz uso de placa miorrelaxante?	( ) Não	( ) Sim. Quando? ________ Qual o efeito? ________		

HÁBITOS PESSOAIS QUE INDIQUEM PARAFUNÇÕES OU ALTERAÇÕES POSTURAIS		
Aperta ( ) ou range ( ) os dentes?	Sim ( )	Não ( )
Rói unhas?	Sim ( )	Não ( )
Masca chicletes?	Sim ( )	Não ( )
Morde objetos (como lápis ou caneta, por exemplo)?	Sim ( )	Não ( )
Sucção de dedos?	Sim ( )	Não ( )
Respirador bucal?	Sim ( )	Não ( )
Apoia o telefone entre o ombro e a cabeça sem usar as mãos?	Sim ( )	Não ( )
Uso prolongado de computador?	Sim ( )	Não ( )
Dorme com as mãos debaixo do queixo?	Sim ( )	Não ( )
Morde os lábios?	Sim ( )	Não ( )
Morde as bochechas?	Sim ( )	Não ( )

AVALIAÇÃO MUSCULAR

Dor à palpação: escala VAS – 0 a 10. Anotar o valor relatado pelo paciente				
Local	**Inicial: __/__/__**		**Final: __/__/__**	
Temporal anterior	( ) D	( ) E	( ) D	( ) E
Temporal médio	( ) D	( ) E	( ) D	( ) E
Temporal posterior	( ) D	( ) E	( ) D	( ) E
Masseter superficial	( ) D	( ) E	( ) D	( ) E
Masseter profundo	( ) D	( ) E	( ) D	( ) E
Esternocleidomastóideo	( ) D	( ) E	( ) D	( ) E
Trapézio	( ) D	( ) E	( ) D	( ) E

AVALIAÇÃO ARTICULAR

Dor à palpação: escala VAS – 0 a 10. Anotar o valor relatado pelo paciente				
Local	**Inicial: __/__/__**		**Final: __/__/__**	
Polo lateral côndilo	( ) D	( ) E	( ) D	( ) E
Meato acústico externo	( ) D	( ) E	( ) D	( ) E
Região retroauricular	( ) D	( ) E	( ) D	( ) E

Perguntas	**Inicial: __/__/__**	**Final: __/__/__**
Sente dor nas ATM?	D ( ) E ( )	D ( ) E ( )
Nota estalos nas ATM?	Abertura: D ( ) E ( ) Fechamento: D ( ) E ( )	Abertura: D ( ) E ( ) Fechamento: D ( ) E ( )
Nota crepitações nas ATM?	Abertura: D ( ) E ( ) Fechamento: D ( ) E ( )	Abertura: D ( ) E ( ) Fechamento: D ( ) E ( )
Já teve episódios de travamento fechado?	Não ( ) Sim ( ): o que ocorreu? ________	
Já teve episódios de travamento aberto?	Não ( ) Sim ( ): o que ocorreu? ________	

DIAGRAMA DE DOR

Marque com um X as áreas onde o paciente apresenta dor

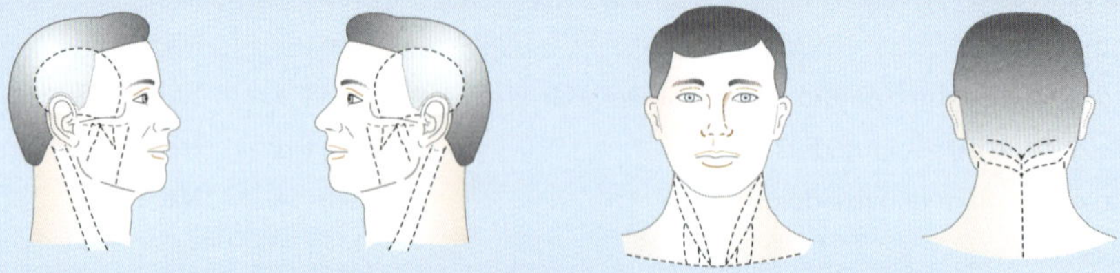

Outras anotações: ________________________________

____

____

____

EXAME DA MOVIMENTAÇÃO MANDIBULAR E DIMENSÃO VERTICAL

Medidas em milímetros (mm)	Inicial: ___/___/___	Final: ___/___/___
Abertura máxima sem auxílio		
Abertura máxima com auxílio		
Overbite		
Overjet		
Lateralidade direita		
Lateralidade esquerda		
Protrusão		

DIMENSÃO VERTICAL

Dimensão vertical de oclusão (DVO)	______________ mm
Dimensão vertical de oclusão (DVR)	______________ mm
Espaço interoclusal de repouso (IORS) (EFL)	______________ mm

TESTE FUNCIONAL ARTICULAR – COM ESPAÇADOR – 15 SEGUNDOS

	Dor	Local	Contrateste: alívio
Lado direito			
Lado esquerdo			

PADRÃO DE ABERTURA

	D	E
Reto		
Desvio lateral direito (não corrigido)		
Desvio lateral direito corrigido ("S")		
Desvio lateral esquerdo (não corrigido)		20 mm
Desvio lateral esquerdo corrigido ("S")		
Outro, tipo: ______________________________		

AVALIAÇÃO DOS DENTES

Anote próximo ao dente as alterações clínicas que possam ser fonte de dor. Faça um × sobre os dentes ausentes

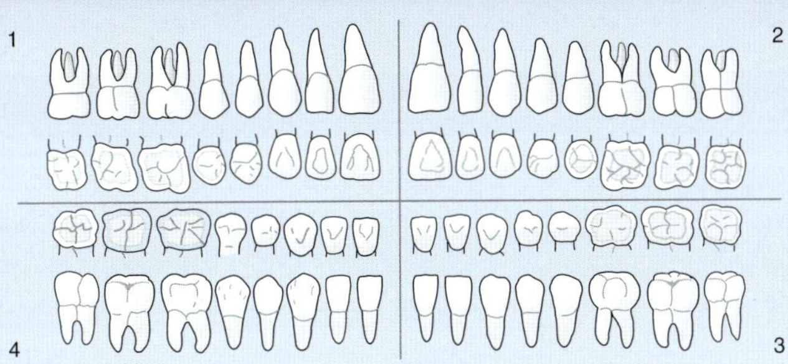

AVALIAÇÃO DOS TECIDOS MOLES

Anotar qualquer anormalidade nos tecidos moles, como: hiperemia, inflamação, infecção, ulceração ou bolhas. Não encontrando nada, escrever "Normal"

Gengiva:

Língua:

Assoalho da boca:

Orofaringe:

Bochechas:

EXAMES DE IMAGENS E/OU LABORATORIAIS RECOMENDADOS

Circundar o dente indicado para a radiografia periapical

8 7 6 5 4 3 2 1	1 2 3 4 5 6 7 8
8 7 6 5 4 3 2 1	1 2 3 4 5 6 7 8

Radiografias periapicais ( ) Data: ___/___/___

Radiografia panorâmica ( ) Data: ___/___/___

Radiografia transcraniana ( ) Data: ___/___/___

Tomografia computadorizada ( ) Data: ___/___/___

Imagem por ressonância magnética (RM) das ATM ( ) Data: ___/___/___

Ultrassom ( ) Data: ___/___/___

Outros exames ( ) Quais? ____________________
Achados relevantes nos exames imagenológicos: ____________________

Exame laboratorial: qual? ____________________ data? ___/___/___
Resultado? ____________________ data?___/___/___

Hipóteses diagnósticas (hd):

____

____

Plano de tratamento:

____

____

Evolução clínica (anotar a data e os procedimentos realizados)

____

____

Fonte: adaptada de Ficha da Disciplina de Disfunção Temporomandibular e Dor Orofacial da Faculdade de Odontologia de Ribeirão Preto – USP.

ANEXO 2 FICHA DE MAPEAMENTO DO DESGASTE SELETIVO

AJUSTE OCLUSAL

Plano de tratamento
1.
2.
3.
4.

AJUSTE EM RELAÇÃO CÊNTRICA

Contato na sequência	Dentes	Cúspides	Estruturas	Deslize para	Local de desgaste

AJUSTE NAS RELAÇÕES EXCÊNTRICAS

Contato na sequência	Dentes	Cúspides	Estruturas	Local de desgaste
AJUSTE EM LATERALIDADE DIREITA: LADO DE TRABALHO				
AJUSTE EM LATERALIDADE DIREITA: LADO DE BALANCEIO				
AJUSTE EM LATERALIDADE ESQUERDA: LADO DE TRABALHO				
AJUSTE EM LATERALIDADE ESQUERDA: LADO DE BALANCEIO				
AJUSTE EM PROTRUSÃO				

Fonte: Fernandes et al.[22]

6 Terapias em disfunções temporomandibulares

O objetivo das terapias dos pacientes com disfunção temporomandibular (DTM) é oferecer um tratamento que busque amenizar ou acabar com os efeitos das disfunções, ou seja, reduzir a dor e a sobrecarga adversa, restaurar as funções e possibilitar ao paciente retomar suas atividades diárias normais. Sendo a etiologia das DTM multifatoriais, as terapias devem ser multidisciplinares e direcionadas aos distúrbios físicos e reduzir ou eliminar os efeitos de todos os fatores, quer sejam iniciadores (aqueles que provocam a disfunção: macrotrauma, sobrecarga e parafunção); predisponentes (aqueles que aumentam o risco: problemas sistêmicos que influenciam a saúde geral, problemas psicológicos e problemas estruturais como oclusão e disfunção da articulação temporomandibular – ATM); ou perpetuantes (interferem na cura ou acentuam a progressão e a cronificação: problemas comportamentais, sociais e emocionais).

As terapias constantes neste manual seguem as recomendadas para as disfunções musculoesqueléticas, como é o caso da DTM. Como muitos sinais e sintomas nessas disfunções podem ser passageiros ao longo do tempo e autolimitantes, resolvendo-se sem que ocorram efeitos sérios, e ainda deixando dúvidas sobre como será a evolução da disfunção, devem-se evitar as terapias agressivas e irreversíveis, como mudanças complexas na oclusão e cirurgias; as terapias devem ser conservadoras, ou seja, reversíveis.[1-3]

Terapias conservadoras que devem ser preconizadas no início do tratamento incluem, além da terapia odontológica, automanejo, modificação comportamental, fisioterapia, fonoterapia (motricidade orofacial), acupuntura, aparelhos intraorais estabilizadores, com bom alívio dos sintomas na maioria dos pacientes.[4,5]

As terapias instituídas precocemente para a dor aguda reduzem a probabilidade de desenvolvimento de uma DTM crônica. O poder dos efeitos não específicos para a cura da disfunção (p. ex., efeito placebo) não deve ser desconsiderado,[6] e certamente desempenha um papel importante no sucesso do tratamento das DTM,[7] bem como a boa relação paciente-profissional.

Alguns pacientes com DTM não apresentam a melhora esperada, sendo as possíveis razões: (a) os pacientes foram incompleta ou erroneamente diagnosticados, e (b) os fatores contribuintes da disfunção não foram tratados ou não foram reconhecidos.[8] É importante que os fatores psicológicos (eixo II das DTM) sejam considerados no tratamento dessas disfunções

EDUCAÇÃO DO PACIENTE E AUTOMANEJO

Um programa de automanejo somente terá sucesso se o clínico souber ouvir as queixas e preocupações do paciente, explicar os achados clínicos, o diagnóstico, as opções de tratamento e o prognóstico da disfunção, sempre utilizando termos que o paciente possa compreender.

O paciente deverá aderir ao programa e tornar-se parceiro do clínico. Condutas que devem ser enfatizadas: restrição voluntária da função da mandíbula, tomar consciência dos hábitos deletérios que adotou e procurar modificá-los, realizar fisioterapia domiciliar, tentar descansar os músculos da mastigação e estruturas articulares afetadas, evitar mastigar com intensidade, não mascar chicletes, não bocejar com grande abertura da boca, evitar cantar e abrir muito a boca de modo a provocar dor, atentar para não ficar apertando os dentes, não morder lábios e bochechas, cuidar da postura para trabalhar e para dormir, com uma boa qualidade de sono (o clínico deve orientar o paciente a se informar sobre "higiene do sono", com recomendações para dormir bem).

A realização de fisioterapia domiciliar apresenta bons resultados, e nela se incluem: calor nas áreas afetadas, massagens nos músculos da mastigação e associados (pescoço e nuca) e exercícios suaves.

TERAPIA FARMACOLÓGICA

A terapia farmacológica pode ajudar no controle de alguns sintomas associados às DTM. Os pacientes devem estar cientes de que medicamentos geralmente não oferecem solução ou cura para o problema, mas, em conjunto com outras terapias pertinentes às disfunções musculoesqueléticas, a medicação pode oferecer alívio da dor.

Os fármacos mais utilizados em DTM incluem analgésicos, anti-inflamatórios não esteroides (Aine), relaxantes musculares, ansiolíticos, antidepressivos em doses baixas, anticonvulsivantes e corticosteroides, administrados via oral, injetáveis e tópicos. É importante considerar que o uso contínuo das drogas tende a gerar ciclos de dor mais frequentes e menor eficácia.

De modo geral, sugere-se que quando se indicam medicamentos para DTM, eles sejam prescritos em intervalos regulares durante um período especifico (p. ex., 3 vezes ao dia,[9] por 10 dias). No final desse intervalo, espera-se que tenha havido alívio dos sintomas e a medicação não seja mais necessária.

Analgésicos

Os analgésicos são medicamentos que interferem na nocicepção, portanto reduzem a experiência dolorosa do paciente. A redução da dor muitas vezes é uma parte importante da terapia para muitas DTM. Eles são eficazes para dores leves a moderadas associadas à DTM. Lembrar que medicamentos analgésicos e anti-inflamatórios[10] comumente proporcionam irritação gastrointestinal, portanto orientar o paciente para evitar alimentos que provoquem desconforto gástrico e, se necessário, administrar medicamentos redutores da produção de ácido no estômago.

Na classe dos analgésicos, os mais comumente utilizados em DTM são:

1. Dipirona: excelente analgésico para dores musculoesqueléticas.
2. Paracetamol.
3. Ácido acetilsalicílico.

Anti-inflamatórios

Os Aine devem ser administrados quando o clínico suspeita de quadros inflamatórios, como miosite, capsulite, retrodiscite, artrites próprias da ATM ou decorrentes de macrotraumas. Podem ser administrados por via oral ou por injeção. A maioria dos anti-inflamatórios age combatendo os efeitos da prostaglandina, sendo também bons analgésicos e bem indicados para as diversas DTM musculares e articulares.

Os anti-inflamatórios mais comumente utilizados em DTM são:

1. Ibuprofeno: oferece excelente alívio para os distúrbios musculoesqueléticos.
2. Nimesulida.
3. Diclofenaco.
4. Cetorolaco de trometamina.

Relaxantes musculares

Os relaxantes musculares foram por muito tempo prescritos para a DTM, embora muitos concordem que sua eficácia é mínima, pois a maioria das dores musculares não está associada a um aumento significativo da atividade eletromiográfica (EMG), como ocorre nos casos de mioespasmo e contração tônica. Alguns estudos não confirmaram a hipótese de que os músculos doloridos apresentem um aumento significativo nos resultados eletromiográficos.[11-15] A maioria deles tem efeito central sedativo, portanto o paciente deve ser alertado sobre esses inconvenientes quando dirigir veículos ou operar máquinas.

Os relaxantes musculares mais comumente utilizados em DTM são:

1. Ciclobenzaprina.
2. Carisoprodol.

Ansiolíticos

Pacientes com altos níveis de estresse emocional podem precisar de agentes ansiolíticos para alívio dos sintomas,[16,17] lembrando que esses medicamentos apenas alteram a percepção ou reação do paciente ao estresse, mas não o eliminam.

Os ansiolíticos mais comumente utilizados em DTM são:

1. Diazepam.
2. Clonazepam.
3. Alprazolam.

Antidepressivos

Os antidepressivos tricíclicos originalmente desenvolvidos para o tratamento da depressão mostraram-se eficazes nas DTM e no manejo de condições de dor crônica,[18-20] quando administrados em doses baixas (10 mg) antes de o paciente dormir. Nessa dosagem, o efeito clínico não está relacionado a nenhuma ação antidepressiva. São benéficos nos pacientes com cefaleia tipo tensional e dor osteomuscular, bem como para melhorar a qualidade do sono.[21]

Os antidepressivos mais comumente utilizados em DTM são:

1. Amitriptilina.
2. Fluoxetina.
3. Paroxetina.
4. Duloxetina.

Anticonvulsivantes

Os anticonvulsivantes são medicamentos tradicionalmente usados para controlar as convulsões associadas à epilepsia. Esses medicamentos mostraram-se úteis em pacientes com fibromialgia[22] e com dor neuropática.[23,24]

Os anticonvulsivantes não são apropriados para o tratamento das dores da DTM nos casos agudos, mas podem ser indicados nos casos mais crônicos. Os mais comumente utilizados em DTM e dores neuropáticas são:

1. Gabapentina.
2. Pregabalina.
3. Carbamazepina (eficaz para neuralgia do trigêmeo).

Medicamentos injetáveis

Anestésicos locais

A anestesia local é útil para diferenciar o local que é a fonte da dor do local onde a dor é sentida pelo paciente. Quando o local da fonte da dor é submetido à anestesia, o clínico tem condições de confirmar o diagnóstico, pois eliminará a dor em seu local de manifestação. Os anestésicos locais, sem vasoconstritor,[25] podem ser utilizados para ponto-gatilho miofascial, resultando em significativa redução da dor.[26]

Os anestésicos locais mais comumente utilizados em DTM são:

1. Lidocaína a 2% (xilocaína).
2. Mepivacaína a 3%.
3. Bupivacaína a 0,5%: quando se necessita de um anestésico de ação mais prolongada, porém apresenta ligeira miotoxicidade quando comparada à lidocaina.[27]

Infiltração intracapsular (intra-articular)

Corticosteroides

Quando a dor nas articulações é secundária a um processo anti-inflamatório ou há sintomas agudos da ATM em decorrência de artrite reumatoide, uma injeção intracapsular de corticosteroide pode ser indicada[28] para o alívio da dor e, dessa forma, promover o restabelecimento dos movimentos da mandíbula, que podem estar restritos. Alguns estudos[29-31] relataram que várias injeções podem ser prejudiciais às estruturas da ATM e devem ser evitadas. A betametasona é a mais comumente utilizada nesses casos.

Hialuronato de sódio

O hialuronato de sódio (ácido hialurônico) é um dos componentes básicos do líquido sinovial. Injeção de hialuronato sódio na ATM tem sido sugerida para o tratamento de disfunção do disco articular,[31-33] nos casos de deslocamento do disco com redução e sem redução, sendo útil na redução da dor e na lubrificação da ATM.

Medicamentos tópicos

Os medicamentos tópicos podem ser introduzidos através da pele e/ou mucosa oral, pois, quando a medicação é colocada topicamente, uma porção pode ser absorvida pelo tecido, trazendo alívio para a área dolorosa. Nas dores com fontes nos tecidos locais ou próximos a eles, a medicação tópica torna-se útil, lembrando sempre que seu efeito pode promover a dessensibilização periférica e dessa forma diminuir ou eliminar as informações nocivas da periferia ao sistema nervoso central (SNC), o que se torna um fator extremamente importante.

Os medicamentos tópicos mais comumente utilizados em DTM são:

1. Gel de lidocaína (xilocaína).
2. Gel de diclofenaco.
3. Creme de ibuprofeno.
4. Creme de capsaicina: a capsaicina é o ingrediente ativo encontrado na pimenta ardida. A aplicação de capsaicina reduz a dor quando aplicada topicamente. É indicada para manifestações intraorais da dor neuropática, que pode ocorrer nos dentes, nos casos de dor facial idiopática persistente. A formulação que oferece bons resultados é: manipular capsaicina na concentração de 0,025% com gel de lidocaína (xilocaína) a 2,5% (para diminuir a experiência inicial da dor).[34,35] Deve ser aplicada em pequenas quantidades na área dolorosa pelo menos 3 vezes ao dia, por 10 minutos, dentro de uma moldeira de silicone que englobe os dentes doloridos, evitando o extravasamento do creme e minimizando os efeitos do ardor, por um período de 7 a 10 dias, e reavaliar. Os resultados não são imediatos, portanto, o paciente pode ficar desanimado e parar de usar. Se necessário, estender por 30 dias.
5. Outra formulação tópica para a dor neuropática é manipular amitriptilina a 5% com lidocaína (xilocaína) a 2,5% em gel e aplicar 4 vezes ao dia, por 10 minutos, diretamente no local da dor, por um período de 1 mês, e reavaliar. Nesse caso, não é preciso levar na moldeira, pois não arde e não há problema se cair em outras regiões da boca.

FISIOTERAPIA

A fisioterapia conta com uma grande variedade de recursos no tratamento dos pacientes com DTM que, em conjunto com o tratamento odontológico, ou outros ligados à área, proporcionam melhor equilíbrio muscular e favorecem a mobilidade da ATM, sempre buscando a remissão da dor e o restabelecimento das funções do sistema estomatognático, promovendo assim tratamentos de DTM bem-sucedidos.[36-38]

A fisioterapia é um tipo de terapia conservadora e reversível com grande aplicabilidade na área das DTM, envolvendo fundamentalmente duas modalidades: a) eletroterapia; e b) técnicas manuais. A seleção da técnica deve ficar a cargo do fisioterapeuta, após avaliação do caso clínico, diagnóstico fisioterapêutico e terapia indicada. Isso torna o atendimento do paciente focado na multidisciplinaridade, o que é muito benéfico e proporciona ao cirurgião-dentista aprendizado no trabalho em equipe.

O clínico deverá indicar um fisioterapeuta com conhecimentos em DTM para o sucesso do tratamento. Trocar informações quanto à abordagem do fisioterapeuta em relação ao caso clínico é bastante importante. A seguir, serão elencadas algumas modalidades fisioterapêuticas utilizadas nas DTM.

Calor

Calor superficial: calor úmido

O calor é um agente físico que promove aumento da circulação na área aplicada, promovendo vasodilatação e oxigenação nos tecidos comprometidos, além de auxiliar na eliminação dos catabólitos resultantes do mecanismo celular. É preciso lembrar que um grande fator de dor muscular nas DTM deve-se à vasoconstrição, portanto o calor neutraliza essa situação, reduzindo os sintomas por aumentar o fluxo sanguíneo, proporcionando analgesia periférica.

O calor úmido pode ser obtido com o uso de compressas aplicadas com utilização de toalhas felpudas umedecidas em água aquecida aplicadas na região da face, em média 15 a 20 minutos, 3 vezes ao dia (Figura 1).

Calor profundo: ultrassom

O ultrassom é uma forma de terapia que converte energia mecânica gerada por ondas ultrassônicas em produção de calor. Seu uso está restrito ao fisioterapeuta, já que implica o conhecimento de diversas técnicas, precauções e contraindicações. Quando incorretamente aplicado tem alto potencial iatrogênico, provocando cavitações teciduais pela formação de bolhas de gases com destruição tecidual e necrose. Deve ser aplicado em regiões musculares ou na articulação temporomandibular em movimentos circulares, com auxílio de um gel condutor ou medicamentos tópicos em forma de gel ou pomada (fonoforese), por 3 a 5 minutos (Figura 2). A emissão de ondas pode ser de modo contínuo ou pulsátil.[2] A terapia com ultrassom fornece aumento da temperatura nos tecidos de modo mais profundo que o calor superficial,[39] com todos os benefícios do calor (efeito térmico) que foram citados anteriormente. Promove redução do edema; favorece a regeneração tissular, aumenta a amplitude de movimento articular em decorrência do aumento da extensibilidade das fibras colágenas; contribui para a resolução de processos inflamatórios crônicos musculares e/ou articulares (efeitos não térmicos), sendo especialmente recomendado para a diminuição do espasmo muscular.[1] A terapia com ultrassom mostra-se efetiva no tratamento de pontos-gatilho.[40-42]

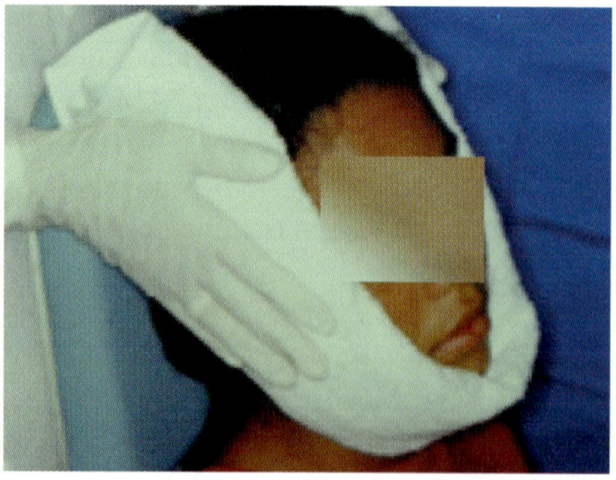

FIGURA 1 Aplicação de calor úmido.

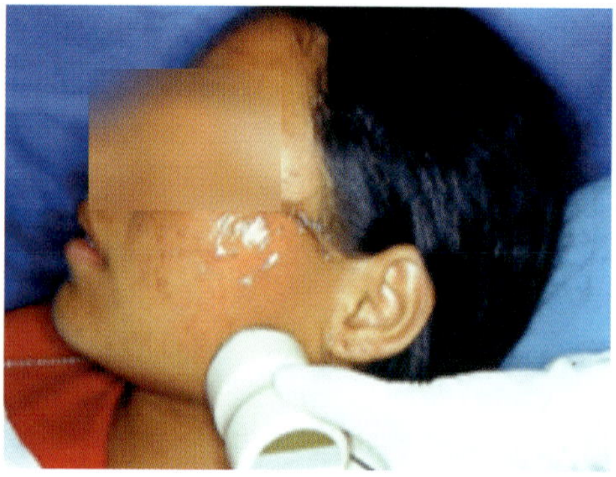

FIGURA 2 Aplicação de ultrassom.

Crioterapia

Crioterapia consiste na aplicação de qualquer substância para a diminuição da temperatura dos tecidos com finalidades terapêutica.

É indicada para tratamento da dor gerada por afecções musculoesqueléticas traumáticas e/ou inflamatórias, principalmente agudas, para a redução do edema.

A terapia com gelo é um método simples efetivo no alívio da dor. O gelo é um potente anti-inflamatório, indicado nos casos de edemas agudos. Pode ser aplicado com bolsas térmicas ou com copos plásticos de café com água congelada (Figura 3) na área afetada, com movimentos circulares, por 5 a 7 minutos, 3 vezes ao dia. O paciente pode colocar o copo dentro de um saco plástico ou envolvê-lo num pano ou gaze, para não ficar com os dedos congelados e tornar mais agradável a aplicação do gelo na sua face. Sentirá um desconforto inicial e depois dormência,[43] momento em que o gelo deverá ser removido.

Outro modo de aplicar o frio é com *sprays* de resfriamento, sendo mais utilizado o fuorometano,[44] que é aplicado na área afetada a uma distância de 30 cm (Figura 4), por 5 segundos. Deve-se proteger o paciente com uma toalha para não permitir que o *spray* entre em contato os olhos, ouvidos, nariz ou boca (Figura 5). O *spray* de resfriamento tem indicação na dor miofascial, quando é aplicado no músculo e posteriormente se realiza o alongamento passivo.[44,45]

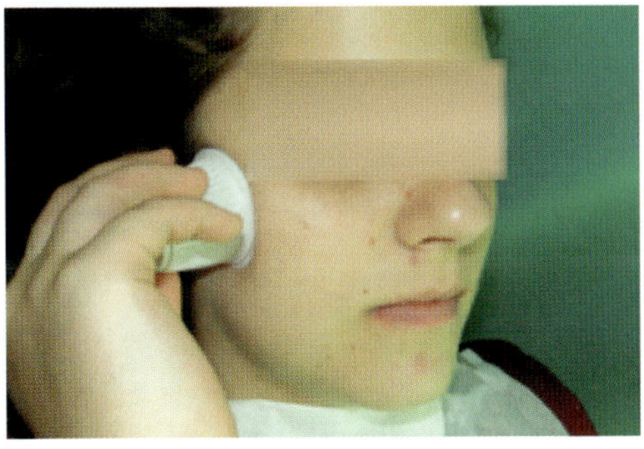

FIGURA 3 Aplicação de gelo.

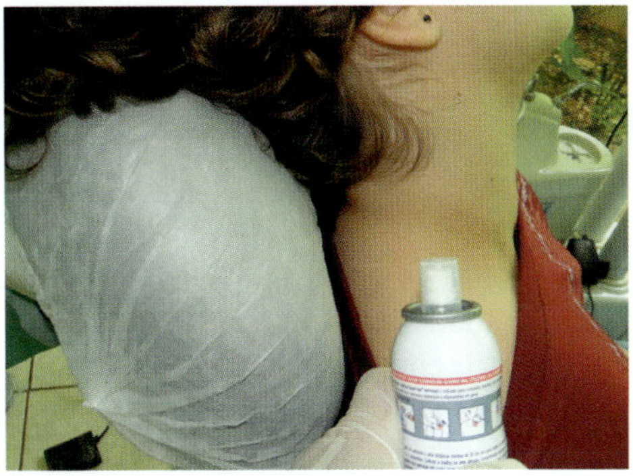

FIGURA 4 Aplicação de *spray* de resfriamento.

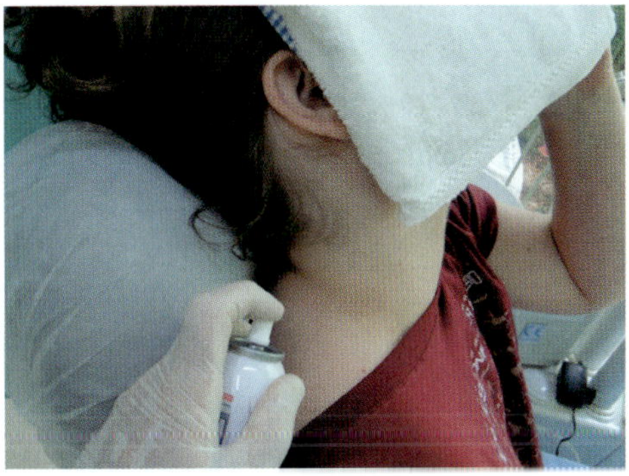

FIGURA 5 Proteção do paciente com toalha.

Contraste quente/frio

Essa técnica consiste na aplicação alternada e repetida de calor úmido e compressa gelada na face durante 15 minutos, sendo a sequência iniciada com a aplicação de calor por 3 minutos e em seguida aplicação da compressa gelada por 1 minuto, repetindo-se o procedimento e sempre terminando com a aplicação do calor, realizando-se 3 vezes ao dia.

A importância dessa forma de terapia é a de promover a reabsorção de edemas crônicos, visto que a vasodilatação promovida pelo calor e a vasoconstrição pela compressa gelada provocam um bombeamento circulatório, facilitando o retorno venoso, além de se somarem também os efeitos analgésicos e relaxantes das duas fases da terapia.

Estimulação elétrica nervosa transcutânea

A estimulação elétrica nervosa transcutânea (TENS – *transcutaneous electrical nerve stimulation*)[46-48] consiste na aplicação de estímulo elétrico em baixa ou alta frequência, em nível subdoloroso,[49] através de eletrodos de superfície envoltos com gel condutor com protocolos por até 20 minutos, 1 vez por dia, durante cerca de 10 aplicações, nas regiões musculares afetadas pela disfunção (Figura 6). A ativação dessa estimulação nas fibras de tato e pressão produz um bloqueio da mensagem dolorosa no SNC, ocorrendo também a liberação de analgésicos endógenos centrais, como as endorfinas e encefalinas, modulando o estímulo doloroso e, como consequência, obtendo-se um relaxamento muscular geral. A sensação gerada é de uma confortável parestesia (formigamento). O alívio pode ser instantâneo ou vir depois de 10 a 15 minutos. A duração do alívio dura de 10 minutos até algumas horas.[48] Aparelhos de TENS portáteis são utilizados para uso a longo prazo por pacientes com dor crônica e podem ser eficazes em várias DTM.

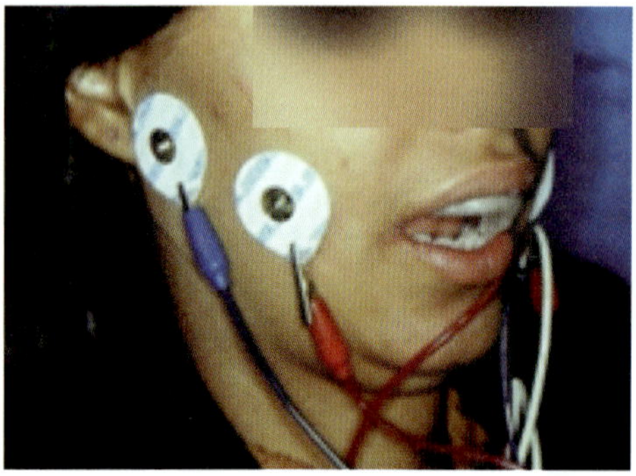

FIGURA 6 Aplicação da estimulação elétrica nervosa transcutânea.

Soft laser (*laser* terapêutico)

A terapia a *laser* (*light amplification by the stimulated emission of radiation*) consiste na aplicação do feixe *laser*, com intensidades diferentes, de 660 e 808 nm. A variação permite tratamentos não invasivos de diferentes patologias, particularmente a DTM. Existem vários tipos no mercado, sendo indicados dois comprimentos de onda:

- *Laser* terapêutico infravermelho de 100 mW, comprimento de onda 808 nm ± 10 nm e meio ativo semicondutor: GaALAs.
- *Laser* terapêutico vermelho de 100 mW, comprimento de onda 660 nm ± 10 nm e meio ativo semicondutor: InGaALP.

Essa terapia se caracteriza por ser uma potente fonte de analgesia, pelo poder anti-inflamatório, ativação de ATP e síntese proteica, efeitos cicatrizantes, regenerativos, acelera a síntese de colágeno, aumenta a vascularização dos tecidos e diminui a dor.[49] O sucesso da terapia a *laser* se torna quase indiscutível, e é altamente indicada nos casos de pontos-gatilho miofasciais, neuralgias do trigêmeo e disfunções crônicas.

Pode ser aplicado em pontos localizados (Figura 7), em ponto-gatilho miofascial ou sobre pontos de acupuntura (*laser* acupuntura), com protocolos que variam de acordo com o comprimento de onda utilizado.

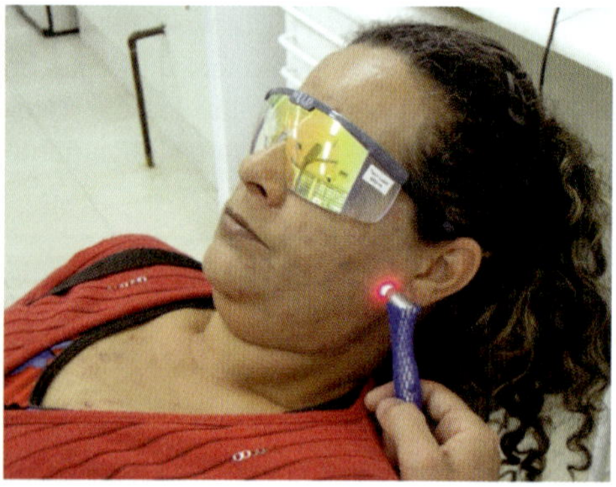

FIGURA 7 Aplicação de *laser*.

Terapias manuais

As técnicas manuais são atuações práticas da fisioterapia e têm como objetivo a redução da dor e o restabelecimento da função muscular.[50] As terapias manuais são divididas em três categorias: mobilização de tecidos moles, mobilização articular e condicionamento muscular

Massagem

As massagens (superficiais e profundas) fazem parte do grupo de recursos, juntamente com as compressas quentes, geladas e o contraste, que auxiliam muito a evolução do tratamento. Proporcionam alívio sintomatológico ao paciente por produzir analgesia e relaxamento muscular, com efeitos satisfatórios. A massagem mostra-se mais eficaz se os pacientes receberem calor úmido por 10 a 15 minutos antes de iniciar a massagem, e pode ser realizada previamente aos exercícios terapêuticos. A estimulação dos nervos sensoriais cutâneos por ação da massagem exerce influência inibitória na dor.[51]

Dentre as várias manobras disponíveis, a massagem suave por fricção comumente é a mais utilizada, visto que é fácil de ser realizada pelo próprio paciente (automassagem), em seu domicílio, consistindo em movimentos circulares realizados com os dedos indicadores e médios nas regiões musculares mais comprometidas pela dor. Deve ser aplicada durante 15 minutos, 3 vezes ao dia (Figura 8). Essa terapia feita pelo paciente aumenta seu comprometimento com o tratamento.

A massagem profunda, diferentemente da superficial, deve ser realizada pelo fisioterapeuta. Ela é eficaz na mobilização de tecidos, aumenta o fluxo sanguíneo para a área afetada e elimina os pontos-gatilho.[44] Da mesma forma que a massagem superficial, torna-se mais eficaz se o paciente receber calor úmido por 10 a 15 minutos antes de iniciar a massagem.

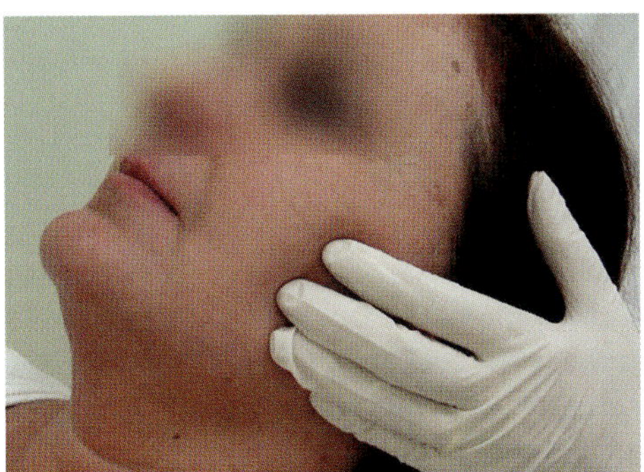

FIGURA 8 Massagem.

Exercícios terapêuticos

Os exercícios terapêuticos têm por finalidade a reeducação funcional dos componentes musculoesqueléticos do sistema estomatognático. Há vários tipos de indicação e, para melhor compreensão, podemos classificá-los em:

- Exercícios de coordenação.
- Exercícios contrarresistidos.
- Alongamento passivo.
- Exercícios para coluna cervical e ombros.
- Exercícios de mobilização articular.
- Liberação miofascial.

Exercícios de coordenação

Esses exercícios, também chamados isotônicos, consistem na realização de todos os movimentos mandibulares de forma rítmica e suave com períodos de relaxamento. São indicados para os casos de restrição dos movimentos mandibulares por favorecerem maior amplitude, principalmente nos casos de incoordenação muscular e mioespasmo, pois auxiliam na regularização do tônus muscular. Também são indicados para os quadros clínicos de pacientes que apresentam desvios e deflexões da mandíbula, como ocorre nos casos de deslocamento do disco articular.

São exercícios de grande valia, pois proporcionam ao paciente a conscientização quanto à excursão dos movimentos mandibulares, sendo, portanto, altamente indicados "com cautela" aos pacientes com tendência a subluxação mandibular.

Compreendem os movimentos de abertura e fechamento da boca, lateralidades direita e esquerda, bem como o movimento de protrusão. Podem ser realizados, após ensinamento do clínico, pelo próprio paciente sem auxílio externo, começando com uma série de 5 repetições, que avança gradativamente no decorrer do tratamento. Devem ser realizados diariamente em uma frequência que depende das condições do caso clínico. Se o paciente preferir, pode recorrer ao fisioterapeuta para auxiliá-lo na realização dos exercícios de coordenação (Figuras 9 a 12).

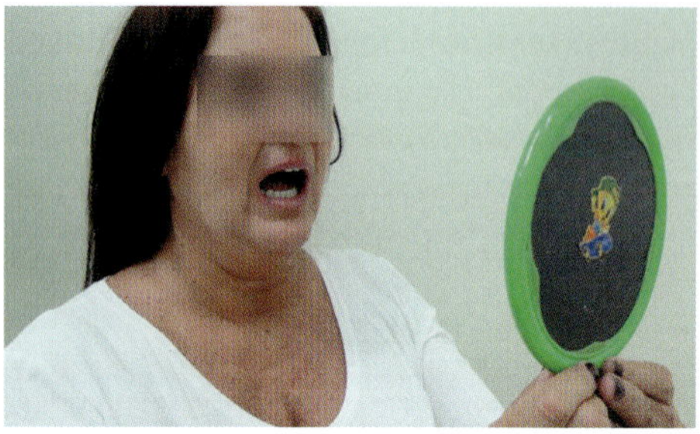

FIGURA 9 Exercício de coordenação: abertura da boca.

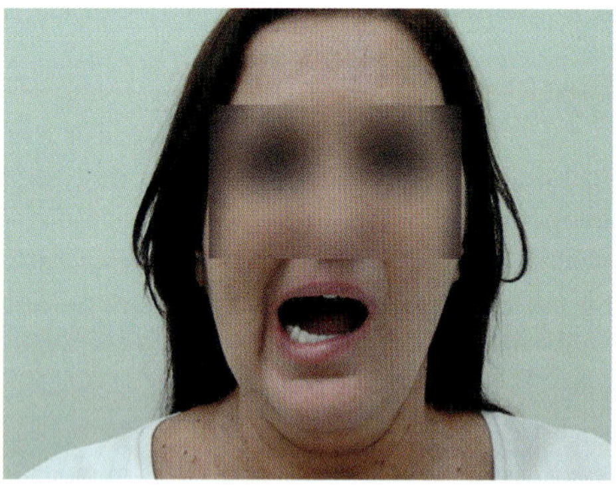

FIGURA 10 Exercício de coordenação: lateralidade direita.

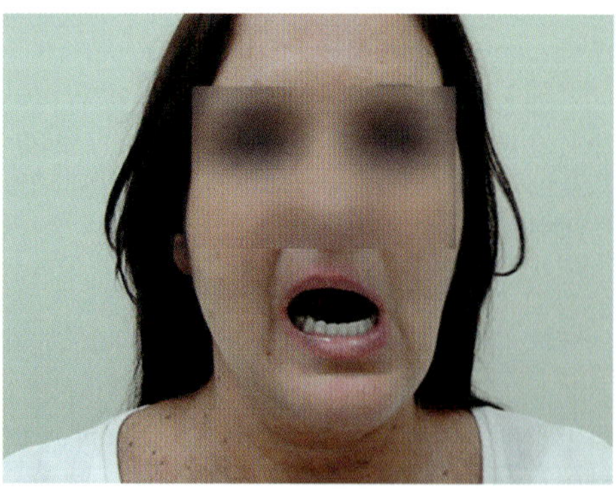

FIGURA 11 Exercício de coordenação: lateralidade esquerda.

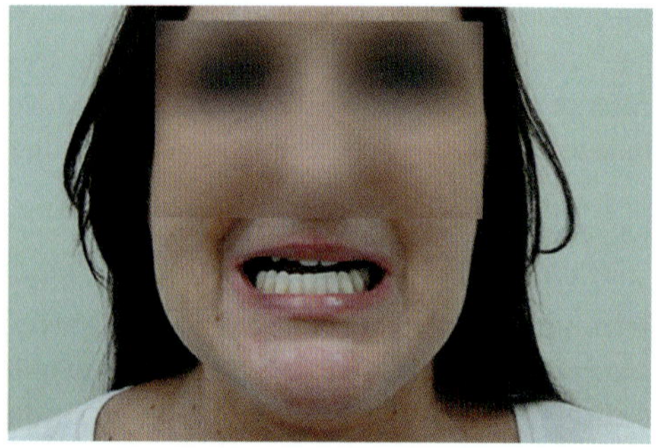

FIGURA 12 Exercício de coordenação: protrusão.

Exercícios contrarresistidos (de relaxamento)

Os exercícios de contrarresistência, também chamados isométricos, visam o fortalecimento muscular necessário ao movimento coordenado e ao relaxamento muscular reflexo por meio do fenômeno da inibição recíproca. Por esse fenômeno, quando os músculos elevadores se contraem, os abaixadores relaxam e vice-versa.[52] Baseados nesse mesmo princípio podem-se estimular/relaxar músculos relacionados a movimentos de lateralidade e de protrusão.

São realizados contra uma resistência externa (manual) pelo fisioterapeuta (Figura 13) ou pelo próprio paciente (Figura 14), e mantidos por um período de contração de até 5 segundos, seguido de igual período de relaxamento. Devem ser repetidos 10 vezes por sessão, 3 vezes ao dia, de modo a não provocar dor.

Quando o paciente abre a boca, os músculos ativos são os abaixadores da mandíbula. Se, nesse momento, é oferecida uma resistência à abertura da boca, os músculos elevadores (antagônicos) normalmente relaxam (Figura 15). O mesmo efeito ocorre em todos os movimentos, ou seja, se é oferecida resistência ao fechamento da boca, os músculos abaixadores serão relaxados (Figura 16). O paciente deve ser instruído a mover a mandíbula para a direita contra uma leve resistência (Figura 17) e depois para a esquerda, também com resistência (Figura 18), e finalmente mover para a

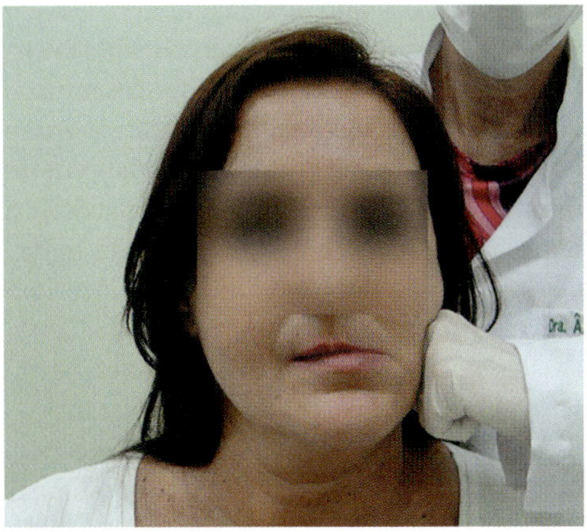

FIGURA 13 Exercício de contrarresistência realizado pelo profissional.

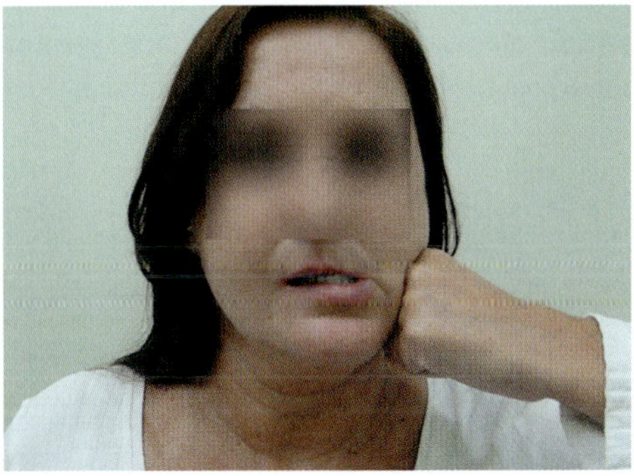

FIGURA 14 Exercício de contrarresistência realizado pelo paciente.

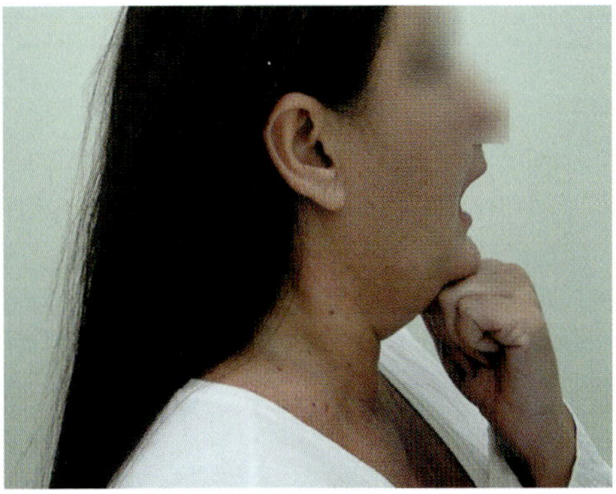

FIGURA 15 Exercício de contrarresistência à abertura da boca.

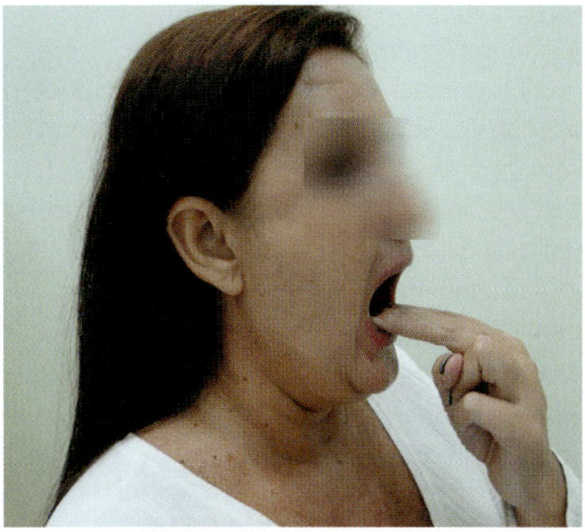

FIGURA 16 Exercício de contrarresistência ao fechamento da boca.

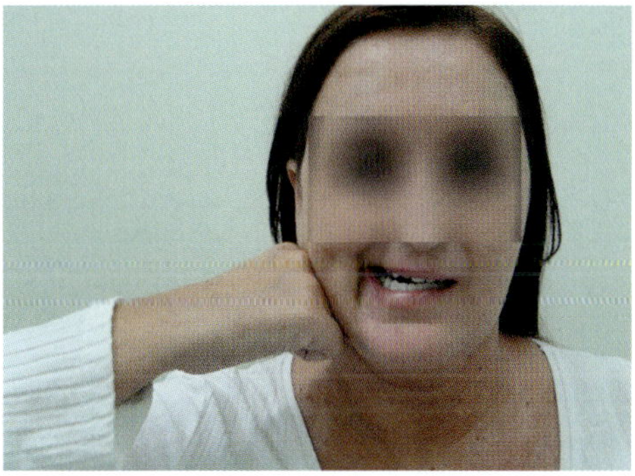

FIGURA 17 Exercício de contrarresistência à lateralidade direita.

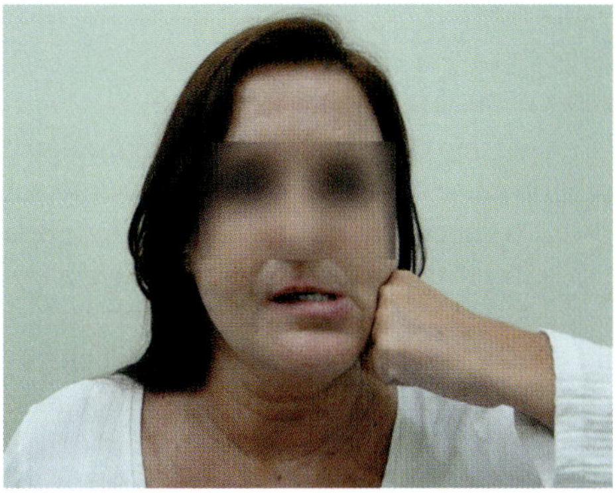

FIGURA 18 Exercício de contrarresistência à lateralidade esquerda.

frente (em protrusão) oferecendo resistência a esse movimento (Figura 19).

Os exercícios de contrarresistência podem ser úteis para pacientes com estalidos iniciais sem dor, pois ajudam a fortalecer os ligamentos, melhoram a função e favorecem a resistência a deslocamentos do disco articular.[53]

Englobam todos os movimentos da mandíbula, porém são contraindicados na presença de mioespasmos, por acentuar o tônus muscular. Portanto, são indicados na fase mais tardia do tratamento da DTM.

A cautela ao realizar esses exercícios é muito importante, pois, quando não realizados corretamente, desencadeiam a dor. A realização é diária, com aplicação prévia de calor e com frequência de acordo com as condições apresentadas pelo caso clínico.

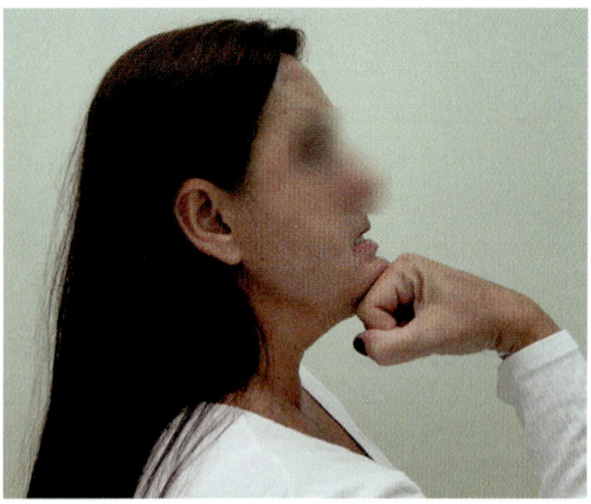

FIGURA 19 Exercício de contrarresistência à protrusão da mandíbula.

Alongamento passivo

Esse tipo de exercício terapêutico, como o próprio nome indica, baseia-se em movimentos passivos impostos à mandíbula que promovem um aumento da extensão dos músculos, ajudando a restabelecer o comprimento muscular que foi reduzido, rompendo aderências e aumentando a movimentação da mandíbula quando está limitada. Eficaz no manejo das DTM.[54,55]

Os alongamentos podem ser feitos pelo próprio paciente (Figura 20) ou pelo profissional, iniciando-se por 5 segundos e posteriormente igual período de relaxamento. Devem ser realizados diariamente, com cautela, instruídos a abrir a boca lentamente sem promover dor, com frequência moderada para não provocar estiramentos musculares danosos ou injúrias à articulação. Orientar o paciente a realizar os movimentos mandibulares diante de um espelho, procurando abrir a boca com movimentos retos, sem desvios (Figura 21).

Os alongamentos passivos podem também ser realizados pelo paciente com a interposição de espátulas de madeira entre os dentes, aumentando paulatinamente sem proporcionar dor (Figura 22). Fornecem boa contribuição para a abertura da boca, principalmente nos quadros de mioespasmo.

A aplicação prévia de calor é benéfica devido ao relaxamento muscular que a termoterapia oferece, visto que, se os alongamentos forem realizados sobre tensão muscular, haverá

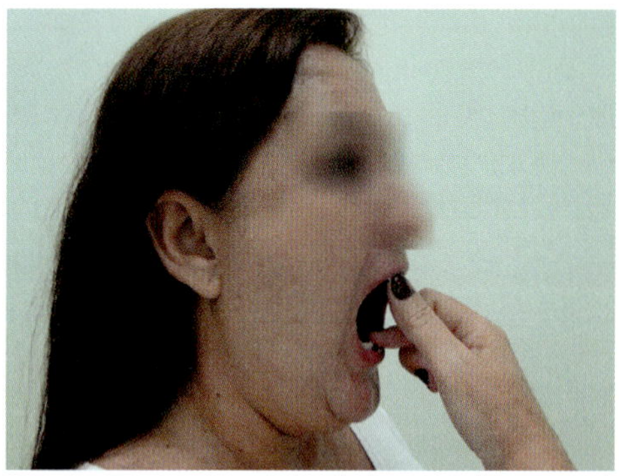

FIGURA 20 Alongamento passivo realizado pelo paciente.

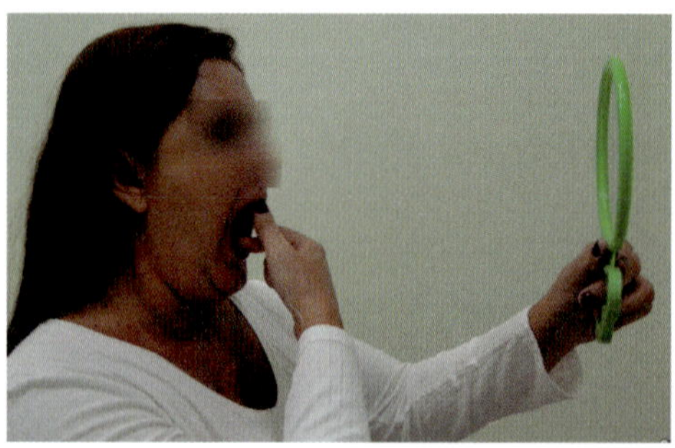

FIGURA 21 Alongamento passivo com o auxílio do espelho.

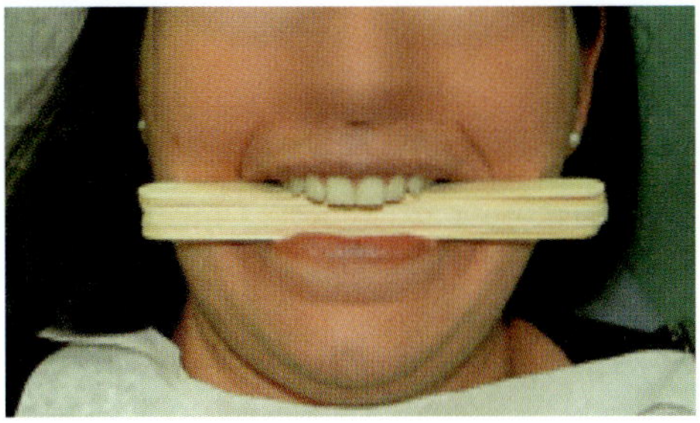

FIGURA 22 Alongamento passivo realizado com o acréscimo de espátulas de madeira.

predisposição a danos na musculatura, como citado anteriormente.

Exercícios para coluna cervical e ombros

Os exercícios para coluna cervical e ombros são indicados nos casos de dor e mioespasmo e têm a finalidade de provocar movimentos que proporcionem relaxamento dessas regiões, que aliás se apresentam frequentemente tensionadas nos pacientes, muito em função de posturas incorretas. As disfunções cervicais estão intimamente relacionadas às DTM, podendo a postura da cabeça, pescoço e ombro contribuir com essas disfunções.

Podem ser realizados pelo próprio paciente ou pelo profissional, e incluem os movimentos de flexoextensão e rotação da cabeça, movimentos dos ombros e alongamentos, principalmente dos músculos peitorais, esternocleidomastóideo, trapézio e paravertebrais (Figuras 23 a 28). De-

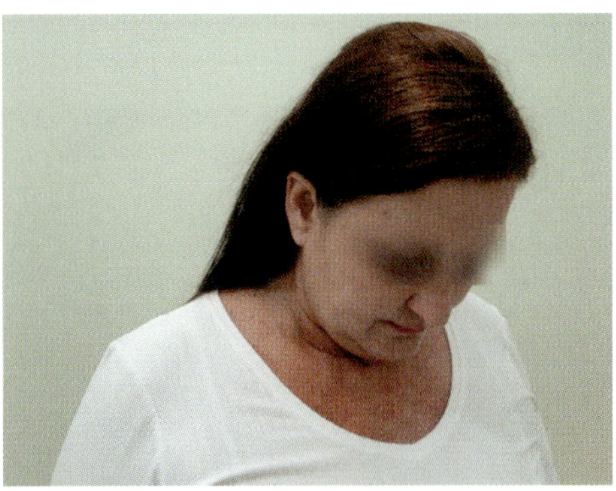

FIGURA 23 Exercício cervical: flexão anterior da cabeça.

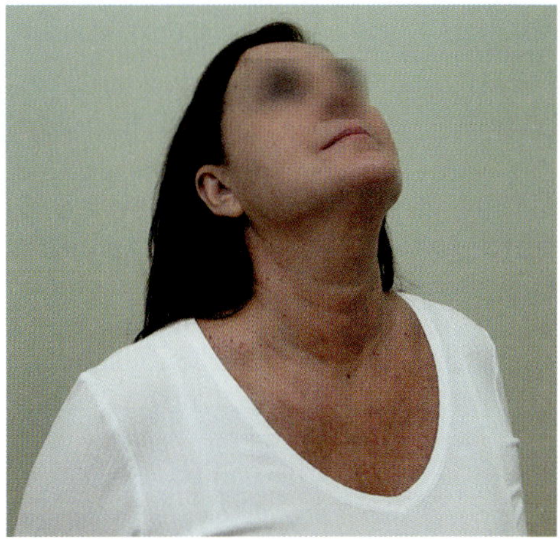

FIGURA 24 Exercício cervical: flexão posterior da cabeça.

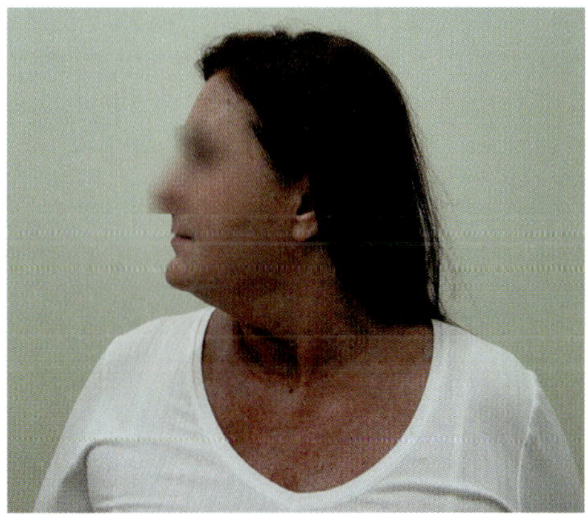

FIGURA 25 Exercício cervical: rotação lateral da cabeça.

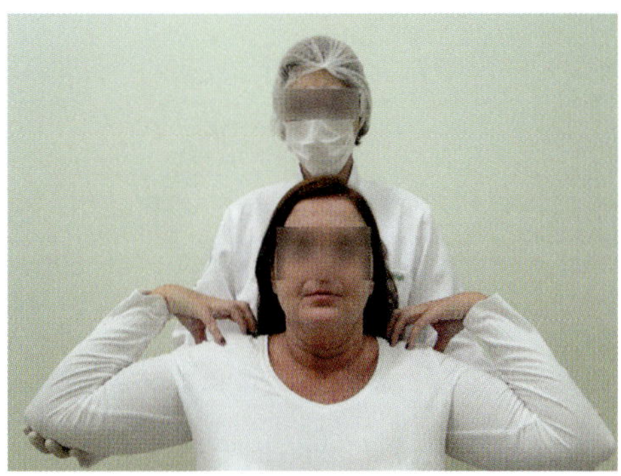

FIGURA 26 Exercício cervical: flexão dos braços.

vem fazer parte da rotina diária do paciente, com 10 repetições de cada movimento.

A grande importância desses exercícios cervicais, além do relaxamento muscular e do alívio da dor, consiste no fato de que a sintomatologia das DTM não deve ser tratada apenas na região da face. Fontes de dor facial muitas vezes estão nos músculos da região cervical, principalmente no músculo trapézio, que também se apresenta tenso e dolorido.

Dentro desse enfoque, a "orientação postural" deve fazer parte do programa de tratamento, uma vez que os comprometimentos posturais alteram a posição da cabeça (posição anteriorizada da cabeça) e por consequência interferem na postura da mandíbula, desencadeando desequilíbrio funcional do sistema estomatognático.

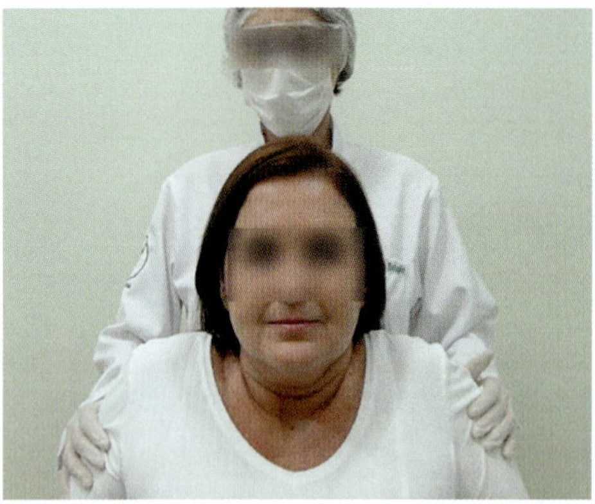

FIGURA 27 Exercício cervical: flexão dos ombros.

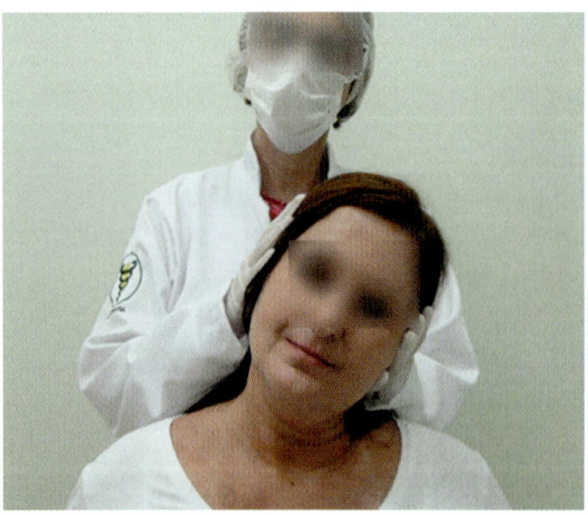

FIGURA 28 Exercício cervical: inclinação da cabeça.

Exercícios de mobilização articular

Os exercícios de mobilização voltados para a ATM são úteis por fornecer alívio na pressão intra-articular e aumentar a amplitude dos movimentos da articulação. Uma movimentação suave dos côndilos para baixo (distração condilar) ajuda a reduzir aderências, favorece a lubrificação da articulação e em alguns casos pode até reposicionar o disco articular. Após condutas de analgesia, iniciam-se as mobilizações suaves da ATM atuando sobre o tecido capsular.

A técnica é realizada colocando-se o polegar na boca do paciente, na região do segundo molar inferior, do lado da articulação que sofrerá a distração (ou em ambos os lados, caso sejam as duas). Oferecendo apoio à cabeça do paciente, uma força descendente no molar é realizada e com a mesma mão se puxa o queixo do paciente para frente (Figura 29), mantendo-o nessa posição por alguns segundos, e depois liberando-o à posição normal. Pode-se repetir o procedimento várias vezes, lembrando que a manipulação não deve estimular dor. Esse procedimento também se mostra bastante eficaz em casos de hipomobilidade mandibular, com o objetivo de aumentar o espaço articular e diminuir o atrito entre as estruturas, como ocorre no deslocamento do disco articular.[56]

Liberação miofascial

A liberação miofascial é uma técnica terapêutica que atua com mobilizações manuais da fáscia muscular visando quebrar o espasmo

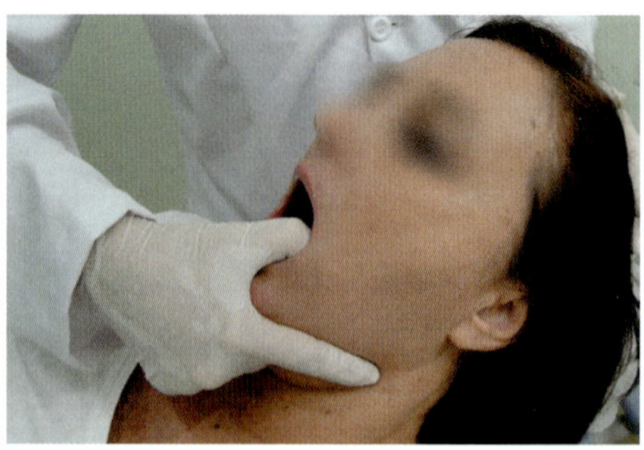

FIGURA 29 Exercício de mobilização articular.

muscular, aumentar a circulação local e diminuir a dor. A liberação da tensão do músculo e da fáscia aumenta a circulação local, reduz a dor e o espasmo, dentre outros benefícios, e pode proporcionar alívio de cefaleias tipo tensional, por meio de técnicas de desativação de pontos-gatilho miofasciais.[57]

O objetivo da liberação miofascial é promover melhor interação entre a fáscia e o músculo, criando uma mobilidade melhor do músculo tratado, prevenindo lesões musculares, aumentando o suporte sanguíneo, recuperando a função muscular e diminuindo a dor.

As técnicas realizadas pelo fisioterapeuta normalmente consistem em:

- Compressão isquêmica de Jones para desativação de pontos-gatilho durante 90 segundos. A compressão isquêmica é uma técnica utilizada para inibir os pontos-gatilho e aliviar a dor. Consiste na aplicação de uma pressão local por um tempo prolongado. É muito utilizada no músculo trapézio e no sistema mastigatório, tendo sido aplicada nos músculos temporal e masseter, para o alívio da dor decorrente das DTM musculares.
- Massagem miofascial: realização de deslizamento profundo sobre o ponto-gatilho com rolamento, compressão e alongamento miofascial. Protocolos baseados em técnicas de terapia manual descritas por Makofsky incluem os músculos frontal, masseteres (Figura 30), temporais (Figura 31), pterigóideos medial e lateral, supra-hióideos, escalenos e trapézio superior. Os resultados têm demonstrado redução da dor musculoesquelética e restauração da função, por meio de efeitos biomecânicos e neurofisiológicos.[58]

ACUPUNTURA

A acupuntura é uma técnica milenar da medicina tradicional chinesa, com cerca de 4.500 anos, que utiliza a inserção de agulhas em determinados pontos da superfície cutânea com o objetivo de harmonizar o funcionamento do organismo, adequar ou restabelecer funções debilitadas. Diferente da medicina ocidental, a ciência médica oriental é holística, ou seja, enxerga o ser humano como um todo: não apenas corpo, mas a união de corpo, mente e espírito, e ainda suas relações com o meio ambiente.

Para a medicina tradicional chinesa, a doença será, em certos momentos, inevitável no processo vital, pois é uma forma de expressão de nossos conflitos, sofrimentos e dificuldades de adaptação.

Segundo a teoria da acupuntura, todas as estruturas do organismo se encontram originalmente em equilíbrio pela atuação das energias Yin (corpo físico) e Yang (mente). Desse

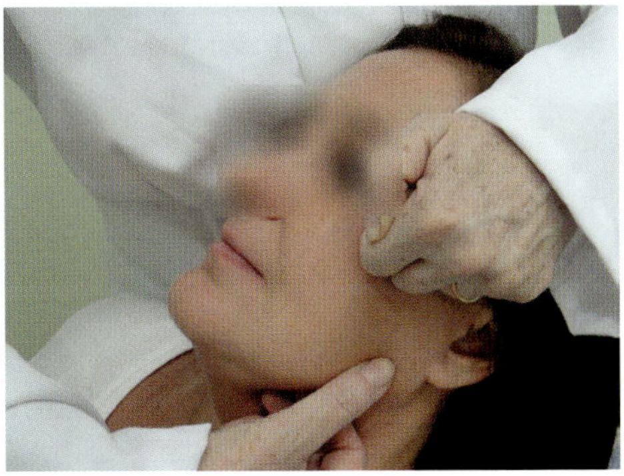

FIGURA 30 Liberação miofascial do músculo masseter.

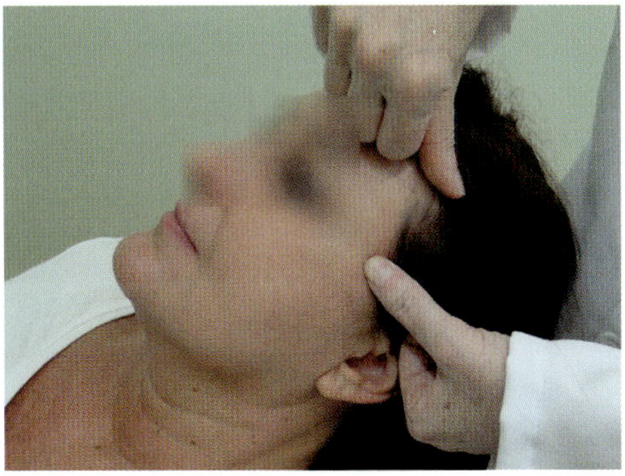

FIGURA 31 Liberação miofascial do músculo temporal.

modo, se as energias Yin e Yang estiverem em perfeita harmonia, o organismo certamente estará com saúde; por outro lado, um desequilíbrio gerará doença.[59]

Para atingir esse equilíbrio, a acupuntura aplica agulhas em pontos específicos espalhados por todo o corpo (Figura 32). Os chineses ensinam que o "Qi" (energia) se transporta pelo corpo através de canais chamados meridianos. Cada meridiano se conecta a outro por intermédio dos nossos órgãos e sistemas, e a energia flui irrigando e nutrindo órgãos e tecidos, promovendo o efetivo funcionamento do organismo. Os meridianos correspondem a uma rede complexa, altamente imbricada, e cobrem todo o corpo, estabelecendo canais entre órgãos, vísceras, a superfície corporal, o Yin e o Yang.

A obstrução de um meridiano reduz a circulação da energia, que gera desequilíbrio interno e doença. Outro aspecto importante da medicina chinesa, em que a acupuntura contribui muito, está ligado às nossas emoções. Cada emoção que sentimos mobiliza nosso corpo e mente para enfrentar determinado desafio, criando um enlace com a cognição e a fisiologia, e podendo gerar desequilíbrios.

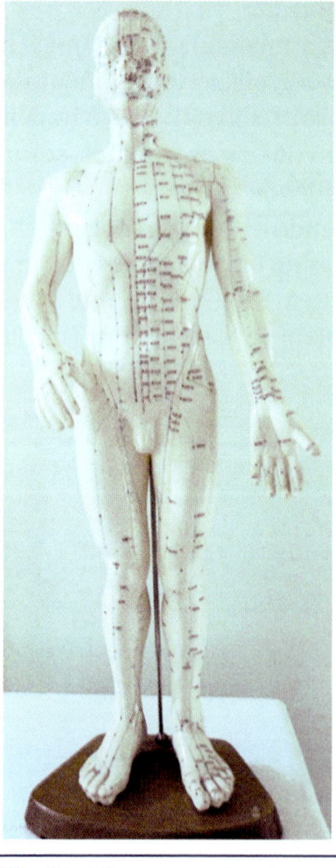

FIGURA 32 Meridianos e pontos de acupuntura.

Emoções são impulsos para uma ação imediata com a finalidade de lidar com a vida. É uma maneira de sentir e agir, com oscilações do sentimento expressadas pelo comportamento. Quando as emoções fluem harmoniosamente, não interferem na saúde, mas, quando alteram o fluxo da energia e desarmonizam o Yin e o Yang, elas nos fazem adoecer.

De toda a gama de emoções que o ser humano conhece, cinco são as que mais frequentemente interferem na harmonia de nossa essência, causando doenças. São elas: raiva, medo, ansiedade, preocupação e tristeza. Cada uma dessas emoções desequilibra um órgão, portanto a acupuntura busca equilibrar as emoções para que o fluxo de energia possa fluir livremente pelo corpo.

É muito interessante o processo que a picada de uma agulha provoca internamente em todo o organismo. Ocorre o efeito de vasodilatação, que faz com que o organismo consiga remover a substância tóxica acumulada no tecido afetado, e simultaneamente ocorre relaxamento muscular.

A estimulação de determinados pontos (acupontos) com a agulha (Figura 33) causa a liberação de opioides endógenos (endorfinas e encefalinas), que reduzem as sensações dolorosas, inundando os interneurônios aferentes

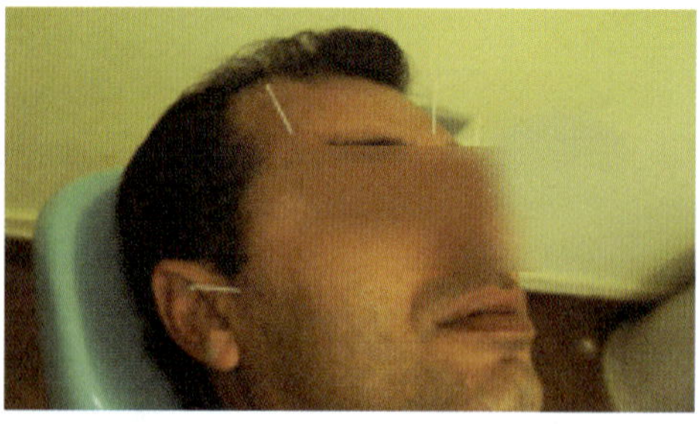

FIGURA 33 Aplicação das agulhas em paciente sendo tratado com acupuntura.

com estímulos sublimiares.[60-62] Há ainda a liberação de serotonina e endorfina, cujo efeito é de ação central, proporcionando analgesia e funcionando como uma espécie de calmante, ou seja, ocorre imediatamente uma sensação agradável para a pessoa que está impaciente devido à dor, o que aliás é muito comum. A partir do momento em que a dor é eliminada, o paciente se acalma. Há ainda a liberação do cortisol (cortisona natural), que age como anti-inflamatório, sem efeitos colaterais.

Desse modo, a acupuntura é uma terapia anti-inflamatória, analgésica e antiestresse, com efeito sobre o sistema imunológico, aumentando a defesa orgânica. É capaz de modular a dor usando o sistema antinociceptivo do próprio corpo para reduzir os níveis da sintomatologia dolorosa.

Na área da DTM e da dor orofacial, a acupuntura é indicada para dores de qualquer origem (aguda ou crônica), inflamações, neuropatias, dores irradiadas da região cervical,[63] bruxismo, dores musculoesqueléticas, dor miofascial, podendo ser associada a qualquer outro tratamento ou fármaco (potencializa seu efeito).

AGULHAMENTO A SECO (*DRY NEEDLING*)

O agulhamento a seco (*dry needling*) é uma técnica intervencionista, minimamente invasiva, utilizada no tratamento da dor miofascial. O agulhamento a seco (AS), utilizado para tratamento da dor miofascial, não deve ser confundido com a acupuntura tradicional chinesa, pois é uma técnica ocidental baseada em princípios neurofisiológicos distintos. Descrito pela primeira vez por Travell na década de 1960, o AS foi amplamente difundido na última década.[64,65]

O AS foi desenvolvido com o objetivo de desativar pontos-gatilho miofasciais. É uma técnica muito efetiva para inativar os pontos-gatilho nos músculos mastigatórios e cervicais relacionados à DTM. Quando a agulha é inserida, ocorre liberação de várias substâncias vasoativas.[66-68] Essas substâncias atuam na vasodilatação e no aumento do fluxo sanguíneo local, que resulta em redução da concentração das substâncias algogênicas e em diminuição da ativação dos nociceptores, culminando na resolução da sensibilização periférica.[69]

A inserção da agulha estimula a liberação de encefalina pela medula espinal, que bloqueia a transmissão da dor, efeito conhecido como "analgesia segmentar", que leva alguns minutos para se iniciar, mas pode durar por vários dias.[70]

O AS estimula a liberação de neuropeptídeos opioides, por exemplo, betaendorfina, encefalina e dinorfina. A betaendorfina liberada após o agulhamento causa uma supressão na liberação de substância P, inibindo também a transmissão de dor.[71] Ocorre também liberação de encefalina, a qual, por sua vez, inibe as células do corno dorsal espinal, bloqueando a transmissão da dor. Efeito anti-inflamatório também é observado.

A expectativa gerada por procedimentos terapêuticos é capaz de modular a percepção da dor, mecanismo conhecido como "analgesia placebo",[72] por isso se ressalta a consideração do efeito placebo ao utilizar a técnica de agulhamento a seco.[69]

O AS pode ser utilizado com a técnica profunda e a superficial. No primeiro caso, a agulha é inserida, através da pele, e se aprofunda em direção ao centro do ponto-gatilho miofascial. Diferentes formas de penetração da agulha podem ser feitas. Na técnica estacionária, a agulha é inserida no local desejado e mantida sem qualquer manipulação extra. Na pistonagem, a agulha é inserida e parcialmente retirada, repetidas vezes, no ponto escolhido e ao redor dele. Outra forma de aplicação é realizar rotações da agulha, nos sentidos horário e anti-horário, mantendo-a fixa em um mesmo ponto. Acredita-se que a pistonagem seja mais efetiva em provocar um relaxamento local das fibras musculares, porém está associada a maior número de efeitos adversos.

No AS superficial a agulha é inserida no local do ponto-gatilho, na camada subcutânea, entre 5 a 10 mm de profundidade, em uma angulação entre 20 a 30°. Pode ser mantida fixa no local, ou podem ser realizados movimentos de rotação da agulha. Essa técnica apresenta a vantagem de ser menos dolorosa que o AS profundo, além de ser indicada para aplicação em áreas consideradas de risco, como pulmões e grandes vasos.

Em relação ao tempo de aplicação, há uma variação de 5 a 30 minutos de duração.[71] Alguns autores indicam 2 a 3 sessões para casos agudos e 3 a 5 sessões para casos crônicos.[72]

O AS tem grande aplicação em pontos-gatilho na região cervical, particularmente no músculo trapézio, que são fonte de dor miofascial referida à cabeça, face e ATM, bem como em pontos-gatilho na musculatura mastigatória, especialmente nos músculos temporal anterior (Figura 34) e masseter (Figura 35).

As contraindicações do AS são fobia de agulha, áreas com linfoedema, urgências médicas, estados de inconsciência ou confusão mental, terapia com anticoagulante (contraindicação relativa), distúrbios vasculares, epilepsia, alergia ao metal da agulha, gravidez e utilização em crianças.[72]

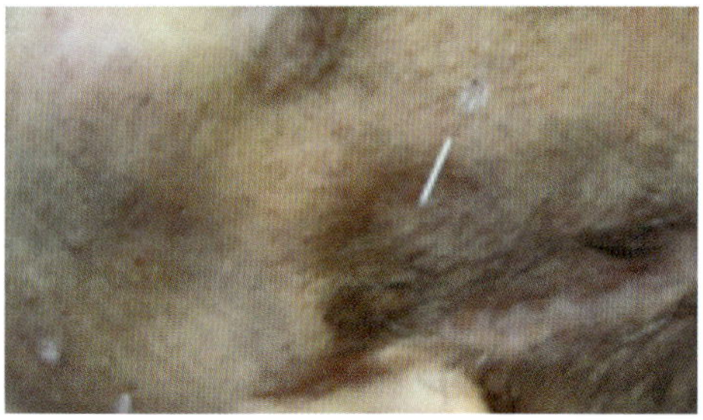

FIGURA 34 Agulhamento a seco do músculo temporal anterior.

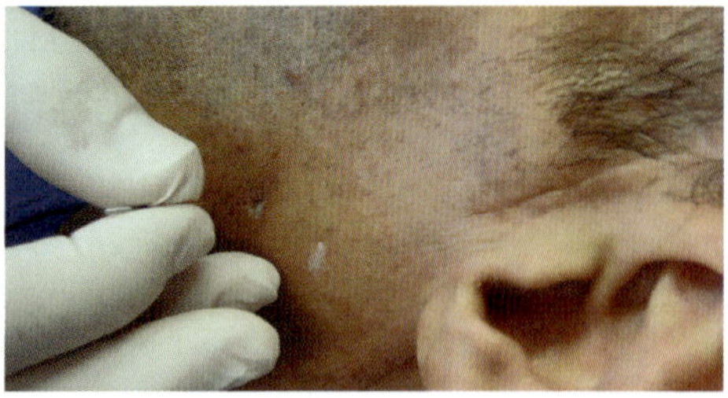

FIGURA 35 Agulhamento a seco do músculo masseter.

VISCOSSUPLEMENTAÇÃO

A viscossuplementação da ATM é uma técnica minimamente invasiva que consiste na injeção intra-articular de hialuronato de sódio (Figura 36), normalmente no compartimento superior da ATM (entre o disco articular e a fossa), com o objetivo de eliminar ou diminuir a dor e de proporcionar[73-75] ganho funcional articular, promovendo melhora qualitativa e quantitativa do líquido sinovial.

A utilização desse tipo de produto pode aumentar a produção do ácido hialurônico pelas células sinoviais, melhorar ou normalizar as funções mandibulares, a partir da liberação de zonas de aderência entre a fossa articular e o disco articular.[76]

Devido às características mecânicas e metabólicas do ácido hialurônico, a técnica da viscossuplementação, isolada ou em combinação com outras intervenções, apresenta excelente propriedade terapêutica para as condições inflamatórias e alterações biomecânicas da ATM, tornando-a um tratamento minimamente invasivo e bem recomendado.[73,76,77]

A viscossuplementação está indicada para o controle das DTM de origem articular: deslocamento do disco articular da ATM com e sem redução, osteoartrose, osteoartrite e doença articular degenerativa.

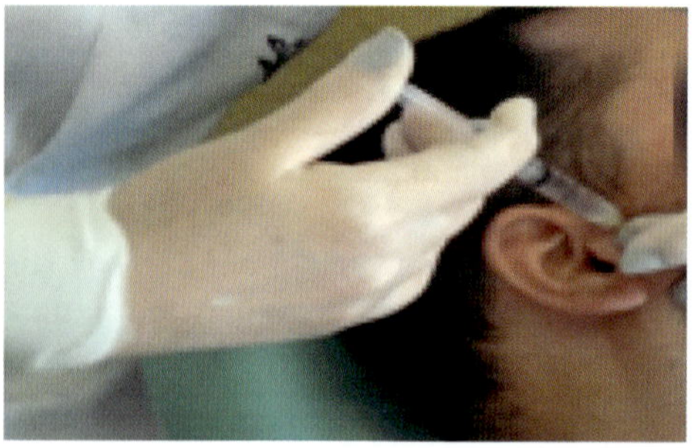

FIGURA 36 Viscossuplementação da ATM.

As reações adversas ao emprego de ácido hialurônico combinado a técnicas minimamente invasivas ou de forma isolada são leves e transitórias.[78]

As contraindicações para a técnica da viscossuplementação são em casos nos quais se apresenta infecção na articulação, por exemplo, na artrite infecciosa da ATM e em casos de tumores.

BLOQUEIO ANESTÉSICO

O bloqueio anestésico de ponto-gatilho é uma opção para o tratamento das dores de origem muscular, sendo realizado geralmente com a utilização de anestésicos locais.[79]

Recomenda-se a lidocaína (xilocaína) a 1 ou 2%, sem vasoconstritor.

A finalidade é inativar o ponto-gatilho, resultando na melhora da dor. Isso ocorre devido à ação anestésica da medicação, bloqueando a dor, e à ação mecânica de inserções repetidas nas fibras musculares contraturadas, que resultam na ruptura dessa contratura, promovendo relaxamento muscular e melhora da dor.

O ponto-gatilho miofascial, ao ser injetado com anestésico local (Figuras 37 e 38), deixará de referir dor a distância, e com isso se encerra o mecanismo de envio de dor, o que será benéfico, pois os impulsos nociceptivos serão bloqueados, deixando de sensibilizar o SNC.[80]

Os músculos que podem receber injeção são o masseter, o temporal, o esternocleidomastóideo, o esplênio da cabeça, o occipital posterior e o trapézio.

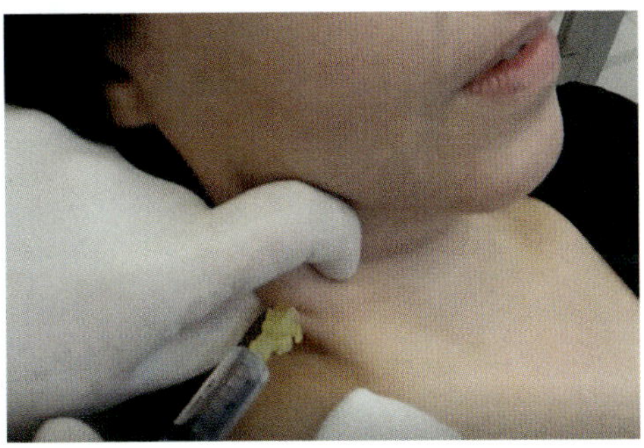

FIGURA 37 Bloqueio anestésico do músculo esternocleidomastóideo.

O bloqueio anestésico também está indicado para os nervos, com finalidade diagnóstica, sendo muito útil para identificar se uma estrutura dolorosa é realmente um local de fonte de dor.

APARELHO INTRAORAL DE ESTABILIZAÇÃO

O aparelho intraoral de estabilização, comumente chamado de placa de oclusão ou placa estabilizadora, é um dispositivo intraoral, removível, confeccionado geralmente em resina acrílica termopolimerizável, que recobre totalmente as superfícies incisais e oclusais dos dentes de um arco (Figura 39).

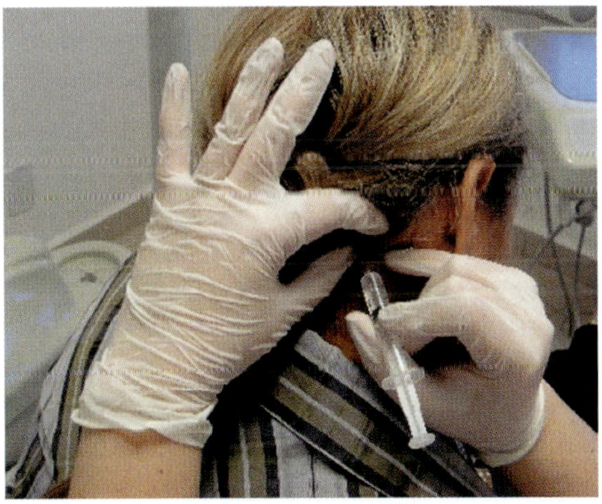

FIGURA 38 Bloqueio anestésico dos músculos occipitais.

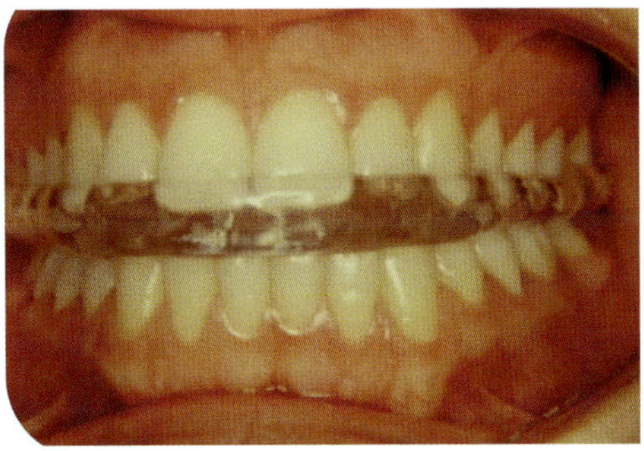

FIGURA 39 Aparelho intraoral de estabilização.

É utilizado com a finalidade de estabilizar os dentes, a mandíbula e a posição dos côndilos na fossa articular, melhorando a função das ATM, bem como protegendo os dentes e periodonto de sustentação de cargas adversas provocadas pelo bruxismo.

O aparelho intraoral de estabilização proporciona estabilidade ortopédica enquanto está sendo usado, sendo indicado para diminuir os sintomas associados a várias DTM.[81-84]

A terapia com esse tipo de aparelho é considerada reversível e mostra-se bem aceita por parte dos pacientes. A confecção, a instalação e a utilização desse dispositivo podem ser verificadas no Capítulo 8.

APARELHO INTRAORAL ANTERIOR *FRONT-PLATEAU*

O aparelho (ou placa de mordida) anterior *front-plateau* é um aparelho de resina acrílica autopolimerizável confeccionado sobre os dentes anteriores superiores, proporcionando contato apenas com os dentes anteriores da mandíbula e desocluindo todos os dentes posteriores (Figura 40).

O aparelho é sugerido para os casos de transtornos musculares relacionados com a instabilidade ortopédica ou alteração aguda do relacionamento oclusal.[82,85,86] A confecção, a instalação e a utilização desse aparelho está detalhada no Capítulo 8.

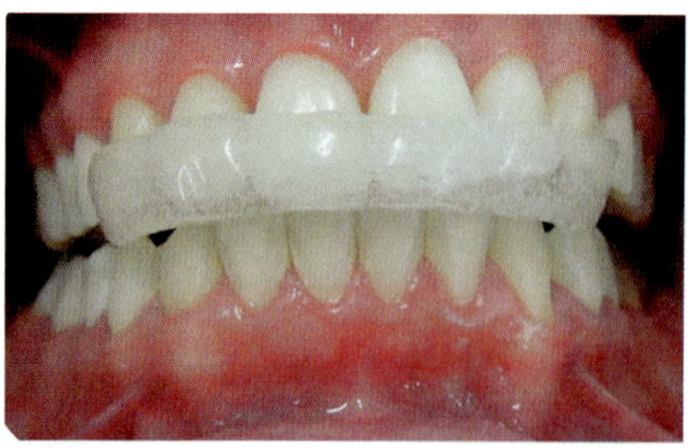

FIGURA 40 Aparelho intraoral anterior *front-plateau.*

APARELHO INTRAORAL ANTERIOR *FRONT-PLATEAU* MODIFICADO

O aparelho (ou placa de mordida) anterior *front-plateau* modificado é um aparelho de resina acrílica autopolimerizável confeccionado sobre os dentes anteriores superiores, com uma rampa anterior, que desoclui todos os dentes posteriores (Figura 41).

É sugerido para os casos agudos de retrodiscite, quando os tecidos retrodiscais estão inflamados e necessitam ser descomprimidos. Consegue-se isso com a anteriorização da mandíbula, que favorecerá um posicionamento levemente anterior do côndilo na fossa articular (Figura 42). A confecção, a instalação e a utilização desse aparelho pode ser vista no Capítulo 8.

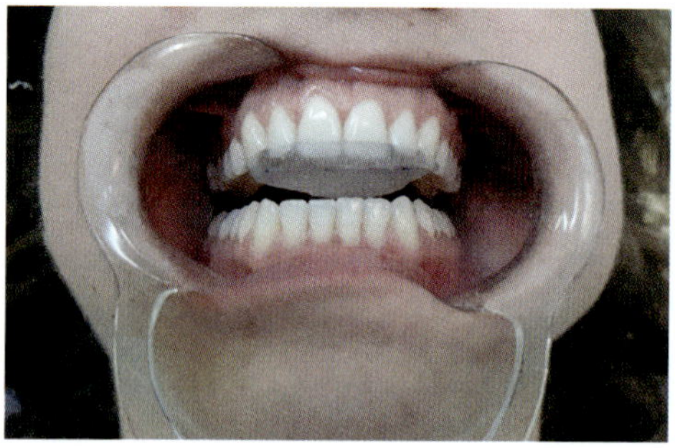

FIGURA 41 Aparelho anterior *front-plateau* com rampa para direcionar a mandíbula para a frente.

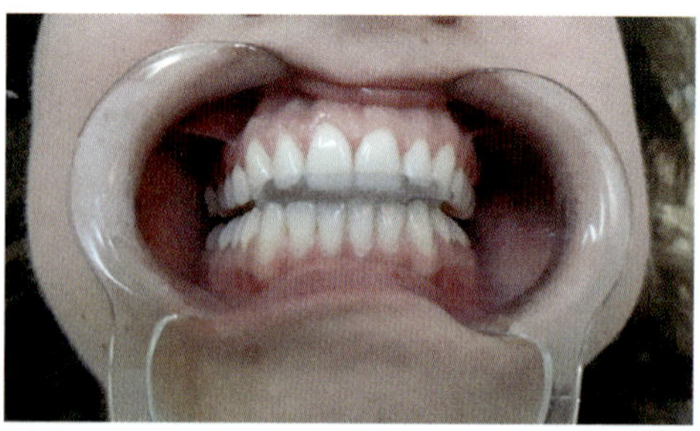

FIGURA 42 Paciente ocluindo o *front-plateau* modificado com a mandíbula permanecendo anteriorizada.

TERAPIA FONOAUDIOLÓGICA

A sequência dos fatores e eventos que provocam a DTM pode variar, mas, quando resulta em dores na musculatura mastigatória, nas ATM e na região pré-auricular, além de sintomas auditivos e dificuldade na realização dos movimentos mandibulares, certamente o sistema se desorganizou a tal ponto que não pode mais suportar as necessidades funcionais, como morder, mastigar, deglutir, falar e manter-se em condição postural normal.

No trabalho fonoaudiológico com indivíduos que apresentam DTM, o enfoque principal é na área de motricidade oral, buscando equilibrar a musculatura e as funções estomatognáticas.

A terapia em motricidade oral nos casos de DTM e as outras terapêuticas, dentre elas odontológica, fisioterápica e psicológica, desenvolvem-se em conjunção, de acordo com as necessidades de cada indivíduo.

Para que o planejamento terapêutico seja adequado, é imprescindível compreender as relações entre o quadro de disfunção, possíveis fatores que estão na origem do problema e os que dele resultam. Daí a necessidade de uma equipe multiprofissional, que focalize as diversas facetas e compartilhe uma visão global do problema.

Assim, cada profissional realiza a anamnese e a avaliação dos aspectos pertinentes à sua área, considerando as relações com as demais, para que em um segundo momento sejam estabelecidos os objetivos específicos e os comuns e às condutas que cada um empregará para atingi-los.

Nessa equipe, o fonoaudiólogo avaliará a musculatura do sistema estomatognático e as funções que desempenham, isto é, a condição postural, a mastigação e a fala. A importância dessa avaliação pode ser deduzida da definição de Hilton e Carlson,[87] segundo a qual a função se refere à atividade neuromuscular que gera forças mecânicas e ao processo pelo qual essas forças são dissipadas pelos tecidos esqueléticos associados com a ATM. Nesses casos, o fonoaudiólogo verifica frequentemente desordens miofuncionais orais.

Desordem miofuncional, por definição, é uma função alterada de determinada musculatura em particular e a relação alterada entre esta e os demais músculos, gerando forças diferentes das normais. Pode-se incluir nessa categoria tanto as funções atípicas, as adaptadas e as compensatórias, mas sempre fazendo distinções pelo menos entre as três condições.

Também se deve considerar que certos aspectos, que parecem estáveis, em dado momento, podem caminhar para uma condição desfavorável. A alta incidência de desordens miofuncionais em grupos com DTM tem sido constatada em pesquisas.[88]

Atuação na condição postural

Quando o indivíduo apresenta a dimensão vertical de oclusão (DVO) diminuída, os lábios poderão estar selados, mas flácidos, e o superior parecer longo demais, devido à redução da distância entre a base do nariz e a base do mento. A língua pode se interpor aos arcos dentários para compensar a redução da DVO, porque essa dimensão é importante para o funcionamento dos músculos supra-hióideos durante a deglutição. As bochechas estarão flácidas e deprimidas por falta de suporte dentário suficiente. Já o bruxismo de apertamento dentário, além da contração dos músculos elevadores da mandíbula, pode desencadear o estiramento dos lábios e a retração das bochechas, enquanto a língua estará comprimida na cavidade oral e por isso apresentará marcas nas laterais.[89] O fonoaudiólogo avaliará, então, todas essas condições e atuará de forma individualizada.

Atuação na mastigação

Outra atuação do fonoaudiólogo reside na mastigação, que depois da dor tem sido uma das queixas mais frequentes de indivíduos com DTM. Muitas vezes, ambas estão associadas, e esta pode promover mudanças na função. Pesquisas[90] têm evidenciado que muitos indivíduos com DTM apresentam preferência mastigatória unilateral. A alteração no padrão mastigatório pode preceder a DTM e não apenas ser uma consequência dela. Além disso, é importante que se considere como os movimentos mastigatórios são realizados durante a trituração dos alimentos, o tempo para consumir certo tipo de alimento, incluindo a deglutição.

Pesquisas[89] constataram que, na presença de DTM, a regularidade dos movimentos mandibulares mostrou-se alterada, resultando em lentidão, velocidade diminuída, fechamento durante a fase de abertura, paradas e reaberturas durante a fase de fechamento do ciclo mastigatório. Indivíduos com DTM gastam mais tempo pra consumir um alimento do que indivíduos sem disfunção. O fonoaudiólogo analisará os dados da avaliação e procederá à intervenção necessária.

Atuação na deglutição

Entre os indivíduos com DTM, a incidência de alterações nos padrões de deglutição é alta. Em muitos casos, a musculatura que participa da deglutição está compensando alguma alteração que inviabiliza a função normal e/ou que provoca o agravamento dos sintomas.

A deglutição depende de quanto o alimento foi triturado e umedecido, portanto, a eficiência mastigatória é fundamental, e nem sempre nos indivíduos com DTM será satisfatória. O fonoaudiólogo atua para que o sistema mastigatório retorne à sua condição de equilíbrio.

Atuação na fala

Muitos indivíduos apresentam alterações na fala após o aparecimento dos sintomas de DTM. Dentre os sinais da DTM, a limitação do movimento de abertura bucal pode ser um fator que compromete a fala, porque, se o sujeito não consegue mover a mandíbula, a língua não terá espaço suficiente para os movimentos articulatórios, provocando mudanças na fala e prejuízos na inteligibilidade.

São comuns na fala de pacientes com DTM alterações dos fonemas linguodentais e linguoalveolares em que a língua se encontra mais anteriorizada que o normal, interpondo-se completa ou parcialmente às arcadas. Ocorrem também com frequência desvios laterais da mandíbula durante a produção de fonemas fricativos, principalmente em /s/ e /z/. A voz também pode estar comprometida em sujeitos com DTM. O fonoaudiólogo atua na fala de acordo com a intervenção necessária.

Atuação na área audiológica

A atuação fonoaudiológica nas DTM pode ser também dirigida à área audiológica, porque fazem parte do quadro das DTM sintomas auditivos, como otalgia, plenitude auricular (sensação de ouvido tapado), zumbido, tontura, sensação de diminuição da audição e da discriminação,[91] sendo a presença destes significantes em relação à ausência em grupos de indivíduos sem DTM.

É importante alertar que um número considerável de indivíduos com DTM apresenta patologias auditivas, que precisam ser diagnosticadas e tratadas. A competência para isso está a cargo dos médicos otorrinolaringologistas, que frequentemente referem o paciente ao cirurgião-dentista para avaliar a presença de DTM. Nesse quesito, a interação entre médico, dentista e fonoaudiólogo é fundamental para o sucesso do tratamento.

O processo terapêutico

Indivíduos com DTM muitas vezes apresentam desordens miofuncionais compensatórias que inicialmente ocorreram com a finalidade de evitar traumas sobre os dentes, periodonto, ATM e dor, mas cujo quadro se agravou. Ao trabalhar com esses sujeitos, o fonoaudiólogo atua objetivando uma adaptação das funções, um equilíbrio entre a neuromusculatura e a oclusão que não é normal. Posteriormente, se as condições oclusais e funcionais da ATM permitirem, o tratamento visará a normalidade das funções.

Os pacientes com DTM apresentam frequentemente distúrbios miofuncionais orofaciais que são definidos como qualquer alteração que envolva a musculatura oral, facial e/ou cervical que interfira no crescimento, desenvolvimento ou funcionamento das estruturas e funções orofaciais, portanto o fonoaudiólogo, por meio da terapia miofuncional orofacial, atuará com proposta de reeducação da musculatura e funções.

Sua principal meta é o equilíbrio das funções respeitando condições morfológicas. Como metas gerais, busca:

1. Promover o alívio da dor, o relaxamento e o alongamento, o aumento da circulação sanguínea, a conscientização dos hábitos e o automanejo.
2. Por meio da mioterapia, proporcionar lubrificação das ATM, simetria de movimentos mandibulares, amplitude e coordenação de movimentos, mobilidade, flexibilidade e percepção.
3. Trabalhar as funções estomatognáticas: respiração, fala, deglutição e mastigação.

A terapia fonoaudiológica busca tornar consciente o padrão utilizado, fornecendo alternativas mais adequadas. Atua na percepção dos estalos da ATM, promove a mioterapia com exercícios para os lábios e busca corrigir o padrão mastigatório. A principal meta da terapia fonoaudiológica em pacientes com DTM é promover o equilíbrio das funções, respeitando condições morfológicas (Figuras 43 a 45). O clínico deverá indicar um fonoaudiólogo com conhecimentos em DTM para o sucesso do tratamento e trocar informações com o profissional quanto à abordagem das terapias, exercendo assim a prática da multidisciplinaridade, muito importante nas terapias de DTM.

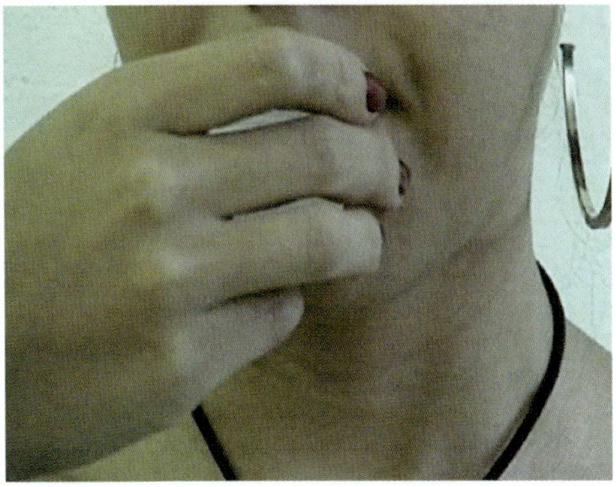

FIGURA 43 Atuação fonoaudiológica na deglutição.

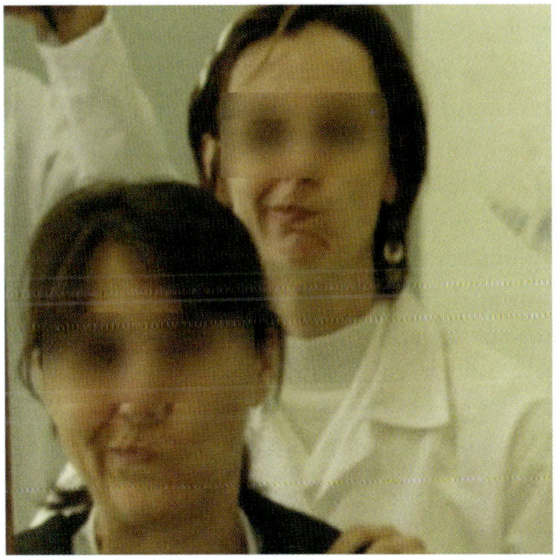

FIGURA 44 Atuação fonoaudiológica em exercícios de lábios com mioterapia.

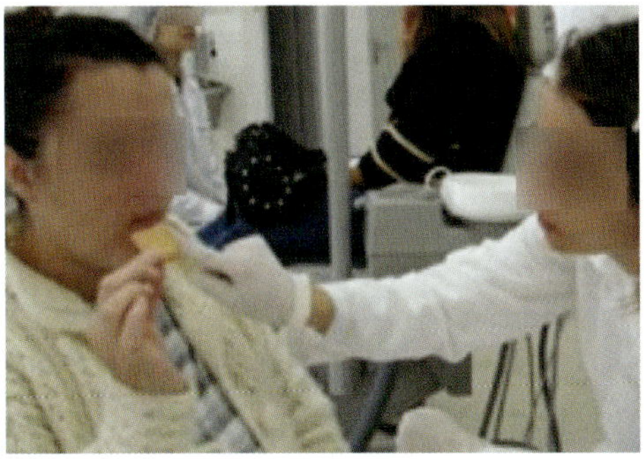

FIGURA 45 Atuação fonoaudiológica na mastigação.

TERAPIA PSICOLÓGICA

Algumas DTM são etiologicamente relacionadas com o estado emocional.[92-95] Sistemas com diversos eixos reconhecem o modelo biopsicossocial de dor. O RDC/TMD[96] (*Research Diagnostic Criteria for Temporomandibular Dysfunction*), é um instrumento desenvolvido, em 1992, para padronizar o diagnóstico diferencial, tornando confiáveis as metodologias utilizadas nos trabalhos científicos. Segue o modelo biopsicossocial de avaliação e classificação da DTM, sendo constituído pelo Eixo I (diagnósticos físicos) e pelo Eixo II (aspectos psicossociais). A inclusão de avaliações psicossociais nos quadros de dor relacionadas à DTM proporcionou a expansão dessa visão para as abordagens clínicas para controle de tais condições.

Em 2014, um modelo aprimorado do RDC/TMD foi publicado[97] culminando no DC/TMD (*Diagnostic Criteria for Temporomandibular Disorders*). O Eixo II incorporou novos instrumentos já validados para avaliação do comportamento perante a dor, o estado psicológico e o funcionamento psicossocial.

O Eixo II avalia os fatores psicológicos, comportamentais e psicossociais. Esses fatores podem influenciar o desenvolvimento e o curso das dores orofaciais, particularmente às DTM, e quando presentes, eles podem ameaçar o resultado de um, até então tratamento efetivo.

Os objetivos do tratamento psicológico são minimizar o estresse relacionado à dor e, na medida do possível, evitar comportamento de enfermidade desnecessário.

A participação do psicólogo no atendimento ao paciente com DTM pode e deve se dar tanto no trabalho realizado diretamente com o paciente como na participação na equipe multidisciplinar. Sabedores da necessidade do conhecimento em profundidade da história do paciente que tem DTM, é o profissional da área de psicologia que tem a formação mais voltada para obtê-lo. A ele cabe a realização de uma anamnese em profundidade e, eventualmente, a utilização de testes psicológicos; ambos permitem a elaboração de um perfil do paciente em termos de seu funcionamento mental.

Além de participar do momento diagnóstico, a psicologia pode estar presente como recurso terapêutico oferecido segundo várias modalidades e abordagens. As mais indicadas nos casos de DTM são:

1. As que tem como objetivo auxiliar o paciente a controlar suas respostas fisiológicas ao estresse, como a terapia cognitivo comportamental (TCC), o relaxamento e o *biofeedback*.
   No plano terapêutico, a TCC atua como auxiliadora no processo de identificação e percepção dos aspectos que exercem grande influência na dor. A TCC possibilita o reconhecimento de pensamentos e comportamentos associados à dor e que, principalmente, a mantém. Quando o indivíduo identifica a influência dos seus pensamentos e comportamentos no desencadeamento da dor, tende a modificar comportamentos inadequados e não assertivos. A TCC focaliza a alteração de padrões de pensamentos, concepções e comportamentos inadequados, influenciando uma modificação de comportamento no indivíduo, por meio da combinação de técnicas cognitivas e comportamentais.[98,99]
   O *biofeedback* é uma terapia baseada na teoria de que quando um indivíduo recebe informações sobre uma alteração desejada e é auxiliado para realizar essa mudança, aumenta-se a probabilidade de que ela ocorra.[100,101] O aparelho de *biofeedback* normalmente inclui um sensor que detecta e grava as funções corporais (p. ex., temperatura da pele, pressão arterial ou tensão muscular) e um amplificador eletrônico que converte essa informação em uma projeção visual ou auditiva que pode ser monitorada pelo paciente praticamente em tempo real. O manejo do estresse de forma mais abrangente e programas de aconselhamento que en-

volvam uma combinação de *biofeedback* com eletromiografia (EMG), relaxamento progressivo e alterações autodirecionadas no estilo de vida parecem ser mais eficazes quando utilizados em conjunto com um tratamento comportamental. O emprego de terapias comportamentais em conjunto com tratamentos odontológicos também parece melhorar os efeitos terapêuticos gerais.[102,103]
2. As que procuram auxiliá-lo a alterar sua forma de viver por meio de um maior autoconhecimento, reestruturação de sua personalidade e/ou do treino em habilidades que possibilitem uma adaptação mais adequada (psicoterapias de longa duração).
3. As que visam auxiliá-lo a readquirir equilíbrio emocional em uma situação de crise (psicoterapia de apoio).[104]

Paralelamente às atividades de avaliação e atendimento, a participação do psicólogo na discussão e acompanhamento dos casos numa equipe multidisciplinar, como a que se faz necessário nos atendimentos de DTM, pode auxiliar na compreensão dos aspectos emocionais que compõem a etiologia de cada quadro, influenciam na sua progressão e determinam tanto diferentes respostas ao tratamento, quanto características e problemas da relação entre o profissional e o paciente.

No entanto, nem sempre é possível a constituição de uma equipe multiprofissional que realize o atendimento em conjunto. Nessa situação, em que o cirurgião-dentista atua isoladamente atendendo o paciente com DTM, pode haver dificuldade em encaminhar o paciente para avaliação ou atendimento psicológico. Para fazê-lo, é conveniente que se tenha:

1. O conhecimento e a imagem prévios que o paciente tem da psicologia, complementando-os ou corrigindo-os.
2. Uma exposição acerca da participação dos aspectos psicológicos na etiologia das DTM, enfatizando-se o papel da tensão e do estresse, mais facilmente admitidos pelo paciente.

No caso do encaminhamento para avaliação, o objetivo deve ser colocado em termos da necessidade de que se tenha um conhecimento mais completo e geral da maneira de ser da pessoa, a fim de melhor compreender seu quadro. Quando o desejado é que a pessoa procure atendimento, o psicólogo deve ser apresentado como aquele profissional treinado para auxiliá-la a aprender a agir de forma que os problemas cotidianos não a deixem muito tensa, tornando possível qualidade de vida melhor.

Um obstáculo frequente é o preconceito que o paciente pode sentir por estar sendo encaminhado ao psicólogo. Para evitar que isso ocorra, esse encaminhamento só deve ser feito após o estabelecimento de uma relação de confiança entre o profissional e o paciente, quando essa questão puder ser discutida abertamente e serem desfeitos os possíveis equívocos criados.

Apesar de todos os cuidados, o paciente pode recusar-se a procurar o atendimento psicológico. Essa resistência pode ocorrer em função do receio inconsciente de que seja rompido o equilíbrio estabelecido na sua forma de vida atual. Cabe, neste caso, um trabalho de conscientização da necessidade do atendimento, a ser feito aos poucos, e sempre a partir das dificuldades de vida relatadas pelo paciente.[104]

O clínico com habilidades na área da DTM reconhece a contribuição dos fatores psicossociais no desenvolvimento e no curso dessa disfunção. Deve explorar a complexidade da dor na consulta inicial e mobilizar recursos para as terapias multidisciplinares que a DTM exige, por ser uma disfunção de etiologia multifatorial. Quando há suspeita da presença de distúrbios psicológicos, o clínico deve fazer o encaminhamento de acordo com as orientações previamente descritas neste tópico, para os profissionais competentes na área da psicologia, com habilidade em tratar alterações mentais de pacientes com DTM. O manejo correto da

DTM inclui o tratamento dos aspectos cognitivos, emocionais e comportamentais que estão presentes nessas condições.[105,106]

CONSIDERAÇÕES GERAIS AO TRATAR TRAUMAS AGUDOS NA ARTICULAÇÃO TEMPOROMANDIBULAR

Pacientes que sofrem trauma agudo na ATM devem ser tratados de modo diferente em relação àqueles que apresentam condições crônicas. O exame clínico inicial deverá avaliar se há danos nos tecidos moles e duros, como fratura na maxila ou na mandíbula (incluindo uma fratura condilar), que geralmente produz uma significativa má oclusão aguda, bem como deflexões na abertura da boca.

Exames de imagem (radiografias e tomografias) devem ser realizados após trauma para determinar danos às estruturas ósseas e aos dentes para que se proceda ao tratamento adequado. Depois da avaliação dos tecidos duros, os tecidos moles precisam ser examinados, avaliando-se a gravidade dos sintomas.

Se não houver alteração significativa na amplitude dos movimentos mandibulares e sentir pouca dor, o paciente é instruído a iniciar uma dieta macia, não mastigar chiclete e diminuir ou evitar a atividade de apertamento dos dentes.

Caso o paciente apresente dor significativa e diminuição acentuada da amplitude dos movimentos da mandíbula, deve-se avaliar se há má oclusão aguda. Se nenhuma má oclusão aguda for observada, o tratamento deve incluir analgésicos leves, anti-inflamatórios e fisioterapia para o local da dor. Nas primeiras 24 a 36 horas após o trauma, o gelo pode ser repetidamente colocado sobre a articulação por 5 a 10 minutos, 3 vezes ao dia. Após 1 a 2 dias, o gelo é interrompido e o calor úmido é aplicado por 20 minutos, também 3 vezes ao dia. Orientar o paciente a não abrir muito a boca para não provocar dor.

Pacientes com dor significativa e demonstrando má oclusão aguda podem precisar de tratamento adicional, que consiste no aparelho de estabilização, a fim de impedir que o côndilo pressione os tecidos retrodiscais. Isso é extremamente necessário caso haja bruxismo. Devido ao quadro doloroso, o aparelho de estabilização é fabricado em uma posição de fechamento confortável para o paciente e não necessariamente na posição de relação cêntrica. À medida que os sintomas agudos desaparecem, os tecidos retrodiscais retornam à situação de normalidade, permitindo que o côndilo reassuma a posição de relação cêntrica. Quando isso ocorre, o clínico precisará ajustar o aparelho. Conforme a dor desaparece, o paciente precisa ser reavaliado para quaisquer sintomas residuais. Fisioterapia suave deve ser iniciada para evitar aderências fibrosas. Avaliar mudanças na relação côndilo/disco; caso um deslocamento de disco surja, deverá ser tratado.

REFERÊNCIAS

1. Magnusson T, Carlsson GE, Egemark I. Changes in subjective symptoms of craniomandibular disorders in children and adolescents during a 10-year peeriod. J Orofac Pain. 1993;7:76-82.
2. Greene CS, Laskin DM. Long term evaluation of treatment for myofascial pain-dysfunction syndrom: a comparative analysis. J Am Dent Assoc. 1983;107:235-8.
3. Yatani H, Kaneshima T, Kuboki T, Yoshimoto A, Matsuka Y, Yamashita A. Long-term follow-up study on drop-out TMD patients with self-administered questionnaires. J Orofac Pain. 1997;11:258-69.
4. Magnusson T, Carlsson GE, Egemark I. Changes in clinical signs of craniomandibular disorders from the age of 15-25 years. J Orofac Pain. 1994;8:207-15.
5. Syrop SB. Initial management of temporomandibular disorders. Dent Today. 2001;21:52-7.
6. Roberts AH, Kewman DG, Mercier L, Hovell M. The power of nonspecific effects in healing: implications for psychosocial and biological treatmens. Clin Psych Rev. 1993;13:375-91.
7. Greene CS, Laskin DM. Splint therapy for the myofascial pain-dysfunction (MPD) syndrome: a comparative study. J Am Dent Assoc. 1972;624-8.
8. Skeppar J, Nilmer M. Treatment of craniomandibular disorders in children and young adults. J Orofac Pain. 1993;7:362-9.

9. McMahon FG, Arndt Jr WF, Newton JJ, Montgomery PA, Perhach JL. Clinical experience with flupirtine in the U.S. Postgrad Med J. 1987;63(Suppl 3):81-5.
10. Abbadie C, Besson JM. Chronic treatments with aspirin or acetaminophen reduce both the development of polyarthritis and Foslike immunoreactivity in rat lumbar spinal cord. Pain. 1994;57(1):45-54.
11. Dellemijn PL, Fields HL. Do benzodiazepines have a role in chronic pain management? Pain. 1994;57(2):137-52.
12. Denucci DJ, Dionne RA, Dubner R. Identifying a neurobiologic basis for drug therapy in TMDs. J Am Dent Assoc. 1996;127(5):581-93.
13. Kreisberg MK. Tricyclic antidepressants: analgesic effect and indications in orofacial pain. J Craniomandib Disord. 1988;2(4):171-7.
14. Plesh O, Curtis D, Levine J, McCall Jr WD. Amitriptyline treatment of chronic pain in patients with temporomandibular disorders. J Oral Rehabil. 2000;27(10):834-41.
15. Saarto T, Wiffen PJ. Antidepressants for neuropathic pain. Cochrane Database Syst Rev. 2005;3:CD005454.
16. Moja PL, Cusi C, Sterzi RR, Canepari C. Selective serotonin reuptake inhibitors (SSRIs) for preventing migraine and tension-type headaches. Cochrane Database Syst Rev. 2005;3:CD002919.
17. Roskell NS, Beard SM, Zhao Y, Le TK. A meta-analysis of pain response in the treatment of fibromyalgia. Pain Pract. 2011;11(6):516-27.
18. Ifuku M, Iseki M, Hidaka I, Morita Y, Komatus S, Inada E. Replacement of gabapentin with pregabalin in postherpetic neuralgia therapy. Pain Med. 2011;12(7):1112-6.
19. Moore RA, Wiffen PJ, Derry S, McQuay HJ. Gabapentin for chronic neuropathic pain and fibromyalgia in adults. Cochrane Database Syst Rev. 2011;3:CD007938.
20. Graboski CL, Gray DS, Burnham RS. Botulinum toxin A versus bupivacaine trigger point injections for the treatment of myofascial pain syndrome: a randomised double blind crossover study. Pain. 2005118(1 2):170 5.
21. Bell WE. Temporomandibular disorders: classification, diagnosis and management. 3 ed. Chicago, IL: Year Book; 1990.
22. Guttu RL, Page DG, Laskin DM. Delayed healing of muscle after injection of bupivicaine and steroid. Ann of Dent. 1990;49:5-8.
23. Wenneberg B, Kopp S, Grondahl HG. Long-term effect of intraarticular injections of a glucocorticosteroid into the TMJ: a clinical and radiographic 8-year follow-up. J Craniomandib Disord. 1991;5(1):11-8.
24. Poswillo D. Experimental investigation of the effects of intraarticular hydrocortisone and high condylectomy on the mandibular condyle. Oral Surg Oral Med Oral Pathol. 1970;30(2):161-73.
25. Zarb GA, Spech JE. The treatment of mandibular dysfunction. In: Zarb GA, Carlsson GE (eds.). Temporomandibular joint: function and dysfunction. St Louis, MO: The CV Mosby Co.; 1979.
26. Schindler C, Paessler L, Eckelt U, Kirch W. Severe temporomandibular dysfunction and joint destruction after intra-articular injection of triamcinolone. J Oral Pathol Med. 2005;34(3):184-6.
27. Kopp S, Carlsson GE, Haraldson T, Wenneberg B. Long-term effect of intra-articular injections of sodium hyaluronate and corticosteroid on temporomandibular joint arthritis. J Oral Maxillofac Surg. 1987;45(11):929-35.
28. Kopp S, Wenneberg B, Haraldson T, Carlsson GE. The short-term effect of intra-articular injections of sodium hyaluronate and corticosteroid on temporomandibular joint pain and dysfunction. J Oral Maxillofac Surg. 1985;43(6):429-35.
29. Epstein JB, Marcoe JH. Topical application of capsaicin for treatment of oral neuropathic pain and trigeminal neuralgia. Oral Surg Oral Med Oral Pathol. 1994;77(2):135-40.
30. Hersh EV, Pertes RA, Ochs HA. Topical capsaicin-pharmacology and potential role in the treatment of temporomandibular pain. J Clin Dent. 1994;5(2):54-9.
31. Gray RJ, Quayle AA, Hall CA, Schofield MA. Physiotherapy in the treatment of temporomandibular joint disorders: a comparative study of four treatment methods. Br Dent J. 1994;176(7):257-61.
32. Heinrich SD, Sharps CH. Lower extremity torsional deformities in children: a prospective comparison of two treatment modalities. Orthopedics. 1991;14(6):655-9.
33. Di Fabio RP. Physical therapy for patients with TMD: a descriptive study of treatment, disability, and health status. J Orofac Pain. 1998;12(2):124-35.
34. Esposito CJ, Veal SJ, Farman AG. Alleviation of myofascial pain with ultrasonic therapy. J Prosthet Dent. 1984;51(1):106-8.
35. Draper DO, Mahaffey C, Kaiser D, Eggett D, Jarmin J. Thermal ultrasound decreases tissue stiffness of trigger points in upper trapezius muscles. Physiother Theory Pract. 2010;26(3):167-72.
36. Srbely JZ, Dickey JP. Randomized controlled study of the antinociceptive effect of ultrasound on trigger point sensitivity: novel applications in myofascial therapy? Clin Rehabil. 2007;21(5):411-7.
37. Srbely JZ, Dickey JP, Lowerison M, Edwards MA, Nolet PS, Wong LL, et al. Stimulation of myofascial trigger points with ultrasound induces segmental antinociceptive effects: a randomized controlled study. Pain. 2008;139(2):260-6.
38. Satlerthwaite JR. Ice massage. Pain Mgt. 1989;2(116).
39. Simons DG, Travell JG, Simons LS. Travell & Simons' myofascial pain and dysfunction: a trigger point manual. 2 ed. Baltimore, MD: Williams & Wilkins; 1999.
40. Jaeger B, Reeves JL. Quantification of changes in myofascial trigger point sensitivity with the pressure algometer following passive stretch. Pain. 1986;27(2):203-10.

41. Kane K, Taub A. A history of local electrical analgesia. Pain. 1975;1(2):125-38.
42. Long DM, Hagfors N. Electrical stimulation in the nervous system: the current status of electrical stimulation of the nervous system for relief of pain. Pain. 1975;1(2):109-23.
43. Sternback RH, Ignelzi RJ, Deems LM, Timmermans G. Transcutaneous electrical analgesia: a follow-up analysis. Pain. 1976;2:35-41.
44. Nunez SC, Garcez AS, Suzuki SS, Ribeiro MS. Management of mouth opening in patients with temporomandibular disorders through low-level laser therapy and transcutaneous electrical neural stimulation. Photomed Laser Surg. 2006;24(1):45-9.
45. van Grootel RJ, Buchner R, Wismeijer D, van der Glas HW. Towards an optimal therapy strategy for myogenous TMD, physiotherapy compared with occlusal splint therapy in an RCT with therapy-and--patient-specific treatment durations. BMC Musculoskelet Disord. 2017;18(1):76.
46. Melzack R, Wall PD. Pain mechanisms: a new theory. Science. 1965;150:971-9.
47. Gage JP. Collagen biosynthesis related to temporomandibular joint clicking in childhood. J Prosthet Dent. 1985;53(5):714-7.
48. Magnusson T, Syren M. Therapeutic jaw exercises and interocclusal appliance therapy: a comparison between two common treatments of temporomandibular disorders. Swed Dent J. 1999;23(1):27-37.
49. Maloney GE, Mehta N, Forgione AG, Zawawi KH, Al-Badawi EA, Driscoll SE. Effect of a passive jaw motion device on pain and range of motion in TMD patients not responding to flat plane intraoral appliances. Cranio. 2002;20(1):55-66.
50. Silva MTJ, Santos RS. Terapia manual nas disfunções da ATM. Rio de Janeiro: Rubio; 2011.
51. Stallbaum JH, Antunes AGF, Kelling BI, Froemming C, Poku-lat GS, Braz MM. A inserção da fisioterapia no tratamento da cefaleia do tipo tensional: uma revisão sistemática. Cinergis. 2013;14(3):172-5.
52. Segat GTP, Nunes SF, Pivetta HMF, Lima FST. A terapia manual nos sinais e sintomas do bruxismo do sono. Fisioterapia Brasil. 2012 Nov/Dec;13(6).
53. Wen TS. Acupuntura clássica chinesa. São Paulo: Cultrix; 1985.
54. Fernandes AC, Duarte Moura DM, Da Silva LGD, De Almeida EO, Barbosa GAS. Acupuncture in temporomandibular disorder myofascial pain treatment: a systematic review. J Oral Facial Pain Headache. 2017;31(3):225-32.
55. Johansson A, Wenneberg B, Wagersten C, Haraldson T. Acupuncture in treatment of facial muscular pain. Acta Odontol Scand. 1991;49(3):153-8.
56. Shen YF, Younger J, Goddard G, Mackey S. Randomized clinical trial of acupuncture for myofascial pain of the jaw muscles. J Orofac Pain. 2009;23(4):353-9.
57. Bechara OMR, Palinkas M, Vasconcelos P, Semprini M, Siéssere S, Rancan SV, et al. Analysis of sternocleidomastoid muscle and descending portion of trapezius muscle in women with chronic neck pain after acupuncture treatment. J Traditional Chinese Med. 2020;40:144-9.
58. Unverzagt C, Berglund K, Thomas JJ. Dry needling for myofascial trigger point pain: a clinical commentary. Int J Sports Phys Ther. 2015;10(3):402-18.
59. Butts R, Dunning J, Perreault T, Mourad F, Grubb M. Peripheral and spinal mechanisms of pain and dry needling mediated analgesia: a clinical resource guide for health care professionals. Int J Phys Med Rehabil. 2016;4(2):2-18.
60. Dommertholt J, Grieve R, Layton M, Hooks T. Myofascial trigger points: an evidence-informed review. J Man Manip Ther. 2006;14(4):203-21.
61. Gerwin RD, Dommerholt J, Shah JP. An expansion of Simons integrated hypothesis of trigger point formation. Curr Pain Headache Rep. 2004;8(6):468-75.
62. Cagnie B, Dewitte V, Barbe T, Timmermans F, Delrue N, Meeus M. Physiologic effects of dry needling. Curr Pain Headache Rep. 2013;17(8):348-5.
63. Shah JP, Thaker N, Heimur J, Aredo JV, Sikdar S, Gerber L. Myofascial trigger points then and now: a historical and scientific perspective. PMR. 2015;7(7):746-61.
64. White A, Cummings M, Fishie J. Introdução à acupuntura médica ocidental. São Paulo: Roca; 2013.
65. Dunning J, Butts R, Mourad F, Young I, Flannagan S, Perreault T. Dry needling: a literature review with implications for clinical practice guidelines. Phys Ther Rev. 2014;19(4):252-65.
66. Skorupska E, Rychlik M, Samborski W. Validation and test-retest reliability of new thermographic technique called thermovison technique of dry needling for gluteus minimums trigger points in sciatica subjects and TrPs-negative healthy volunteers. Biomed Res Int. 2015;2015:546497.
67. Kopp S, Akerman S, Nilner M. Short-term effects of intra-articular sodium hyaluronate, glucocorticoid, and saline injections on rheumatoid arthritis of the temporomandibular joint. J Craniomandib Disord. 1991;5(4):231-8.
68. Shi Z, Guo C, Awad M. Hyaluronate for temporomandibular joint disorders. Cochrane Database Syst Rev. 2003;(1):CD002970.
69. Wei L, Xiong H, Li B, Gong Z, Li J, Cai H, et al. Change of HA molecular size and boundary lubrication in synovial fluid of patients with temporomandibular disorders. J Oral Rehabil. 2010;37(4):271-7.
70. Kwiecinski JJ, Dorosz SG, Ludwig TE, Abubacker S, Cowman MK, Schmidt TA. The effect of molecular weight on hyaluronan's cartilage boundary lubricating ability alone and in combination with proteoglycan 4. Osteoarthritis Cartilage. 2011;19(11):1356-62.
71. Yeung RW, Chow RL, Samman N, Chiu K. Short--term therapeutic outcome of intra-articular high molecular weight hyaluronic acid injection for nonreducing disc displacement of the temporomandibular joint. Oral Surg Oral Med Oral Pathol Oral Radiol Endod. 2006;102(4):453-61.
72. Patel DN, Manfredini D. Two commentaries on interventions for the management of temporomandibular joint osteoarthritis. Evid Based Dent. 2013;14(1):5-7.
73. Scott NA, Guo B, Barton PM, Gerwin RD. Trigger point injections for chronic non-malignant mus-

culoskeletal pain: a systematic review. Pain Med. 2009;10(1):54-69.
74. Ay S, Evcik D, Tur BS. Comparison of injection methods in myofascial pain syndrome: a randomized controlled trial. Clin Rheumatol. 2010;29(1):19-23.
75. Carraro JJ, Caffesse RG. Effect of occlusal splints on TMJ symptomatology. J Prosthet Dent. 1978;40(5):563-6.
76. Ramfjord SP, Ash MM. Occlusion. 3 ed. Philadelphia, PA: Saunders Co.; 1983.
77. Franks AST. Conservative treatment of temporomandibular joint dysfunction: a comparative study. Dent Pract Dent Rec. 1965;15:205-10.
78. Okeson JP, Kemper JT, Moody PM. A study of the use of occlusion splints in the treatment of acute and chronic patients with craniomandibular disorders. J Prosthet Dent. 1982;48(6):708-12.
79. Posselt U. Physiology of occlusion and rehabilitation. 2 ed. Philadelphia: FA Davis Co.; 1968.
80. Bruno SA. Neuromuscular disturbances causing temporomandibular dysfunction and pain. J Prosthet Dent. 1971;26(4):387-95.
81. Hinton RJ, Carlson DS. Effect of function on growth and remodeling of the temporomandibular joint. In: McNeill C. Science and practice of occlusion. Chicago: Quintessence; 1997.
82. Felício CM, Angeli JB, Souza LB, Nassar Filho JN. Sintomas auditivos em desordens temporomandibulares pré e pós-tratamento oclusal. Pró-Fono: Revista de Atualização Científica. 1999;11:38-41.
83. Felicio CM. Fonoaudiologia aplicada a casos odontológicos: motricidade oral e audiologia. São Paulo: Pancast; 1999.
84. Felicio CM, da Silva MAMR, Mazzetto MO, Centola ALB. Myofunctional therapy combined with splint in treatment of temporomandibular joint dysfunction pain syndrome. Braz Dent J. 1991;2:27-33.
85. Felicio CM, Oliveira JAA, Nunes LJ, Jeronymo LFG, Ferreira JRR. Alterações auditivas relacionadas ao zumbido nos distúrbios otológicos e da articulação temporomandibular. Rev Bras Otorrinolaringol. 1999;65(2):141-6.
86. Lund JP, Widmer CG. Evaluation of the use of surface electromyography in the diagnosis, documentation, and treatment of dental patients. J Craniomandib Disord. 1989;3(3):125-37.
87. Curran SL, Carlson CR, Okeson JP. Emotional and physiologic responses to laboratory challenges: patients with temporomandibular disorders versus matched control subjects. J Orofac Pain; 1996;10(2):141-50.
88. Yemm R. A neurophysiological approach to the pathology and aetiology of temporomandibular dysfunction. J Oral Rehabil. 1985;12(4):343-53.
89. Lund JP, Donga R, Widmer CG, Stohler CS. The pain-adaptation model: a discussion of the relationship between chronic musculoskeletal pain and motor activity. Can J Physiol Pharmacol. 1991;69:683-94.
90. Carlson CR, Okeson JP, Falace DA, Nitz AJ, Lindroth JE. Reduction of pain and EMG activity in the masseter region by trapezius trigger point injection. Pain. 1993;55(3):397-400.
91. Behsnilian V. Oclusion e rehabilitacion. 2 ed. Montevideo: Ind. Grafica Papelera;1974.
92. Kight M, Gatchel RJ, Wesley L. Temporomandibular disorders:evidence for significant overlap with psychopathology. Health Psychol. 1999;18:177-82.
93. Wexler GB, Steed PA. Psychological factors and temporomandibular outcomes. Cranio. 1998;16:72-7.
94. Licini F, Nojelli A, Segu M, Collesano V. Role of psychosocial factors in the etiology of temporomandibular disorders: relevance of a biaxial diagnosis. Minerva Stomatol. 2009;58:557-66.
95. Nilsson AM, Dahlstrom L. Perceived symptoms of psychological distress and salivary cortisol levels in young women with muscular or disk-related temporomandibular disorders. Acta Odontol Scand. 2010;68:284-8.
96. Dworkin SF, LeResche L. Research diagnostic criteria for temporomandibular disorders: Review, criteria, examinations and specifications, critique. J Craniomand Disord. 1992:6:301-55.
97. Schiffman E, Ohrbach R, Truelove E, Look J, Anderson G, Goulet JP, et al. Diagnostic criteria for temporomandibular disorders (DC/TMD) for clinical and research applications: Recommendations of the International RDC/TMD Consortium Network and Orofacial Pain Special Interest Group. J Oral Facial Pain Headache. 2014;28:6-27.
98. Peron NB, Sartes LMA. Terapia cognitivo-comportamental no hospital geral: revisão da literatura brasileira. Rev Bras Ter Cogn. 2015;11: 42-49. (2015).
99. Neufeld CB, et al. Intervenções e pesquisas em terapia cognitivo-comportamental com indivíduos e grupos. Novo Hamburgo: Sinopsys, 2014. 448 p.
100. Cannistraci AJ, Fritz G. Dental applications of biofeedback. In: Basmajiam JV (ed). Bioofeedback, Principles and Practice for Clinicans. Baltimore: Williams & Wilkins; 1989. p. 297-310.
101. Erlandson PM, Poppen R. Electromyographic biofeedback and rest position training of masticatory muscles in myofascial pain-dysfunction patients. J. Prosthet Dent .1989;62:335-8.
102. Clark GT. A critical evaluation of orthopedic interocclusal appliance therapy: Design, theory and overall effectiveness. J Am Dent Assoc. 1984;108:359-64.
103. Turk DC, Zaki HS, Rudy TE. Effects of intraoral appliance and biofeedback/stress management alone and in combination in treating pain and depression in patients with temporomandibular disorders. J Prosthet Dent 1993;70:158-64.
104. Caldana RHL, da Silva AMBR. As disfunções temporomandibulares sob o enfoque psicológico: da etiologia à terapêutica. In: Nunes LJ, Paiva, G. Tratamento multidisciplinar das ATMs. São Paulo: Livraria Santos Editora Ltda.; 2008. p. 125-37.
105. De Leeuw R. Dor orofacial. Guia de avaliação, diagnóstico e tratamento. São Paulo: Quintessence; 2012.
106. Mendes AIF, Ducatti M, Sverzut CE, Trivellato AE, Bataglion C, Neufeld CB. Clínica odontológica: um novo campo de atuação para o terapeuta cognitivo-comportamental. In: Neufeld CB, et al. Intervenções e pesquisas em terapia cognitivo-comportamental com indivíduos e grupos. Novo Hamburgo: Sinopsys; 2014. p. 197-224.

7 Oclusão funcional e seus fundamentos básicos

A oclusão é a relação estática (abrir e fechar) e dinâmica (movimentos laterais e protrusivos) entre as superfícies oclusais dos dentes, que devem estar em harmonia com as demais estruturas do sistema estomatognático.

Revisões de literatura e estudos recentes não sustentam fortemente o papel etiológico da oclusão nas disfunções temporomandibulares (DTM).[1-5] Os fatores oclusais não estão consistentemente associados ao início da DTM, e não se encontrou qualquer tipo específico de má oclusão para ser um preditor acurado na incidência de DTM.[6,7] No entanto, a oclusão, sendo um constituinte fisiológico, deve estar em harmonia com os outros (periodonto, articulação temporomandibular e mecanismo neuromuscular).

O propósito deste capítulo é enfocar, em linguagem simples, objetiva e clínica, alguns fundamentos básicos da oclusão que serão necessários no diagnóstico oclusal funcional do paciente, bem como nos procedimentos restauradores e de aplicação clínica na área da DTM, pois, em um exemplo simples, para confeccionar aparelhos intraorais é necessária a aplicação desses princípios.

Para avaliar a oclusão funcional do paciente é fundamental o conhecimento das posições e movimentos mandibulares básicos, que devem ser dominados e coordenados em todos os procedimentos para o diagnóstico da oclusão. Este capítulo abordará aspectos clínicos da oclusão, para melhor entendimento de seus princípios básicos, relacionados às posições e aos movimentos mandibulares, cujos conhecimentos serão necessários para o diagnóstico dessas posições nos pacientes e sua utilização nos tratamentos restauradores de pequeno ou grande porte.

POSIÇÃO CONDILAR DE RELAÇÃO CÊNTRICA

O termo relação cêntrica (RC) tem sido utilizado na odontologia há anos. Ela é de grande valia porque é uma posição estritamente relacionada à posição condilar, não apresentando nenhuma relação com a posição ou contatos dentários. É de vital importância para o diagnóstico das relações oclusais, tratamentos protéticos e procedimentos de ajuste oclusal por desgaste seletivo.

Geralmente considerada para designar a posição da mandíbula quando os côndilos estão dentro da fossa articular.

O *Glossário de termos protéticos*, em sua 9ª edição (GPT-9, 2017),[8] conceitua relação cêntrica como relacionamento maxilomandibular independente do contato dentário, em que os côndilos se articulam na posição anterossuperior contra as inclinações posteriores das eminências articulares. Nessa posição, a mandíbula realiza um movimento puramente rotativo. Clinicamente é uma posição de referência útil e repetível. Portanto, a RC é uma posição condilar que independe dos contatos dentários (Figura 1).

A obtenção da RC nos indicará algumas situações fundamentais, como:

1. A posição da mandíbula contra a maxila, e em relação ao crânio, dentro do eixo

terminal de rotação (eixo de bisagra da mandíbula).

2. A relação existente entre as superfícies oclusais dos dentes antagonistas, com a mandíbula ocluindo em RC (Figura 2).
3. Verificar se há ou não deslize em cêntrica da oclusão dos dentes que ocorre em RC, para a oclusão dos dentes em máxima intercuspidação habitual (MIH). Se houver o deslize, qual a sua direção. Convém lembrar que em 90% da população humana[9] existe esse deslize.

Quando então se deve usar a posição de RC?

1. Para o diagnóstico dos contatos oclusais com os côndilos no seu eixo de rotação: sempre.

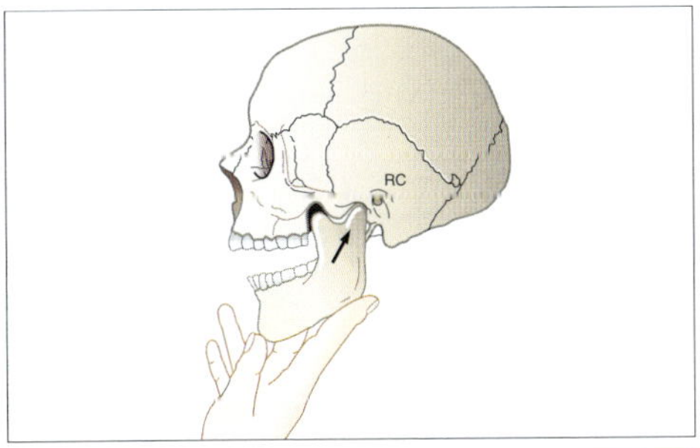

FIGURA 1 Posição condilar de relação cêntrica (RC).
Fonte: adaptada de Motsch A.[10]

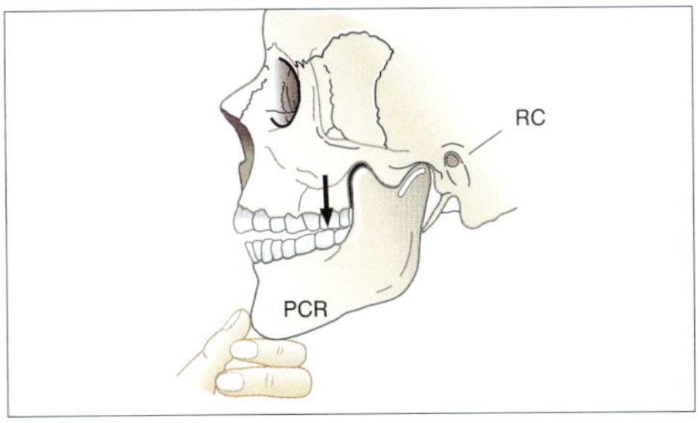

FIGURA 2 Contato dental em relação cêntrica (RC). Observe que ocorre o contato oclusal inicial com a mandíbula em relação cêntrica.
PCR: posição de contato retruído.
Fonte: adaptada de Motsch A.[10]

2. Para os procedimentos que necessitem "aumentar" a dimensão vertical de oclusão (DVO), como ocorre nos pacientes com desgaste dental severo que necessitam de uma completa reabilitação oral, ou nos pacientes que receberão aparelhos interoclusais rígidos que aumentem a DVO, enquanto em posição na boca (aparelhos intraorais de estabilização, *overlays*).[11]

As técnicas de manipulação da mandíbula em RC mais comumente utilizadas são: técnica frontal ou da ponta do mento (Figura 3) e técnica bimanual (Figura 4).

Normalmente é fácil manipular o paciente na posição de RC, no entanto alguns oferecem resistência à manipulação. Para conseguir manipular esses pacientes, faz-se necessária a colocação de determinados dispositivos entre os incisivos, denominados desprogramadores neuromusculares ou reprogramadores neuromusculares, denominação que os autores deste livro consideram mais apropriada e será usada quando necessário.[12,13]

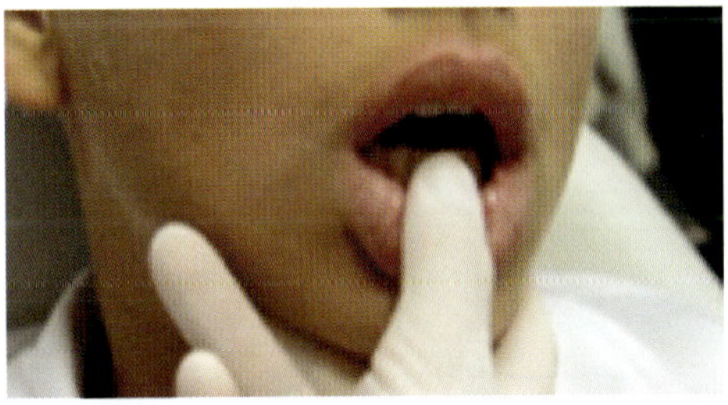

FIGURA 3 Técnica frontal (ponta do mento).

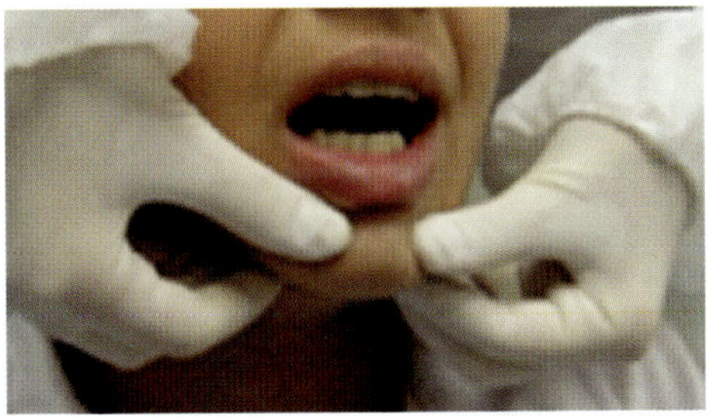

FIGURA 4 Técnica bimanual.

A colocação desses desprogramadores permite o afastamento dos dentes posteriores, e devem ser mantidos em posição de 5 a 15 minutos[13] para promover a desmemoriação do reflexo proprioceptivo dos dentes e da musculatura, permitindo que se "esqueçam" da posição de MIH. Isso permite que se manipule a mandíbula em RC com mais facilidade.

Os desprogramadores mais comumente utilizados são: a) Jig de Lucia[14] (Figura 5) – ver confecção no Capítulo 8; b) *Leaf Gauge* (ou tiras calibradoras de Long[15]) (Figura 6).

Em ambos os casos, a finalidade desses dispositivos, que são utilizados entre os incisivos centrais superiores e inferiores, é:

1. Desocluir os dentes posteriores, evitando-se assim contatos oclusais deflectivos que possam alterar a posição de relação cêntrica mandibular (Figura 7).
2. Possibilitar que a mordida em cera ou em outro material de registro, em RC, para montagem de modelos em articulador semiajustável não seja perfurada pelos contatos oclusais, visto que, com o dispositivo em posição, não ocorre nenhum contato entre os dentes posteriores. O registro torna-se mais preciso (Figura 8).
3. Permitir a posição centralizada dos côndilos, junto com seus respectivos discos articulares, dentro da fossa articular (Figura 9).

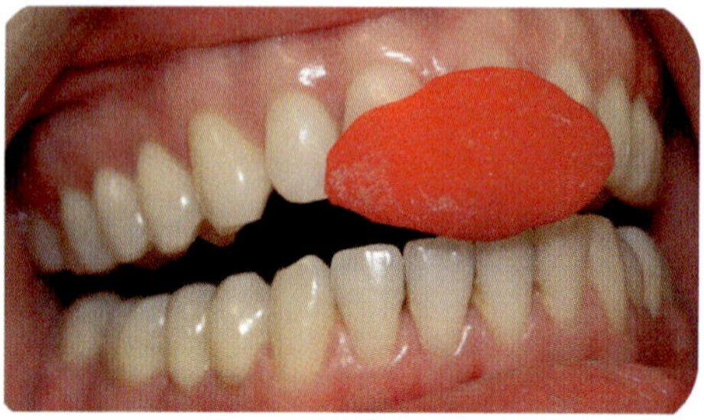

FIGURA 5 Jig de Lucia.

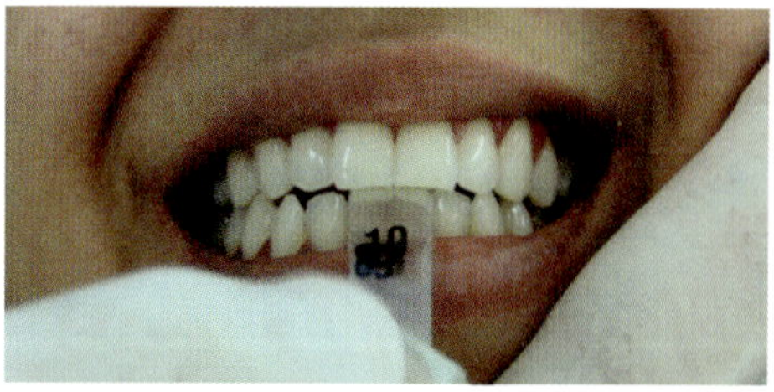

FIGURA 6 *Leaf Gauge* (tiras de Long).

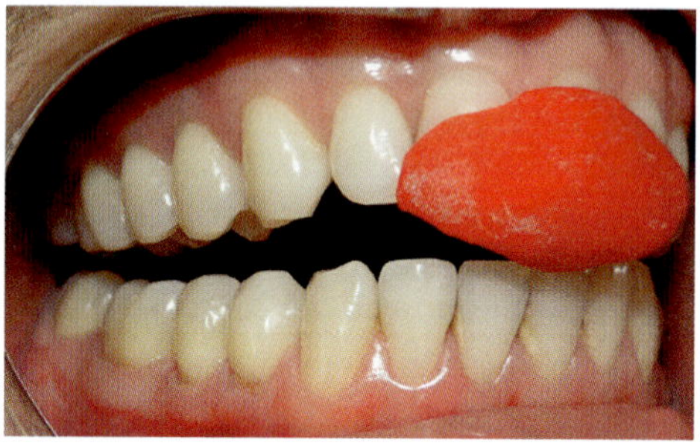

FIGURA 7 Desoclusão dos dentes posteriores.

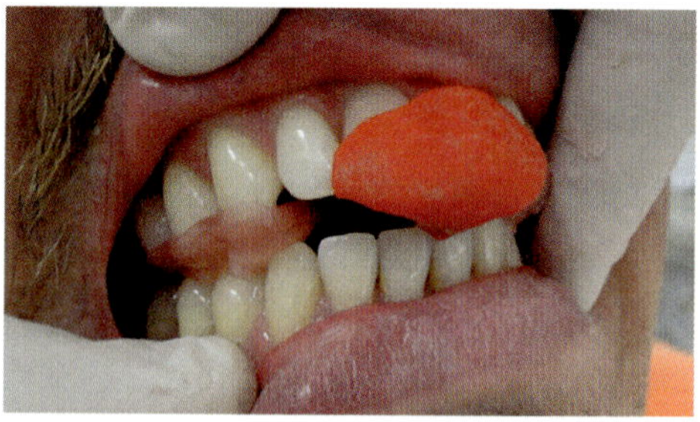

FIGURA 8 Tomada de registro de relação cêntrica para montagem de modelos no articulador com Jig.

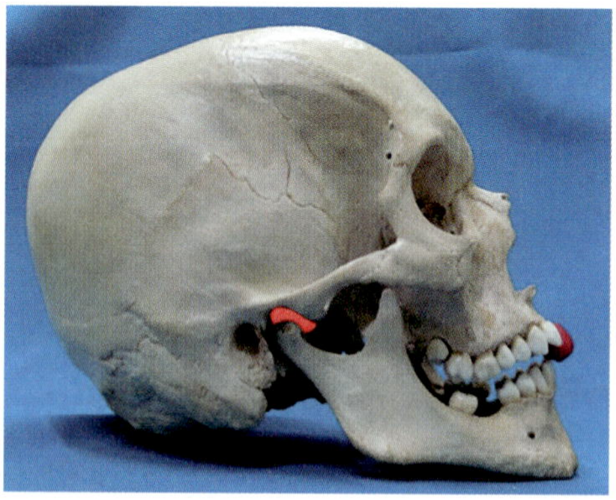

FIGURA 9 Côndilos centralizados na fossa articular, com o Jig em posição.

4. Permitir o ajuste oclusal por desgaste seletivo (ver técnica, adiante, neste capítulo).
5. Permitir medir o aumento da dimensão vertical de oclusão (DVO) com critério.

POSIÇÃO DENTAL DE MÁXIMA INTERCUSPIDAÇÃO HABITUAL

A MIH é definida como a posição em que ocorre o maior número possível de contatos entre os dentes superiores e inferiores, independente da posição condilar; por isso é conhecida com uma posição dental[11] (Figura 10).

Sendo uma posição que depende dos contatos dentários, pode ser frequentemente alterada após procedimentos odontológicos de reconstrução oclusal (próteses, restaurações, etc) e tratamentos ortodônticos.

Normalmente a MIH não coincide com a posição condilar de RC na maioria da população, sendo essa diferença bem aceita e considerada fisiológica dentro de certos limites (ver Deslize em cêntrica neste capítulo).

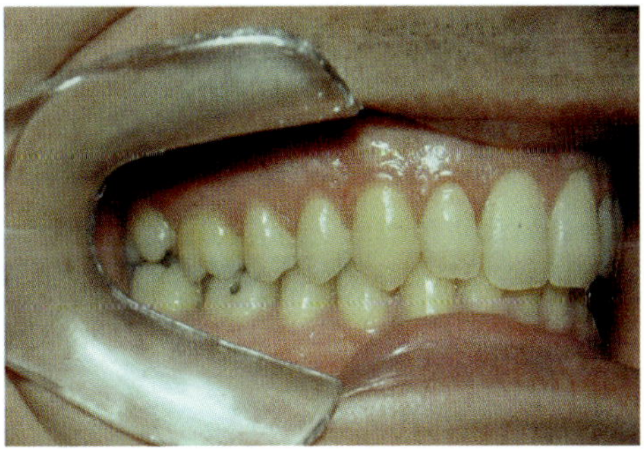

FIGURA 10 Posição dental de máxima intercuspidação habitual.

POSIÇÃO DE OCLUSÃO EM RELAÇÃO CÊNTRICA (ORC)

É o relacionamento maxilomandibular onde ocorre a coincidência da máxima intercuspidação dos dentes, com os côndilos em relação cêntrica, ou seja, existe uma posição dental de máxima intercuspidação (MIH) coincidente com a posição condilar de relação cêntrica (RC)[8] (Figuras 11 e 12).

Nessa situação não ocorre contato prematuro, portanto não existe deslize ou deflexão mandibular de RC até MIH. Alguns pesquisadores[8,16] relatam que cerca de 2 a 10% da população apresenta a ORC.

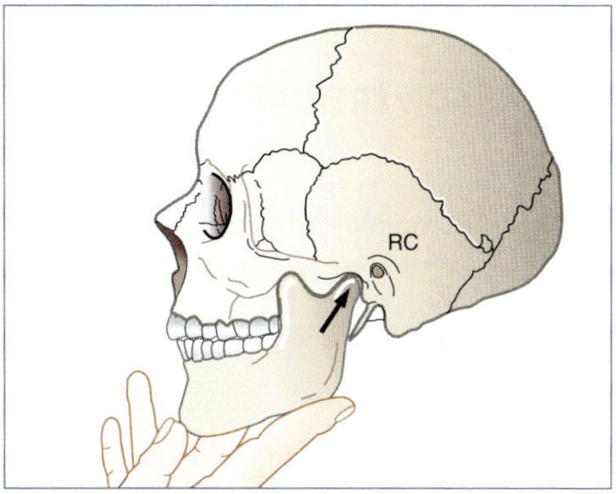

FIGURA 11 Posição de oclusão em relação cêntrica (RC), onde a posição dental de máxima intercuspidação habitual ocorre coincidentemente com a posição condilar de RC.

Fonte: adaptada de Motsch A.[10]

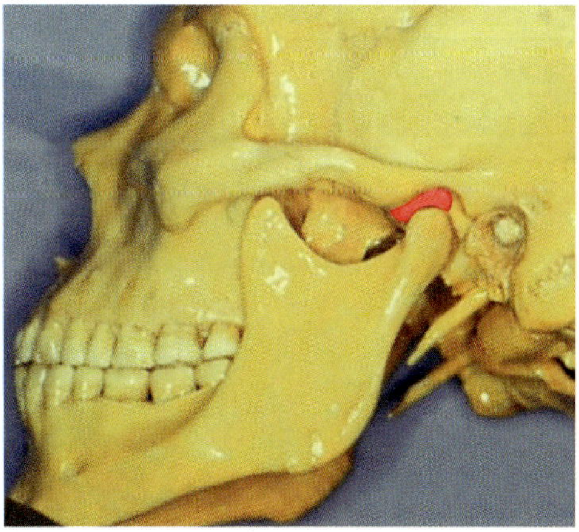

FIGURA 12 Oclusão em relação cêntrica (ORC), observando-se a máxima intercuspidação entre os dentes superiores e inferiores (MIH), com o côndilo mandibular corretamente posicionado com o disco articular (em vermelho) na posição de relação cêntrica (RC).

DESLIZE EM CÊNTRICA

A diferença entre o contato dos dentes que ocorre em RC (Figura 13) e o que ocorre em MIH (Figura 14), em média, está entre 0,5 a 1,5 mm, existindo entre essas duas posições um deslize da mandíbula. O contato que promove o deslize é denominado contato prematuro, e o deslize que ocorre é denominado deslize em cêntrica.[17]

DIMENSÃO VERTICAL (DV)

É a medida vertical da face entre dois pontos, selecionados arbitrariamente e, convenientemente localizados um acima e outro abaixo da boca, normalmente na linha média.[18] A dimensão vertical é classificada em dimensão vertical de repouso e de oclusão.[17]

Dimensão vertical de repouso (DVR)

É a distância entre dois pontos selecionados (um deles está no meio da face ou nariz e o outro está na parte inferior da face ou mento) (Figura 15), medida quando a mandíbula está em repouso[8] (Figura 16). Nessa posição não ocorre contato dental (Figura 17).

Duas faixas de variação principais na posição postural (ou posição de repouso) são

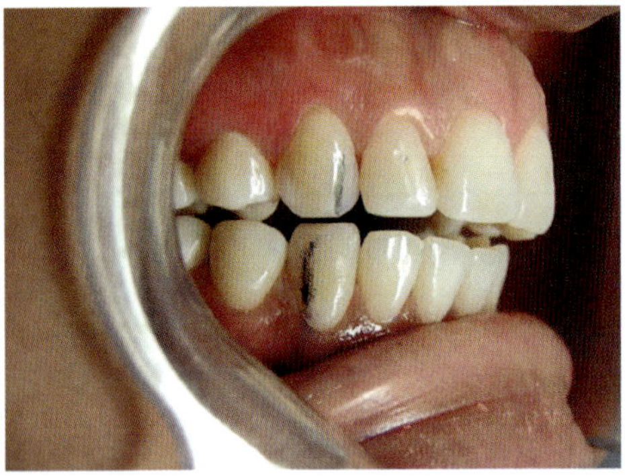

FIGURA 13 Contato dental com os côndilos em relação cêntrica. Contato prematuro nos dentes 14 × 44. Os traços estão desalinhados.

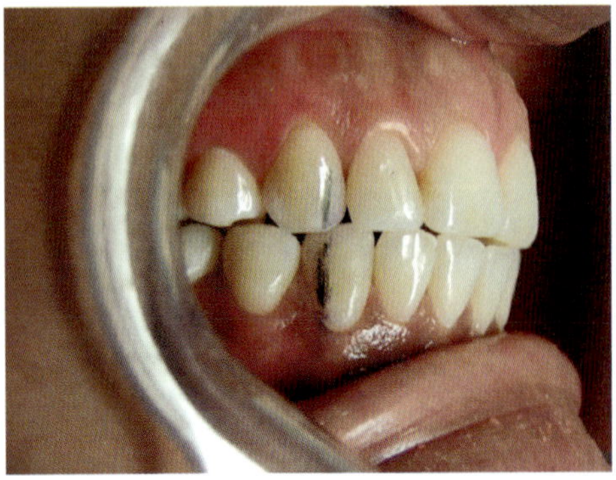

FIGURA 14 Deslize da mandíbula para anterior até alcançar a máxima intercuspidação habitual (deslize em cêntrica). Os traços estão alinhados.

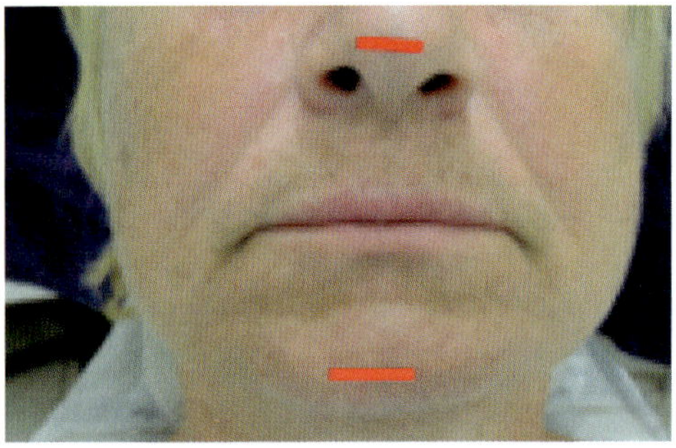

FIGURA 15 Dois pontos selecionados (um no nariz e outro no mento).

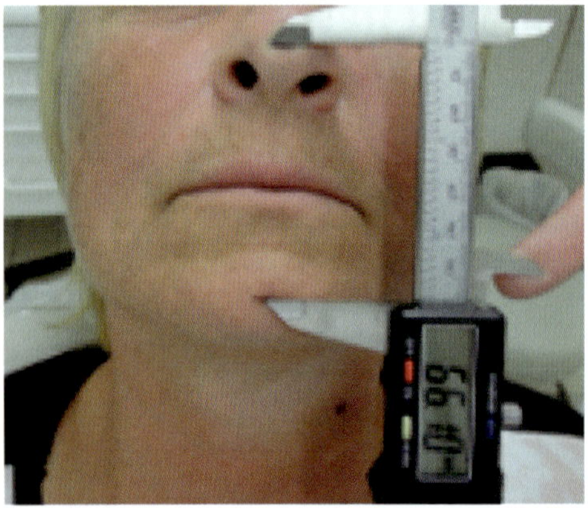

FIGURA 16 Medida entre os dois pontos selecionados, com o paquímetro, estando a mandíbula em repouso.

descritas na literatura: uma denominada posição clínica de repouso ou CRP (*clinical rest position*) e outra posição fisiológica de repouso ou PRP (*physiologic rest position*). A CRP é descrita com uma distância interoclusal de 1,3 a 3 mm e a PRP com um espaço de repouso interoclusal de 4,5 a 15 mm.[19,20]

Dimensão vertical de oclusão (DVO)

É a distância entre dois pontos selecionados (um deles está no meio da face ou nariz e o outro está na parte inferior da face ou mento) (Figura 18), medida quando os dentes estão em oclusão (Figura 19).

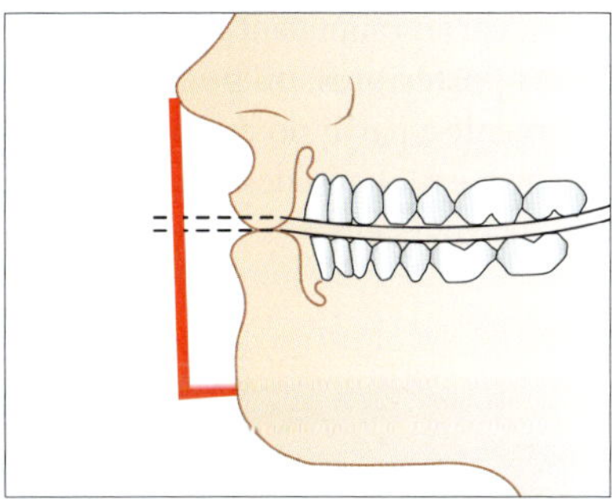

FIGURA 17 Ausência de contato dos dentes antagonistas que ocorre na dimensão vertical de repouso.
Fonte: adaptada de Nunes et al.[21]

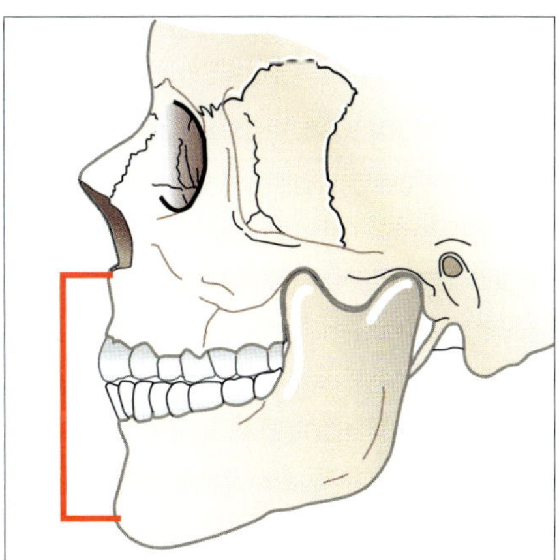

FIGURA 18 Dimensão vertical de oclusão.
Fonte: adaptada de Motsch A.[10]

Espaço de repouso interoclusal (IORS - *interoclusal rest space*)

Tradicionalmente denominado espaço funcional livre – EFL,[17] é a distância entre os dentes antagonistas quando a mandíbula está em posição de repouso postural (Figura 20). É a diferença entre a dimensão vertical de repouso e a DVO e apresenta valores médios de 3 mm. O Glossário de termos protéticos, em sua 9ª edição (GPT-9, 2017)[8] conceitua esse espaço como Espaço de Repouso Interoclusal (IORS – *interoclusal rest space*).

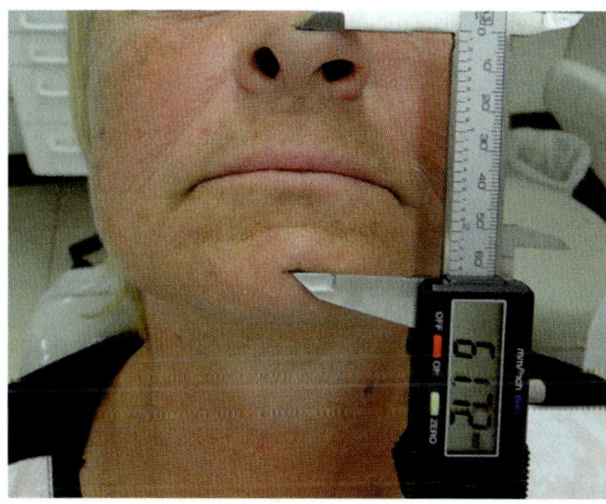

FIGURA 19 Medida da dimensão vertical de oclusão (DVO), com paquímetro, estando a mandíbula em máxima intercuspidação habitual (MIH).

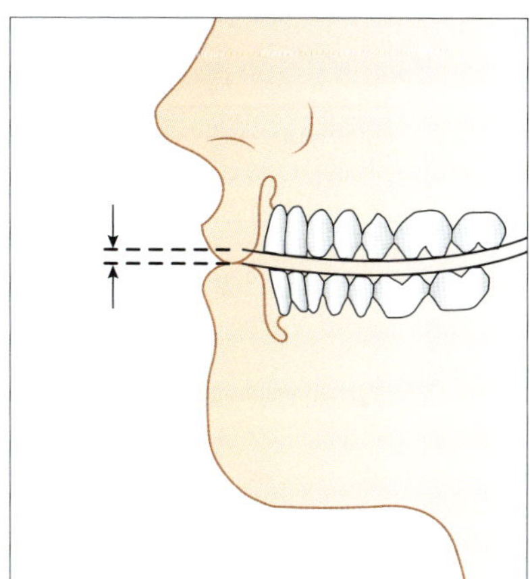

FIGURA 20 Espaço de repouso interoclusal.
Fonte: adaptada de Nunes et al.[21]

MOVIMENTOS MANDIBULARES

Movimento de lateralidade da mandíbula

É o movimento excursivo da mandíbula realizado para a direita ou para a esquerda do plano sagital mediano, observado principalmente no plano horizontal. O lado para o qual a mandíbula se dirige recebe o nome de lado de trabalho (Figura 21), e o lado contrário ao do movimento realizado recebe o nome de lado de não trabalho (ou lado de balanceio)[17] (Figura 22).

Guias de desoclusão no lado de trabalho

Desoclusão pelo canino ou guia canino

Nesse tipo de função, verificada no movimento de lateralidade da mandíbula, no lado de trabalho, somente o canino inferior desliza na face palatina do canino superior, até a posição de topo a topo (Figura 23). Os demais dentes, tanto os anteriores aos caninos como os posteriores, ficam desocluídos, tanto no lado de trabalho quanto no de balanceio.[11] É um tipo de desoclusão muito efetiva, visto que os caninos possuem implantação e suporte periodontal bastante apropriados para essa função.

Desoclusão em grupo ou função em grupo

Nesse tipo de função, também verificada no movimento de lateralidade da mandíbula, no lado de trabalho, as cúspides de contenção cêntrica (CCC) dos dentes inferiores (vestibulares) deslizam, em grupo, contra as cúspides não cêntricas (CNC), ou de proteção dos dentes superiores (vestibulares) (Figura 24). Os contatos dentários em lateralidade, no lado de trabalho, ocorrem simultaneamente entre todos os dentes posteriores, ou pode ocorrer progressivamente a partir do canino, seguindo-se pré-molares e molares, desocluindo os dentes do lado de balanceio.[17]

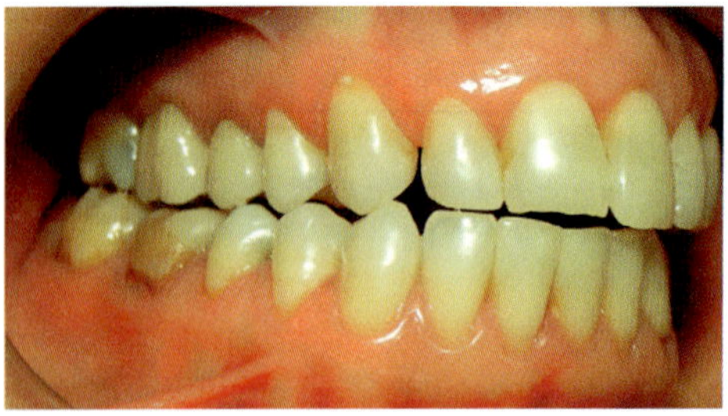

FIGURA 21 Movimento de lateralidade para a direita. O lado direito é o lado de trabalho.

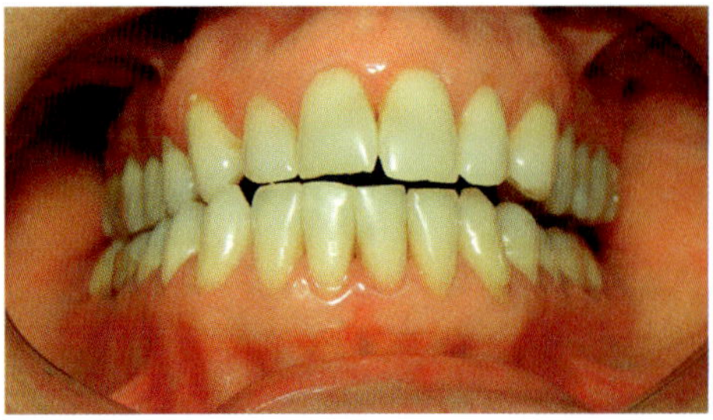

FIGURA 22 Movimento de lateralidade para a direita. O lado esquerdo é o de não trabalho (balanceio).

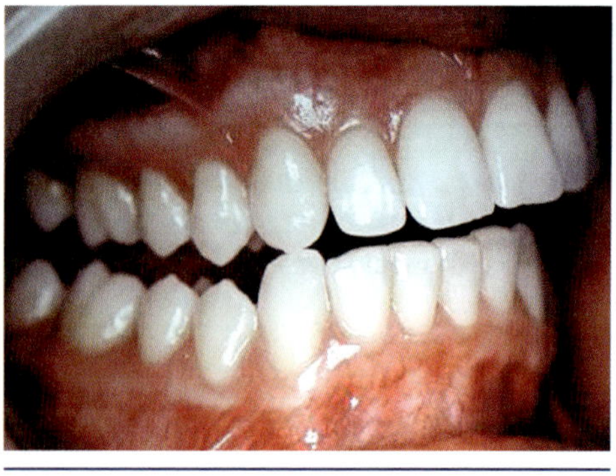

FIGURA 23 Desoclusão mandibular pelo canino.

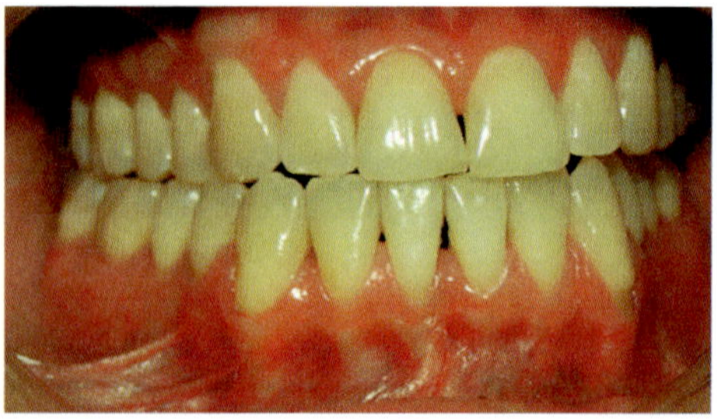

FIGURA 24 Desoclusão mandibular em grupo.

Lado de balanceio (não trabalho)

Do lado oposto ao lado de trabalho, ou seja, do lado contrário ao qual a mandíbula se dirige (lado de balanceio ou de não trabalho), na dentição natural, não devem haver contatos dentários[16] que causem deflexão mandibular, e possam alterar a guia do lado de trabalho (Figura 25).

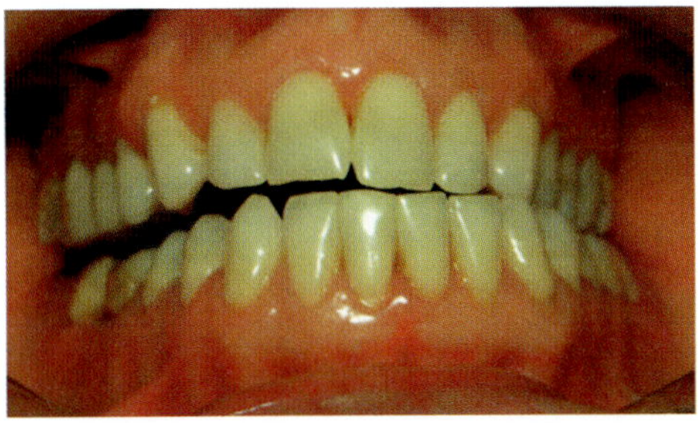

FIGURA 25 Desoclusão dos dentes do lado de não trabalho (lado direito) durante o movimento de lateralidade da mandíbula para o lado esquerdo.

Movimento de protrusão da mandíbula

É o movimento realizado pela mandíbula, para a frente, no sentido posteroanterior.

Guia do movimento protrusivo da mandíbula

Guia anterior (GA) ou incisiva

Na realização do movimento protrusivo da mandíbula ocorre a participação efetiva da guia anterior (incisiva), que é o trajeto percorrido pelos dentes anteriores inferiores na face palatina dos dentes anteriores superiores, desde a posição de MIH até a oclusão topo a topo. Durante a realização do movimento de protrusão da mandíbula, por ação da guia anterior, ocorre a total desoclusão de todos os dentes posteriores, a que se denomina fenômeno de Christensen[17] (Figura 26).

Ao mesmo tempo, os côndilos, partindo de uma posição central dentro da fossa articular, são guiados pela eminência articular do osso temporal até seu ápice, resultando em um movimento para a frente e para baixo chamado de guia condilar (GC).[22]

A ação harmônica das guias anterior e condilar pode ser vista nas Figuras 27, 28 e 29.

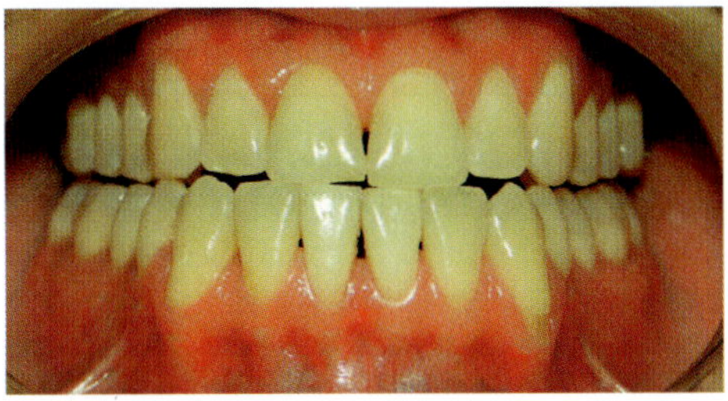

FIGURA 26 Contato de topo a topo dos dentes anteriores e desoclusão dos dentes posteriores na protrusão mandibular (fenômeno de Christensen).

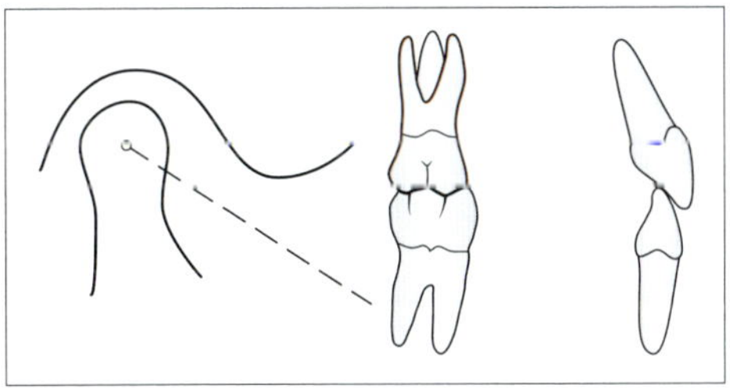

FIGURA 27 Contato dos dentes posteriores e desoclusão mínima dos dentes anteriores (contato inefetivo). Côndilo no interior da fossa articular.

Fonte: adaptada de Motsch A,[10] Fernades Neto et al.[22]

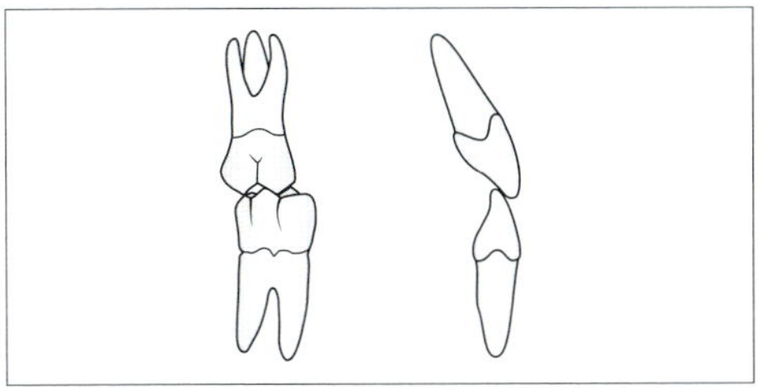

FIGURA 28 Contato deslizante dos dentes anteriores inferiores contra os superiores e início da desoclusão dos dentes posteriores.

Fonte: adaptada de Motsch A.[10]

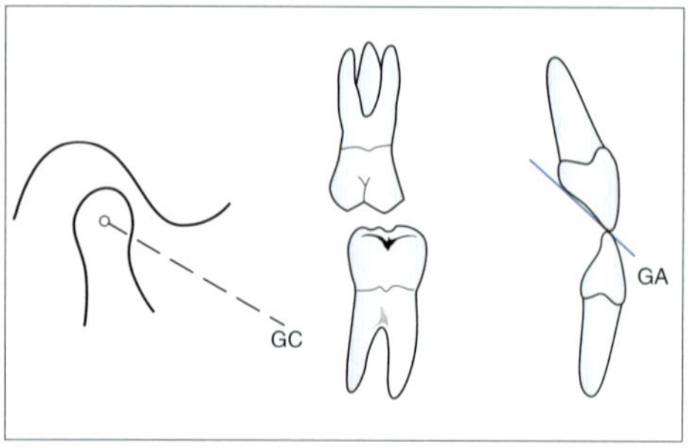

FIGURA 29 Ação harmônica da guia anterior (GA) e da guia condilar (GC), durante a protrusão da mandíbula, vista no plano sagital. Posição topo a topo dos dentes anteriores e desoclusão dos dentes posteriores. O côndilo também se desloca no sentido anterior (guia condilar).

Fonte: adaptada de Motsch A;[10] Fernades Neto et al.[22]

CONTATO PREMATURO E INTERFERÊNCIA OCLUSAL

Contatos prematuros

Um contato prematuro é o contato único (não fisiológico) entre dentes antagonistas (Figura 30), que ocorre antes que todos os dentes entrem em contato em MIH. Ele geralmente ocorre com uma nova restauração ou restauração "alta", e em dentes mal posicionados. Quando o contato prematuro provoca desvio da mandíbula em direção ao fechamento final (Figura 31), ele também é denominado de contato prematuro deflectivo.[23]

Interferência oclusal

Interferência oclusal é o contato oclusal único (não fisiológico) que interfere na livre movimentação da mandíbula, durante a execução dos movimentos excursivos da mandíbula de lateralidade (trabalho e não trabalho) (Figura 32) e protrusão.[18] Alterações na oclusão dentária, como perda de dentes, prematuridades, restaurações e próteses iatrogênicas, podem gerar interferências oclusais.

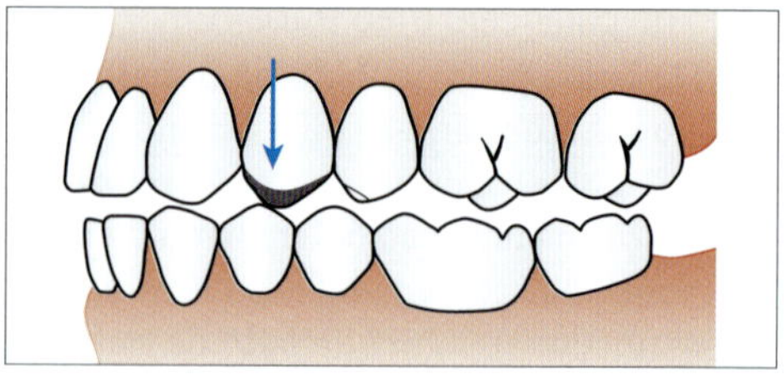

FIGURA 30 Contato prematuro nos primeiros pré-molares, superior e inferior.

Fonte: adaptada de Motsch A.[10]

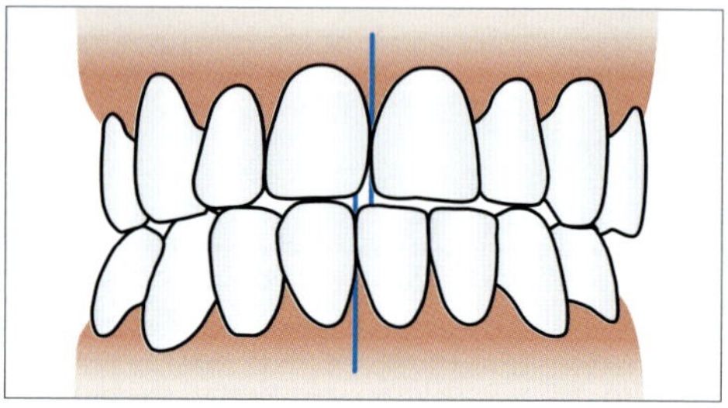

FIGURA 31 Desvio da mandíbula durante o fechamento da boca, para a posição de MIH, provocado por contato prematuro deflectivo. Observe o desvio da linha mediana para a direita.

Fonte: adaptada de Motsch A.[10]

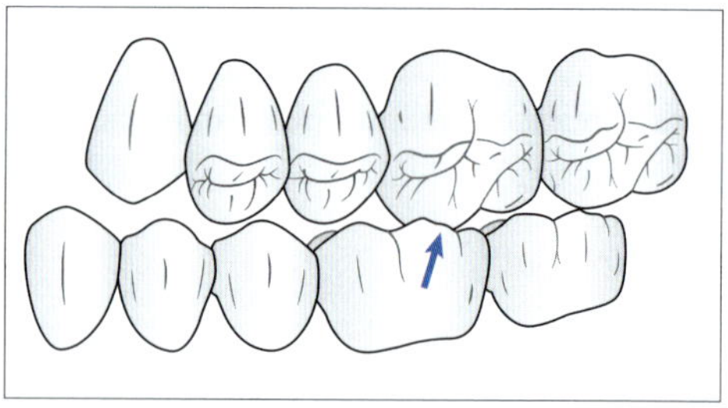

FIGURA 32 Interferência oclusal no movimento de lateralidade da mandíbula, no lado de balanceio.

Fonte: adaptada de Motsch A.[10]

OCLUSÃO TRAUMATOGÊNICA E TRAUMA DE OCLUSÃO

Oclusão traumatogênica

Oclusão traumatogênica é aquela que ocorre quando há a presença de contatos prematuros e interferências oclusais. Essa oclusão gera o trauma de oclusão que sobrecarrega os dentes envolvidos devido aos contatos oclusais fortes, podendo provocar injúrias ao periodonto de sustentação.

Trauma de oclusão

Trauma de oclusão é o termo usado para descrever as alterações patológicas ou modificações adaptativas que ocorrem no periodonto em consequência de forças excessivas produzidas pelos músculos da mastigação.[17]

O trauma de oclusão[24] pode ser:

1. Trauma de oclusão primário: é o efeito de forças anormais que incidem sobre um periodonto de sustentação íntegro (Figura 33). Nesse tipo de lesão não ocorre perda da inserção. A lesão é reversível e geralmente pode ser corrigida pela eliminação da causa. As forças anormais podem ser decorrentes de oclusão traumatogênica (prematuridades e interferências oclusais), de aparelhos ortodônticos e de parafunções (bruxismo).
2. Trauma de oclusão secundário: é o efeito de forças oclusais normais (mastigação) ou excessivas (prematuridades, interferências) que incidem sobre um periodonto de sustentação debilitado pela doença periodontal inflamatória (Figura 34). Ocorre nas periodontites avançadas.

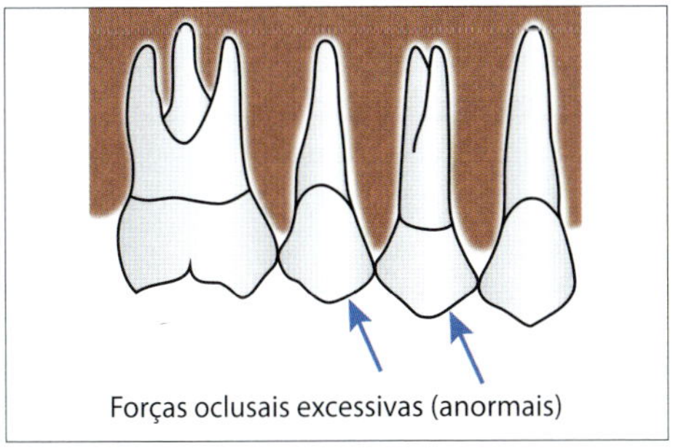

FIGURA 33 Trauma de oclusão primário. Forças oclusais anormais incidindo sobre um periodonto normal.

Fonte: Bataglion e Borges.[25]

Sinais clínicos

Mobilidade dental, migração dental, padrão anormal de desgaste oclusal (facetas), abscessos periodontais, especialmente em áreas de bifurcação, hipertonicidade dos músculos da mastigação, sensibilidade à pressão e som seco à percussão. Ocasionalmente, atrofia ou recessão gengival, disseminação da inflamação e proliferação epitelial, profundidade desigual das bolsas periodontais e bolsas infraósseas.

Sinais radiográficos

Perda da continuidade da lâmina dura, espaço periodontal alargado, reabsorção radicular externa, hipercementose, osteosclerose, reabsorção interna dos dentes, calcificação pulpar, reabsorção óssea do tipo vertical.

Sintomas

Sensibilidade das estruturas periodontais, hipersensibilidade pulpar e dentinária, desconforto regional vago, dor muscular ou da ATM, necrose pulpar de dentes hígidos.

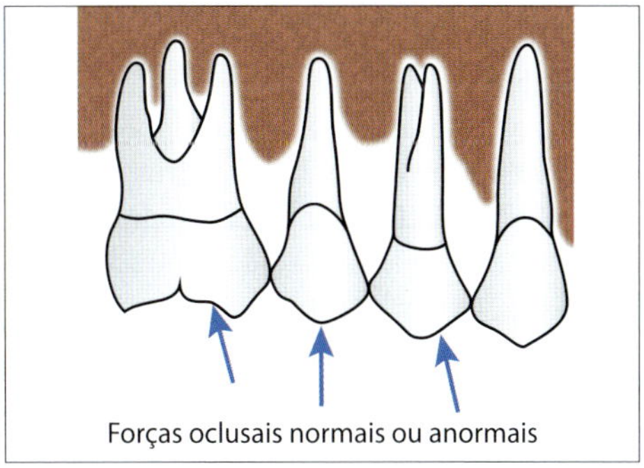

FIGURA 34 Trauma de oclusão secundário. Forças oclusais normais ou anormais incidindo sobre um periodonto normal. O periodonto de sustentação não consegue suportar a carga oclusal, mesmo que fisiológica.

Fonte: Bataglion e Borges.[25]

A correção das prematuridades e interferências oclusais pelo ajuste oclusal promove estimulação favorável ao periodonto e as demais estruturas do sistema estomatognático.[26]

AJUSTE OCLUSAL POR DESGASTE SELETIVO

O ajuste oclusal por desgaste seletivo é um procedimento terapêutico muito efetivo, de enorme valor na eliminação dos contatos prematuros e das interferências oclusais.[27] Consiste na modificação oclusal do elemento dental natural, ou mesmo de uma prótese (fixa, removível ou total), para desse modo obter-se uma oclusão harmônica.

Indicações do ajuste oclusal

O ajuste oclusal está indicado para as seguintes situações:

- Eliminar os contatos prematuros em posições cêntricas e interferências oclusais em lateralidade e protrusão.
- Estabelecer um padrão oclusal ótimo, prévio a procedimentos restauradores extensos.
- Como coadjuvante da terapêutica, após o tratamento periodontal, nos casos de mobilidade dental.
- Na estabilização da oclusão, após os tratamentos ortodônticos ou cirúrgicos bucomaxilofaciais (cirurgia ortognática).
- Para ajustar a oclusão de próteses removíveis, fixas e totais.

Contraindicações do ajuste oclusal

O ajuste oclusal está contraindicado para as seguintes situações:

- Previamente a tratamento ortodôntico.
- Previamente a correção cirúrgica ortognática.
- Não deve ser feito profilaticamente.
- Não deve ser realizado antes de o diagnóstico ser precisamente estabelecido.

Fundamentos do ajuste oclusal

- Eliminação dos contatos deflectivos da mandíbula entre a posição de RC e a posição de MIH.
- Dirigir as forças oclusais no sentido axial (longo eixo dos dentes).
- Procurar não reduzir a altura das cúspides cêntricas.
- Evitar o alargamento da mesa oclusal dos dentes.
- Eliminação dos contatos mandibulares interferentes nos lados de balanceio (não trabalho), durante o movimento de lateralidade.
- Permitir uma guia de desoclusão anterior funcional.
- Proporcionar a obtenção de contatos bilaterais, simultâneos e estáveis.
- Fundamento básico: BOM SENSO.

Princípios básicos do ajuste oclusal

Para realizar o ajuste oclusal é necessário conhecer alguns de seus princípios básicos:

- Dominar a manipulação mandibular em RC.
- Conhecer profundamente a anatomia oclusal dos dentes.
- Localizar corretamente os pontos de contato oclusal, tanto os cêntricos como os excêntricos.
- Saber quando parar o ajuste oclusal.

Regras para o ajuste oclusal

As regras que serão vistas a seguir foram elaboradas por Guichet[28] e enfatizadas por Janson et al.[29] Didaticamente, o ajuste oclusal é realizado em três etapas:

Etapa 1: ajuste em RC

1. Ajuste do dente que desliza a mandíbula em direção à linha média.
2. Ajuste do dente que desliza a mandíbula contra a linha média.
3. Ajuste do dente que desliza a mandíbula para anterior.
4. Ajuste do dente que não desliza da mandíbula.

Etapa 2: ajuste em lateralidade (direita e esquerda)

1. Ajuste do dente interferente no lado de balanceio.
2. Ajuste do dente interferente no lado de trabalho.

Etapa 3: ajuste em protrusão

1. Ajuste de dente anterior com contato na ORC (oclusão em relação cêntrica) e contato único no movimento protrusivo (concavidade e topo a topo).
2. Ajuste de dente anterior com contato na ORC (oclusão em relação cêntrica) e contatos simultâneos no movimento protrusivo (concavidade e topo a topo).
3. Ajuste de dente posterior que interfere na protrusão.

Ajuste em relação cêntrica

O objetivo fundamental do ajuste oclusal em RC é fazer com que se elimine contato prematuro em RC, dimuindo ou eliminando deslizes da RC para a MIH. Com esse procedimento se busca que a máxima oclusão dos dentes posteriores apresente ótima estabilidade com o apoio das cúspides na área cêntrica.

Manipulando a mandíbula em RC, localiza-se o contato oclusal prematuro, que deverá ser eliminado por meio do ajuste oclusal por desgaste seletivo.

Podem ocorrer quatro situações na posição de RC, dependendo da localização do contato prematuro, descritas a seguir:

Primeira situação

Contato que desliza a mandíbula em direção à linha média (em direção à língua): CCC (cúspide de contenção cêntrica) × CNC (cúspide não cêntrica).

1. Localização dos contatos:
   - Vertente lisa da cúspide vestibular inferior × vertente triturante da cúspide vestibular superior (Figura 35).
   - Vertente lisa da cúspide palatina superior × vertente triturante da cúspide lingual inferior (Figura 36).
   - Ambos.
2. Local de desgaste (Figura 37):
   - Vertente lisa da cúspide de contenção até o contato ocorrer na ponta da cúspide.
   - Vertente triturante da cúspide de não contenção em forma de platô.

Segunda situação

Contato que desliza a mandíbula contra a linha média ou em direção à bochecha: CCC (cúspide de contenção cêntrica) × CCC (cúspide de contenção cêntrica).

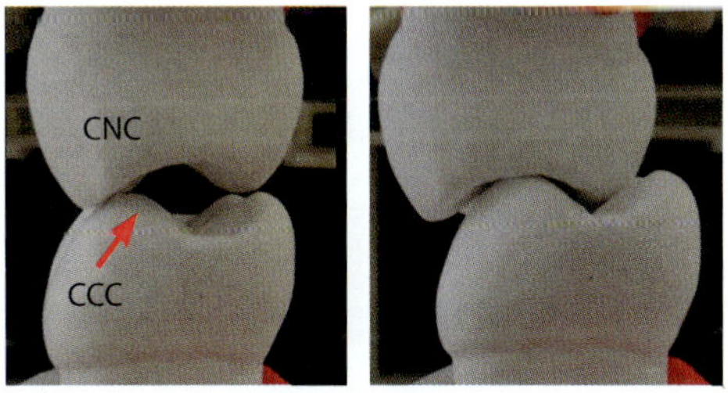

FIGURA 35 Deslize da mandíbula em direção à linha média. Vertente lisa da cúspide vestibular inferior × vertente triturante da cúspide vestibular superior.

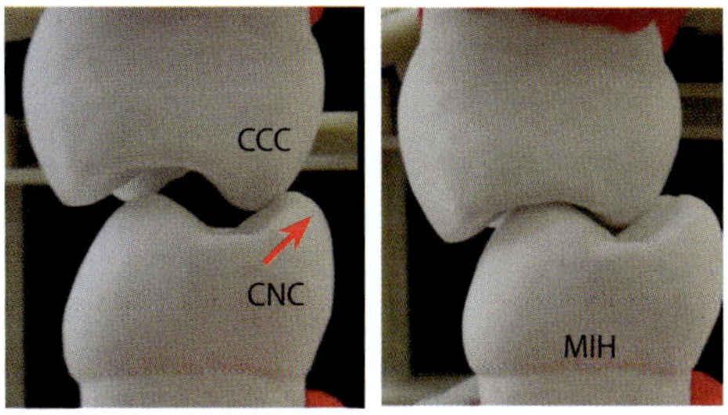

FIGURA 36 Deslize da mandíbula em direção à linha média (MIH). Vertente lisa da cúspide palatina superior (CCC) × vertente triturante da cúspide lingual inferior (CNC).

1. Localização dos contatos:
   - Vertente triturante da cúspide vestibular inferior × vertente triturante da cúspide palatina (Figura 38).
2. Local do desgaste:
   - Desgastar o contato que se localiza mais próximo à ponta da cúspide (Figura 39). Caso haja coincidência da localização, desgastar no dente mais desfavorável.
   - Após conseguir o contato na ponta da cúspide, desgastar a vertente triturante do outro dente (Figura 40).

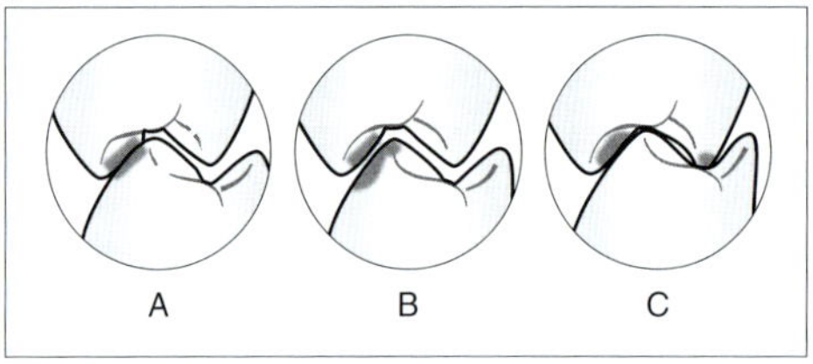

FIGURA 37 A: contato prematuro. B: ajuste da vertente lisa do dente inferior. C: estabilidade oclusal obtida entre ponta de cúspide e fossa antagônica.

Fonte: Bataglion e Nunes.[30]

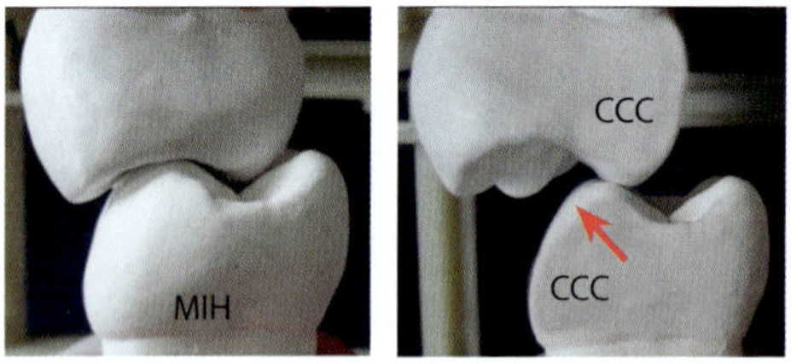

FIGURA 38 Local do contato que desliza a mandíbula contra a linha média (MIH). Vertente triturante da cúspide vestibular inferior (CCC) × vertente triturante da cúspide palatina (CCC).

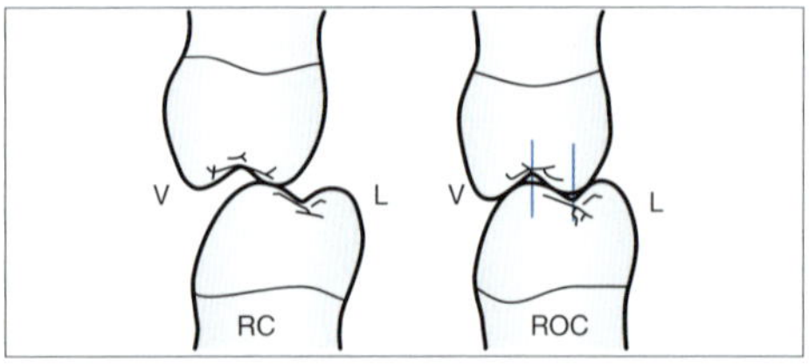

FIGURA 39 Local do desgaste do contato que desvia a mandíbula contra a linha média.

L: lingual; RC: relação cêntrica. ROC: oclusão em relação cêntrica; V: vestibular.

Fonte: Abjean e Korbendau.[31]

Terceira situação

Contato que desliza a mandíbula para anterior: CCC (cúspide de contenção cêntrica) × CCC (cúspide de contenção cêntrica).

1. Localização dos contatos: vertente triturante ou aresta longitudinal mesial da cúspide palatina × vertente triturante ou aresta longitudinal distal da cúspide vestibular inferior (Figura 41).
2. Local do desgaste (Figura 42): observar a posição dos dentes na arcada. Se estiverem em boa posição, desgastar no ponto demarcado nas vertentes e arestas em ambos os dentes; caso contrário, desgastar no que estiver em posição incorreta.

Quarta situação

Contato sem deslize: CCC × fossa.

1. Localização dos contatos:
   - Ponta de cúspide de contenção cêntrica × fossa do dente antagonista (Figura 43).

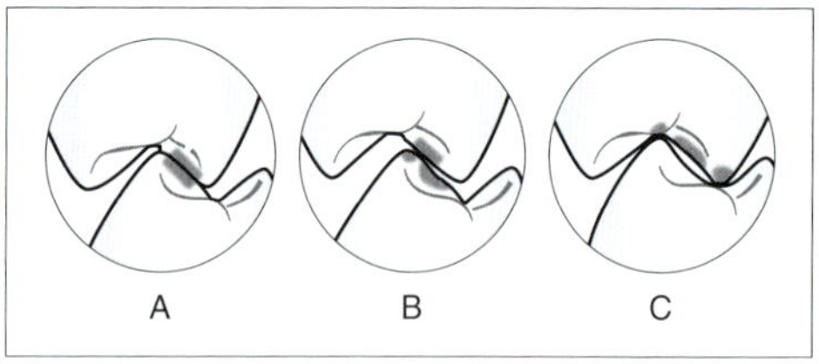

FIGURA 40 A: contato prematuro. B: ajuste da vertente triturante do dente inferior. C: estabilidade oclusal determinada com a ponta da cúspide na fossa antagonista (o dente superior foi desgastado também).

Fonte: Bataglion e Nunes.[30]

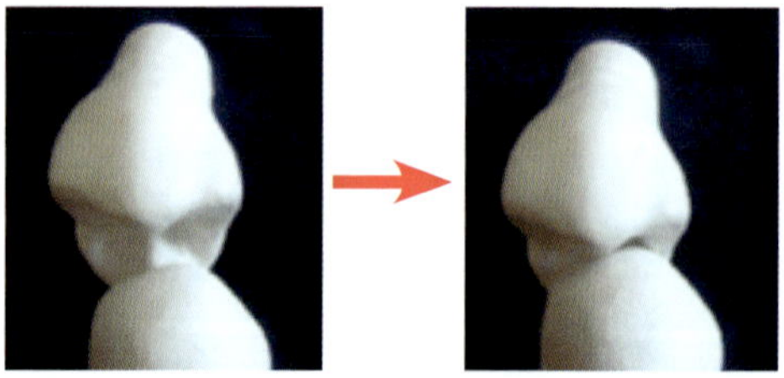

FIGURA 41 Localização do contato que desliza a mandíbula para anterior.

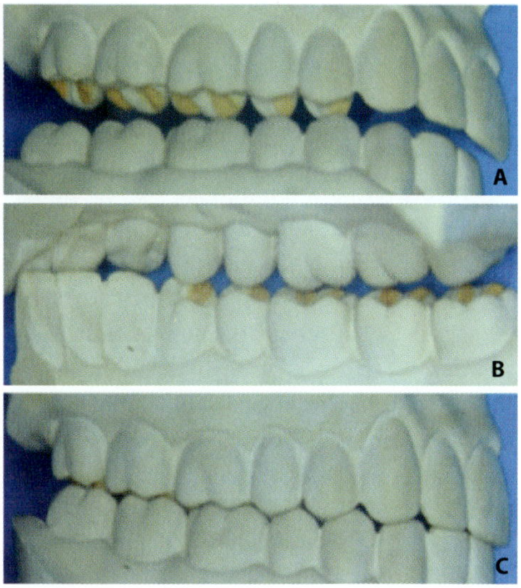

FIGURA 42 Local de desgaste da terceira situação. A: vertentes triturantes ou arestas longitudinais mesiais das cúspides palatinas. B: vertentes triturantes ou arestas longitudinais distais das cúspides vestibulares inferiores. C: Estabilidade dos dentes da mandibula contra os dentes da maxila.

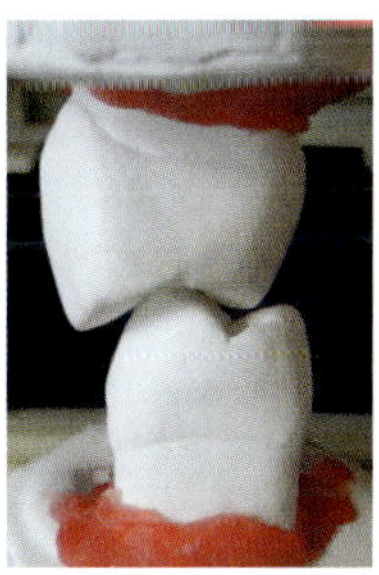

FIGURA 43 Ponta de cúspide de contenção × fossa do dente.

- Ponta de cúspide de contenção cêntrica × facetas ou platô da vertente triturante da cúspide de não contenção (Figura 44) ou da cúspide de contenção (Figura 45). (Essa situação ocorre em casos nos quais existem facetas de desgaste ou após os ajustes em RC com desvio.)

2. Local do desgaste: consultar previamente o lado de trabalho:

- Se durante o movimento a cúspide de contenção cêntrica toca na vertente triturante e/ou na ponta de cúspide não cêntrica, desgastar na ponta de cúspide cêntrica (Figura 46A).
- Se durante o movimento a cúspide de contenção cêntrica não toca no dente antagônico, desgastar na fossa, faceta ou platô (Figura 46B).

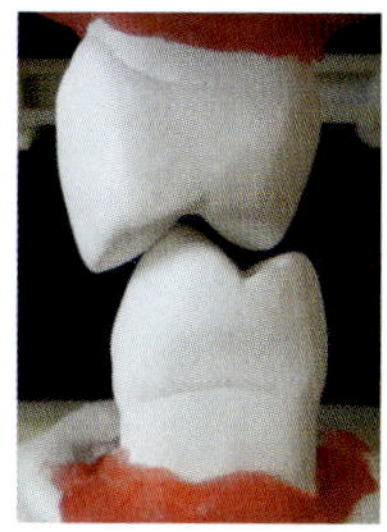

FIGURA 44 Ponta da cúspide cêntrica × faceta da vertente triturante da cúspide não cêntrica.

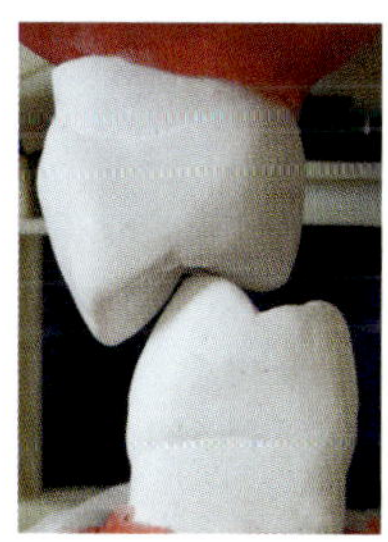

FIGURA 45 Ponta de cúspide cêntrica × faceta da vertente triturante da cúspide cêntrica.

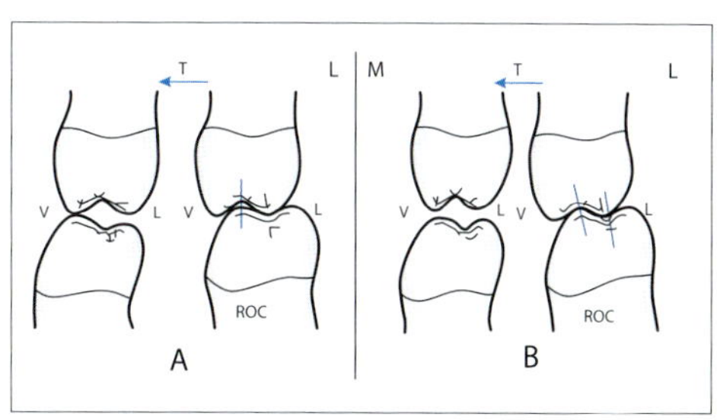

FIGURA 46 A E B Local de desgaste para a quarta situação do ajuste em relação cêntrica (sem deslize).

L: face lingual ou palatina; LM: linha média; ROC: oclusão em relação cêntrica; T: lado de trabalho; V: face vestibular. Fonte: Bataglion e Nunes.

Ajuste em lateralidade

O ajuste em lateralidade deve ser realizado após o ajuste em cêntrica, embora contatos exagerados, em trabalho como em balanceio, possam ser removidos previamente ou simultaneamente. Em lateralidade, duas posições mandibulares devem ser analisadas:

- Lado de balanceio.
- Lado de trabalho.

Lado de balanceio

As interferências no lado de balanceio são muito patogênicas, pois, ao atuar como um fulcro, criam uma alavanca de primeiro gênero, que traciona o côndilo do lado não funcional para baixo e para frente, de forma intensa e brusca, com graves consequências para os constituintes fisiológicos do sistema estomatognático (dentes, músculos e ATM).

Essas interferências são muito comuns na perda do primeiro molar inferior, com mesialização e inclinação dos segundos e terceiros molares, o que consequentemente provoca a elevação das cúspides distais. Outras vezes são consequências de procedimentos restauradores inadequados: grandes restaurações ou coroas em dentes posteriores, controlados frequentemente em sua função pelo cirurgião-dentista só em MIH.

Os objetivos do desgaste seletivo no lado de balanceio são:

- Eliminar todas as interferências cuspídicas que impeçam os contatos oclusais corretos no lado de trabalho. Assim, é necessário que não haja qualquer contato no lado de balanceio que venha a desarmonizar o lado de trabalho.
- Em alguns casos, pode-se aceitar como correto um desgaste no lado de balanceio oferecendo contatos cuspídicos simultâneos harmônicos com o lado de trabalho.

Os princípios ou normas para o equilíbrio oclusal no lado de balanceio são:

- Desgastar a cúspide menos útil na estabilidade cêntrica.
- Quando ambas as cúspides interferentes são fundamentais na estabilidade cêntrica, desgastar só uma das duas, a menos favorável para a obtenção de resultantes axiais (geralmente a superior). Respeitar a cúspide que proporciona a carga oclusal mais favorável para as estruturas de suporte na posição intercuspídica. Se desgastarmos a inferior, os dentes vão se voltando cada vez mais para a lingual (pela inclinacão das raízes), dando resultados mais desfavoráveis.

Ajuste em lateralidade – lado de balanceio: CCC (cúspide de contenção cêntrica) × CCC (cúspide de contenção cêntrica)

1. Localização dos contatos (Figuras 47 e 48).
    - Vertente triturante da cúspide vestibular inferior × vertente triturante da cúspide palatina.
    - Vertente triturante da cúspide vestibular inferior × ponta da cúspide palatina.
    - Ponta da cúspide vestibular inferior × vertente triturante da cúspide palatina.
    - Ponta da cúspide vestibular inferior × ponta da cúspide palatina.
2. Local do desgaste (Figura 49): consultar a oclusão da mandíbula em RC:
    - Se a cúspide vestibular inferior for mais estável que a palatina, desgastar a última e vice-versa.
    - Se ambas as cúspides de contenção cêntrica apresentarem a mesma estabilidade, desgastar a palatina, pois a vestibular é mais importante no ciclo mastigatório.

Ajuste em lateralidade – lado de trabalho: CCC (cúspide de contenção cêntrica) × CNC (cúspide não cêntrica)

1. Localização dos contatos:

- Ponta de cúspide ou vertente lisa da cúspide vestibular inferior × vertente triturante da cúspide vestibular inferior (Figura 50).
- Ponta da cúspide vestibular inferior × ponta da cúspide vestibular superior.
- Ponta da cúspide ou vertente lisa da cúspide palatina × vertente triturante da cúspide lingual (Figura 51).
- Ponta da cúspide palatina × ponta da cúspide lingual.

2. Local de desgaste: para saber o local de desgaste, utilizar sempre a regra de BULL (*bucal upper – lingual lower*), ou seja, desgastar as cúspides não cêntricas (Figura 52).

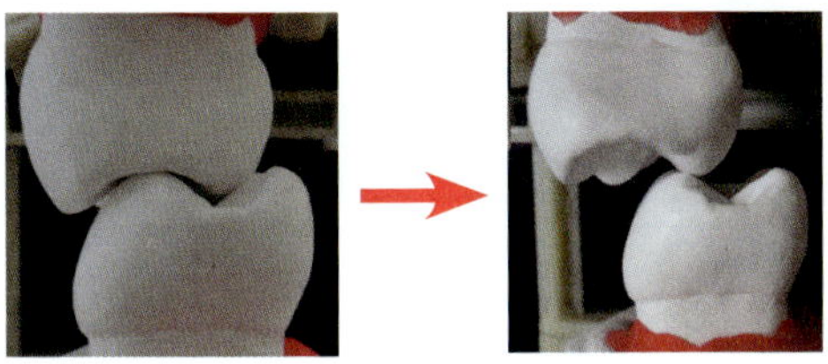

FIGURA 47 Os contatos no lado de balanceio serão sempre entre cúspides palatinas dos dentes superiores e vestibulares dos dentes inferiores.

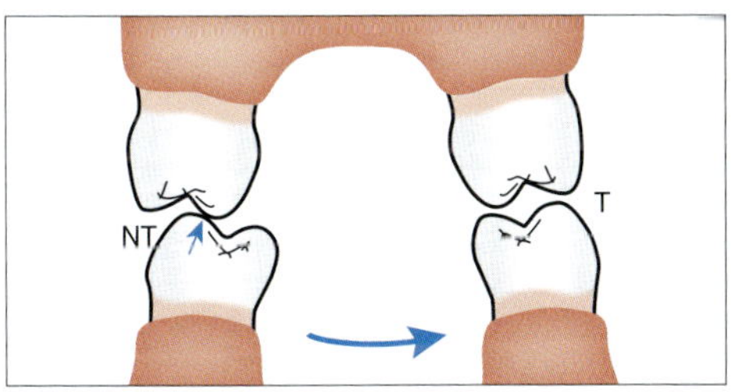

FIGURA 48 Movimento de lateralidade com contato do lado de não trabalho (NT) ou balanceio. Observa-se ausência de contato do lado de trabalho (T).

Fonte: Abjean e Korbendau.[31]

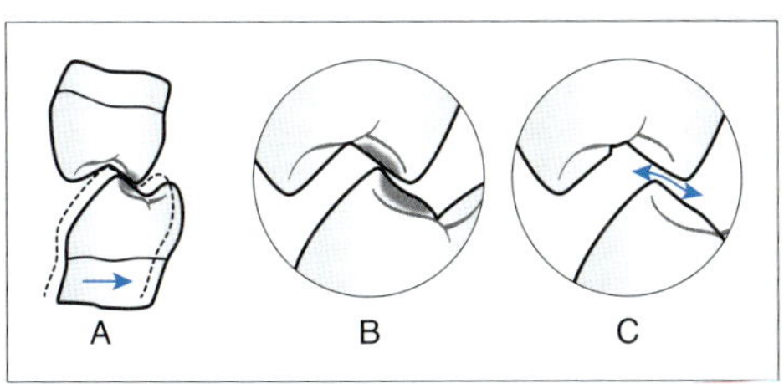

FIGURA 49 Local de desgaste para o ajuste no lado de balanceio.

Fonte: Bataglion e Nunes.[30]

A eliminação das interferências oclusais no lado de trabalho, durante o movimento de lateralidade, deve ser de acordo com a norma clássica de BULL,[29] que estabelece: "deverão ser desgastadas as vertentes internas das cúspides vestibulares dos dentes superiores posteriores, e/ou as vertentes internas das cúspides linguais dos inferiores", justamente as cúspides não cêntricas. Dessa maneira, a estabilidade oclusal com contatos simultâneos das cúspides de apoio em suas conteções cêntricas se mantém inalterada.

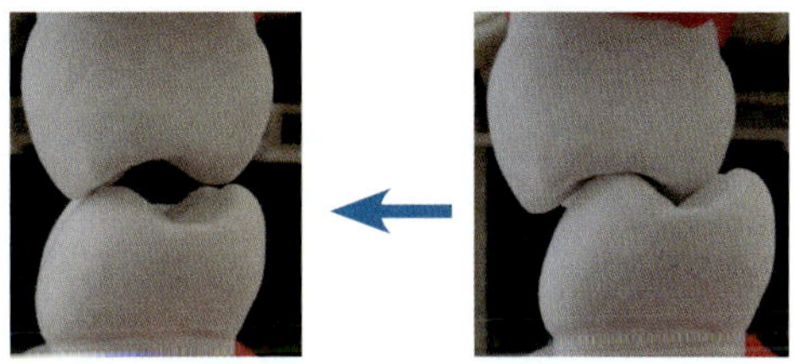

FIGURA 50 Contato do lado de trabalho entre a cúspide vestibular do inferior × cúspide vestibular do superior.

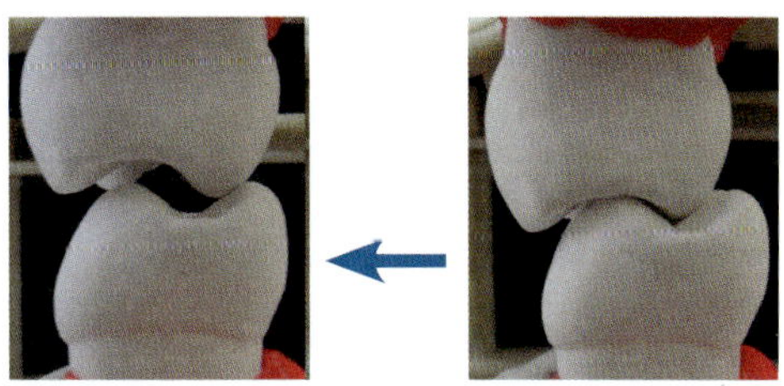

FIGURA 51 Contato do lado de trabalho entre a cúspide palatina × cúspide lingual.

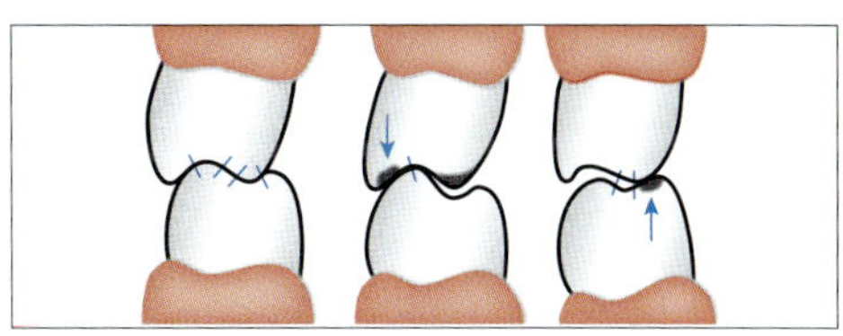

FIGURA 52 Princípio BULL no lado de trabalho: desgastar as cúspides não cêntricas.

Fonte: Abjean e Korbendau.[31]

A função em grupo[32] sobre o lado de trabalho é obtida dando a mesma inclinação a esses desgastes em todos os pré-molares e molares, em harmonia com a inclinação das superfícies palatinas dos caninos superiores; assim, as forças funcionais se distribuem entre todos os dentes que realmente trabalham.

Ajuste em protrusão

Podem ocorrer três situações que requerem ajuste na protrusão mandibular:

Ajuste em protrusão – primeira situação

1. Localização dos contatos: o(s) dente(s) inferior(es) apresenta(m) contato(s) na posição de oclusão em relação cêntrica (ORC) (Figura 53); e no movimento protrusivo, apenas um dente mantém contato (na concavidade e na posição topo a topo) (Figura 54).
2. Local de desgaste: desgastar na face incisal do dente ou dentes inferiores (Figura 55).

Ajuste em protrusão – segunda situação

1. Localização dos contatos: o(s) dente(s) inferior(es) apresenta(m) contatos prematuros na ORC (Figura 56), e no movimento protrusivo todos tocam com a mesma intensidade (concavidade palatina e topo a topo) (Figura 57).
2. Local de desgaste: na concavidade palatina do(s) superior(es) (Figura 58).

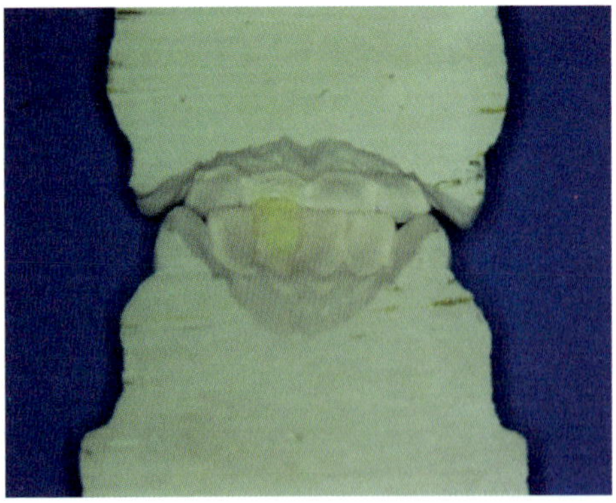

FIGURA 53 Dentes inferiores em relação aos dentes superiores em oclusão.

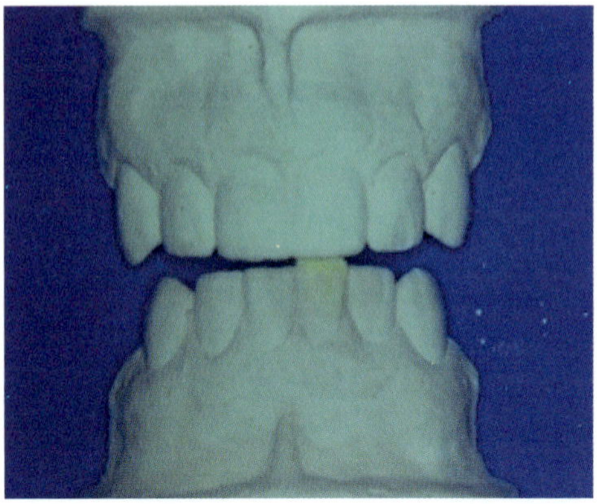

FIGURA 54 Contato de apenas um dente (31) na posição de topo a topo.

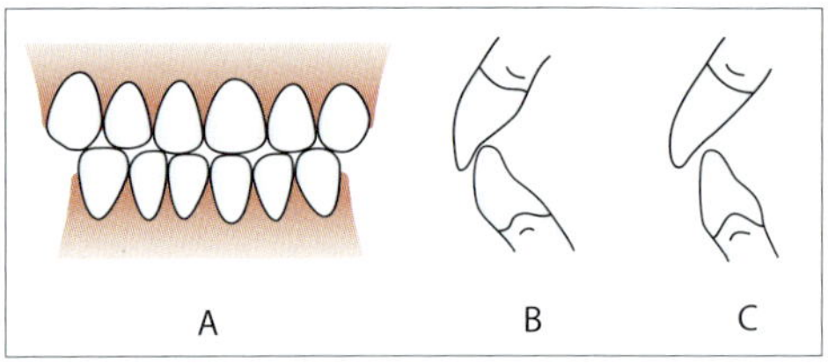

FIGURA 55 Local de desgaste no ajuste oclusal em protrusão (primeira situação). A: contatos simultâneos na posição topo a topo. B: contatos simultâneos na concavidade, durante o movimento protrusivo. C: sem contato na ORC (permite a passagem de uma tira celofane).

Fonte: Bataglion e Nunes.[30]

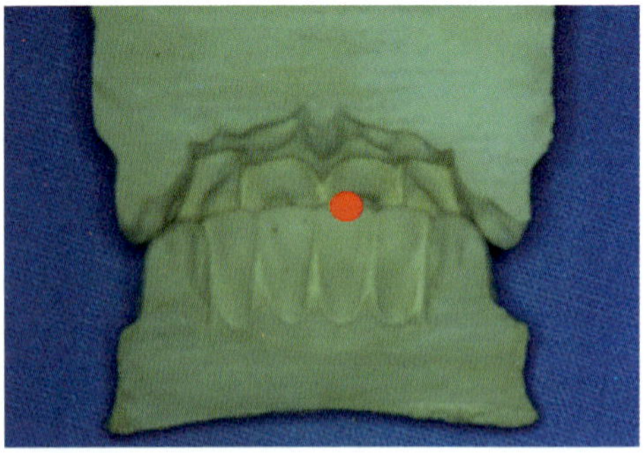

FIGURA 56 Dente inferior (41) com prematuridade no 11.

Ajuste em protrusão – terceira situação

Quando no movimento protrusivo apenas contatam os dentes posteriores, desarmonizando a ação da guia anterior (Figura 59).

1. Localização dos contatos:
   - Cúspide vestibular inferior (ponta de cúspide ou vertente lisa mesial ou aresta longitudinal mesial) × cúspide vestibular superior (ponta de cúspide ou vertente triturante distal ou aresta longitudinal distal), conforme mostra a Figura 60 A.
   - Cúspide lingual (ponta de cúspide ou vertente triturante mesial ou aresta longitudinal mesial) × cúspide palatina (ponta de cúspide ou vertente lisa distal ou aresta longitudinal distal) (Figura 60 B).

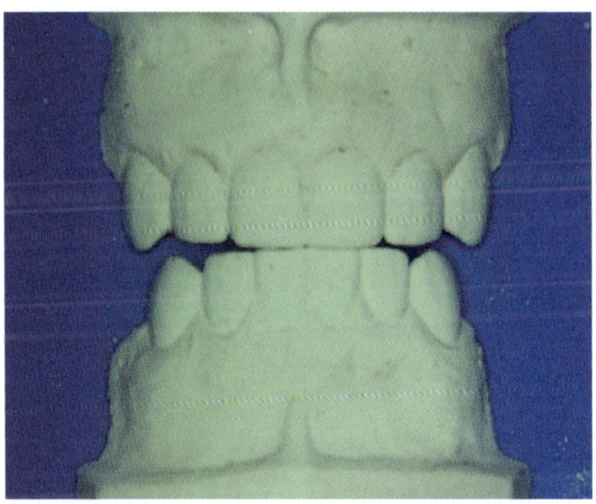

FIGURA 57 Contato dos dentes inferiores com a mesma intensidade em topo a topo.

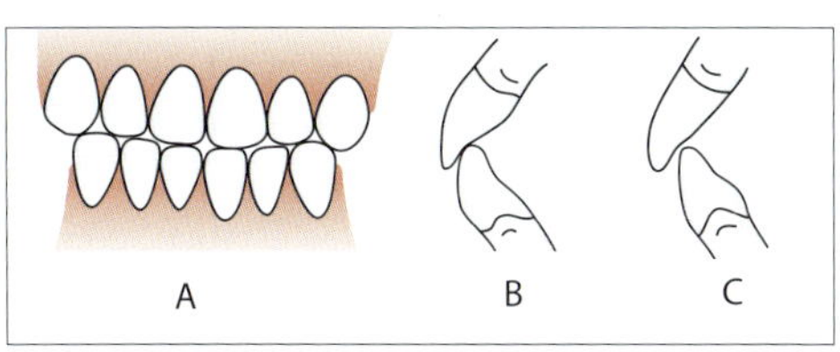

FIGURA 58 Local de desgaste no ajuste oclusal em protrusão (segunda situação). A: contatos simultâneos no movimento protrusivo. B: contatos simultâneos na posição topo a topo. C: sem contato na oclusão em relação cêntrica (permite a passagem de uma tira celofane).

Fonte: Bataglion e Nunes.

2. Local do desgaste (Figura 61): sempre nas cúspides de não contenção cêntrica e no local exato marcado pela fita ou carbono articular.

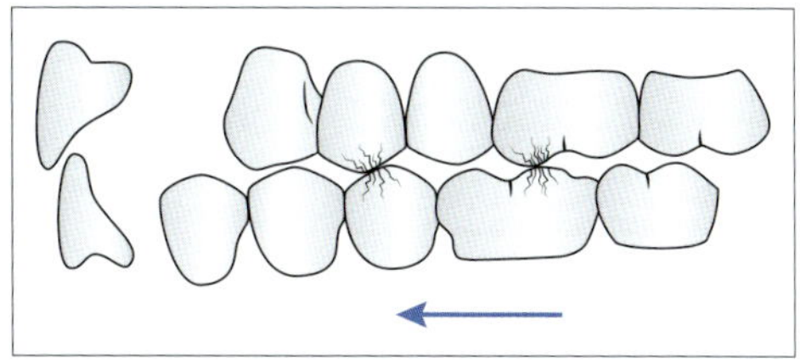

FIGURA 59 Contato dos dentes posteriores no movimento protrusivo (3ª situação).

Fonte: Bataglion e Nunes.

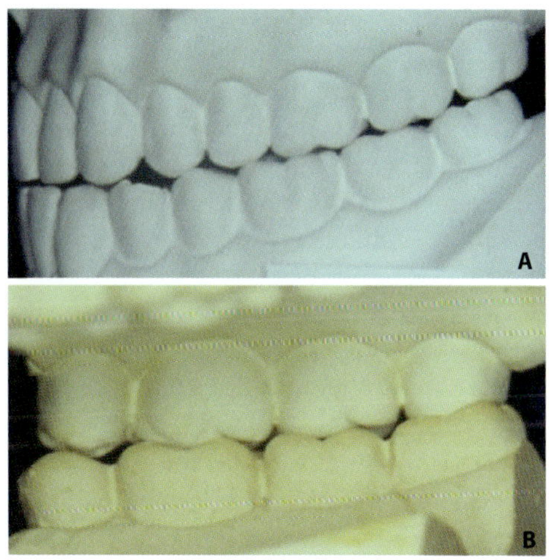

FIGURA 60 Localização dos contatos nos dentes posteriores. A: cúspides vestibulares inferiores × cúspides vestibulares superiores. B: cúspides linguais × cúspides palatinas.

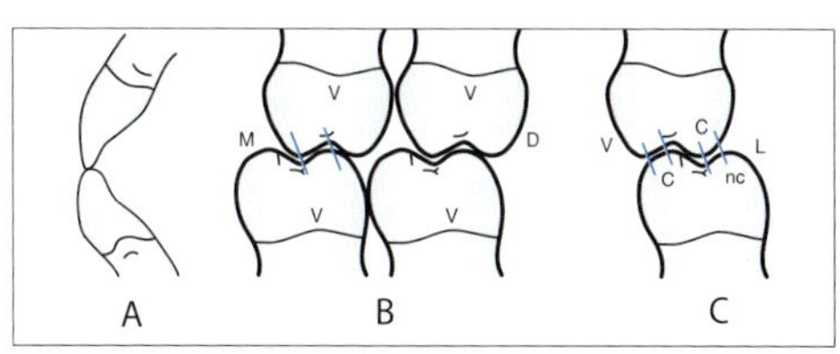

FIGURA 61 Local de desgaste no ajuste em protrusão com contato dos dentes posteriores (terceira situação). A: posição topo a topo. B: plano sagital. C: plano frontal.

C: cúspide cêntrica; D: distal; L: lingual; M: mesial; nc: não cêntrica; V: vestibular.

Fonte: Bataglion e Nunes.

NOTA IMPORTANTE

No movimento protrusivo em uma situação normal, a guia anterior deve ser fisiológica até o topo a topo dos dentes anteriores antagonistas e ocorrer a desoclusão dos dentes posteriores. Se houver contato nos dentes posteriores, a guia anterior e o topo a topo estarão comprometidos.

TÉCNICA DE AJUSTE OCLUSAL POR DESGASTE SELETIVO

Será descrita, a seguir, a técnica do ajuste oclusal por desgaste seletivo, com os passos fundamentais, desde a análise dos modelos montados no articulador semiajustável até a realização do ajuste oclusal na boca. A sequência clínica da montagem de modelos de estudo no articulador pode ser vista passo a passo no Capítulo 5.

Sequência clínica e laboratorial

Passo 1: moldagem, moldes e modelos das arcadas dentárias

Deve-se ter modelos de estudo montados em articulador semiajustável, com finalidade diagnóstica e terapêutica. Portanto, é preciso realizar a moldagem e a obtenção de moldes precisos, que permitam modelos perfeitos. A terapia de ajuste se baseia no estudo em modelos articulados.

O molde deve ser vazado com gesso pedra tipo IV, para copiar com exatidão os dentes, seguido de gesso pedra tipo III para a confecção da base do modelo. Aguardar a cristalização do gesso por, no mínimo, 60 minutos (recomenda-se utilizar o umidificador), sacar os modelos da moldeira e recortá-los no recortador de gesso.

Passo 2: montagem dos modelos em articulador com o arco facial

O método mais conveniente para transferir a relação entre o arco maxilar e o eixo de bisagra (dobradiça) convencional para um articulador consiste em usar um arco facial com peça de ouvido. Com o arco facial procede-se à montagem do modelo superior, seguida da obtenção do registro de mordida em RC.

Para o registro em RC, deve-se confeccionar o reprogramador neuromuscular Jig de Lucia e o registro propriamente dito com cera rosa 9 ou outro material para essa finalidade, a critério do clínico. Com a obtenção do registro de mordida monta-se o modelo inferior no articulador.

Passo 3: elaboração do plano de ajuste oclusal no articulador

Análise oclusal por meio do estudo de modelos montados no articulador

O estudo dos modelos montados em articulador semi-ajustável, é um procedimento indispensável para a realização do ajuste oclusal. Com esse procedimento será possível a elaboração do plano de realização da técnica do ajuste oclusal, inicialmente no articulador e posteriormente no paciente.

No articulador, ao contrário, as posições mandibulares registradas podem ser repetidas todas as vezes que se torne necessário para uma análise mais detalhada da oclusão, com calma e de todos os ângulos. Para que a análise no articulador tenha valor, torna-se imperativo que as etapas de registros e transferências tenham sido realizadas com a máxima precisão.

A análise oclusal dos modelos montados em articulador deve ser feita em duas etapas:

- 1ª etapa:
  - Exame anatômico ou estático, com o articulador fechado (Figuras 62 e 63): observar se as arcadas possuem malformações hereditárias de tamanho, umas com as outras, ou das arcadas em relação ao tamanho dos dentes. Observar o alinhamento das linhas medianas maxilar e mandibular. Observar o trespasse vertical (*overbite*) e o hori-

zontal (*overjet*). Observar a posição do primeiro molar em chave de oclusão, presença de mordida cruzada, curva de Spee e Wilson irregular, posição dos caninos e situação do plano oclusal.

- Exame anatômico ou estático, com o articulador aberto (Figuras 64 e 65) : analisar as ausências (falhas) dentárias em número, posição, porcentagem de sobrecarga, migrações. Verificar abrasões, inclinações linguais, altura das cúspides, curvas de oclusão (Spee e Wilson), vestíbulo ou linguo-versões, dentes ou restaurações fraturadas, perda de ponto de contacto, diastemas, apinhamentos, supra-oclusão, infra-oclusão, extra-numerário, raiz residual, transposição, situação dos terceiros molares, enfim todas as situações de irregularidades dentais que possam levar a dor, prematuridades e interferências oclusais.

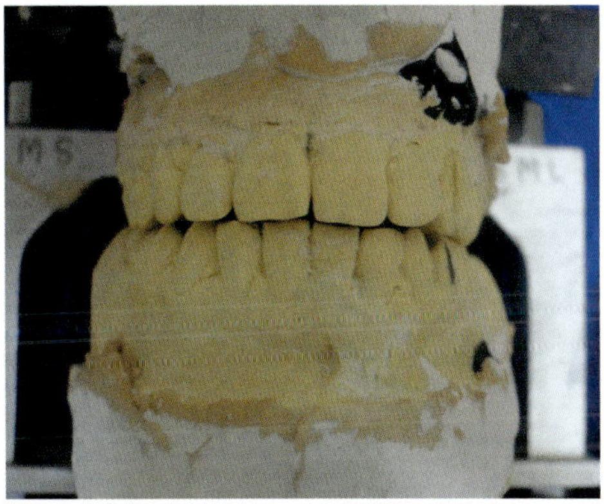

FIGURA 62 Vista frontal dos modelos com o articulador fechado.

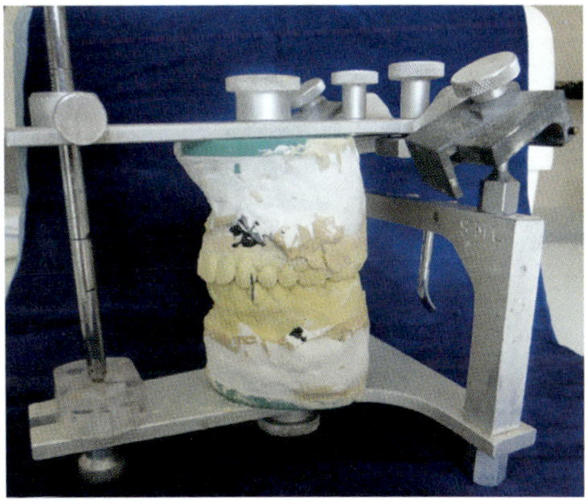

FIGURA 63 Vista lateral dos modelos com o articulador fechado.

- 2ª etapa: exame funcional ou dinâmico. Deve ser realizado sequencialmente em RC, lateralidade e protrusão, conforme exposto na sequência.

A. Em relação cêntrica

Localização do contato prematuro em RC e estudo do deslize em cêntrica:

- Manuseio do articulador no eixo da RC: com o articulador sobre uma bancada, segurar o pino incisal com o dedo indicador e ir abrindo e fechando o ar-

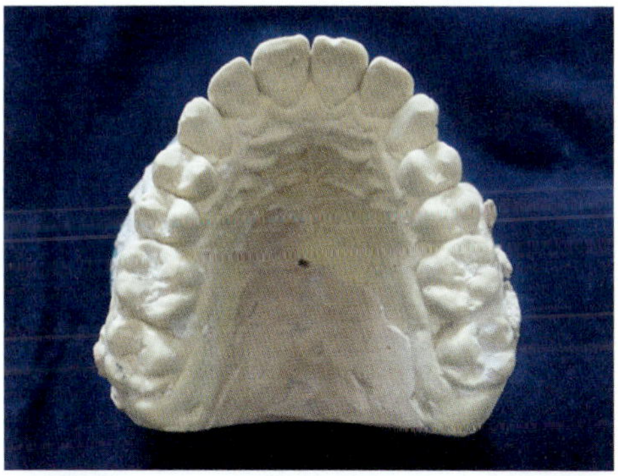

FIGURA 64 Vista oclusal do modelo superior com o articulador aberto.

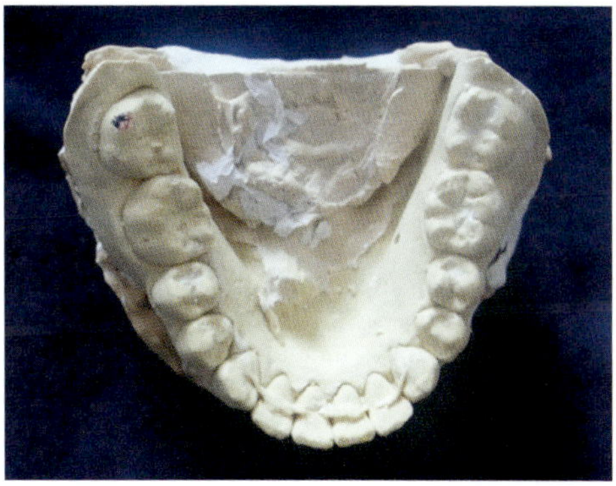

FIGURA 65 Vista oclusal do modelo inferior com o articulador aberto.

ticulador, sempre no eixo de rotação, com os elementos condilares apoiados na parte posterior das guias condilares (Figura 66).

- Análise do deslizamento em cêntrica: a observação direta do deslize entre as posições de RC e a MIH é muito instrutiva. Com os modelos ocluídos em MIH, deve-se, com lápis grafite, fazer um traço unindo dois dentes antagonistas (escolher o canino ou o primeiro pré-molar) de um dos lados da arcada (Figura 67). Quando os modelos são ocluídos em RC, pode-se observar que no momento do contato dos dentes o traço inferior está posteriorizado em relação ao superior (Figura 68). A medida entre esses dois traços mostra o valor do deslize em cêntrica, ou seja, o deslize de RC até MIH. Observe que ao final do deslize de RC para a MIH as esferas condilares do articulador ficam afastadas da parte posterior da guia condilar.
- Localização do contato prematuro em RC: abrindo e fechando o articulador, passar, dente a dente, uma fita de papel celofane, de forma retangular, medindo 5 cm de comprimento × 5 mm de largura (Figura 69). Verificar se a fita fica presa entre os prematuros (Figura 70). Essa técnica indica que existe prematuridade em cêntrica, que será mais bem avaliada no mapeamento do desgaste seletivo.

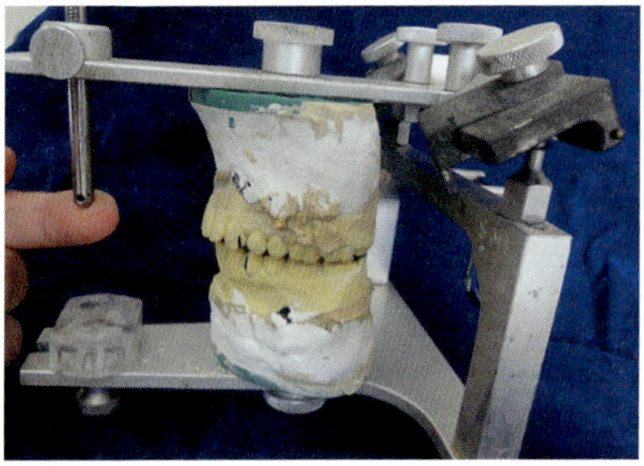

FIGURA 66 Abertura e fechamento do articulador no eixo de rotação.

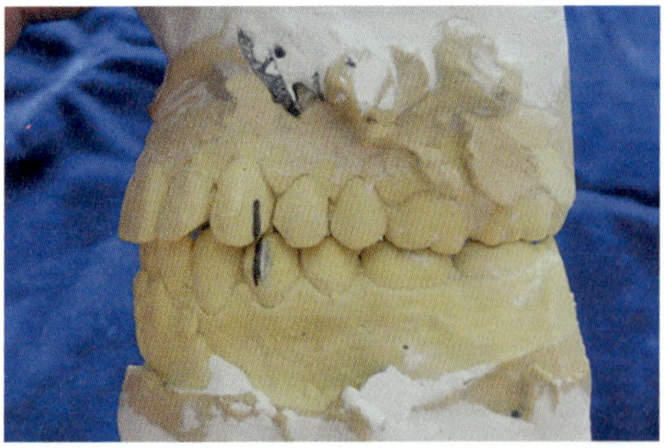

FIGURA 67 Contato dos dentes em máxima intercuspidação habitual. Observe que os traços a lápis estão alinhados.

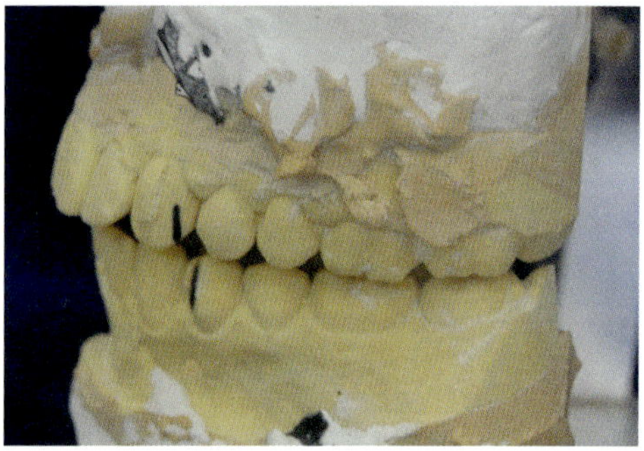

FIGURA 68 Contato dos dentes na posição de relação cêntrica. Observe que o traço a lápis no dente inferior está posteriorizado em relação ao superior.

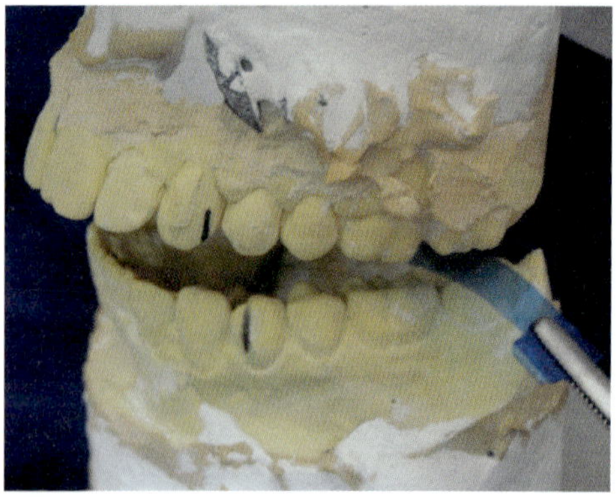

FIGURA 69 Fita celofane sendo passada dente a dente para detectar o contato prematuro.

B. Em lateralidade

- Análise das guias de lateralidade da mandíbula para o lado direito e esquerdo e verificação de possíveis interferências oclusais em lateralidade. Realizar o movimento de lateralidade para a direita e para a esquerda no articulador, e passar a fita celofane na busca de interferências oclusais. Analisar o lado de trabalho verificando se ocorre guia canino ou função em grupo (com ou sem interferência). Do lado contrário, ou seja, de não trabalho (balanceio), verificar se existe ou não interferência oclusal, utilizando a fita celofane. O clínico deve estar atento, pois a guia de trabalho (guia canino ou em grupo) durante o movimento de lateralidade (Figura 71) pode não ter efetividade devido às interferências em balanceio (Figura 72).

C. Em protrusão

- Análise da guia anterior e verificação de possíveis interferências oclusais em protrusão.
  Realizar o movimento de protrusão no articulador e analisar se a guia anterior (guia incisal) é funcional ou se apresenta alguma irregularidade. Usar a fita celofane. Durante a protrusão da mandíbula, verificar se existe a presença de algum contato nos dentes posteriores que venha a prejudicar a ação da guia anterior (Figura 73), impedindo ou dificultando que os dentes anteriores assumam a posição de topo a topo.

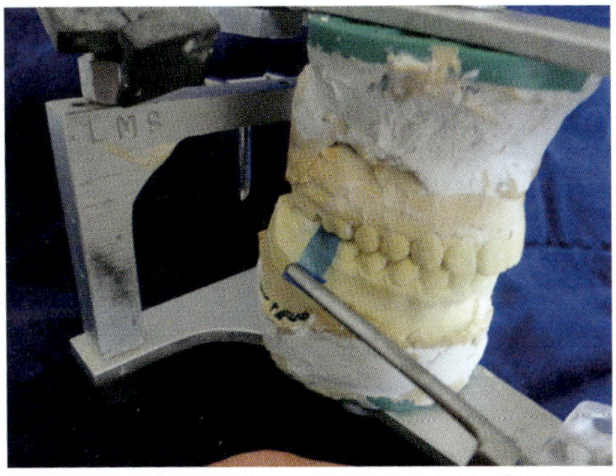

FIGURA 70 Fita presa entre os dentes com contato prematuro.

"A análise funcional da oclusão nos modelos montados em articulador é muito educativa nos procedimentos de diagnóstico; nos ensina a 'ver' os problemas oclusais e nos fortalece na etapa de tratamento. Constitui-se num exercício apaixonante, abrindo nossos olhos para a oclusão e ampliando o panorama de nossa vida profissional" (Behsnilian, 1974).[27]

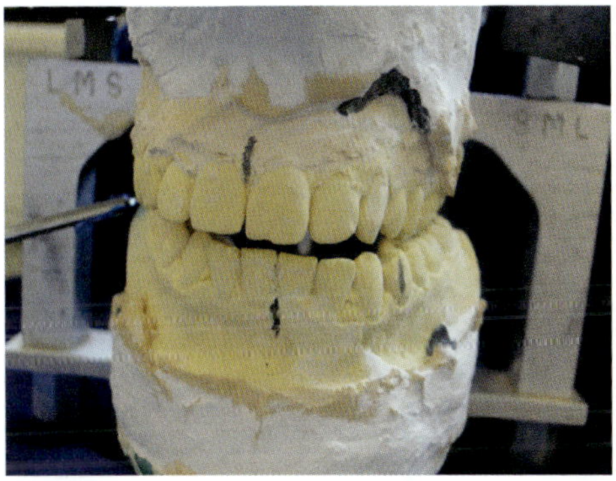

FIGURA 71 Avaliação do movimento de lateralidade para a esquerda. Ausência de guia no lado de trabalho, devido a interferência em balanceio que ocorre do lado direito.

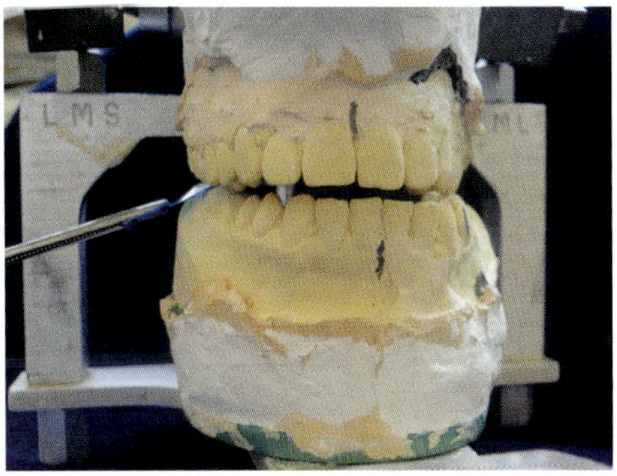

FIGURA 72 Interferência em balanceio na região de molares detectada com fita celofane, durante a realização do movimento de lateralidade esquerda no articulador.

Passo 4: mapeamento do desgaste seletivo

O mapeamento do desgaste seletivo é o procedimento por meio do qual o odontólogo planejará o ajuste oclusal nos modelos montados no articulador semiajustável, para a orientação do tratamento que posteriormente será realizado no paciente. Permite que o profissional mostre ao paciente, por meio dos modelos articulados, previamente ajustados, como ficarão seus dentes depois do ajuste e os resultados conseguidos.

O profissional não deve realizar o ajuste oclusal clínico sem tê-lo realizado previamente no articulador. O mapeamento do desgaste seletivo deve ser anotado na ficha de mapeamento[22] (Figura 74 e Anexo 1 – no final do capítulo), em todas as posições funcionais da mandíbula, ou seja, em RC, em lateralidade direita (LD) e esquerda (LE) – trabalho e balanceio –, e finalmente em protrusão (P).

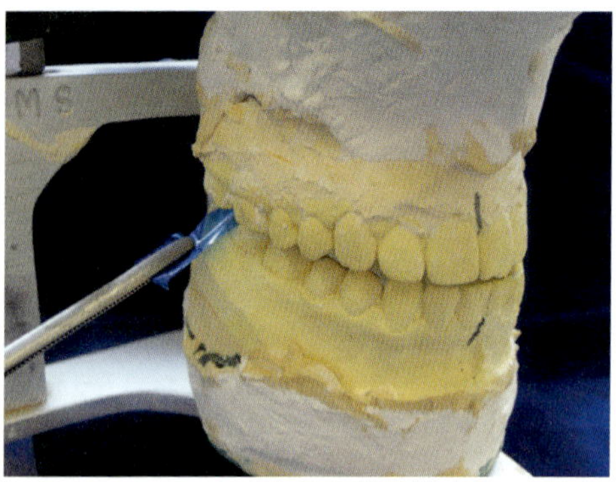

FIGURA 73 Avaliação do movimento de protrusão. Verifica-se a presença de contato dos dentes posteriores, detectada com fita celofane, impedindo o contato dos dentes anteriores.

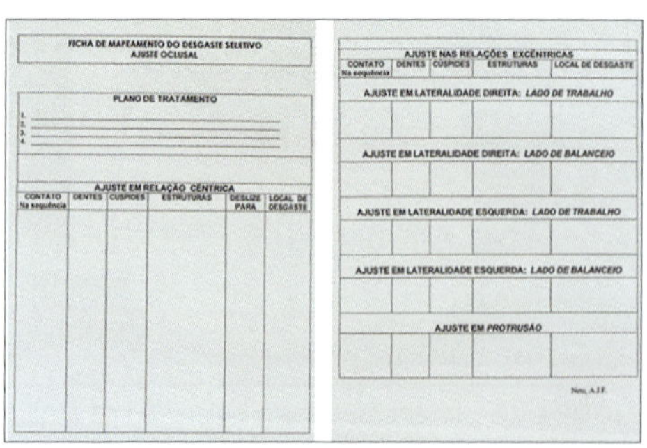

FICHA DE MAPEAMENTO DO DESGASTE SELETIVO
AJUSTE OCLUSAL

PLANO DE TRATAMENTO
1.
2.
3.
4.

AJUSTE EM RELAÇÃO CÊNTRICA

CONTATO Na sequência	DENTES	CÚSPIDES	ESTRUTURAS	DESLIZE PARA	LOCAL DE DESGASTE

AJUSTE NAS RELAÇÕES EXCÊNTRICAS

CONTATO Na sequência	DENTES	CÚSPIDES	ESTRUTURAS	LOCAL DE DESGASTE
AJUSTE EM LATERALIDADE DIREITA: *LADO DE TRABALHO*				
AJUSTE EM LATERALIDADE DIREITA: *LADO DE BALANCEIO*				
AJUSTE EM LATERALIDADE ESQUERDA: *LADO DE TRABALHO*				
AJUSTE EM LATERALIDADE ESQUERDA: *LADO DE BALANCEIO*				
AJUSTE EM *PROTRUSÃO*				

Neto, A.J.F.

FIGURA 74 Ficha de mapeamento do desgaste seletivo.

- Sequência laboratorial do mapeamento do desgaste seletivo:

Em relação cêntrica

A. Localização do contato prematuro com uma tira de papel celofane presa a uma pinça Muller, de largura compatível com a distância mesiodistal dos dentes (em média de 5 mm para os dentes anteriores e premolares e de 10 mm para os molares). Passar a fita celofane entre a superfície oclusal dos dentes antagonistas, ocluindo o articulador em RC (Figura 75). O local onde a fita celofane fica presa é indicativo de prematuridade oclusal, detectada na análise oclusal dos modelos articulados.

B. Identificação do contato prematuro com carbono de articulação. No local previamente detectado pela fita celofane, marcar o contato prematuro com papel-carbono articular dupla face, com medidas semelhantes às da fita celofane, preso à pinça de Muller (Figura 76). Colocar entre os dentes, de modo semelhante ao executado com a fita celofane, em posição de RC. Nesse momento, fica evidenciado o local da prematuridade.

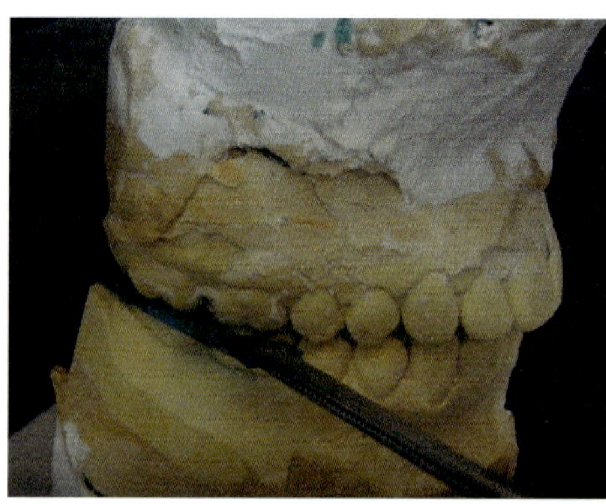

FIGURA 75 Localização do contato prematuro em relação cêntrica com fita celofane.

C. Utilização das regras de ajuste oclusal. O profissional deverá decidir qual ou quais dentes serão desgastados. Deve ser aquele menos útil, ou menos estável. Verificar a oclusão do dente, tanto na mordida cêntrica como nas fases funcionais excêntricas de lateralidade e protrusão. A decisão sobre onde desgastar deverá estar ligada ao emprego das regras de ajuste oclusal, previamente consideradas neste capítulo. O clínico deve agora observar as seguintes situações: o contato prematuro está ocorrendo entre quais dentes? Estão presentes em uma cúspide cêntrica (CCC) ou não cêntrica (CNC)? A área da prematuridade se dá em uma vertente lisa ou triturante? Anotar na ficha de mapeamento do desgaste seletivo no local referente a ajuste em RC. As Figuras 77 e 78 exemplificam a situação de mapeamento que deve ser anotada na ficha (Figura 79). Na ficha (Figura 79), item "Contato", iniciar com 1. No item "Dentes": 17 × 47. Em "Cúspides": DV (cúspide distovestibular) do 17 × DV do 47. Em "Estruturas": vertente triturante (VT) do dente 17 × vertente lisa (VL) do dente 47. Em "Deslize para": direção à linha média (estudar as regras de ajuste oclusal constante neste capítulo). Em "Local de desgaste": desgastar um pouco na vertente triturante da cúspide DV do 17 e um pouco na vertente lisa do 47, para dessa forma não mutilar demasiadamente o esmalte na etapa clínica.

D. Ajuste oclusal da prematuridade no modelo de gesso. Definido o local ou os lo-

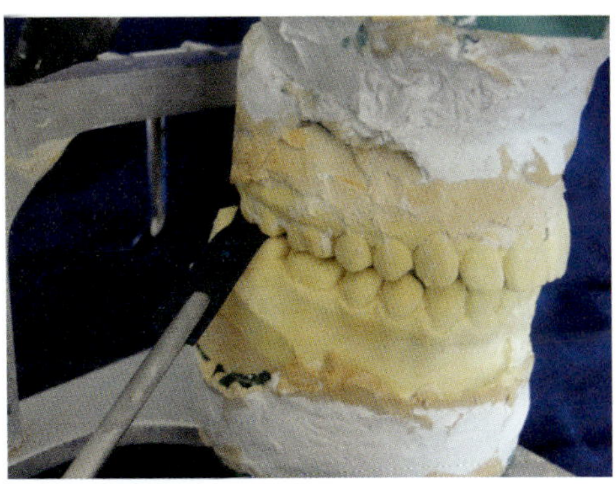

FIGURA 76 Identificação do contato prematuro por marcação com carbono articular.

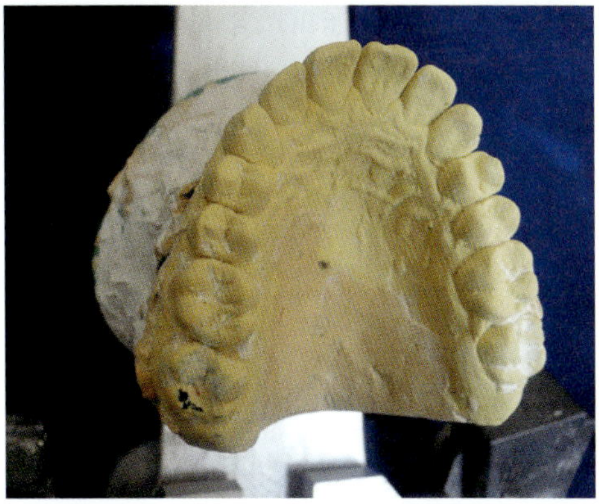

FIGURA 77 Contato prematuro no dente 17 (cúspide distovestibular).

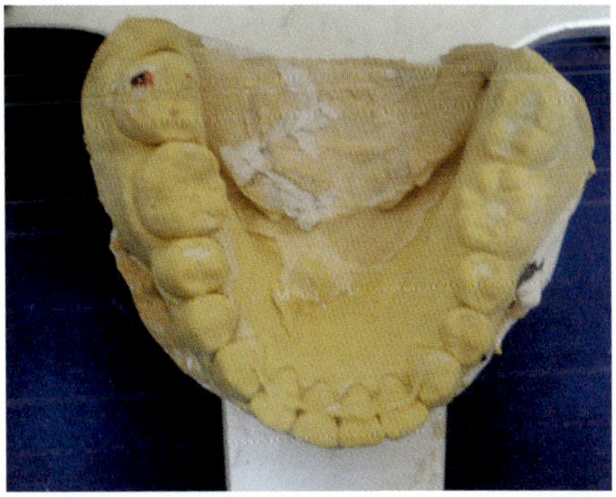

FIGURA 78 Contato prematuro no dente 47 (cúspide distovestibular).

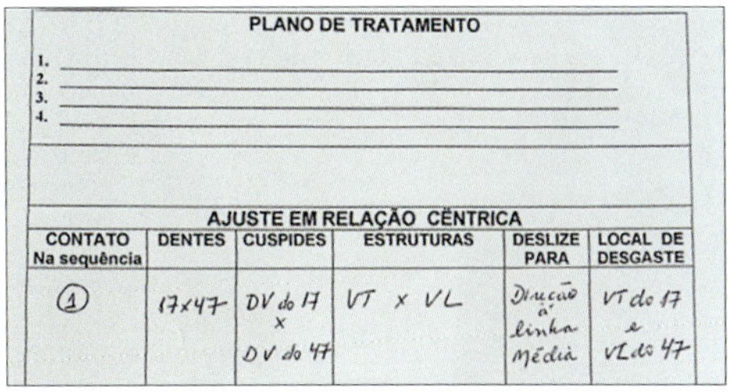

PLANO DE TRATAMENTO

1.
2.
3.
4.

AJUSTE EM RELAÇÃO CÊNTRICA

CONTATO Na sequência	DENTES	CUSPIDES	ESTRUTURAS	DESLIZE PARA	LOCAL DE DESGASTE
①	17×47	DV do 17 × DV do 47	VT × VL	Direção à linha média	VT do 17 e VL do 47

FIGURA 79 Anotações da sequência do desgaste seletivo na ficha.

cais de ajuste mediante a regra de ajuste oclusal, realiza-se o desgaste do contato prematuro com um Lecron bem afiado (Figuras 80 e 81) ou uma lâmina de bisturi acoplada ao cabo. É de fundamental importância que o profissional observe a sequência da ficha de mapeamento do primeiro ao último dente, pois isso diminui o risco de perder a sequência do ajuste nos modelos que servirão de orientação para o ajuste clínico no paciente.

E. Sequência de ajuste oclusal no modelo. Após a realização do ajuste do primeiro dente (prematuro), repetir o procedimento descrito nos itens A e B desta fase, procurando com a fita celofane localizar (Figura 82) e com carbono articular marcar (Figura 83) o novo contato prematuro (Figuras 84 e 85). Anotar a sequência na ficha de mapeamento do

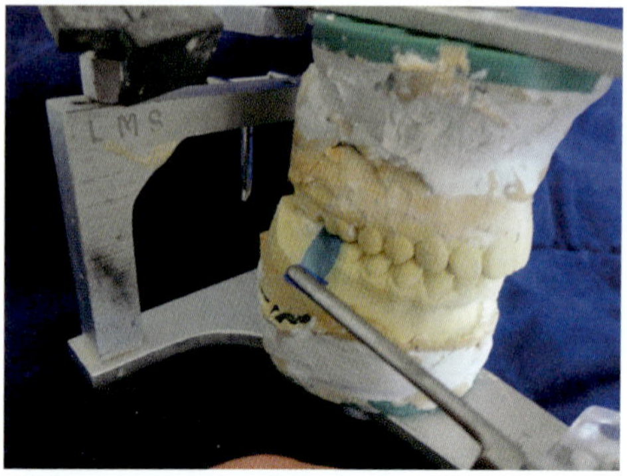

FIGURA 82 Localização do contato prematuro com fita celofane nos dentes 16 × 46.

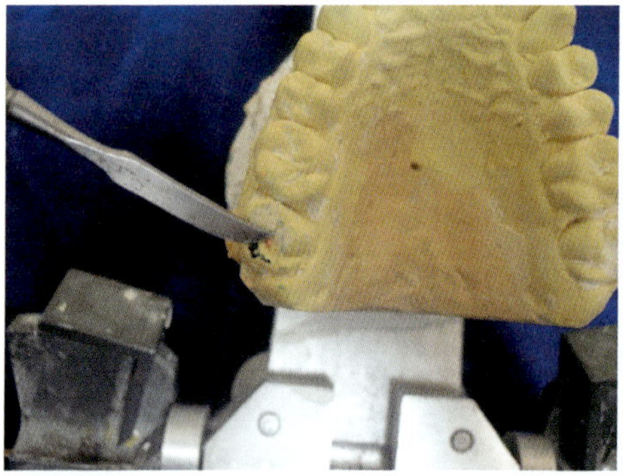

FIGURA 80 Desgaste do contato prematuro do dente 17 com Lecron.

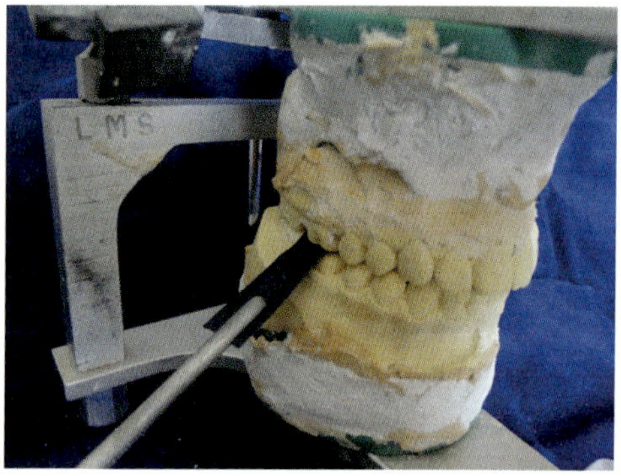

FIGURA 83 Identificação do contato prematuro por marcação com cabono articular nos dentes 16 × 46.

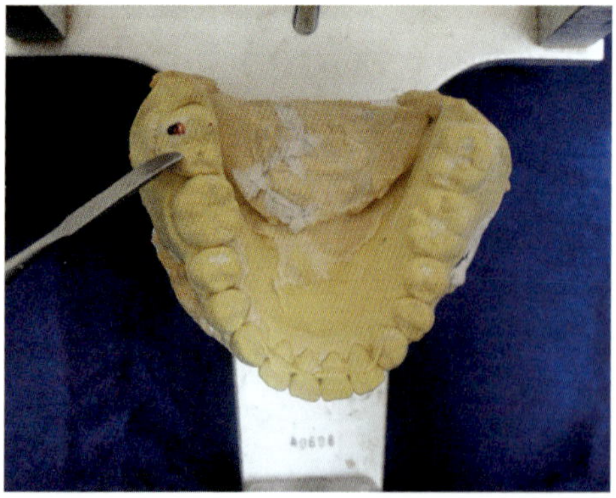

FIGURA 81 Desgaste do contato prematuro do dente 47 com Lecron.

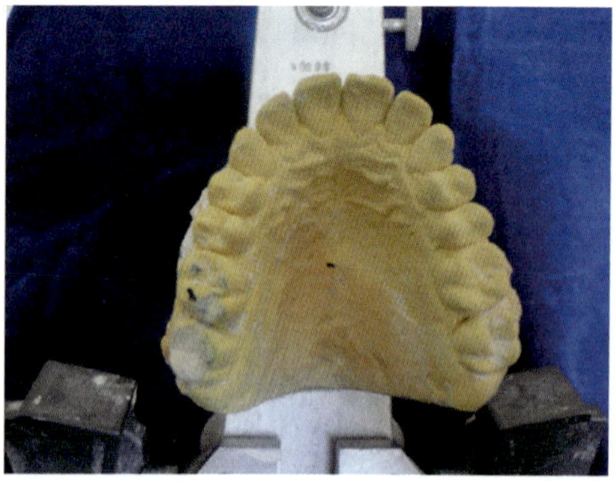

FIGURA 84 Contato prematuro no dente 16 (cúspide distovestibular).

desgaste (Figura 86). Desgastá-lo com o Lecron (Figuras 87 e 88) ou bisturi de acordo com as regras de ajuste oclusal. Repetir todo o processo, tantas vezes quanto forem necessárias, até que haja equilíbrio oclusal entre todos os dentes dos dois lados dos modelos, na posição de RC, sem nenhuma prematuridade. Não esquecer de anotar a sequência na ficha de mapeamento do ajuste.

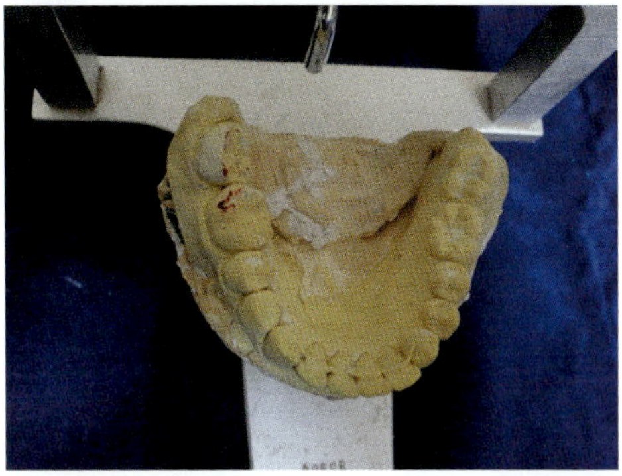

FIGURA 85 Contato prematuro no dente 46 (cúspide mediana).

AJUSTE EM RELAÇÃO CÊNTRICA					
CONTATO Na sequência	DENTES	CUSPIDES	ESTRUTURAS	DESLIZE PARA	LOCAL DE DESGASTE
(1)	17x47	DV do 17 x DV do 47	VT x VL	Direção à linha média	VT do 17 e VL do 47
(2)	16x46	DV do 16 x Mediana do 46	VT x VL	Direção à linha média	VT do 17 e VL do 46

FIGURA 86 Ficha de mapeamento do desgaste seletivo.

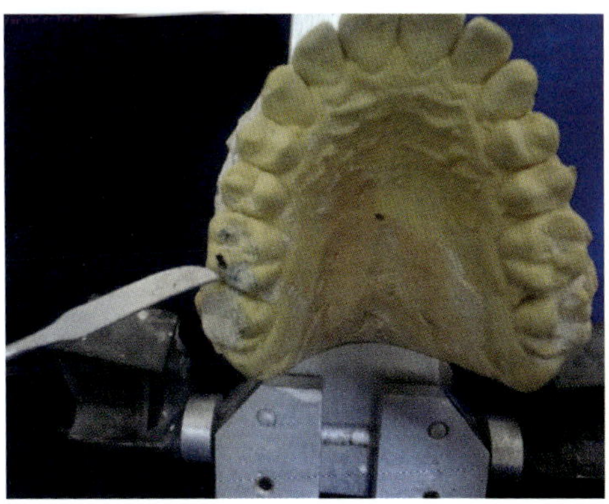

FIGURA 87 Desgaste do contato prematuro do dente 16 com Lecron.

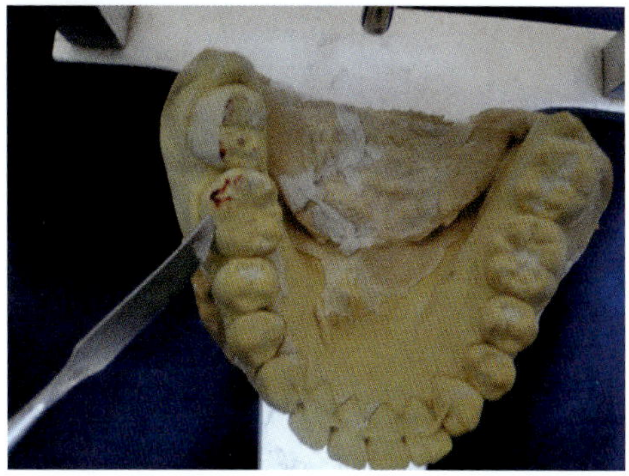

FIGURA 88 Desgaste do contato prematuro do dente 46 com Lecron.

NOTA IMPORTANTE

Se, ao final do ajuste, verificar-se que houve muito desgaste dental, e portanto considerável redução de esmalte dentário, deve-se levar em consideração a opção de desgastar menos os dentes. Considera-se plenamente aceitável que haja uma pequena diferença de RC para MIH em torno de 1,5 mm, com pequeno deslize anterior da mandíbula, desde que não gere forças horizontais excessivas sobre os dentes anteriores.[17,26] Se o ajuste nos modelos de gesso mostrar muita mutilação dos dentes, o mesmo fica contraindicado. Indica-se então o ajuste oclusal por tratamento ortodôntico. Lembrar que o fundamento básico do ajuste por desgaste seletivo é o BOM SENSO.

Em lateralidade direita e esquerda

Realizar agora o desgaste seletivo nos movimentos de lateralidade da mandíbula.

Lateralidade esquerda (lado de trabalho esquerdo e não trabalho direito)

De modo idêntico ao realizado para a RC, procede-se também aos movimentos de lateralidade (direita e esquerda). No articulador, fazer o movimento de lateralidade para a esquerda (Figura 89) e verificar inicialmente com fita celofane se há interferência no lado de balanceio (fase não trabalho) (Figura 90), principalmente aquelas que venham defletir a mandíbula e alterar as guias funcionais do lado de trabalho (canina ou função em grupo) (Figura 91). Marcar o contato com papel-carbono articular (Figuras 92 e 93). Anotar na ficha de mapeamento no espaço referente a ajuste em lateralidade (Figura 94).

Desgastar com o Lecron ou lâmina do bisturi (Figuras 95 e 96), de acordo com a regra de ajuste oclusal indicada para o lado de balanceio inicialmente, e depois, se necessário, para o lado de trabalho.

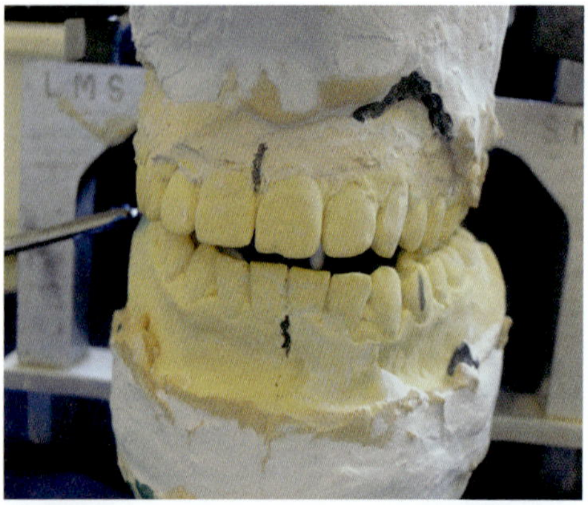

FIGURA 91 Ausência de guia de lateralidade esquerda (guia canino ou em grupo) devido a interferência em balanceio.

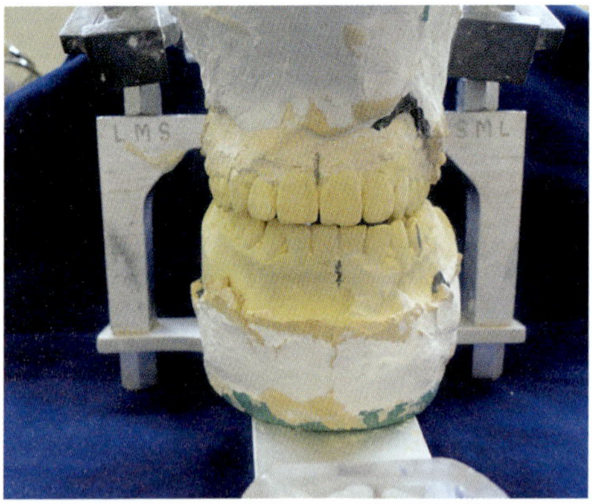

FIGURA 89 Movimento de lateralidade para a esquerda.

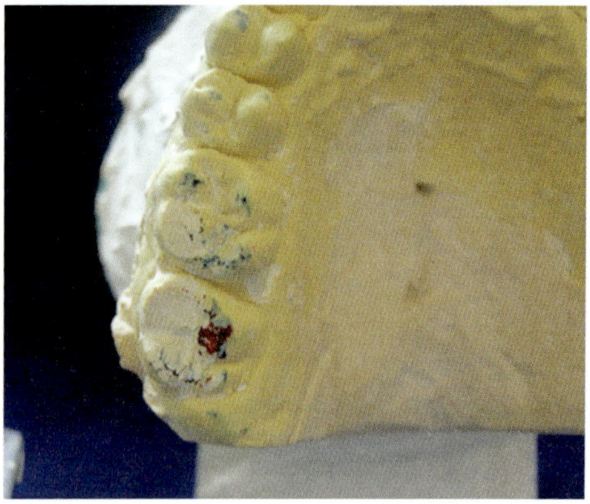

FIGURA 92 Interferência oclusal em balanceio na cúspide mesiopalatina do dente 17.

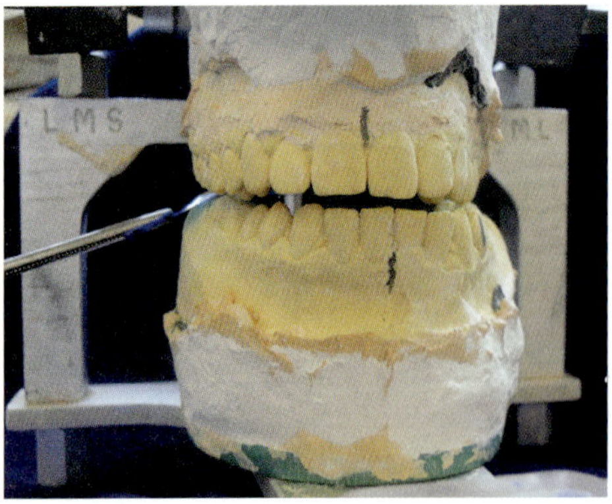

FIGURA 90 Interferência oclusal em balanceio durante o movimento de lateralidade para a esquerda.

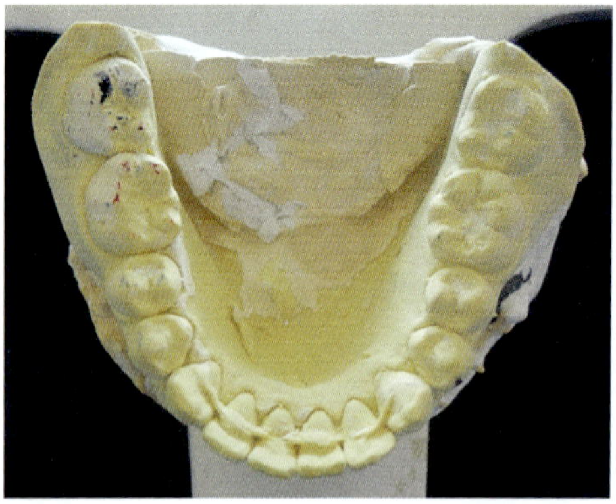

FIGURA 93 Interferência oclusal em balanceio na cúspide distoventibular do dente 47.

AJUSTE NAS RELAÇÕES EXCÊNTRICAS				
CONTATO Na sequência	DENTES	CÚSPIDES	ESTRUTURAS	LOCAL DE DESGASTE
AJUSTE EM LATERALIDADE DIREITA: *LADO DE TRABALHO*				
AJUSTE EM LATERALIDADE DIREITA: *LADO DE BALANCEIO*				
AJUSTE EM LATERALIDADE ESQUERDA: *LADO DE TRABALHO*				
AJUSTE EM LATERALIDADE ESQUERDA: *LADO DE BALANCEIO*				
①	17 x 47	MP do 17 x DV do 47	VT do 17 x VT do 47	vertentes trituvantes do 17 e 47
AJUSTE EM *PROTRUSÃO*				

Neto, A.J.F.

FIGURA 94 Anotação na ficha de mapeamento do ajuste no local referente à lateralidade.

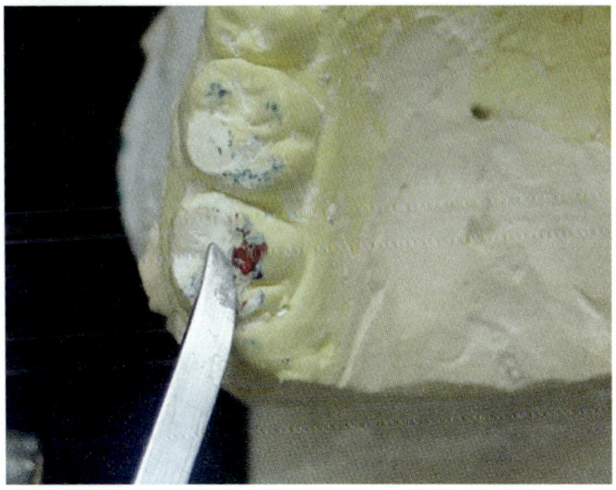

FIGURA 95 Desgaste da interferência na vertente triturante da cúspide mesiopalatina do 17.

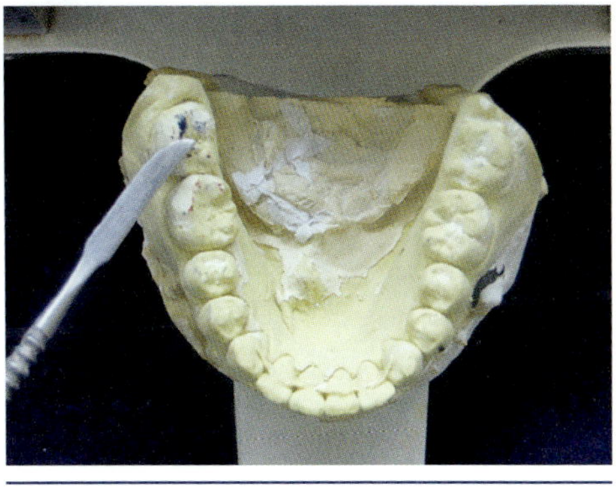

FIGURA 96 Desgaste da interferência na vertente triturante da cúspide distovestibular do 47.

Iniciar o ajuste em lateralidade primeiramente em balanceio, pois a eliminação das interferências desse lado podem restabelecer as guias do lado de trabalho (Figura 97). Se necessário, ajustar posteriormente o lado de trabalho, eliminando as interferências que estejam prejudicando a guia canina ou a função em grupo, de acordo com regras de ajuste.

Lateralidade direita (lado de trabalho direito e não trabalho esquerdo)

É o mesmo procedimento descrito anteriormente para a fase funcional oposta, ou seja, executar a análise oclusal, detectar com fita celofane e marcar com carbono articular as interferências existentes no movimento de lateralidade direito, tanto as do lado de balanceio (inicialmente) como as do lado de trabalho. Anotar a sequência na ficha de mapeamento e depois ajustá-las de acordo com as regras de ajuste oclusal indicadas, primeiro em balanceio e posteriormente em trabalho.

Em protrusão

Finalizar essa etapa com o ajuste oclusal por desgaste seletivo no movimento protrusivo da mandíbula.

As fases de lateralidade e protrusão estão separadas didaticamente para facilitar o estudo, mas o ajuste oclusal em ambas as fases é feito na mesma sessão laboratorial e na futura sessão clínica. A sequência é essa:

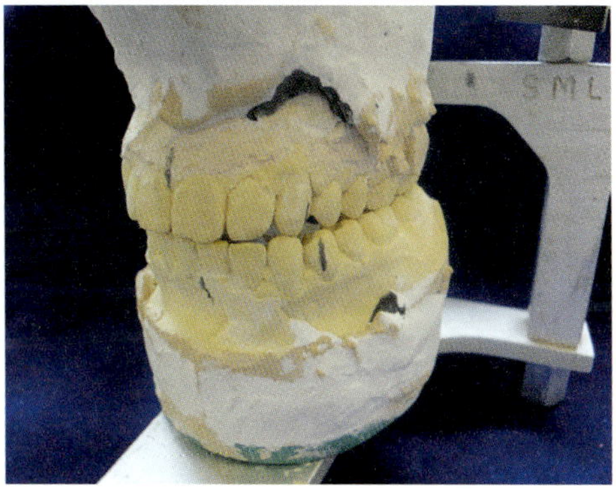

FIGURA 97 Restabelecimento da guia canino, no movimento de lateralidade esquerdo, após o desgaste da interferência em balanceio.

- Guia anterior e fenômeno de Christensen. Movimentar o articulador para frente, até que os dentes anteriores superiores e inferiores fiquem em topo a topo (Figuras 98 e 99). Verificar quais dentes anteriores estão envolvidos na guia anterior e se existe a desoclusão dos dentes posteriores dos modelos no movimento protrusivo (fenômeno de Christensen).
- Localizar a interferência na guia anterior, com fita celofane. Caso exista, confirmar com carbono. Ajustar segundo as regras de protrusão. Verificar também a existência de interferências (contatos) nos dentes posteriores que estejam interferindo na guia anterior e da mesma forma desgastá-las, segundo as regras de ajuste em protrusão (contato em dentes posteriores). Anotar na ficha de mapeamento oclusal no local reservado a ajuste em protrusão.

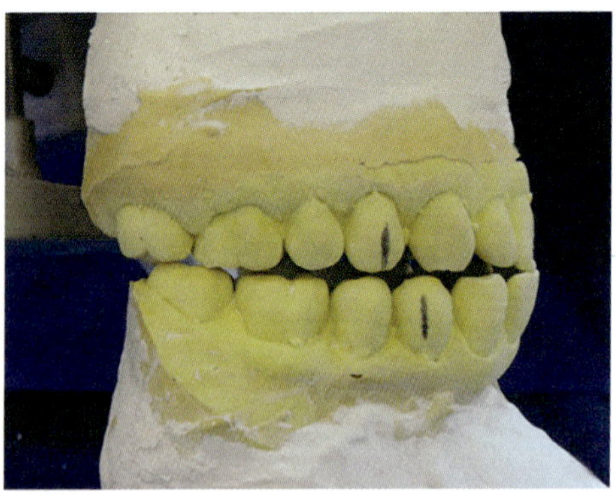

FIGURA 98 Movimento de protrusão no articulador. Dentes anteriores em topo a topo e desoclusão dos dentes posteriores (lado direito).

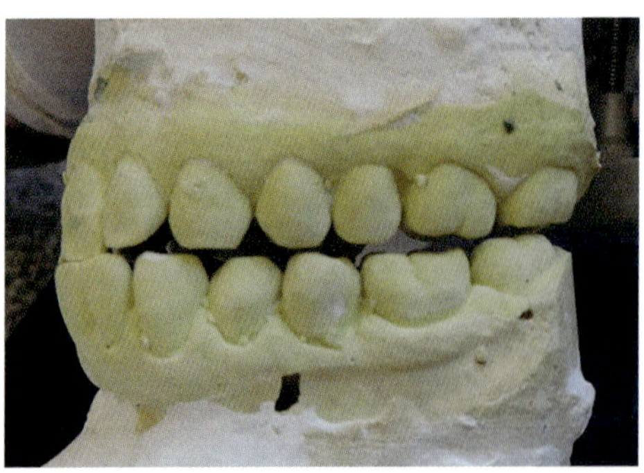

FIGURA 99 Movimento de protrusão no articulador. Dentes anteriores em topo a topo e desoclusão dos dentes posteriores (lado esquerdo).

SEQUÊNCIA CLÍNICA PARA O AJUSTE EM RELAÇÃO CÊNTRICA UTILIZANDO O JIG DE LUCIA

Instalação do Jig em relacão cêntrica

Colocar o Jig em posição no paciente (lembre-se de que não há contato dos dentes posteriores) (Figura 100). Pedir para o paciente morder no Jig, em RC, colocando nesse instante uma fita de carbono articular (Figura 101). Os incisivos centrais inferiores irão marcar a palatina do Jig.

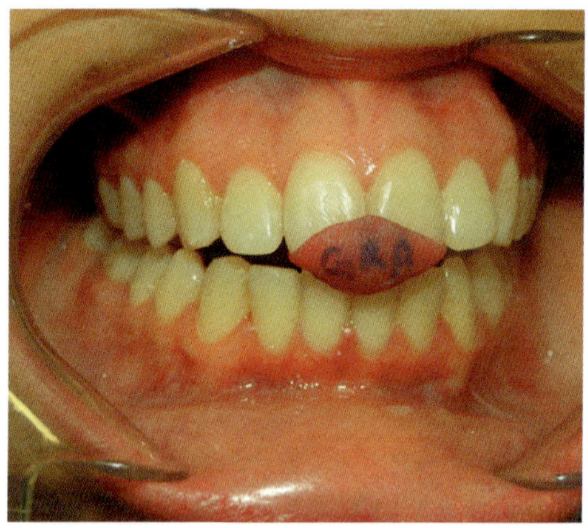

FIGURA 100 Jig em posição de articulação.

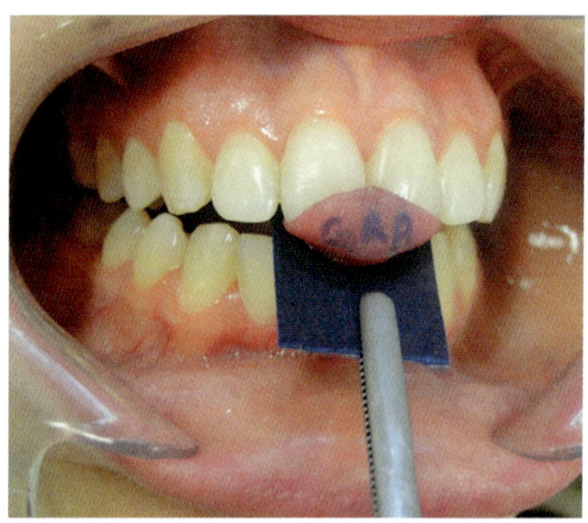

FIGURA 101 Carbono de articulação entre o Jig e os incisivos inferiores.

Realizando o ajuste oclusal com o uso do Jig

Desgaste o Jig por palatino, com uma fresa de aço vulcanite em forma de barril na peça reta, justamente no ponto demarcado pelo carbono (Figura 102), com isso eliminando a marca do carbono (Figura 103). Realize esse desgaste repetidas vezes até notar que o paciente acusa algum contato dental. Treine o paciente antes. Diga a ele que você vai desgastar o dispositivo (Jig) e que, assim que ele sentir que algum dente toca, não importando qual é o dente e de que lado ocorre, deve levantar a mão para chamar a atenção do profissional.

Assim ocorrendo, ao acusar o primeiro contato (prematuro), coloque entre os dentes fita celofane presa a uma pinça Muller (Figura 104), sempre com o Jig em posição, e certifique-se de que a prendeu. Agora, entre os dentes em questão, remova a fita celofane e coloque entre eles o carbono articular, também preso a uma pinça Muller (Figura 105).

A prematuridade ficará então marcada entre dois dentes antagonistas (Figuras 106 e 107). Essa prematuridade deve estar idêntica à verificada no mapeamento do desgaste seletivo realizado no articulador semiajustável. Se isso não ocorrer, todo o processo de análise no articulador estará inutilizado.

Onde desgastar? A cúspide é cêntrica ou não cêntrica? O contato se dá em vertente lisa ou triturante? Escolha o caminho, orientando-se pelo mapeamento oclusal que foi realizado no articulador, devidamente amparado pelas regras de ajuste.

Proceder ao desgaste das prematuridades com pontas multilaminadas (Figuras 108

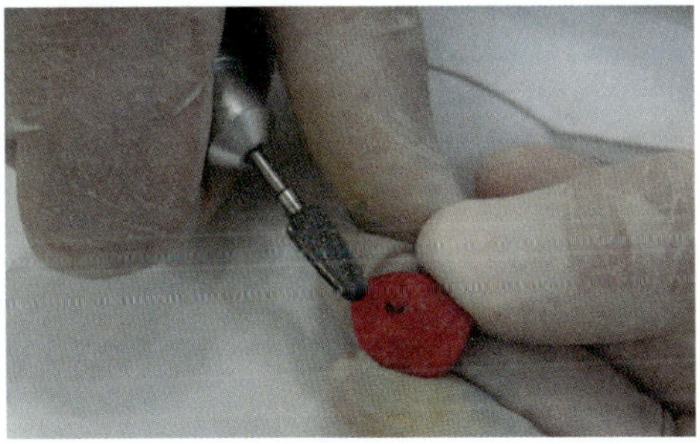

FIGURA 102 Marca do carbono de articulação na face palatina do Jig.

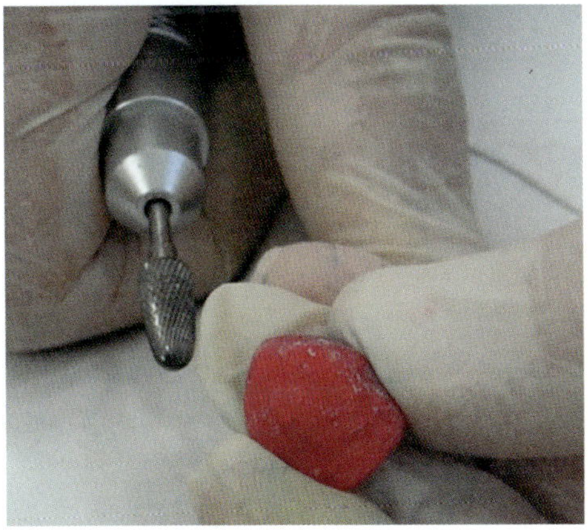

FIGURA 103 Desgaste da resina no local marcado pelo carbono no Jig (por palatino).

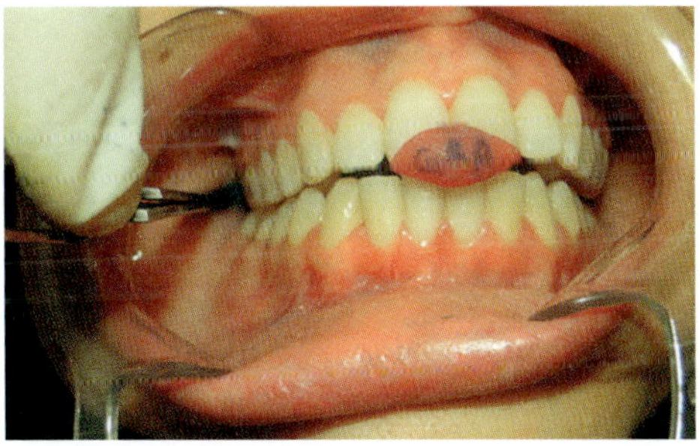

FIGURA 104 Fita celofane "presa" nos dentes com contato prematuro.

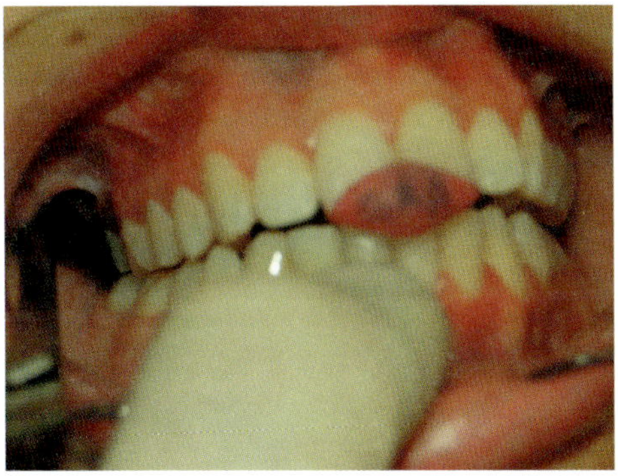

FIGURA 105 Carbono articular "preso" nos dentes com contato prematuro.

e 109). Usar somente essas pontas quando o desgaste for em esmalte, pois elas desgastam e já dão o polimento. Pouca estrutura dentária deve ser eliminada de cada vez.

Anote na ficha de mapeamento oclusal quais dentes foram desgastados. Removida a primeira prematuridade, colocar no Jig em posição e verificar se não está ocorrendo nenhum contato entre os dentes desgastados.

Volte a interpor o carbono entre o Jig e os incisivos inferiores e solicite ao paciente para ocluir, manipulando a mandíbula em RC. (Figura 110). Desgaste na palatina do Jig no exato local marcado pelo carbono (Figura 111) até que ele desapareça (Figura 112) (repetir o processo anterior).

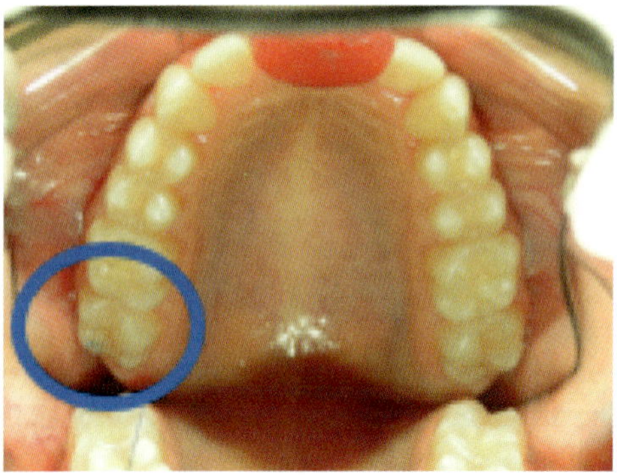

FIGURA 106 Marca de carbono mostrando a prematuridade no dente 17 (cúspide distovestibular).

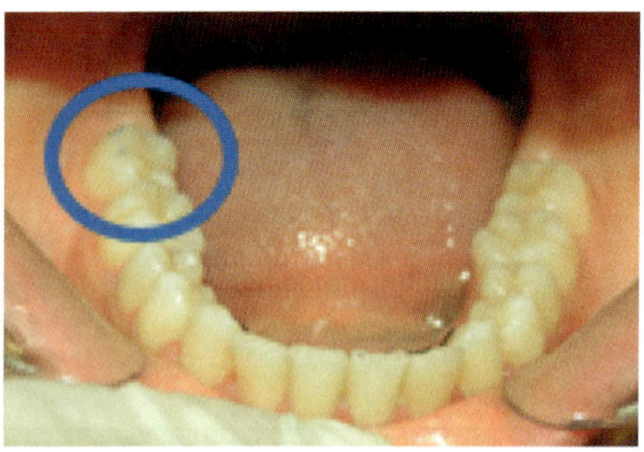

FIGURA 107 Marca de carbono mostrando a prematuridade no dente 47 (cúspide distovestibular).

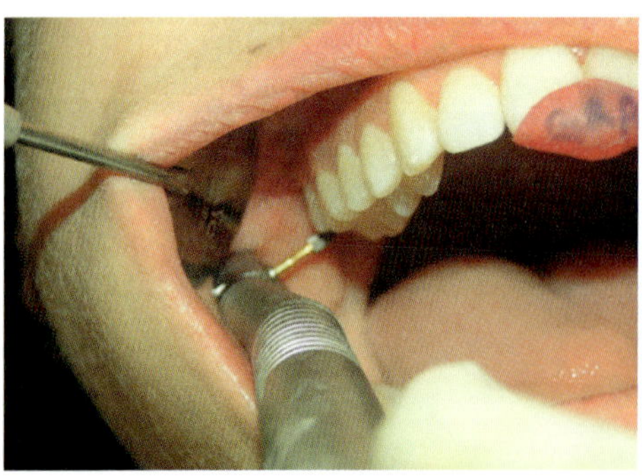

FIGURA 108 Desgaste da prematuridade no dente 17 com broca multilaminada.

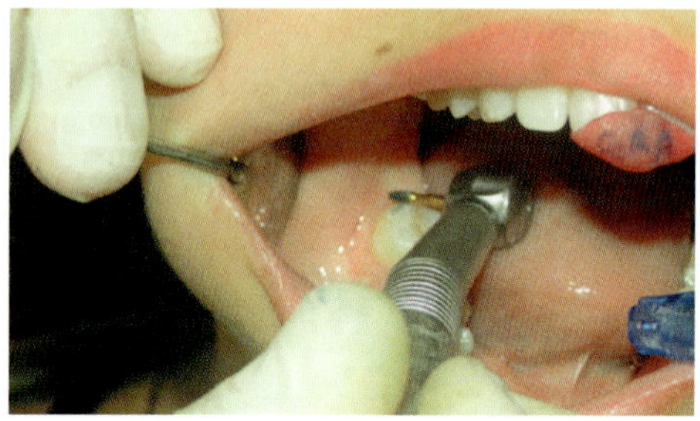

FIGURA 109 Desgaste da prematuridade no dente 47 com broca multilaminada.

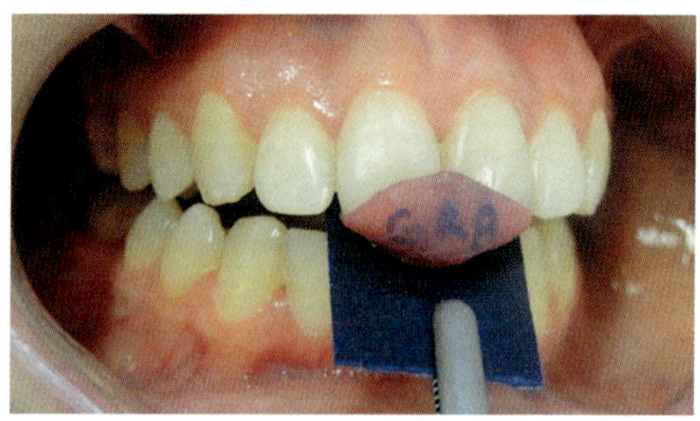

FIGURA 110 Carbono de articulação entre o Jig e os incisivos inferiores (repetição do processo).

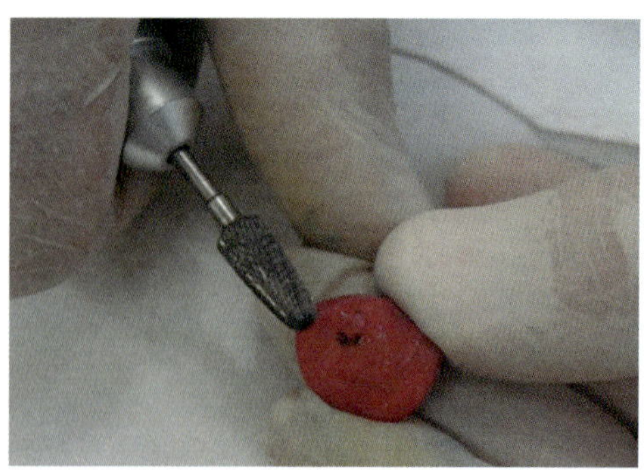

FIGURA 111 Marca do carbono na palatina do Jig.

Verifique no paciente com fita de papel celofane se apareceu um novo contato dental (que será o segundo prematuro). Se positivo, marque esses dentes com carbono articular (Figuras 113 e 114).

Confirmada a prematuridade, escolha a regra e execute o desgaste (Figuras 115 e 116).

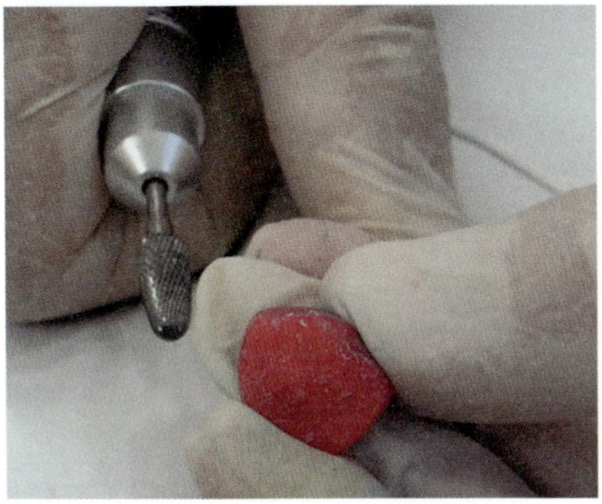

FIGURA 112 Desgaste da resina no local marcado pelo carbono no Jig.

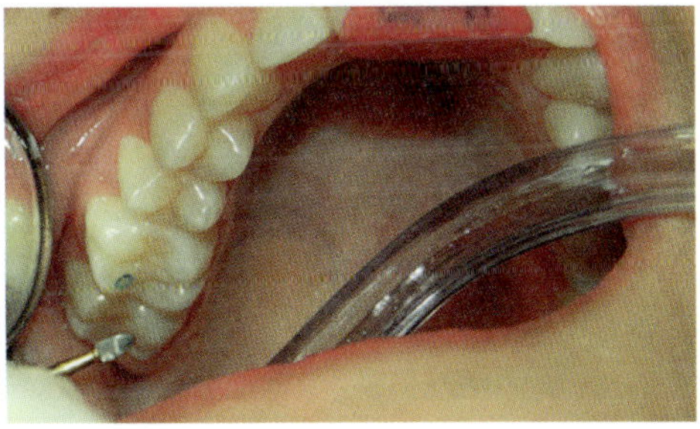

FIGURA 113 Marca de carbono mostrando a prematuridade no dente 16 (cúspide distovestibular).

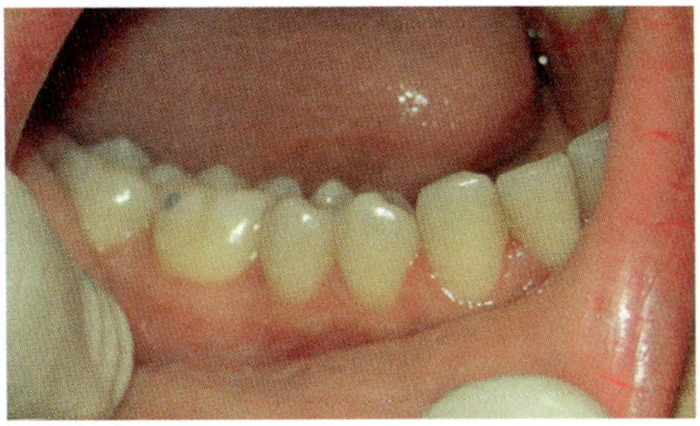

FIGURA 114 Marca de carbono mostrando a prematuridade no dente 46 (cúspide mediana).

Confirme se está de acordo com o mapeamento feito no articulador. Ajustado o dente, volta-se à situação de não ocorrer contato dental entre esses dentes.

Repetir todo o processo, ou seja, ocluir os incisivos inferiores no Jig (Figura 117) e verificar a marca do carbono (Figura 118).

Desgastar com fresa de resina a marca do carbono no Jig (Figuras 119 e 120).

Verificar se nova prematuridade aparece. Observe novo contato prematuro nos dentes 15 e 45 (Figuras 121 e 122).

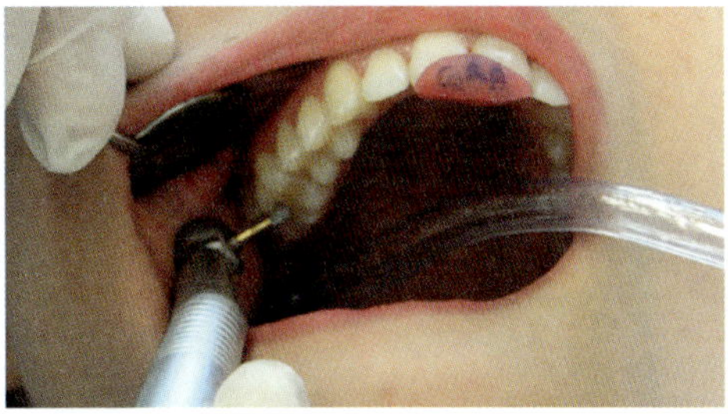

FIGURA 115 Desgaste da prematuridade no dente 16 com broca multilaminada.

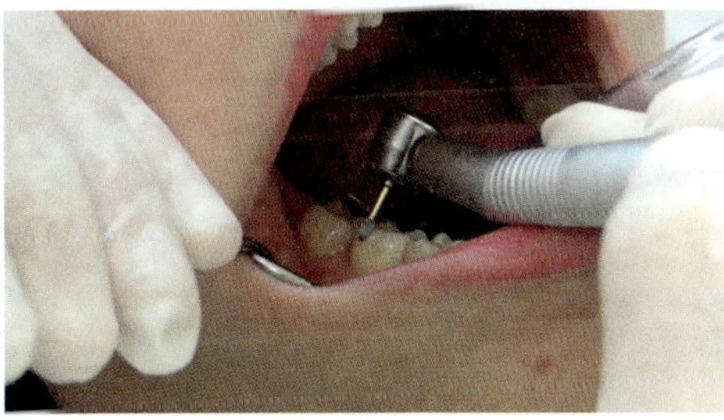

FIGURA 116 Desgaste da prematuridade no dente 46 com broca multilaminada.

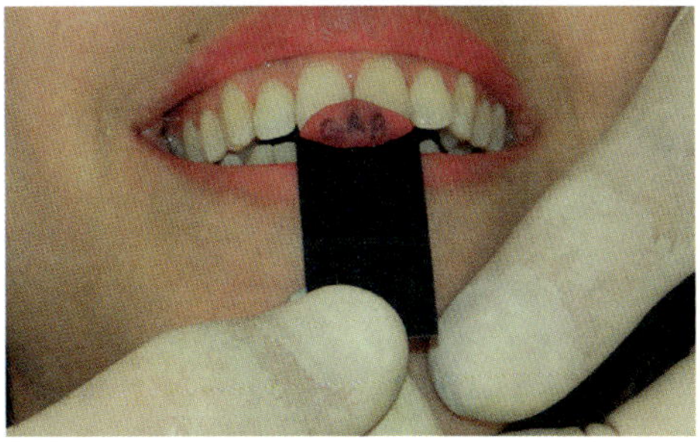

FIGURA 117 Carbono entre o Jig e os dentes inferiores.

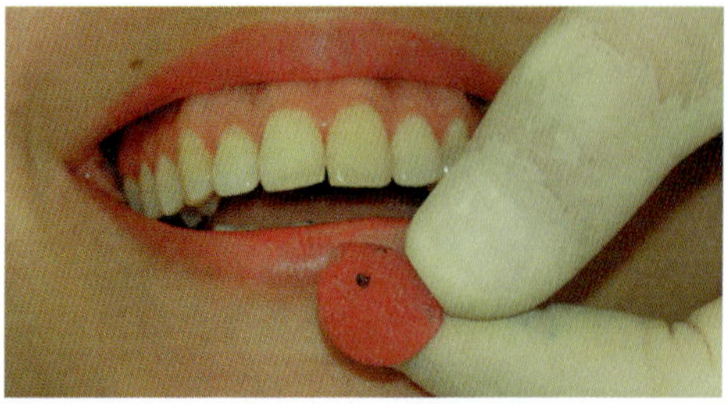

FIGURA 118 Marca de carbono no Jig.

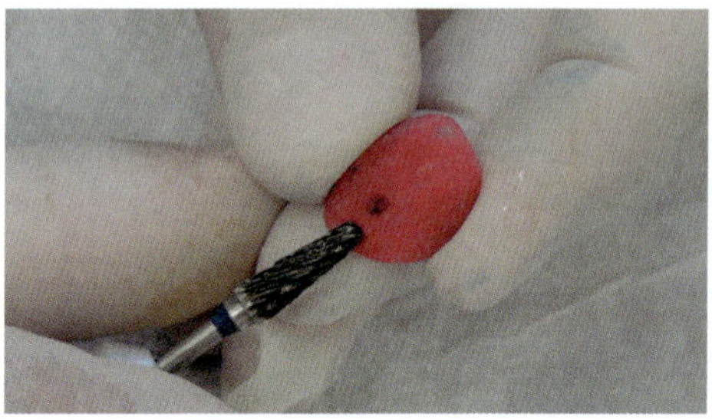

FIGURA 119 Fresa para desgastar a resina e a marca do carbono no Jig.

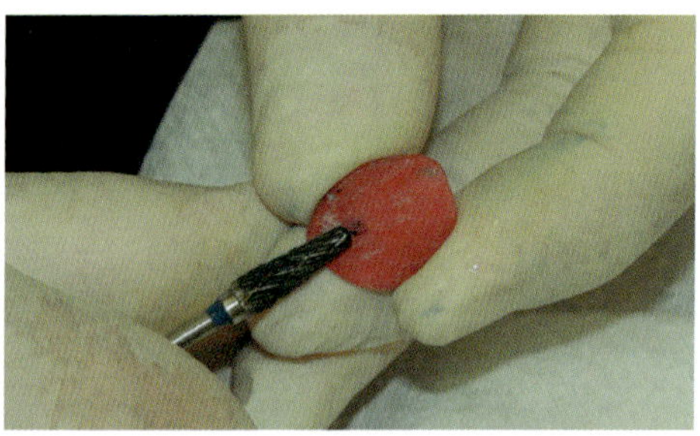

FIGURA 120 Jig desgastado.

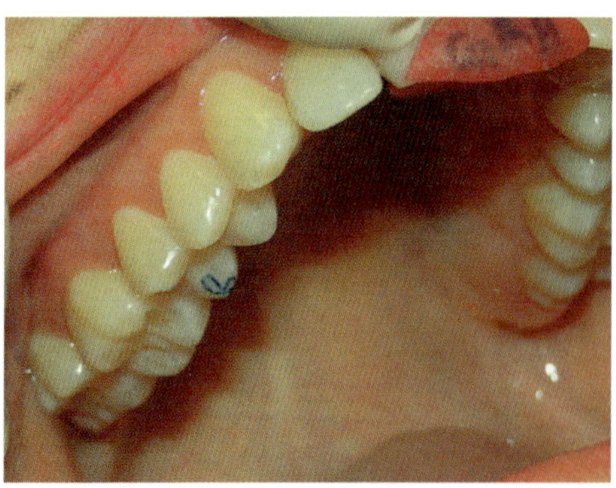

FIGURA 121 Marca de carbono mostrando a prematuridade no dente 15 (vertente triturante da cúspide palatina).

Confirmada a prematuridade, escolha a regra e execute o desgaste (Figuras 123 e 124). Confirme se está de acordo com o mapeamento feito no articulador. Ajustado o dente, volta-se à situação de não ocorrer contato dental entre esses dentes.

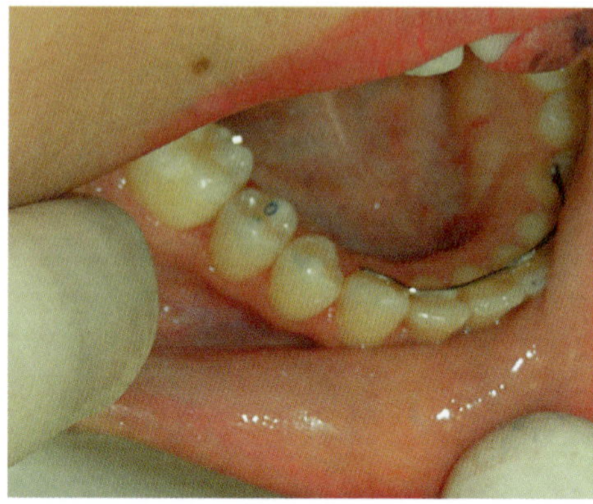

FIGURA 122 Marca de carbono mostrando a prematuridade no dente 45 (vertente triturante da cúspide lingual).

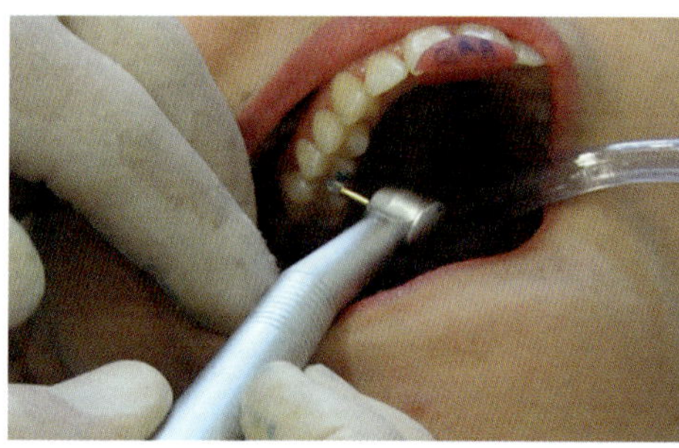

FIGURA 123 Desgaste na vertente triturante da cúspide palatina do 15, com broca multilaminada.

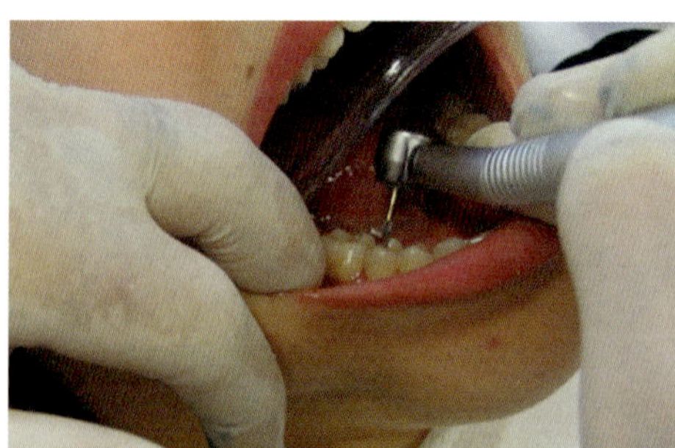

FIGURA 124 Desgaste na vertente triturante da cúspide lingual do 45 com broca multilaminada.

O profissional irá notar que, à medida que os dentes forem sendo ajustados, a palatina do Jig vai ficando fina até quebrar. Quando a estabilidade oclusal foi obtida – contatos posteriores bilaterais e simultâneos – o profissional notará que o paciente, ao fechar a boca, ocluirá os dentes posteriores primeiro. O Jig ficará sem efeito, fato este que indicará o término do ajuste em RC. Trabalhar sempre com os dentes isentos de saliva. O ajuste com o Jig oferece condições para o profissional trabalhar sem auxiliar, visto que o Jig é autorretentivo. Lembre-se de usar sempre o BOM SENSO; se o paciente ou o profissional estiver cansado, parar o ajuste e reiniciar em outra sessão.

Realizando o ajuste oclusal em lateralidade

Como verificado durante a fase de mapeamento do desgaste seletivo realizada em articulador, foi confirmada clinicamente a ausência de guia de lateralidade para a esquerda (lado de trabalho) (Figura 125), causada por interferência oclusal do lado de não trabalho (balanceio) (Figura 126).

Conforme anotado na ficha de mapeamento do desgaste seletivo em lateralidade, a interferência em balanceio se localiza nos dentes 17 (cúspide mesiopalatina) (Figura 127) e 47 (cúspide distovestibular) (Figura 128).

Confirmada a interferência, procede-se ao desgaste da cúspide mesiopalatina do dente

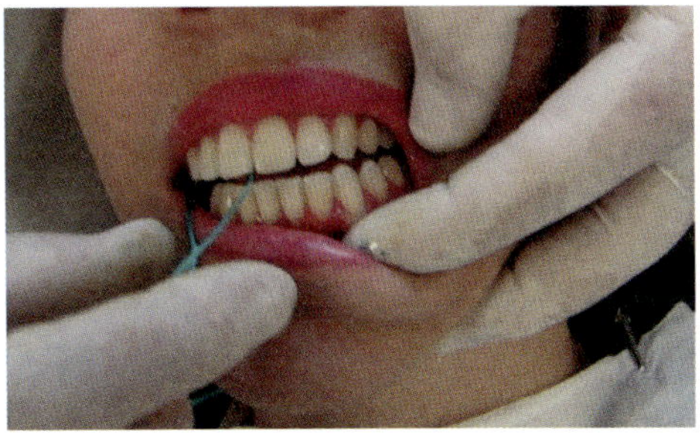

FIGURA 125 Ausência de guia no movimento de lateralidade esquerdo (guia canino ou em grupo).

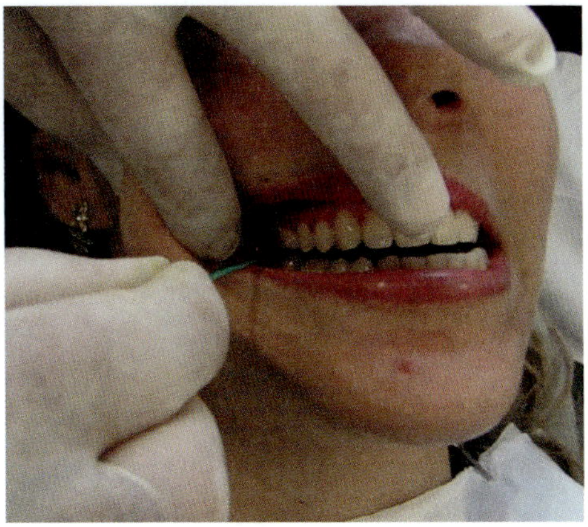

FIGURA 126 Localização da interferência oclusal em balanceio, responsável pela ausência de guia de lateralidade da mandíbula para o lado esquerdo.

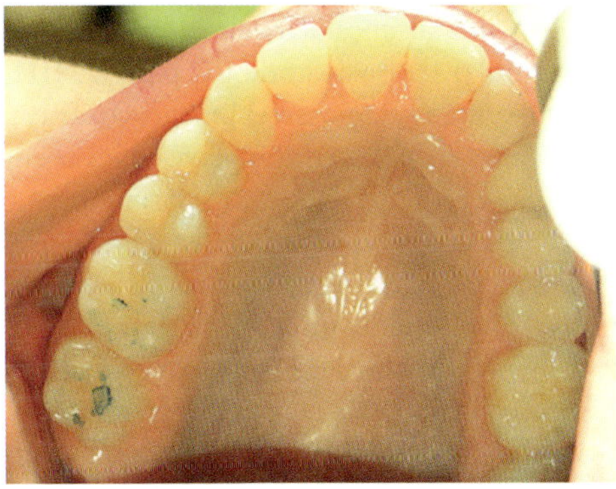

FIGURA 127 Interferência em balanceio no dente 17 (vertente triturante da cúspide mesiopalatina).

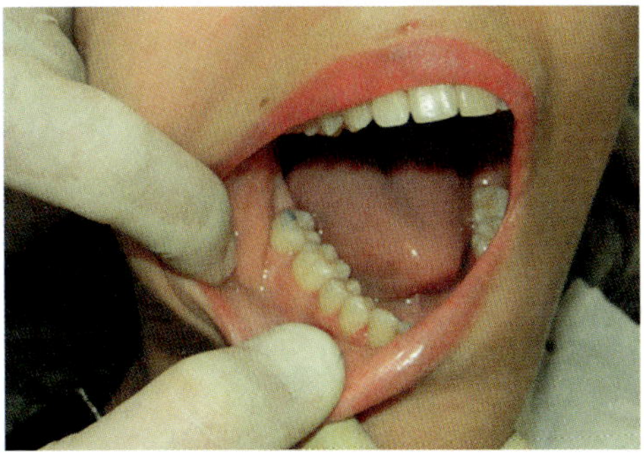

FIGURA 128 Interferência em balanceio no dente 47 (vertente triturante da cúspide distovestibular).

17 (Figura 129) e da cúspide distovestibular do dente 47 (Figura 130), com broca multilaminada, nos locais marcados pelo carbono de articulação.

Nesse caso clínico, durante a etapa de mapeamento do desgaste seletivo realizada nos modelos de gesso não houve a necessidade do ajuste em protrusão. O caso foi finalizado após a execução do ajuste em lateralidade.

O equilíbrio dos dentes posteriores, com perfeito apoio das cúspides de contenção cêntrica contra suas fossas ou cristas marginais antagonistas, deve ser observado nas marcas registradas nos dentes feitas com carbono articular dupla face. O objetivo é conseguir contatos bilaterais e simultâneos (Figuras 131 e 132) obtidos por meio do ajuste oclusal por desgaste seletivo.

Procurar alcançar a inexistência de deslize mandibular da posição de RC para a MIH. Caso isso não seja possível por provocar excessivo desgaste dos dentes, deve-se levar em consideração a opção de desgastar menos.

Considera-se plenamente aceitável que haja uma pequena diferença de RC para MIH entre 1,5 a 2 mm, com pequeno deslize anterior da mandíbula, desde que não gere forças horizontais excessivas sobre os dentes anteriores. Portanto, o clínico deve ter bom senso no momento de finalizar o ajuste por desgaste seletivo, ou seja, deve saber o momento de parar.

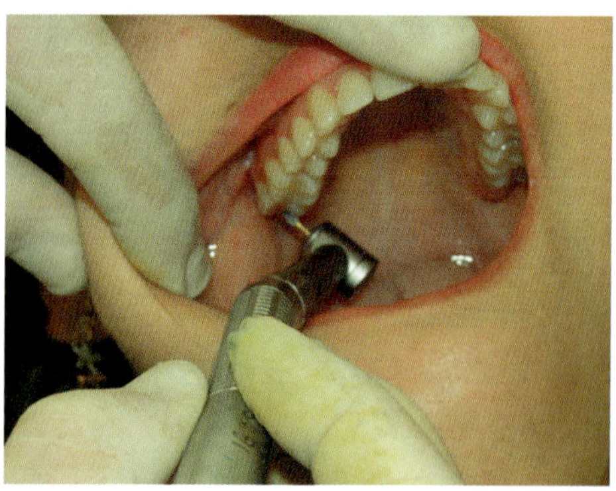

FIGURA 129 Desgaste da interferência no dente 17 com broca multilaminada.

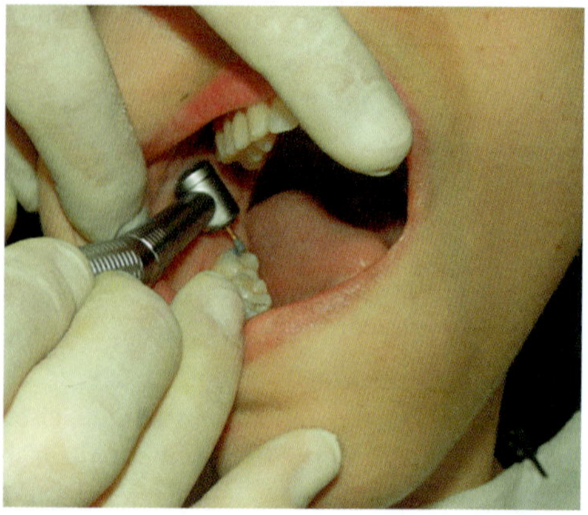

FIGURA 130 Desgaste da interferência no dente 47 com broca multilaminada.

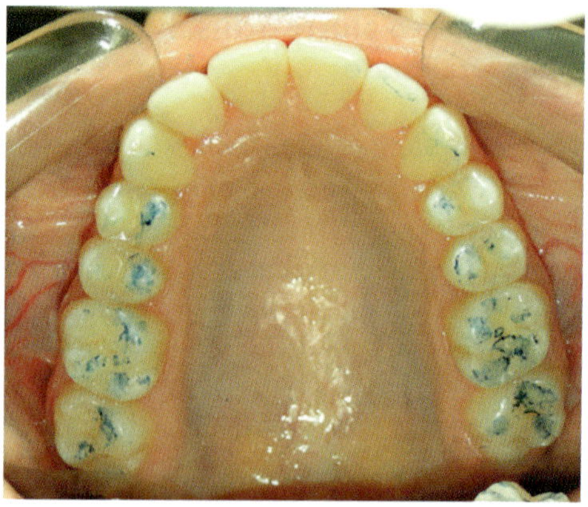

FIGURA 131 Contatos bilaterais nos dentes superiores posteriores após a finalização do ajuste oclusal.

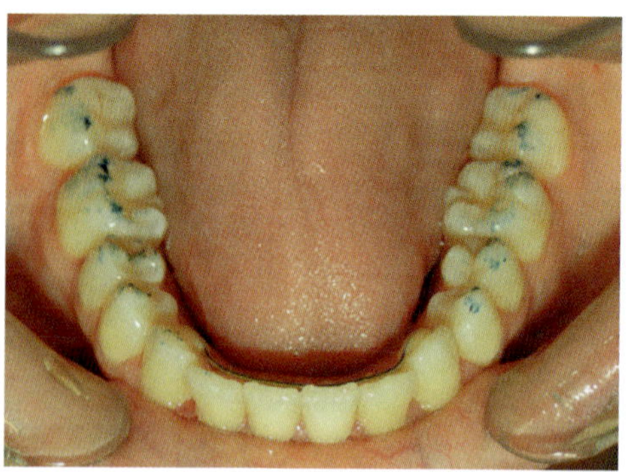

FIGURA 132 Contatos bilaterais nos dentes inferiores posteriores após a finalização do ajuste oclusal.

REFERÊNCIAS

1. Verdonck A, Takada K, Kitai N, Kuriama R, Yasuda Y, Carels C, et al. The prevalence of cardinal TMJ dysfunction symptoms and its relatioship to occlusal factors in japanese demale adolescentes. J Oral Rehabil. 1994;21:687-97.
2. Magnussson T, Carlsson GE, Egermark I. Changes in clinical signs of craniomandibular disorders from the age of 15-25 years. J Orofac Pain. 1994;8:207-15.
3. Scholte AM, Steenks MH, Bosman F. Characteristics and treatment outcome of diagnostic subgroups of CMD patients: a retrospective study. Community Dent Oral Epidemiol. 1993;21:215-20.
4. Seligman DA, Pullinger A. The role of functional occlusal relationships in the temporomandibular disorders: a review. J Craniomandib Disord Facial Oral Pain. 1991;5:265-79.
5. De Boever JA, Carlsson GE, Klineberg IJ. Need for occlusal therapy and prosthodontic treatment in the management of temporomandibular disorders. Part I. Occlusal interferences and occlusal adjustement. J Oral Rehabil. 2000;27:367-9.
6. Gesch D. Bernhardt O, Kirbschus A. Association of malocclusion and funcional occlusion with temporomandibular disorders (TMD) in adults: a systematic review of population-based studies. Quintessence. 2004;35:211-21.
7. Gesch D. Bernhardt O, Mack F, John U, Kocher T, Alte D. Association of malocclusion and funcional occlusion with subjective symptoms of TMD in adults: results of the Study of health in Pomerania (Ship). Angle Orthod. 2005;75:183-90
8. Glossary of prothodontic terms. 9 ed. J Prosthet Dent. 2017;117:1-106.
9. Posselt U. Fisiología de la oclusión y rehabilitación. 2 ed. Barcelona: Editorial JIMS; 1973.
10. Motsch A. Ajuste oclusal em dentes naturais. São Paulo: Editora Santos; 1990.
11. Pegoraro LF. Prótese fixa. São Paulo: Artes Médicas: EAP-APCD; 1998. V.7.
12. Nassar MSP, Palinkas M, Regalo SCH, De Souza LG, Siéssere S, Semprini M, et al. The effect of a Lucia Jig for 30 minutes on neuromuscular re-programming, in normal subjects. Brazilian Oral Research. 2012;26:530-5.
13. Pereira CP, Palinkas M, Vasconcelos PB, Rancan SV, Regalo SCH, Bataglion C. Lucia Jig: temporomandibular dysfunction: promotes muscle relaxation? Acta Scientiarium Health Sciences. 2016;38:199- 204.
14. Lucia VO. A technique for recording centric relation. J Prosthet Dent. 1964;14:492-504.
15. Long JH. Location centric relation with leaf gauge. J Prosthet Dent. 1973;29:608-10.
16. Huffman RW, Regenos JW. Principles of occlusion: laboratory and clinical teaching manual 1973. 6 ed. Ohio State University: College of Dentistry. Department of Operative Dentistry, 1973.
17. Mohl ND, Zarb GA, Carlsson G.E, Rugh JD. Fundamentos de oclusão. Rio de Janeiro: Quintessence Publishing; 1989. p.145-59.
18. Gross M. A ciência e a arte da oclusão e da reabilitação oral. Nova Odessa: Napoleão; 2017.
19. Gross MD, Ormianer Z, Moshe K, Gazit E. Integrated electromyography of the masseter on incremental opening and closing with audio biofeedback: a study on mandibular posture. Int J Prosthodont. 1999;12:419-25.
20. Rugh JD, Drago CJ. Vertical dimension: a study of clinical rest position and jaw muscle activity. J Prosthet Dent. 981;45:438-45.
21. Nunes LJ, da Silva MAMR, Bataglion C, Mazzetto. Sistema estomatognático. In: Nunes et al. Oclusão, Enceramento e Escultura Dental. São Paulo: Pancast; 1997. p. 41-59.
22. Fernandes Neto A, Das Neves FD, Simamoto Jr, PC. Oclusão. São Paulo: Artes Médicas; 2013.
23. The Glossary of Prosthodontic Terms. J Prosthet Dent. 2005;94:10-92.
24. Lindhe J. Tratado de periodontologia clínica e implatologia oral. 4 ed. Rio de Janeiro: Guanabara Koogan; 2005.
25. Bataglion CAN, Borges MAG. Trauma oclusal. In: Bataglion C, Nunes LJ. Ajuste oclusal por desgaste seletivo. São Paulo: Editora Santos; 2009 p. 79.
26. Ramfjord S, Ash MM. Oclusão. Rio de Janeiro: Oclusão clínica; 1984. p. 94-130.
27. Beshnilian V. Oclusion e rehabilitación. Montevideo: Industria Gráfica Papelera S.A.; 1971.
28. Guichet NF. Occlusion. Anaheim, California: Denar Corp.; 1977.
29. Janson WA, Pandolfi RF, Valle AL, Pegoraro LF, Passanezi E, Nahás D. Introdução à oclusão e ajuste oclusal. Bauru: Universidade de São Paulo, Faculdade de Odontologia de Bauru; 1986.
30. Bataglion C, Nunes LJ. Ajuste oclusal por desgaste seletivo. São Paulo: Editora Santos; 2009. p. 9.
31. Abjean J, Korbendau JM. Oclusion: aspectos clínicos/indicaciones terapéuticas. Buenos Aires: Panamericana; 1980.
32. Beyron H. Charakteristics of functionally optimal occlusion and principles of occlusal rehabilitation. J Am Dent Ass. 1954;48:648-56.

ANEXO 1 FICHA DE MAPEAMENTO DO DESGASTE SELETIVO

AJUSTE OCLUSAL

Plano de tratamento
1.
2.
3.
4.

AJUSTE EM RELAÇÃO CÊNTRICA

Contato na sequência	Dentes	Cúspides	Estruturas	Deslize para	Local de desgaste

AJUSTE NAS RELAÇÕES EXCÊNTRICAS

Contato na sequência	Dentes	Cúspides	Estruturas	Local de desgaste
AJUSTE EM LATERALIDADE DIREITA: LADO DE TRABALHO				
AJUSTE EM LATERALIDADE DIREITA: LADO DE BALANCEIO				
AJUSTE EM LATERALIDADE ESQUERDA: LADO DE TRABALHO				
AJUSTE EM LATERALIDADE ESQUERDA: LADO DE BALANCEIO				
AJUSTE EM PROTRUSÃO				

Fonte: Fernandes et al.[22]

Aparelhos intraorais 8

APARELHO INTRAORAL DE ESTABILIZAÇÃO (PLACA ESTABILIZADORA)

O aparelho intraoral de estabilização, comumente chamado de placa de oclusão ou placa estabilizadora, é um dispositivo intrabucal removível (Figura 1), confeccionado geralmente em resina acrílica termopolimerizável, que recobre totalmente as superfícies incisais e oclusais dos dentes de um arco.[1]

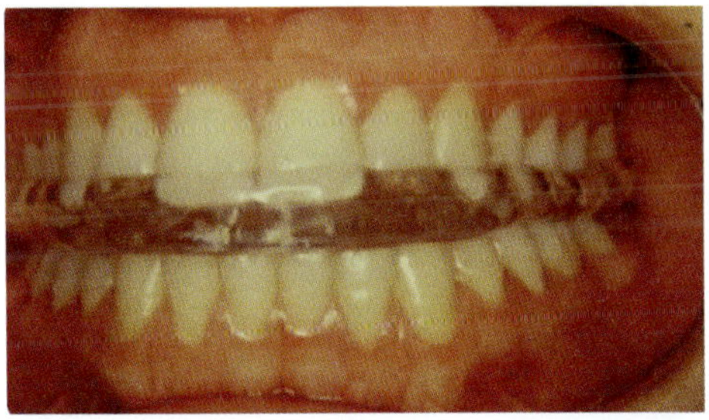

FIGURA 1 Aparelho intraoral de estabilização.

Os aparelhos intraorais têm a finalidade de estabilizar os dentes, a mandíbula e a posição dos côndilos na fossa articular, melhorando a função das articulações temporomandibulares (ATM). Protegem os dentes e o periodonto de cargas adversas provocadas pelo bruxismo.[2]

Proporcionam estabilidade ortopédica enquanto estão sendo usados, sendo indicados para diminuir os sintomas associados a várias disfunções temporomandibulares (DTM).[3-6] A terapia com esses tipos de aparelho é considerada reversível, sendo indicada para tratamento das disfunções musculares, articulares e inflamatórias.

Esses aparelhos promovem uma posição articular mais estável e favorecem a posição dos côndilos em relação cêntrica (RC), considerada uma posição confortável. Além de cobrir todos os dentes, evitando extrusões, devem ser fabricados com material que resista às forças (sobrecargas), ser termicamente estáveis e não promover danos aos tecidos bucais.

O aparelho intraoral de estabilização pode ser confeccionado na arcada dentária superior, bem como na inferior, porém quando confeccionado no arco superior proporciona melhor estabilização que no inferior,[7] pois os dentes mandibulares podem contatar com uma superfície oclusal plana com estabilidade.[8,9] Apresenta, em relação aos inferiores, a vantagem da facilidade na obtenção de guias de lateralidade e protrusão em função de discrepâncias maxilomandibulares (p. ex., grande sobressalência dos dentes anteriores que ocorre nos casos de *overjet* excessivo).

Deve apresentar as seguintes características:

1. Estar perfeitamente adaptado, com total estabilidade e retenção.
2. Em RC, todas as pontas de cúspides vestibulares inferiores devem contatar uniformemente e bilateralmente uma superfície plana do aparelho.
3. Durante o movimento protrusivo, os caninos inferiores devem contatar com força uniforme; os incisivos inferiores também

podem contatar, porém com um contato bem mais suave que os caninos.

4. Nos movimentos de lateralidade, a desoclusão deve ser pelo canino.
5. Em RC, os contatos dos dentes posteriores devem ser bem mais fortes que os dos anteriores.
6. A superfície oclusal do aparelho deve ser a mais plana possível, seguindo a curva de oclusão.
7. O aparelho deve ser polido e adaptado de forma a não promover injúrias aos tecidos moles.

Após a instalação e o ajuste do aparelho, é interessante fornecer instruções para limpeza e manutenção, bem como sobre os efeitos físicos esperados pelo seu uso. A consulta de retorno deve ser em no máximo uma semana após a instalação, e os ajustes necessários devem ser realizados de acordo com o caso clínico. Se estiver sendo utilizado como protetor de bruxismo, deve ser reavaliado em intervalos de seis meses.[9] Nos casos de disfunção, o tempo de uso e os reajustes devem obedecer aos critérios do tratamento específico de cada caso.

Os procedimentos para a confecção e a instalação do aparelho intraoral de estabilização envolvem diversas etapas, que serão descritas na sequência. Inicialmente ao atender o paciente (Figura 2), deve-se realizar a moldagem das arcadas superior e inferior, com alginato de boa qualidade.

Os moldes devem estar perfeitos para a confecção dos modelos. No molde inferior, o espaço da língua deve ser preenchido com alginato para evitar que o gesso da base penetre nele e dificulte sua remoção (Figura 3). Deve-se realizar o vazamento com gesso pedra especial (tipo IV) na região das coroas dentais, inclusive no molde superior , em toda a região do palato (Figura 4). A base dos modelos pode ser de gesso pedra tipo III.

Após a confecção dos modelos de gesso, deve-se confeccionar no modelo superior o reprogramador neuromuscular Jig de Lucia,[10] que auxiliará na tomada da RC (o Jig poderá, a critério do clínico, ser feito diretamente na boca do paciente). Para a confecção do Jig no modelo superior, aplicam-se previamente com pincel na região dos dentes anteriores, por vestibular (Figura 5) e por palatino (Figura 6), duas camadas de isolante de resina acrílica, para que não ocorra a aderência da resina do Jig ao modelo.

Após o isolante secar, espatula-se a resina acrílica de rápida polimerização (Duralay, Dencrilay, Dencôrlay ou similar), em um frasco

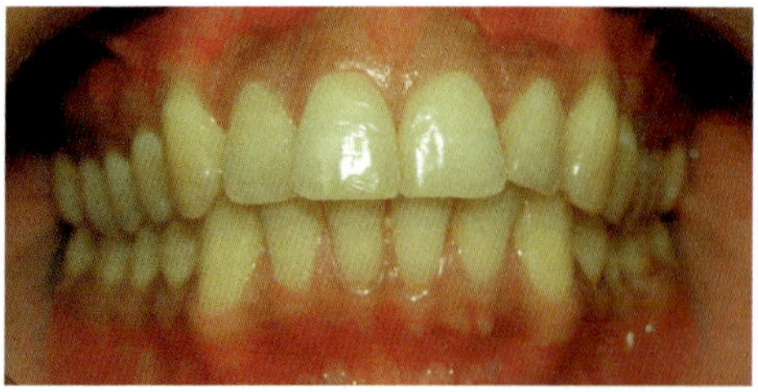

FIGURA 2 Foto inicial das arcadas dentárias do paciente.

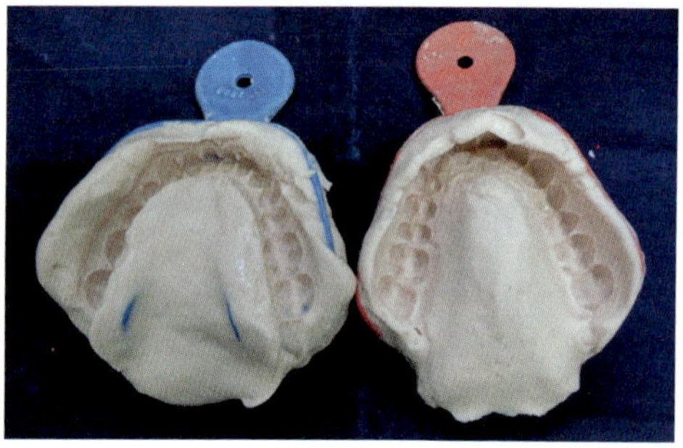

FIGURA 3 Moldes de alginato das arcadas inferior e superior.

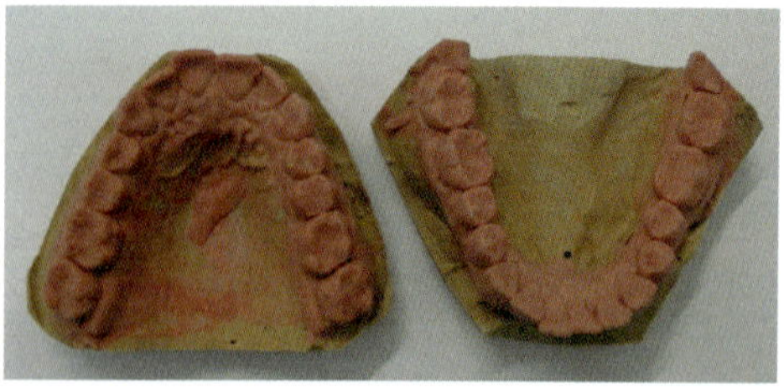

FIGURA 4 Modelos de gesso.

Dappen, e na fase plástica faz-se uma bolinha de resina, que deverá ser acomodada na região dos incisivos centrais e laterais do modelo superior e adaptada de vestibular para palatino (Figura 7). Com o polegar e o indicador, comprimir as bordas da resina de forma a fazer duas vertentes convergindo para um vértice (cunha) alinhado com a linha média dos incisivos centrais (fazer um "bico") (Figura 8).

Ainda na fase plástica, comprimem-se as bordas da resina com o indicador e o polegar, no sentido vestíbulo-palatino, nas duas extremidades, deixando a área central do Jig mais proeminente, com o objetivo de futuramente facilitar a tomada do registro de mordida e facilitar a parada da mandíbula (*stop* anterior) (Figura 9). Importante salientar que nessa técnica o Jig está sendo confeccionado inicialmente no modelo e será ajustado clinicamente no paciente. Isso elimina o desconforto de aquecimento dos dentes do paciente pela liberação de calor da resina durante a polimerização, e evita o gosto forte do monômero.

Após a polimerização da resina, o Jig está confeccionado previamente no modelo (Figuras 10 e 11) e deverá ser ajustado posteriormen-

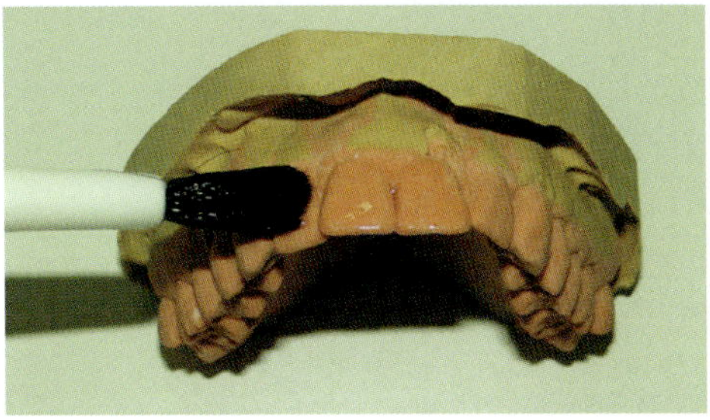

FIGURA 5 Aplicação de isolante de resina nos dentes anteriores (por vestibular).

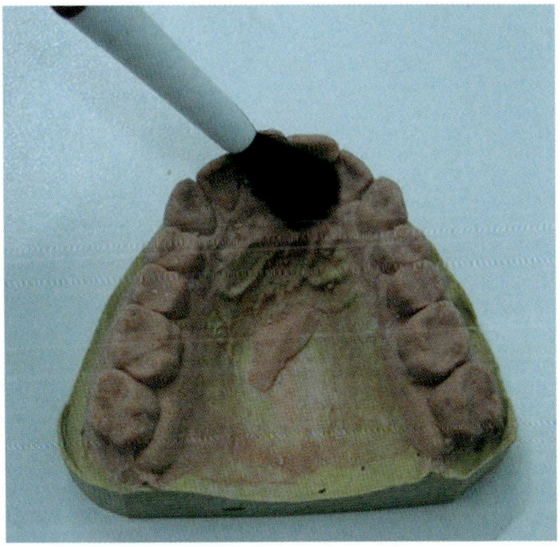

FIGURA 6 Aplicação de isolante de resina nos dentes anteriores (por palatino).

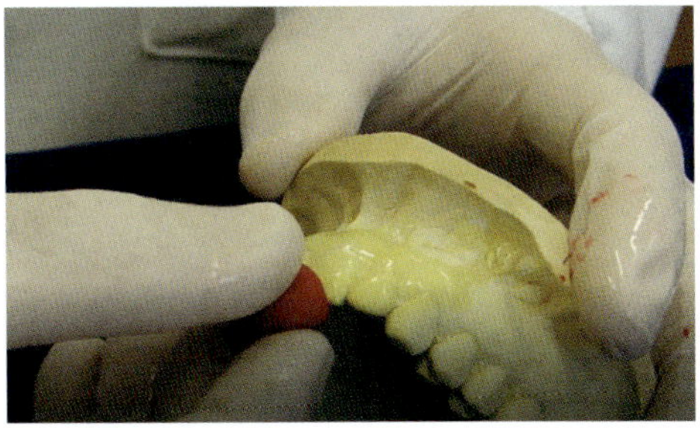

FIGURA 7 Adaptação da resina de vestibular para palatino.

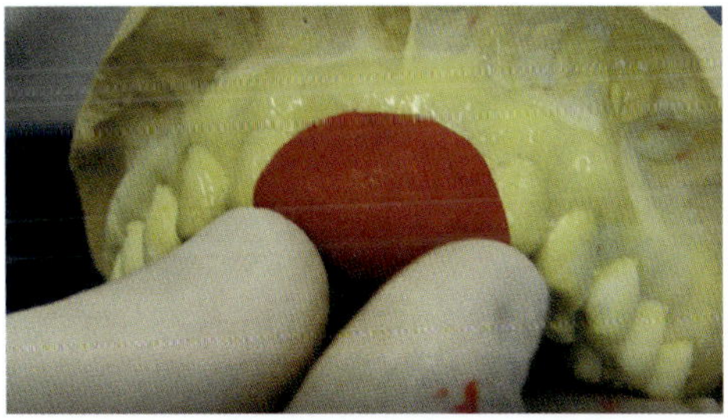

FIGURA 8 Conformação das vertentes com vértice direcionado à linha média.

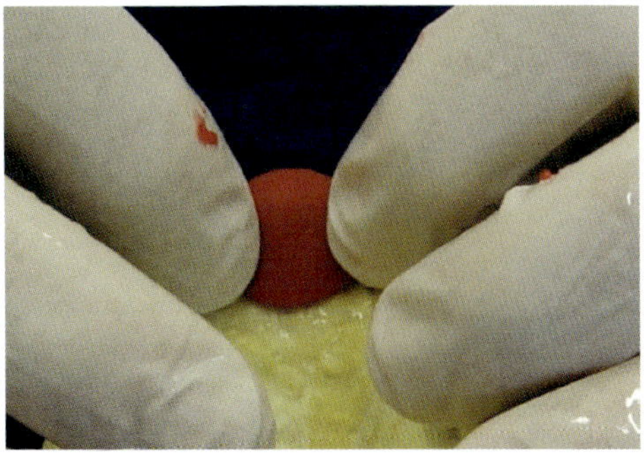

FIGURA 9 Compressão das bordas do Jig (por vestibular e por palatino), deixando a região central mais proeminente.

te no paciente. Nesse momento, prepara-se o registro de mordida com cera rosa 9, também previamente no modelo antes de sua utilização clínica. O profissional, a seu critério, poderá utilizar outro material de registro indicado para essa finalidade.

Os materiais necessários são: cera rosa 9, tesoura, espátula 31, lamparina a álcool e isqueiro (Figura 12). Deve-se dobrar uma lâmina de cera rosa 9 ao meio e, com a tesoura, recortar seus limites de acordo com a conformação vestibular do modelo (Figura 13) bem como em seu limite posterior (Figura 14). Reservar o pedaço de cera que sobra do limite posterior para ser usado como reforço do registro de cera posteriormente.

Na região anterior do registro (de canino a canino), deve-se recortar a cera de forma a fazer um "V" na região ocupada pelo Jig (Figuras 15, 16 e 17).

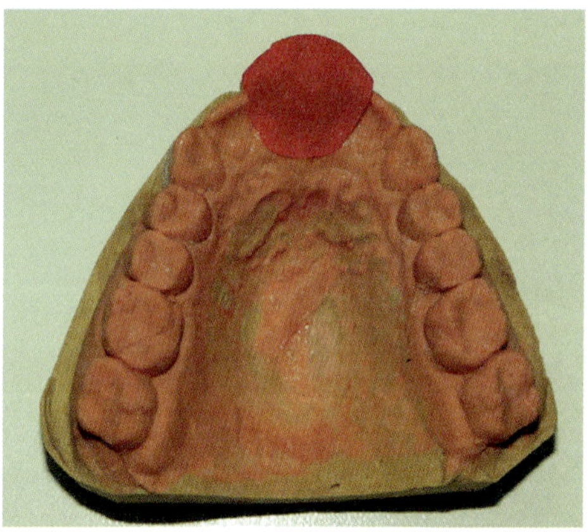

FIGURA 10 Jig finalizado (vista palatina).

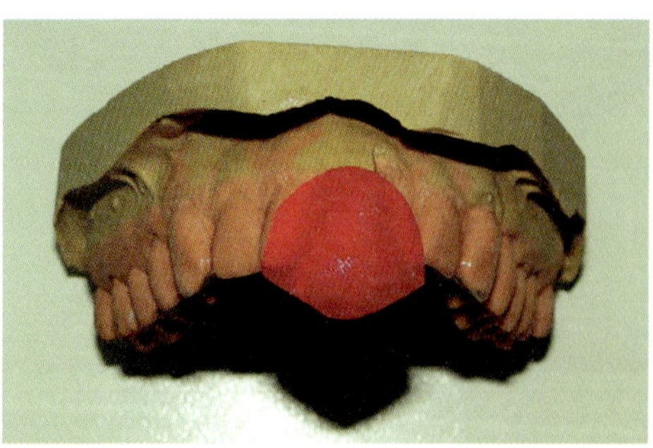

FIGURA 11 Jig finalizado (vista vestibular).

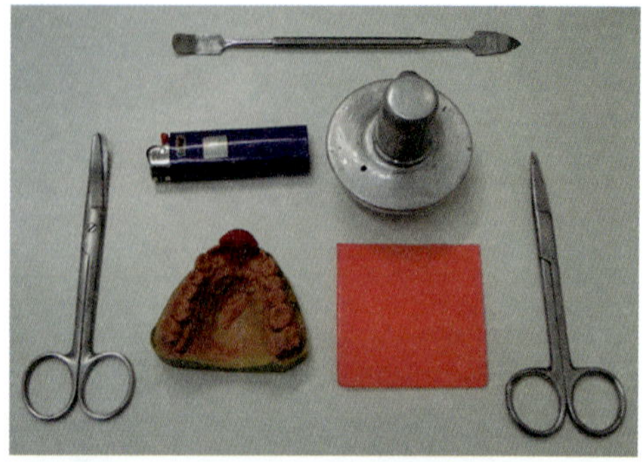

FIGURA 12 Material para a confecção do registro de mordida.

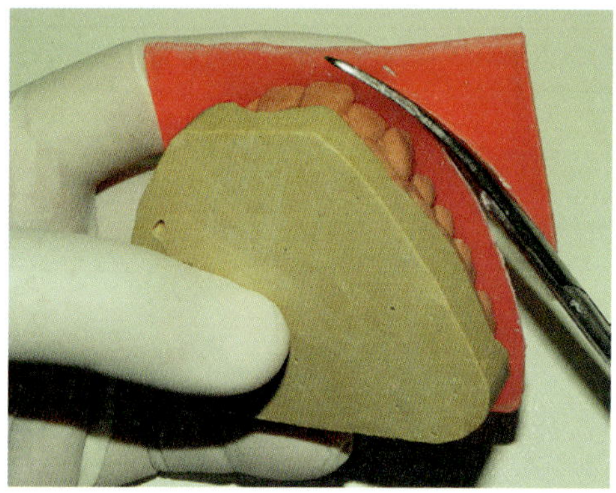

FIGURA 13 Recorte da cera (conformação vestibular).

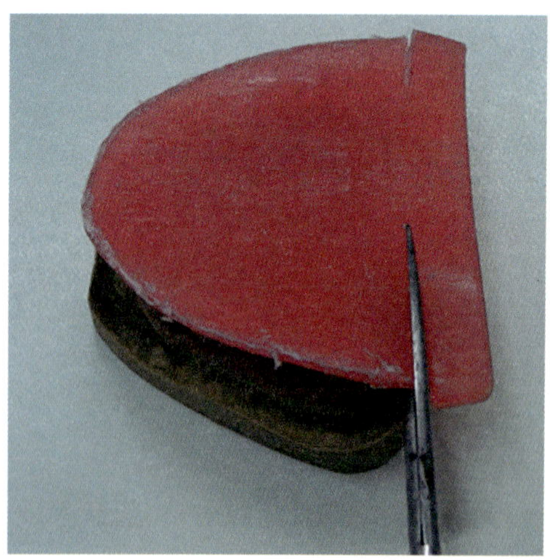

FIGURA 14 Recorte da cera na região posterior.

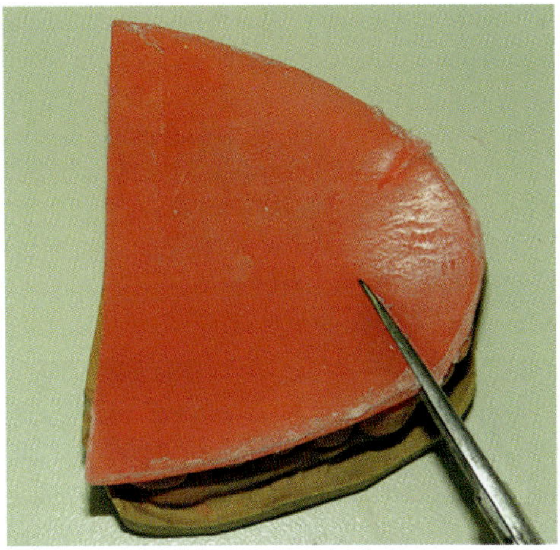

FIGURA 15 Recorte da cera com a tesoura na região anterior do modelo, de forma a liberar o espaço para o Jig.

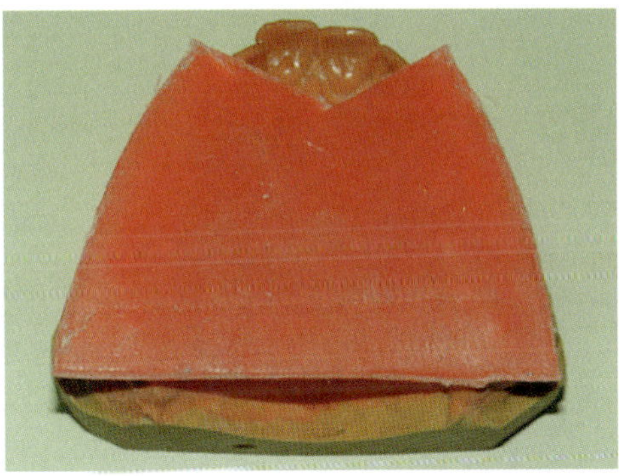

FIGURA 16 Recorte da cera finalizado, em forma de "V", na região anterior do modelo (de canino a canino).

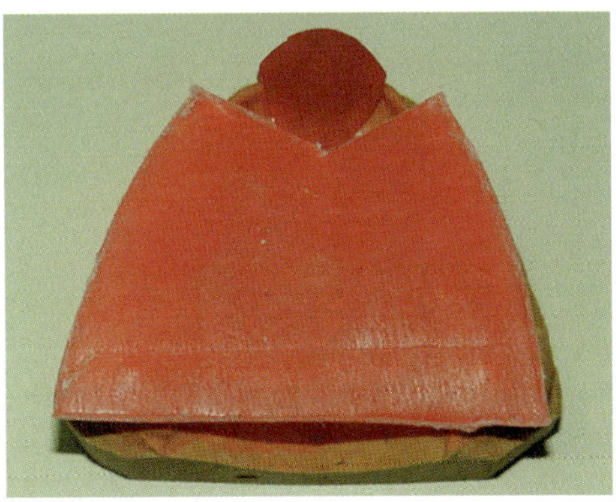

FIGURA 17 Jig em posição e registro de mordida em cera.

O reforço de cera (retângulo que sobrou do recorte posterior da cera no modelo) deve ser adaptado na linha central do registro (Figura 18). Com espátula 31 bem aquecida sobre a chama de uma lâmpada a álcool, fazer a fundição do reforço de cera, no centro do registro (Figura 19), com a finalidade de dar maior resistência a essa região e evitar que sofra deflexão, com consequente erro na montagem dos modelos no articulador.

Procede-se à fundição das duas lâminas de cera com espátula 31 bem aquecida (Figura 20), tendo a certeza de que elas ficaram bem fundidas, com o reforço no centro (Figura 21). Após a fundição, imergir o registro em água natural para evitar alterações dimensionais da cera (Figura 22).

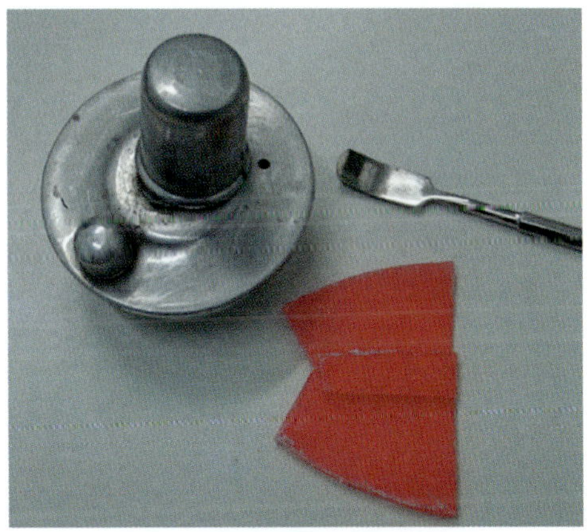

FIGURA 18 Adaptação do reforço de cera no centro do registro.

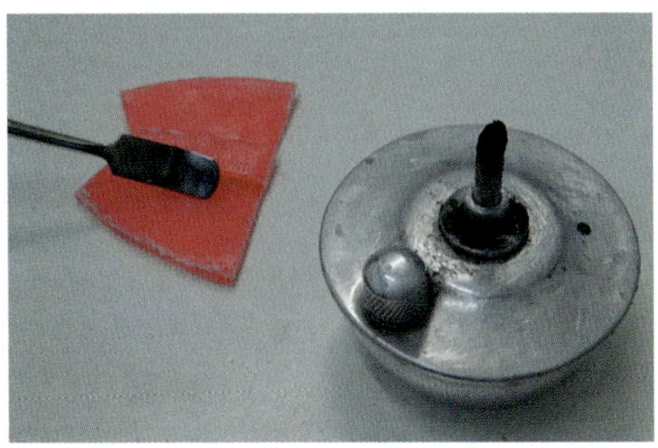

FIGURA 19 Fundição do reforço de cera na linha média do registro.

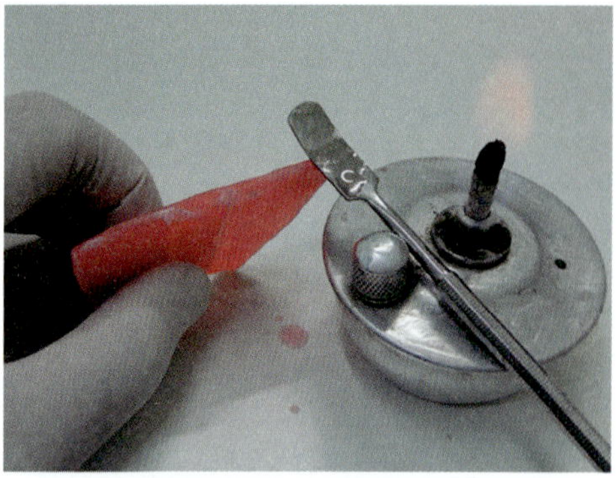

FIGURA 20 Fundição das lâminas de cera.

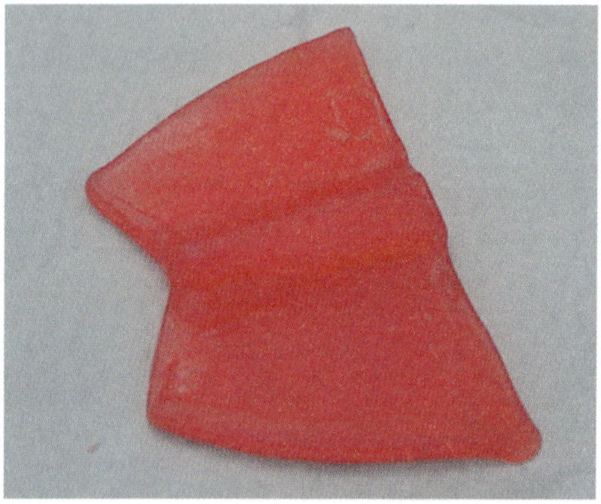

FIGURA 21 Registro de cera rosa 9 finalizado.

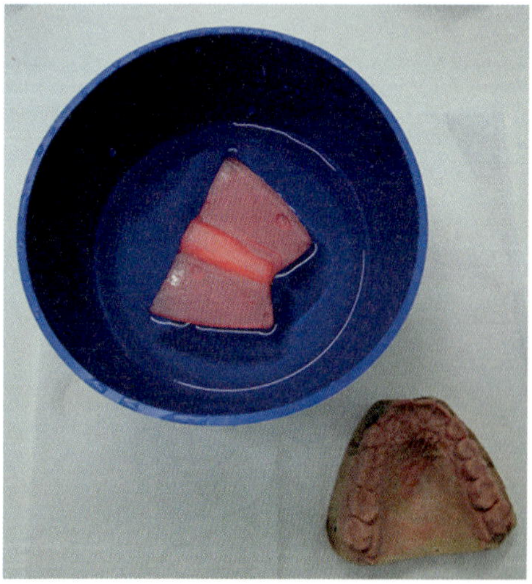

FIGURA 22 Registro imerso em água natural.

Antes de levar o registro ao paciente para a tomada da mordida, deve-se flambar levemente suas bordas sobre a chama de uma lamparina a álcool (Figura 23) e, ao notar ligeiro amolecimento da cera, adaptá-lo sobre o modelo superior, exercendo compressão sobre os dentes (Figura 24), dos dois lados, de modo que o registro fique intimamente adaptado nos

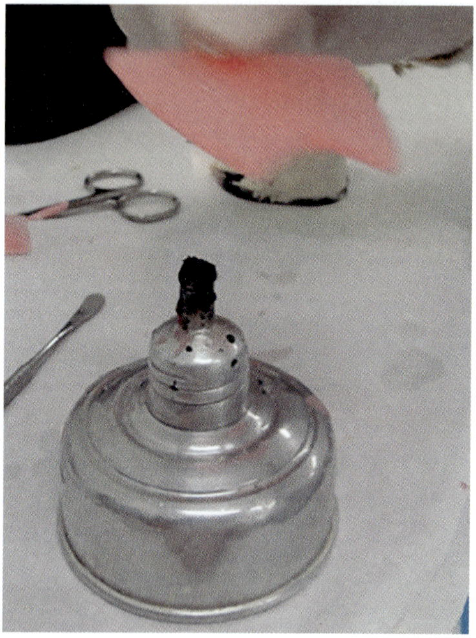

FIGURA 23 Registro sendo flambado.

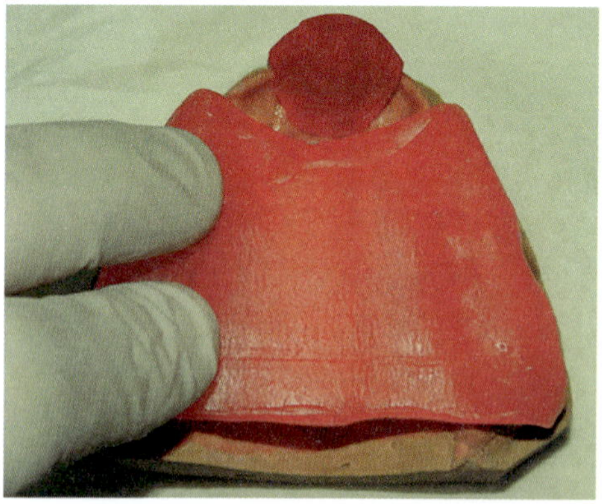

FIGURA 24 Adaptação do registro nos dentes, comprimindo a cera sobre as cúspides vestibulares e palatinas.

dentes (Figura 25), com a marca das endentações das cúspides vestibulares e palatinas. Esse procedimento vai facilitar a adaptação do registro na arcada superior do paciente no momento da tomada de mordida.

Deve-se agora inserir o Jig nos dentes anteriores superiores do paciente para a tomada da RC. Como foi confeccionado previamente no modelo, deverá apresentar perfeita adaptação aos dentes. Se necessário, deve-se realizar os ajustes para sua adaptação. Após a colocação do Jig, deixar o paciente com a mandíbula apoiada no dispositivo por alguns minutos com o objetivo de proporcionar reprogramação neuromuscular[11,12] e facilitar a manipulação da mandíbula em RC (Figura 26).

Procede-se agora à manipulação da mandíbula em RC, com a técnica que for mais conveniente ao clínico (a da ponta do mento ou a bimanual) (Figuras 27 e 28), e demarca-se a parada anterior da mandíbula no Jig com papel-carbono de articulação (Figura 29).

Nesse momento, deve-se estar atento para a desoclusão que ocorre nos dentes posteriores, pois o espaço dessa desoclusão será o que vai definir a espessura do aparelho (Figura 30).

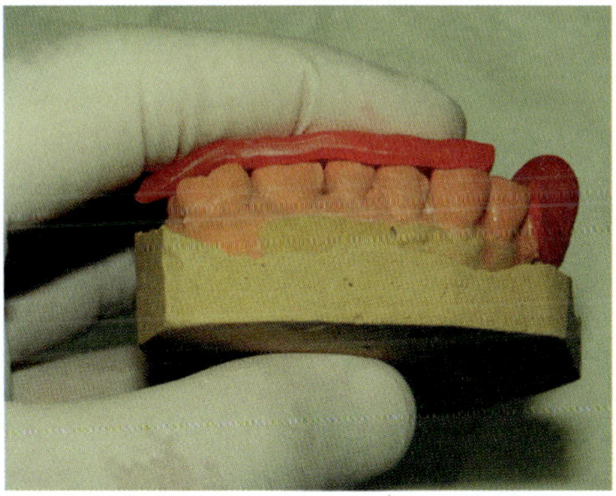

FIGURA 25 Registro de cera bem adaptado aos dentes do modelo superior.

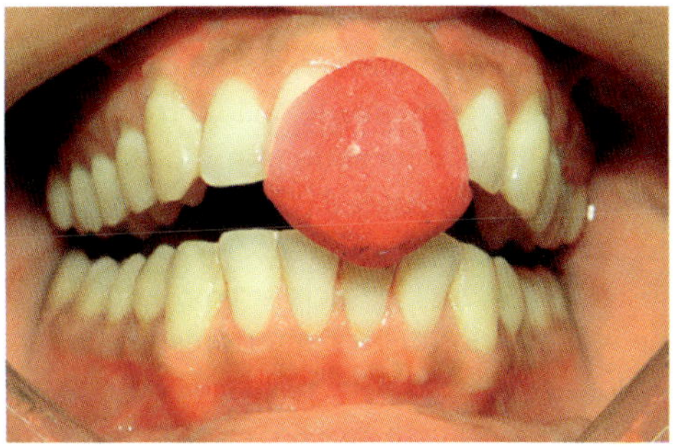

FIGURA 26 Apoio dos incisivos inferiores no Jig (*stop* anterior) para reprogramação neuromuscular.

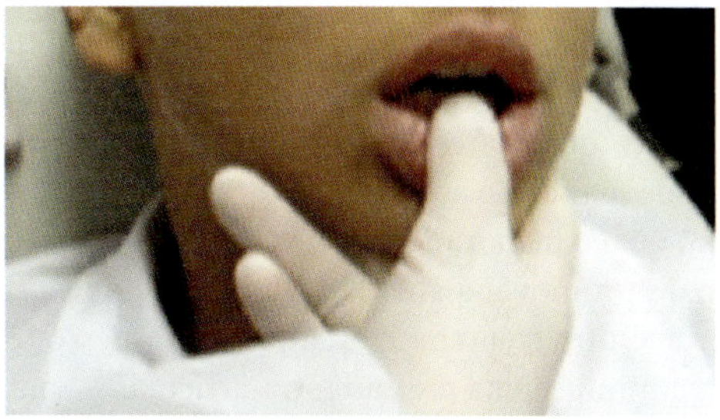

FIGURA 27 Manipulação da mandíbula em relação cêntrica (técnica frontal ou da ponta do mento).

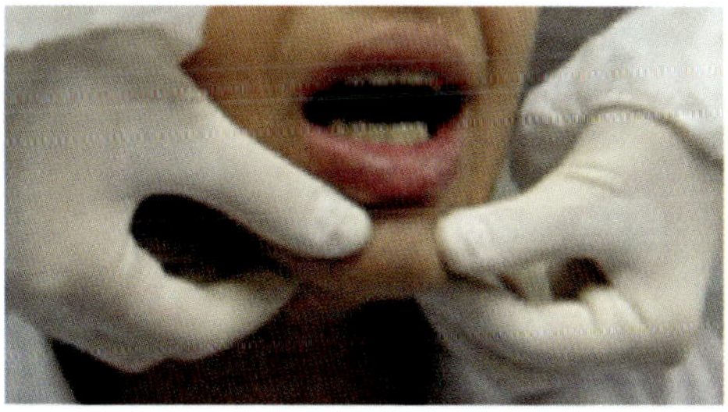

FIGURA 28 Manipulação da mandíbula em relação cêntrica (técnica bimanual).

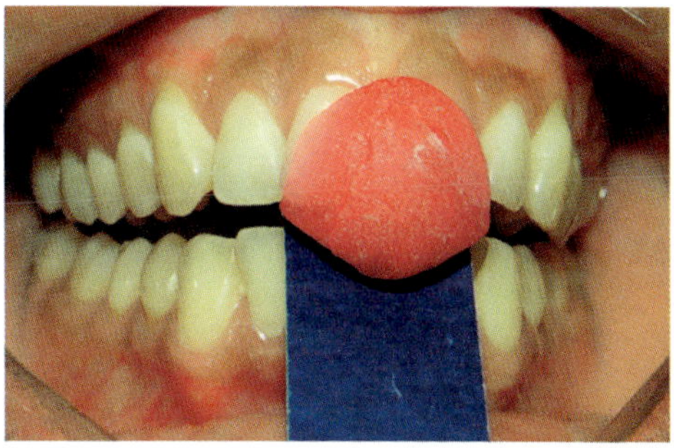

FIGURA 29 Registro da parada da mandíbula em relação cêntrica no Jig, com carbono articular.

Se o aparelho for confeccionado para bruxismo, pode-se deixar em torno de 2 a 3 mm de desoclusão; mas, se for para DTM (disfunções musculares ou do disco), pode ser mais espessa, dependendo do caso clínico – neste caso, portanto, deve-se adicionar mais acrílico na face interna do Jig (por palatino) e aumentar a desoclusão, dependendo da espessura com a qual o aparelho será confeccionado. Dispositivos intraorais mais espessos mostraram-se mais efetivos para o alívio da dor nos pacientes com DTM,[13] promovendo uma remissão dos sintomas musculares em curto prazo. Esse efeito pode ser devido ao alongamento dos músculos, no qual o menor número de fibras é necessário para promover a atividade muscular tônica.[14]

Outro efeito de aparelhos mais espessos é a diminuição da pressão intra-articular[15,16] nas articulações temporomandibulares prejudicadas por deslocamentos de discos articulares com compressão da zona retrodiscal e quadros inflamatórios.

A literatura mostra que a invasão do EFL (espaço funcional livre), com o aumento mais considerável da dimensão vertical de oclusão (DVO) por longos períodos pode promover modificações adaptativas na forma do côndilo.[17,18]

Baseado em dados da literatura,[15] pode-se concluir que os aparelhos mais espessos que promovam aumento considerável da dimensão vertical de oclusão, com invasão do EFL (espaço funcional livre) pode trazer efeitos benéficos mais rápidos no alívio da sintomatologia dolorosa das DTM, mas até que novas pesquisas esclareçam melhor o assunto, recomenda-se que essa estratégia terapêutica seja indicada para períodos curtos.[19]

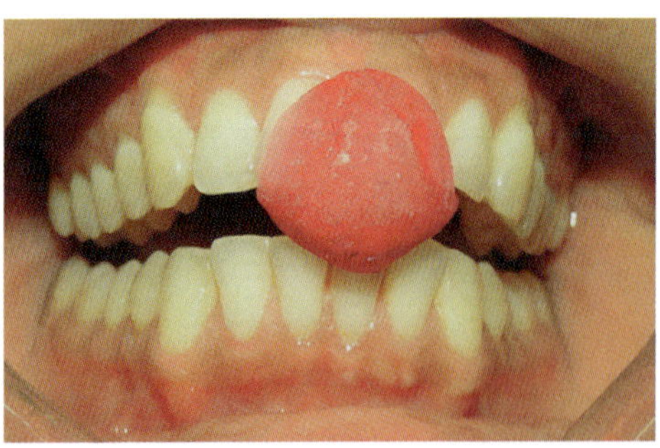

FIGURA 30 Desoclusão dos dentes posteriores por ação do Jig, definindo a espessura que será confeccionado o aparelho de estabilização.

Uma técnica clínica efetiva para aumentar a dimensão vertical de oclusão (DVO) e definir a espessura da placa é:

1. Medir a DVO do paciente em MIH pelo método dos 2 pontos (ver Capítulo 7).
2. Aumentar no paquímetro a nova DVO a ser estabelecida.
3. Colocar o Jig em posição no paciente, solicitar que oclua no Jig (em relação cêntrica) e verificar a nova DVO no paquímetro medindo os dois pontos – se a dimensão ainda não alcançou o valor estabelecido, aumentar o Jig com resina por palatino; se a dimensão ultrapassou a medida definida, desgastar o Jig por palatino, até que os dois pontos marcados no paciente coincidam com as extremidades do paquímetro. A desoclusão observada nos dentes posteriores será à da espessura do aparelho.

Importante observar que não deve ocorrer inclinação distal (concavidade palatina) no Jig, pois se essa inclinação ocorrer, promoverá, no momento do contato dos dentes anteriores inferiores com o Jig, retrusão da mandíbula, forçando os côndilos contra os tecidos retrodiscais, situação que poderá proporcionar dor articular. O Jig deve ser um *stop* anterior da mandíbula, sem promover deslizes em retrusão, obtendo-se assim uma RC não forçada.

Definidos o local do ponto de apoio da mandíbula e a medida da desoclusão dos dentes, realiza-se o travamento, técnica que registrará a RC no Jig. Inicia-se com a aplicação de vaselina nos dentes anteriores inferiores. Coloca-se uma pequena porção de resina acrílica (não colocar em excesso) exatamente sobre o ponto demarcado pelo carbono no Jig (Figura 31), leva-se novamente ao paciente, manipula-

-se a mandíbula no seu eixo de rotação, para a obtenção da RC, deixa-se que os incisivos inferiores toquem exatamente sobre a marca do carbono que nesse momento está coberta pela resina na fase plástica e aguarda-se a polimerização, completando assim a realização do travamento (Figura 32). A finalidade do travamento (Figura 33) é evitar que a mandíbula deslize para frente no momento da tomada do registro de mordida em cera, com consequente erro nesse procedimento.

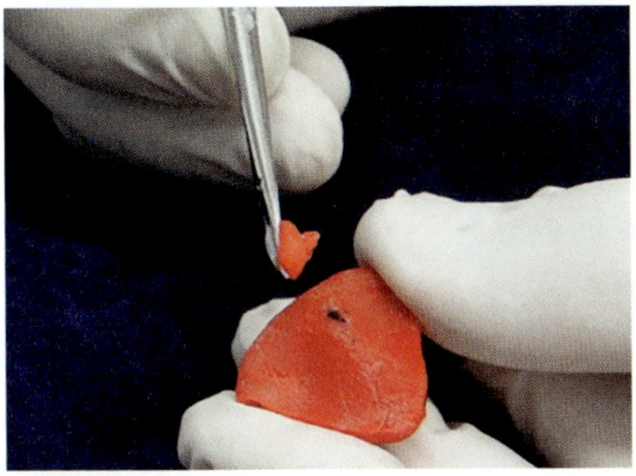

FIGURA 31 Acréscimo de pequena porção de resina sobre a marca do carbono.

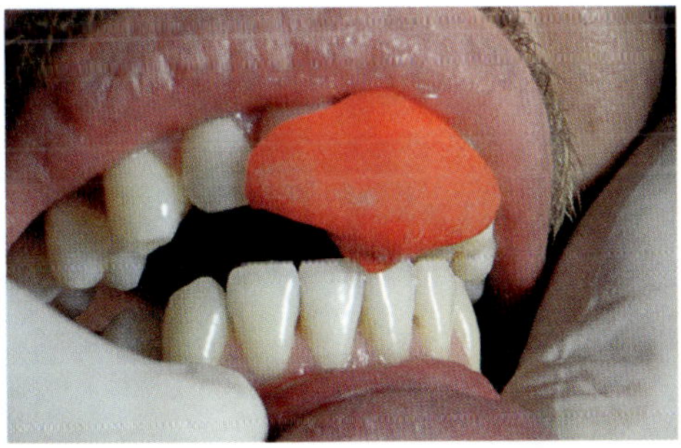

FIGURA 32 Incisivos inferiores adentrando a resina para serem travados.

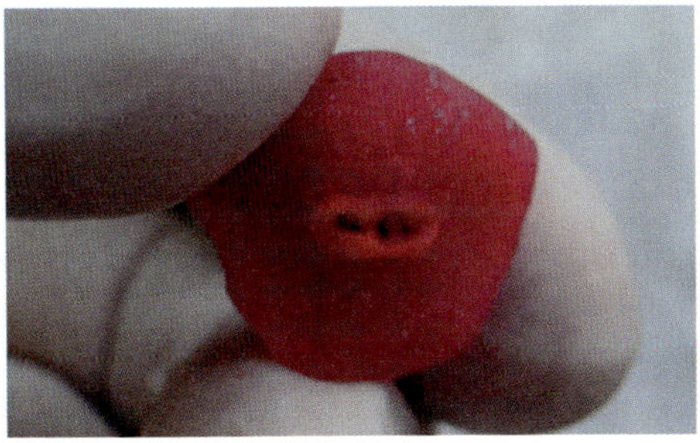

FIGURA 33 Travamento realizado.

Após o travamento, plastifica-se a cera para registro de mordida (o lado contrário ao do reforço), adapta-se aos dentes superiores e manipula-se a mandíbula em RC de modo que os incisivos centrais inferiores se encaixem no travamento realizado previamente. Manter a mandíbula em posição até a cera ficar rígida (Figura 34). Após a tomada da mordida em RC, avaliar o registro, que deverá apresentar a marca de todas as cúspides dos dentes antagonistas; caso isso não ocorra, adicionar cera fundida ao local que falta. Terminado o registro, colocá-lo em uma cuba com água em temperatura ambiente para evitar alterações dimensionais (Figura 35).

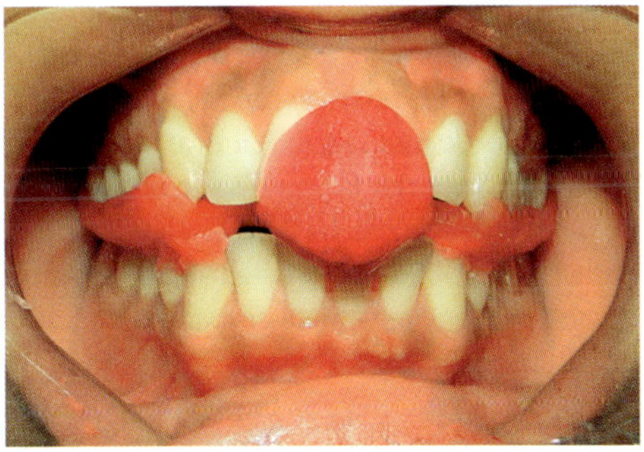

FIGURA 34 Tomada do registro de mordida com cera rosa 9.

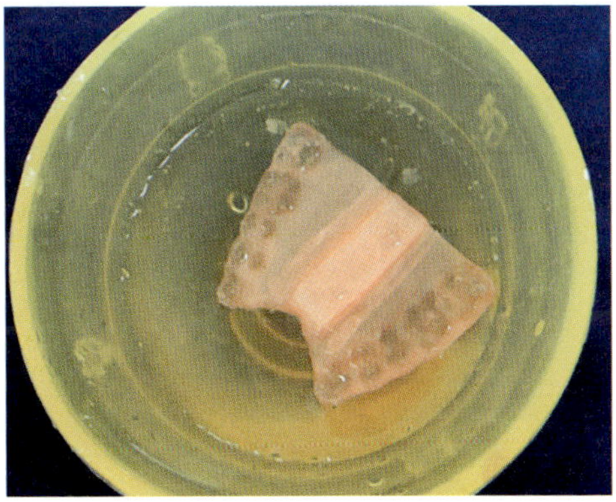

FIGURA 35 Registro de cera na água para evitar alterações dimensionais.

A próxima etapa será montar os modelos no articulador semiajustável para o enceramento e confecção do aparelho de estabilização. Devem ser montados em articulador semiajustável, com ou sem arco facial (fica a critério do clínico). Para a confecção de placas oclusais, o uso do arco facial para transferir o modelo superior para o articulador pode ser omitido.[20]

Se o modelo superior for montado sem arco facial, deve-se utilizar a mesa de montagem de Camper (Figura 36). Inicialmente procede-se a ativação das travas centrais do articulador (cor laranja) para o correto manejo do eixo de rotação e levanta-se o ramo superior de maneira que fique apoiado sobre a bancada (Figura 37) e posiciona-se o modelo superior sobre a mesa de Camper, com sua linha média coincidente com o traçado central da mesa (Figura 38), tomando-se o cuidado de verificar se a base do modelo não está muito alta de modo a impedir que se feche o articulador.

Coloca-se o gesso de união (gesso pedra) na plaqueta de montagem (Figura 39), na base do modelo superior (Figura 40), e entre o modelo e a plaqueta. Fecha-se o articulador (Figura 41) e aguarda-se a cristalização do gesso.

Na sequência, remove-se a mesa de Camper do ramo inferior e coloca-se em seu lugar a plaqueta de montagem. O pino incisal deve estar no marco zero. Esse pino não deve ser movimentado depois que os modelos estiverem montados, pois ele estará mantendo o afastamento dos ramos do articulador na dimensão vertical definida clinicamente e registrada com o Jig e o registro de cera. Qualquer mudança

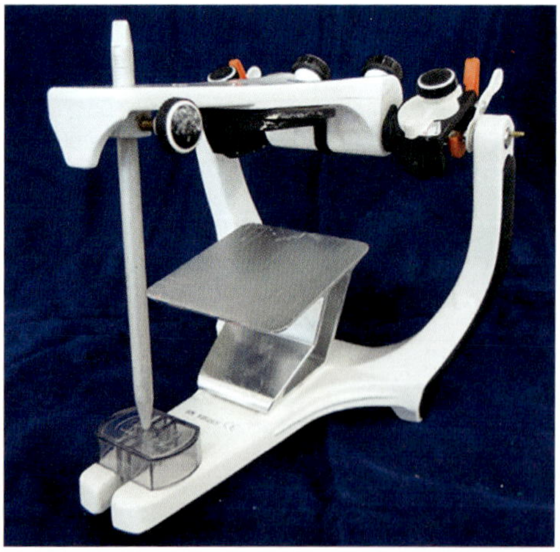

FIGURA 36 Articulador semiajustável com a mesa de Camper.

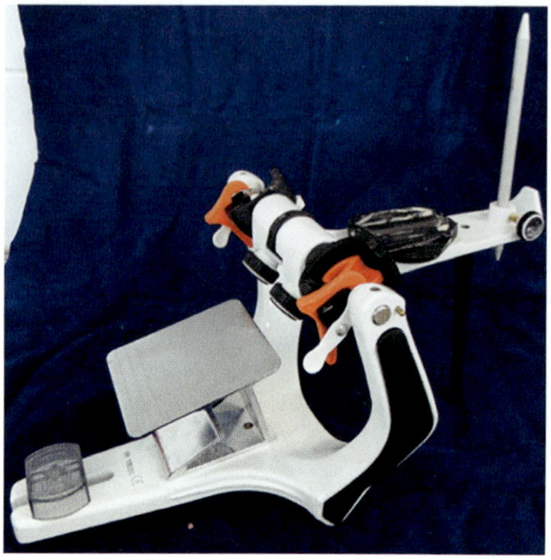

FIGURA 37 Articulador aberto com o ramo superior apoiado na bancada. As travas centrais (cor laranja) devem estar ativadas.

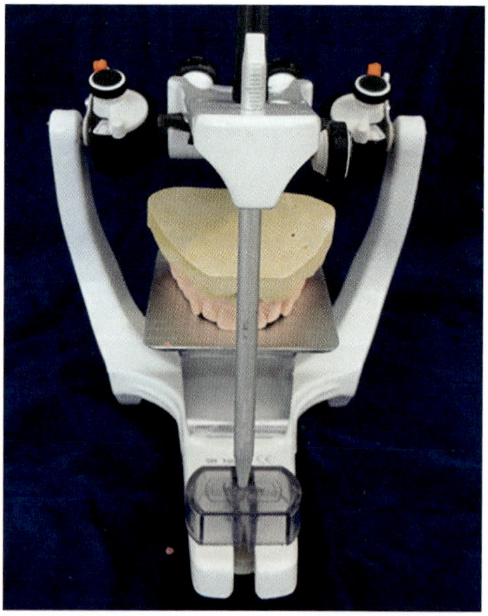

FIGURA 38 Modelo superior sobre a mesa de Camper.

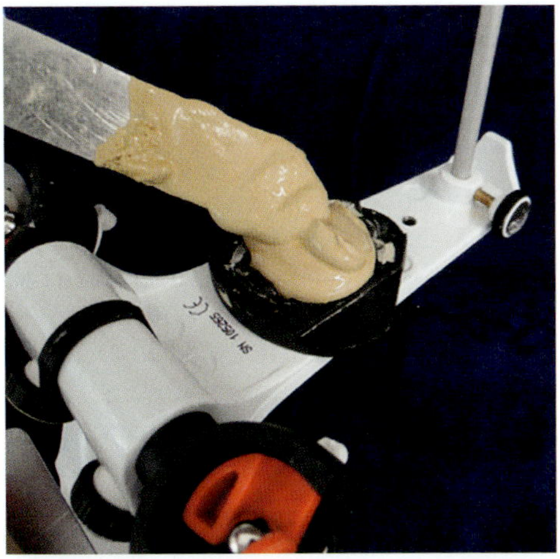

FIGURA 39 Gesso pedra na plaqueta do ramo superior do articulador.

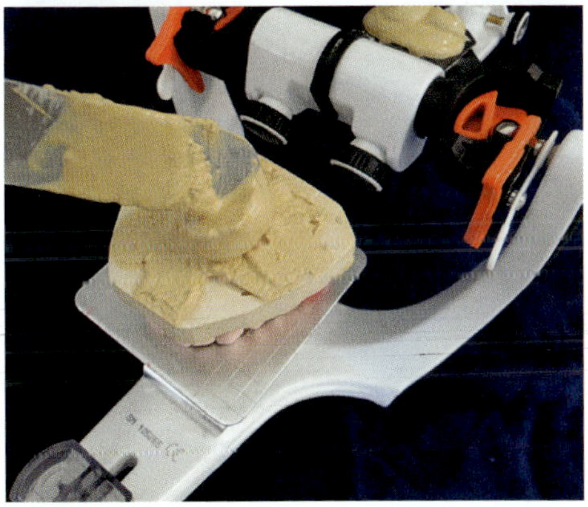

FIGURA 40 Gesso pedra na base do modelo superior.

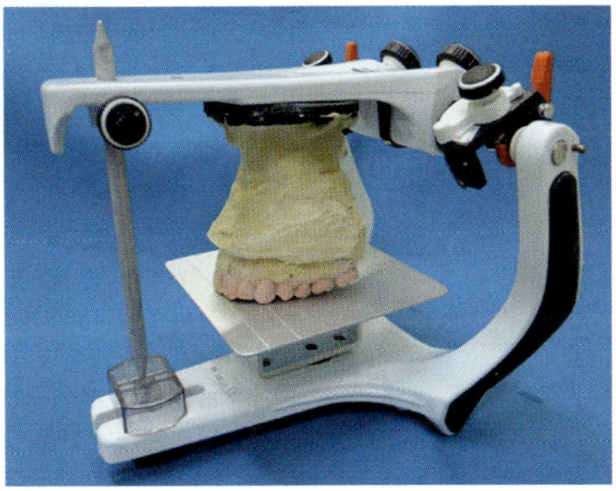

FIGURA 41 Articulador fechado, com gesso unindo ramo e modelo.

na altura do pino vai modificar a dimensão vertical obtida clinicamente no paciente.

A seguir, coloca-se o articulador (com o modelo superior montado) na posição invertida sobre a bancada do laboratório, com o Jig em posição no modelo superior, bem como o registro de mordida; ambos devem se adaptar completamente aos dentes do modelo (Figura 42). Coloca-se o modelo inferior sobre o registro e confere-se o correto assentamento de todas as cúspides dos dentes antagonistas no registro (Figura 43), verifica-se também se os modelos ocluídos não tocam em qualquer ponto que impossibilite que se feche o articulador. Nesse momento, o pino deve estar graduado no marco zero e tocar no centro da mesa incisal (Figura 44).

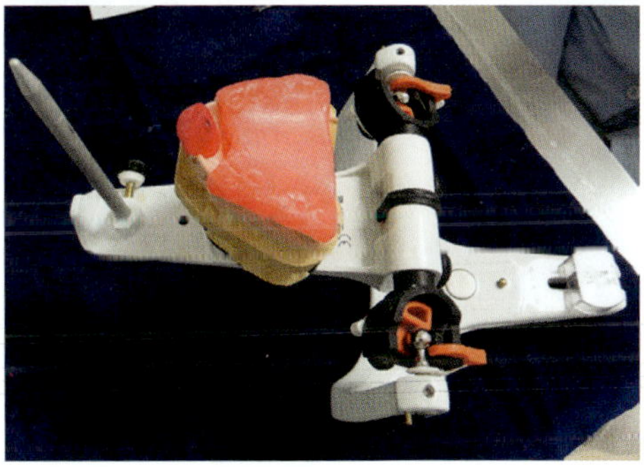

FIGURA 42 Jig e registro de cera posicionados no modelo.

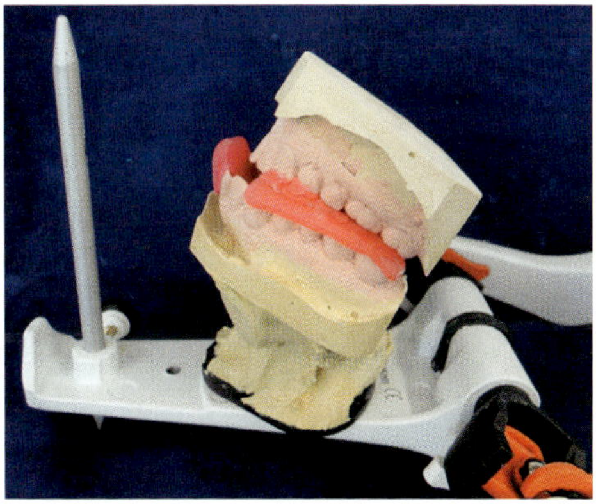

FIGURA 43 Modelo inferior bem assentado no registro.

Fixa-se o modelo inferior ao superior com palito de fósforo e godiva em bastão para ficarem bem estáveis (Figura 45). Espatula-se gesso pedra em uma consistência firme, coloca-se uma porção na base do modelo inferior e outra na plaqueta de montagem do ramo inferior do articulador, mantendo os côndilos na posição mais retruída das guias condilares (Figura 46). Articuladores mais recentes possuem uma trava com essa finalidade, eliminando o erro de montagem em cêntrica.

Com os côndilos devidamente localizados nas guias condilares, fecha-se o ramo inferior do articulador até que o pino-guia toque no centro da mesa incisal. Coloca-se elástico unindo os ramos do articulador para compensar a expansão do gesso (Figura 47).

Após a presa final do gesso pedra, manipula-se nova porção de gesso pedra (pode ser gesso comum) a fim de preencher eventuais espaços vazios existentes entre os modelos e as plaquetas de montagem (Figura 48). Termina-se a montagem dando acabamento ao gesso para ficar com aparência uniforme (Figura 49).

Após a montagem dos modelos, retira-se o registro de cera (Figura 50) e o Jig (Figura 51), dando especial atenção para não alterar a

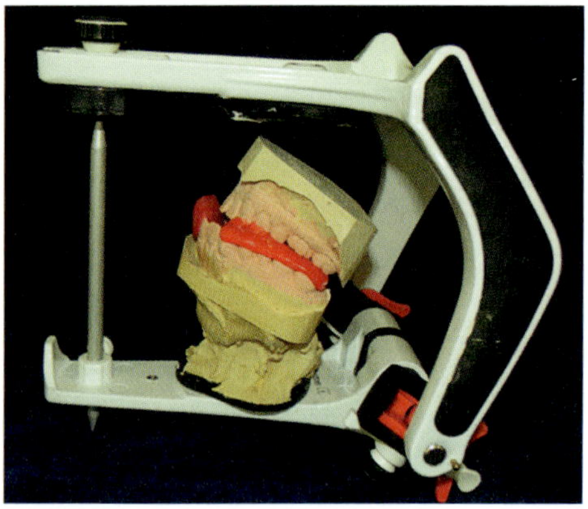

FIGURA 44 Modelo inferior não toca no ramo inferior e pino toca na mesa incisal.

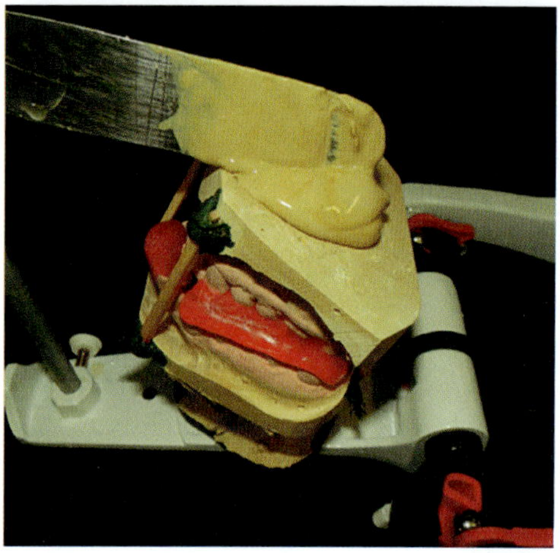

FIGURA 46 Gesso pedra na base do modelo inferior.

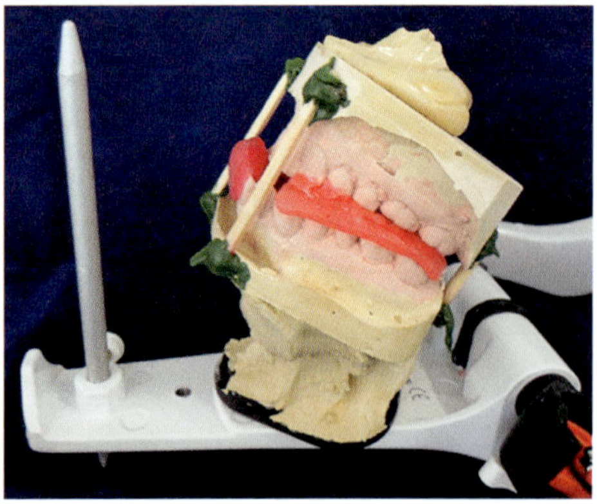

FIGURA 45 Modelos fixados com palitos de fósforo e godiva.

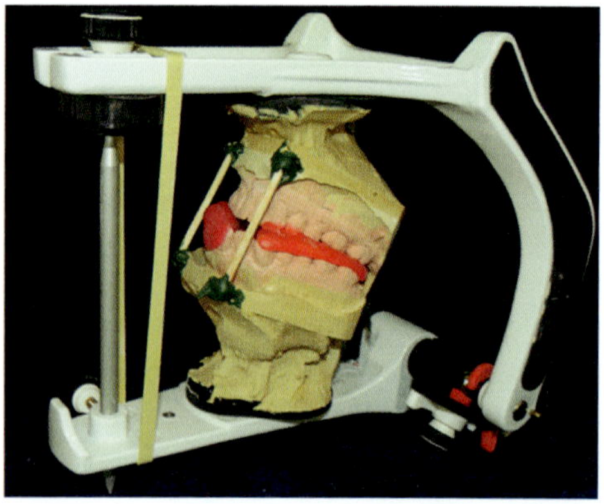

FIGURA 47 Articulador fechado, com os côndilos na posição mais posterior da guia condilar e os ramos unidos com elástico.

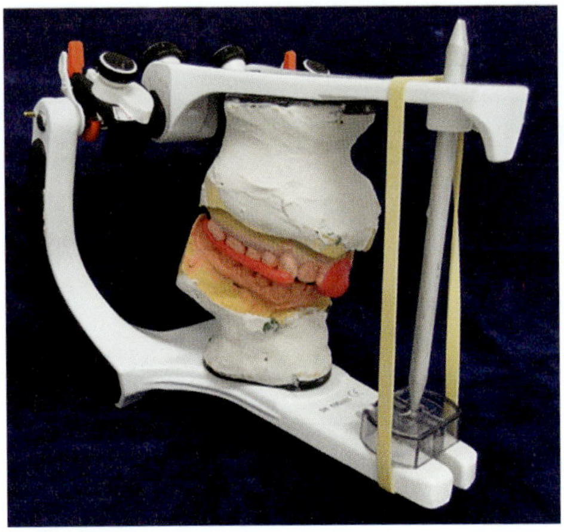

FIGURA 48 Acréscimo de gesso comum sobre o gesso pedra para melhor fixação.

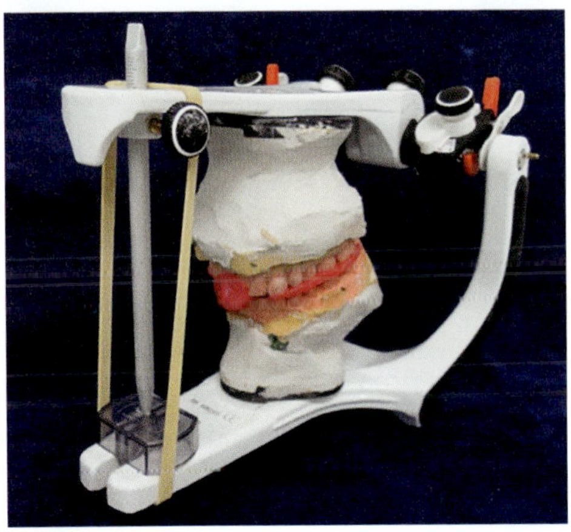

FIGURA 49 Modelos montados com aparência uniforme.

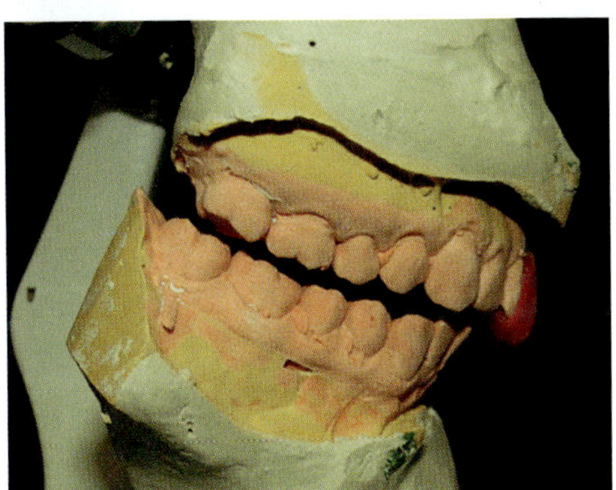

FIGURA 50 Modelos com Jig e sem o registro.

posição do pino-guia incisal que está mantendo a desoclusão dos modelos. Nesse espaço interoclusal que foi obtido clinicamente com o Jig será esculpida a placa estabilizadora, na posição de RC.

A próxima etapa será a de proceder a escultura do aparelho de estabilização, com cera rosa 7, devendo essa escultura apresentar os seguintes requisitos:

1. Contato simultâneo de todos os dentes inferiores no aparelho (Figuras 52 e 53).

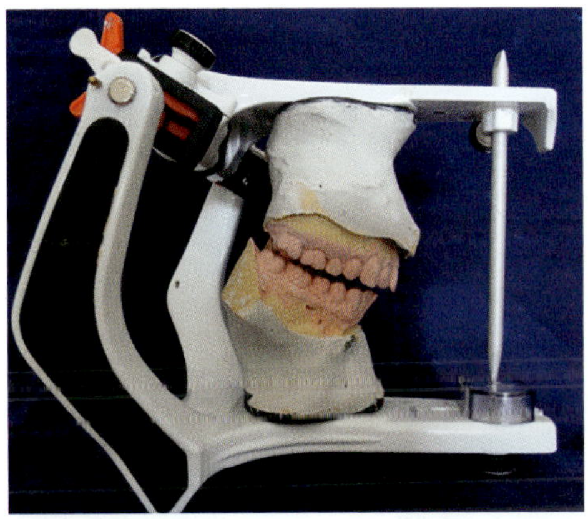

FIGURA 51 Após a remoção do registro e do Jig, observa-se o espaço interoclusal, mantido pelo pino incisal que não deverá ter sua medida alterada.

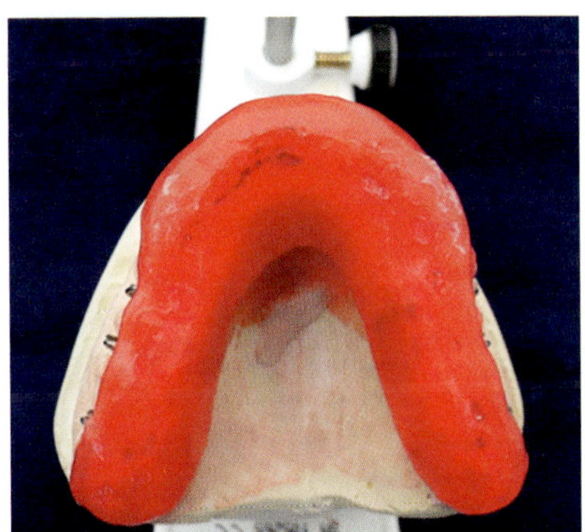

FIGURA 52 Vista oclusal da placa estabilizadora com o contato de todos os dentes inferiores na cera.

2. Confecção de ressalto canino (elevação na região dos caninos) para servir de guia de desoclusão da mandíbula nos movimentos de lateralidade direita (Figura 54) e esquerda (Figura 55), tanto no lado de trabalho como no de não trabalho.
3. Os mesmos ressaltos caninos devem servir de guia de protrusão (guia anterior), proporcionando desoclusão dos dentes posteriores durante o movimento protrusivo (Figuras 56 e 57).

Terminada a escultura, deve-se incluir a placa em cera na mufla, proceder à acrilização e dar o acabamento (Figura 58).

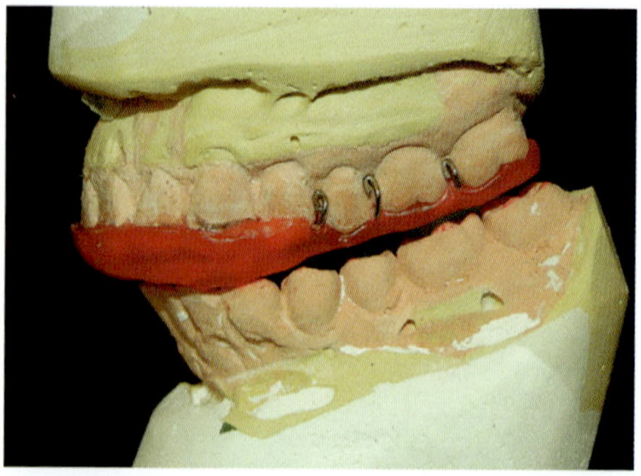

FIGURA 55 Vista lateral da placa em cera com o ressalto canino esquerdo que servirá de guia de lateralidade da mandíbula.

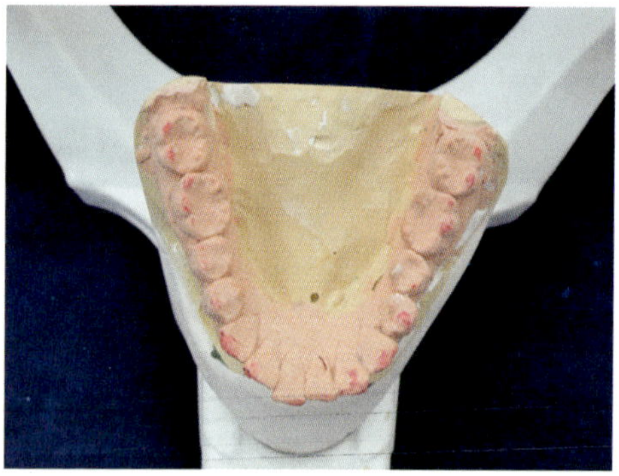

FIGURA 53 Marca dos contatos dos dentes inferiores na placa estabilizadora, na fase de enceramento.

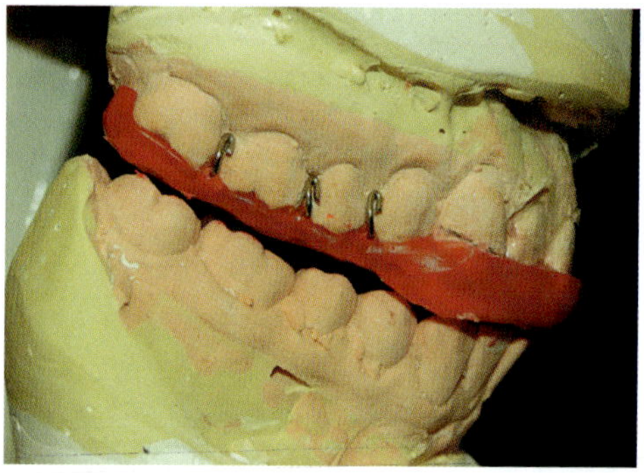

FIGURA 56 Vista lateral da placa em cera com o ressalto canino direito servindo de guia de protrusão da mandíbula (guia anterior) e promovendo desoclusão dos dentes posteriores do lado direito.

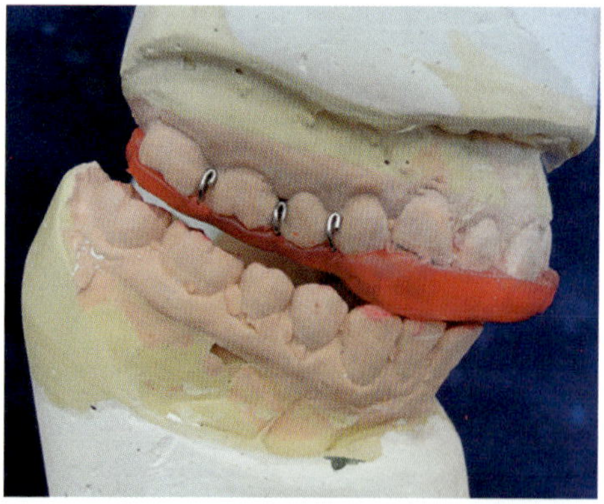

FIGURA 54 Vista lateral da placa com o ressalto canino direito que servirá de guia de lateralidade da mandíbula.

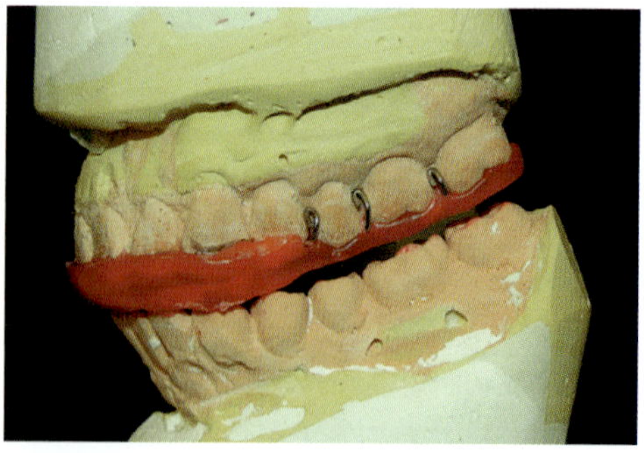

FIGURA 57 Vista lateral da placa em cera com o ressalto canino esquerdo servindo de guia de protrusão da mandíbula (guia anterior) e promovendo desoclusão dos dentes posteriores do lado esquerdo.

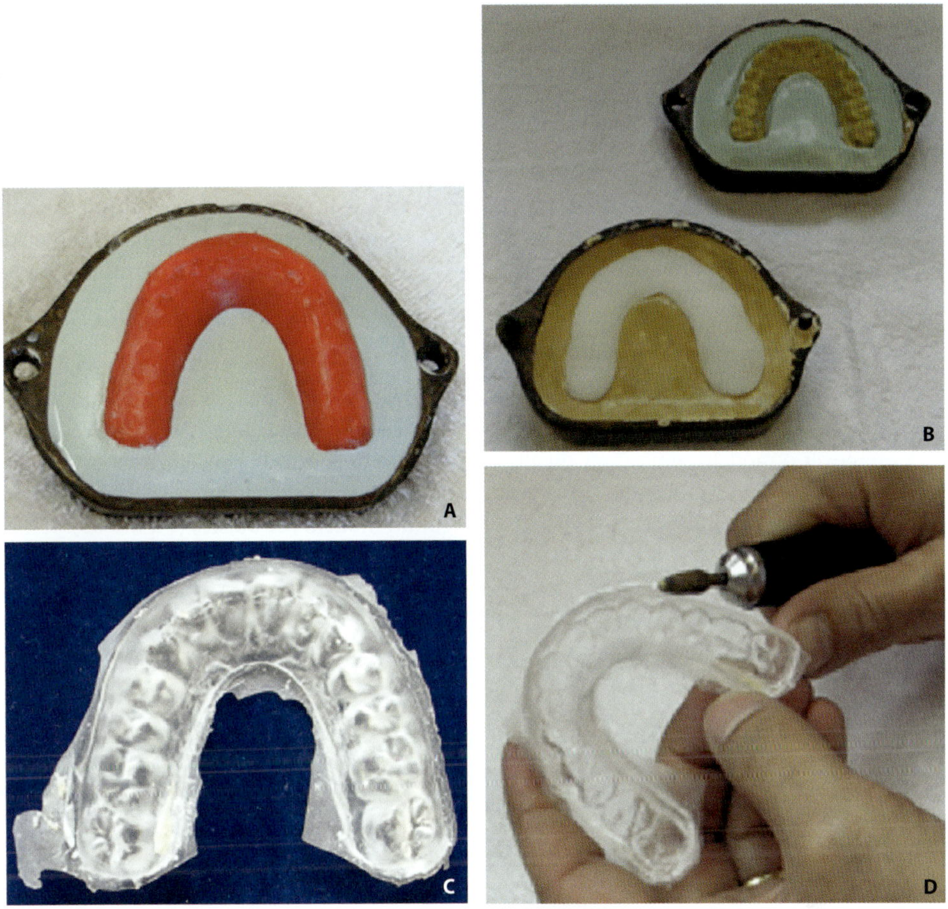

FIGURA 58 A: Inclusão da placa em cera na mufla. B: Adaptação da resina termopolimerizável. C: Placa acrilizada. D: Acabamento da placa.

> **NOTA IMPORTANTE**
>
> Nessa etapa, ainda na fase laboratorial, a placa deverá retornar ao articulador para ser devidamente adaptada ao modelo e ajustada contra os dentes antagonistas.

Para conseguir o retorno da placa ao articulador podem-se usar duas técnicas:

- A primeira utiliza dois modelos superiores e consiste em obter um que foi utilizado para a montagem inicial no articulador, fazer a escultura e a acrilização da placa, e o outro para remontagem no articulador e ajuste laboratorial da placa. Os dois modelos podem ser obtidos do seguinte modo:
  - Molda-se o paciente duas vezes na moldagem inicial e confeccionam-se dois modelos (Figura 59): um para a montagem no articulador e realização da escultura e acrilização; e o outro que deve ficar reservado para a etapa de remontagem no articulador e ajuste da placa no modelo, ainda na fase laboratorial
  - Molda-se o paciente apenas uma vez na moldagem inicial sempre com alginato de boa qualidade (Jeltrate Plus,

Hydrogum ou Orthoprint) e confeccionam-se dois modelos superiores no mesmo molde do seguinte modo: vaza-se o gesso (ver página 163), com gesso tipo IV nos dentes e a base com gesso pedra. Ao término do vazamento, coloca-se o molde com o modelo numa cuba umidificadora (caixa de plástico com tampa, contendo uma espuma encharcada com água) (Figuras 60 e 61) e deixa-se até que o gesso tome presa. Como o molde com o gesso ficou tampado na caixa, não houve desidratação do alginato e dessa forma consegue-se remover o modelo sem rasgar ou alterar o material de moldagem. Lava-se o molde e vaza-se novamente o gesso de modo a obter um segundo modelo no mesmo molde, idêntico ao primeiro. Com essa técnica, obtém-se um modelo que foi utilizado para a montagem no articulador e para realizar a escultura e acrilização; e um segundo modelo que ficará reservado para a etapa de remontagem e ajuste da placa no modelo em articulador, com um único molde (Figura 62).

Independentemente de qual foi a técnica utilizada para a obtenção de dois modelos, o técnico em prótese dentária deverá reservar o registro de mordida em cera, que foi utilizado na montagem inicial, para a montagem do segundo modelo (de ajuste) (Figura 63).

- A segunda técnica com apenas um modelo superior exige que, após a escultura,

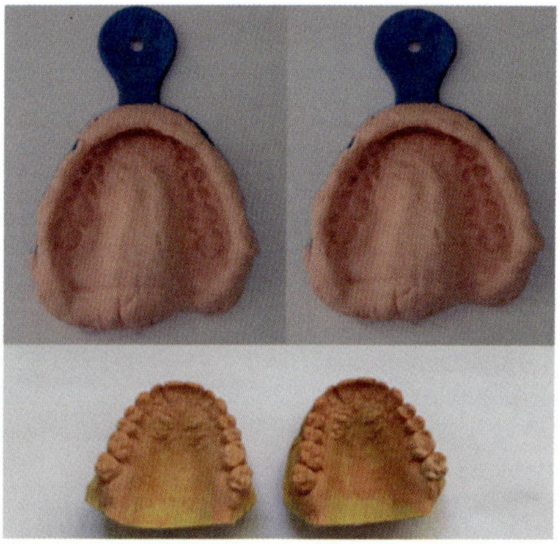

FIGURA 59 Dois moldes e dois modelos para a confecção da placa.

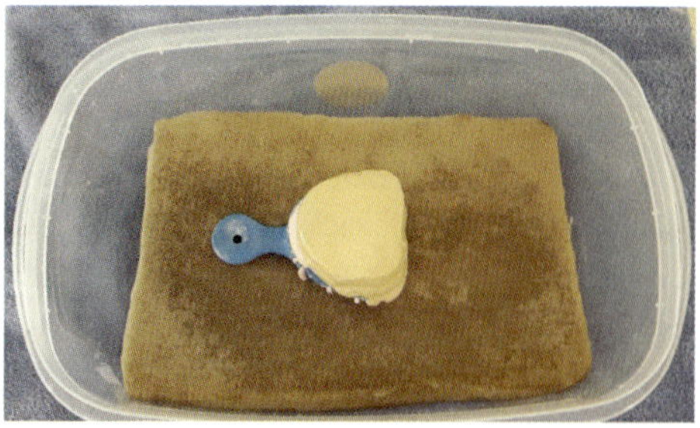

FIGURA 60 Modelo na caixa plástica contendo espuma encharcada com água.

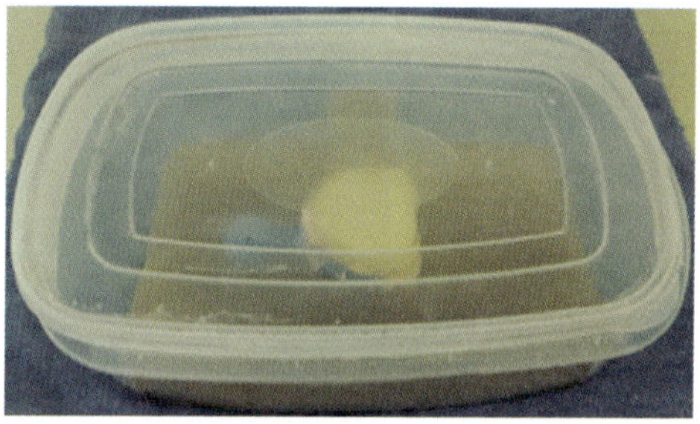

FIGURA 61 Modelo acondicionado na caixa plástica aguardando o tempo de presa do gesso.

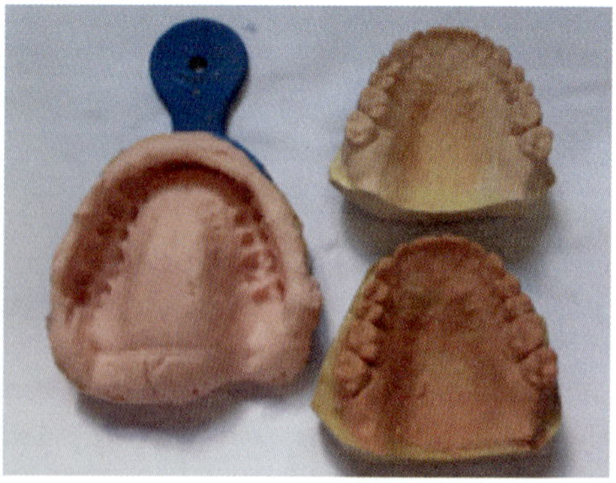

FIGURA 62 Dois modelos obtidos com um único molde.

a placa em cera seja imersa em água para evitar alterações dimensionais, depois seja removida do modelo (para isso aplica-se isolante de resina previamente à escultura) e que se proceda a inclusão e acrilização da placa fora do modelo em que foi esculpida (Figura 64), retornando assim ao modelo inicial, que permaneceu no articulador para ser ajustada (Figura 65).

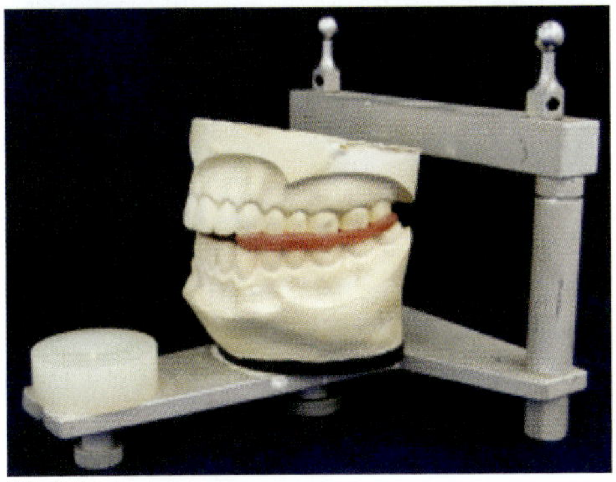

FIGURA 63 O registro de cera utilizado na montagem, também é utilizado na remontagem dos modelos para ajuste da placa no articulador.

A finalidade do retorno da placa ao articulador (Figura 66) destina-se a promover uma inserção passiva da placa no modelo após a acrilização, técnica que reduzirá eventuais desconfortos que ocorrem, como o de ficar apertando os dentes do paciente quando instalada. No ato da instalação, a placa se assentará passivamente nos dentes do paciente, sem ficar apertando.

Outra finalidade é realizar um ajuste oclusal prévio da placa contra os dentes antagonistas no articulador antes da instalação no paciente. Esse procedimento é feito com pinça Muller e carbono de articulação (Figura 67). Os ajustes são realizados em RC (Figuras 68 e 69),

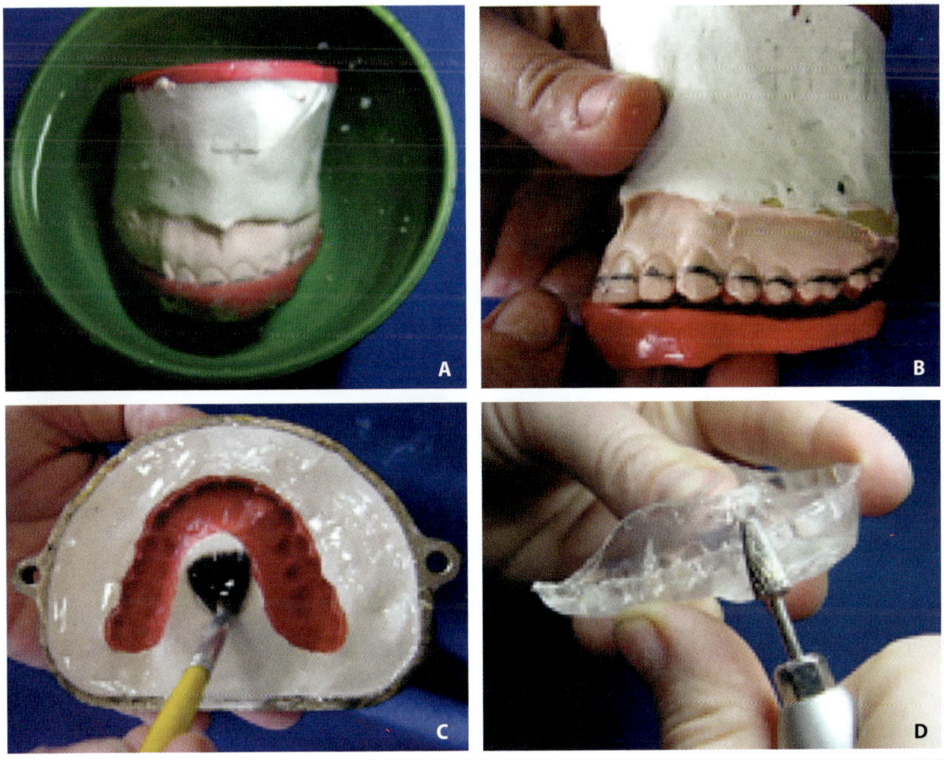

FIGURA 64 A: Placa esculpida imersa em água. B: Placa encerada removida do modelo. C: Inclusão da placa encerada na mufla. D: Placa acrilizada e acabamento.

em lateralidades direita (Figura 70) e esquerda (Figura 71) e em protrusão (Figuras 72 e 73).

Ao término do ajuste, a superfície oclusal da placa deverá apresentar contatos bilaterais e simultâneos de todos os dentes antagonistas

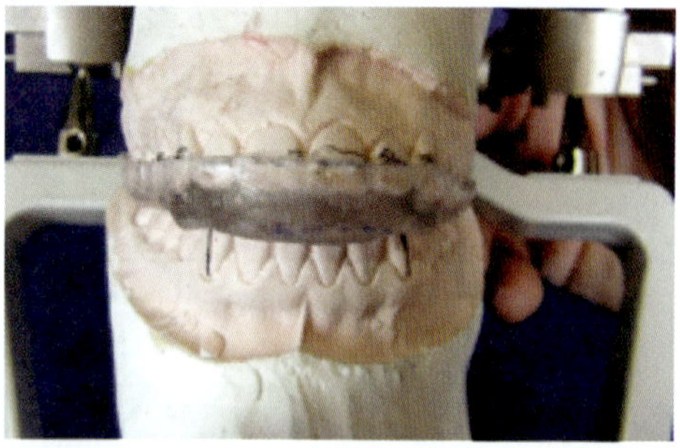

FIGURA 65 Retorno da placa ao modelo no articulador para os ajustes necessários.

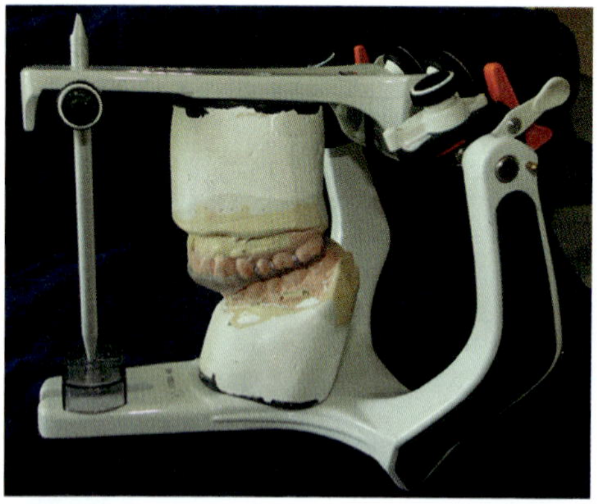

FIGURA 66 Placa acrilizada e adaptada ao modelo superior no articulador, para o ajuste de sua inserção.

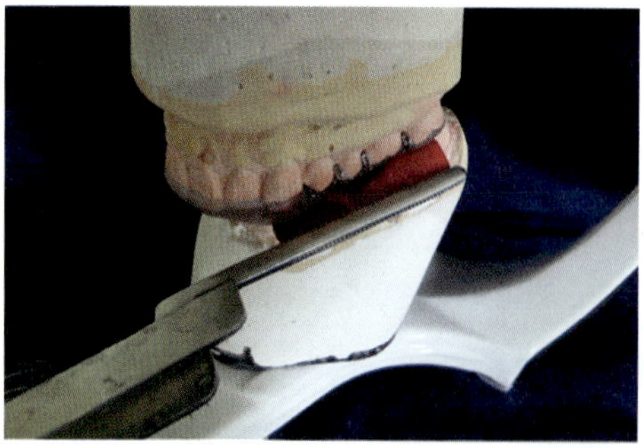

FIGURA 67 Ajuste oclusal da placa com papel-carbono e pinça Muller.

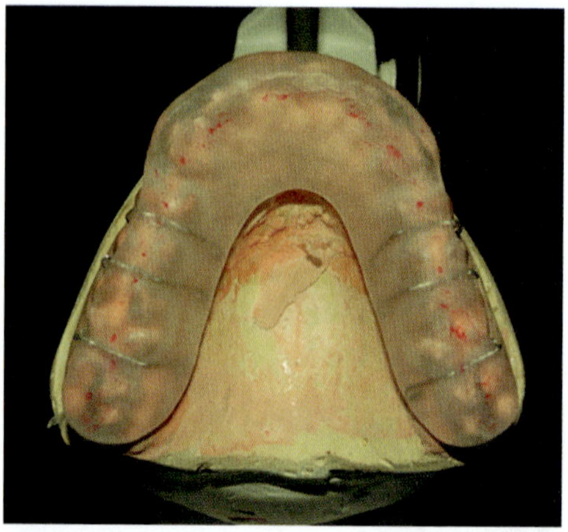

FIGURA 68 Ajuste em relação cêntrica, com contatos oclusais simultâneos de todos os dentes antagonistas na placa.

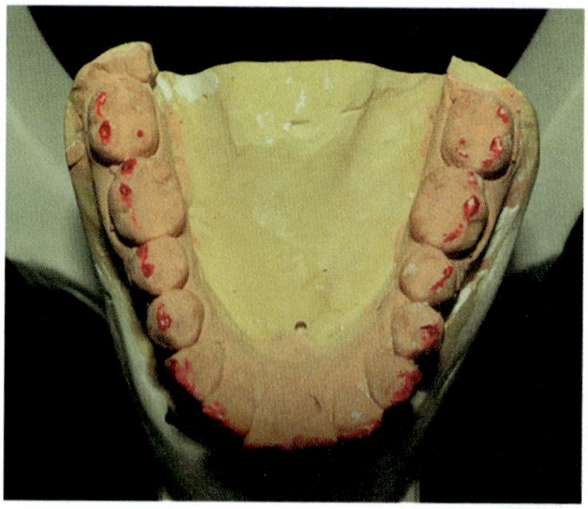

FIGURA 69 Marcas de tinta do papel-carbono articular nos dentes inferiores (antagonistas).

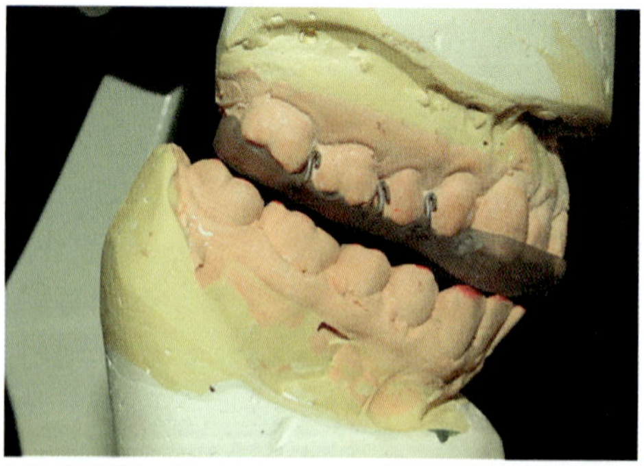

FIGURA 70 Ajuste da placa em lateralidade direita na região do ressalto canino.

(Figura 74), bem como os guias de lateralidade e protrusão na região dos ressaltos caninos (Figura 75).

Após a realização do ajuste oclusal da placa, feito no laboratório com os modelos no articulador, deve-se fazer o alisamento, o acabamento final e o polimento com pedra-pomes e roda de pano realizado em politriz (Figura 76). Ao final, a placa deverá estar bem polida e com aspecto favorável (Figura 77). Posteriormente, deverá ser instalada no paciente.

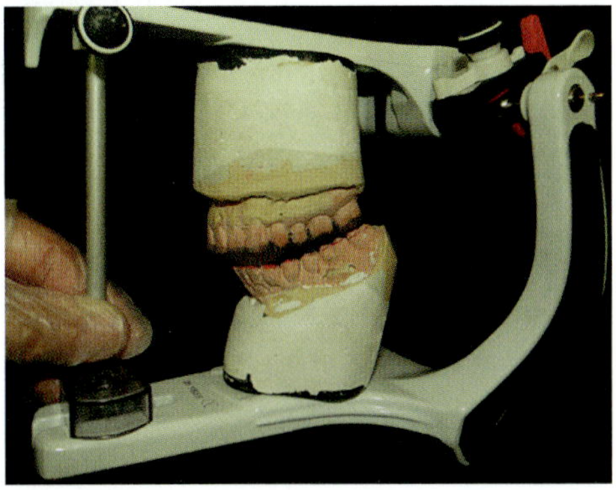

FIGURA 71 Ajuste da placa em lateralidade esquerda na região do ressalto canino.

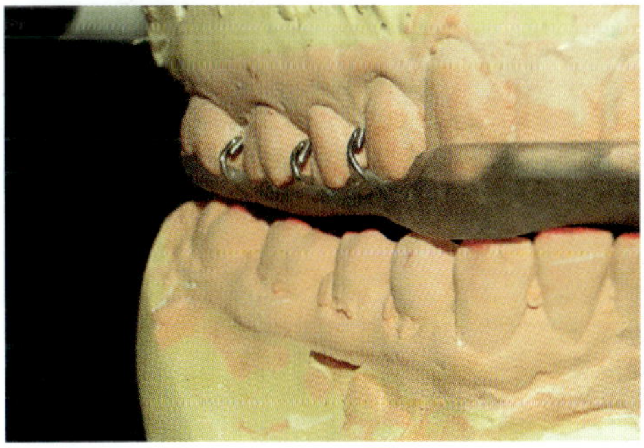

FIGURA 72 Ajuste da placa em protrusão com desoclusão dos dentes posteriores (lado direito).

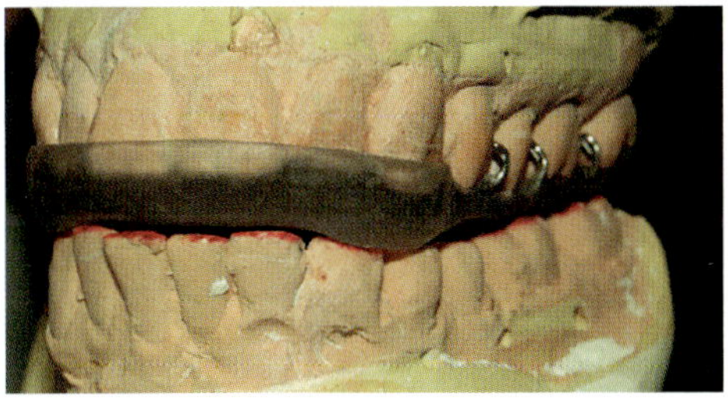

FIGURA 73 Ajuste da placa em protrusão com desoclusão dos dentes posteriores (lado esquerdo).

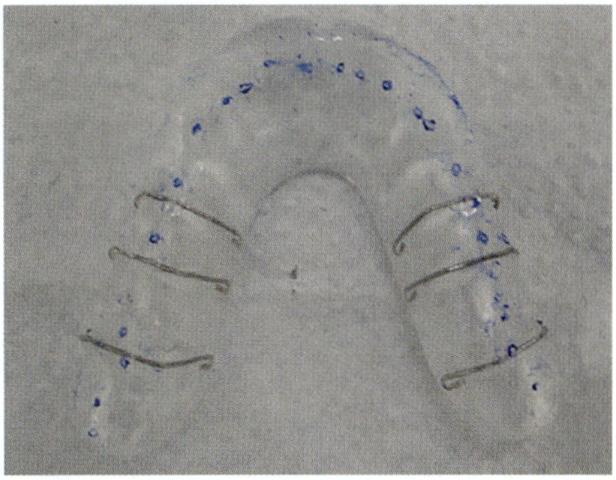

FIGURA 74 Contatos bilaterais e simultâneos na superfície oclusal da placa.

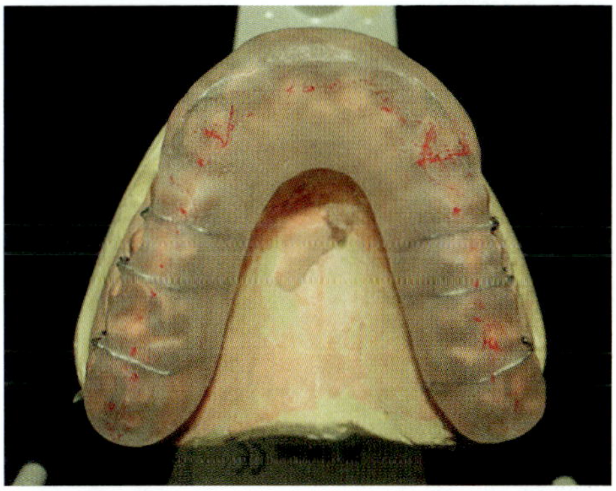

FIGURA 75 Traçados em forma de V nos ressaltos caninos, relacionados aos movimentos de lateralidade direita e esquerda e protrusão.

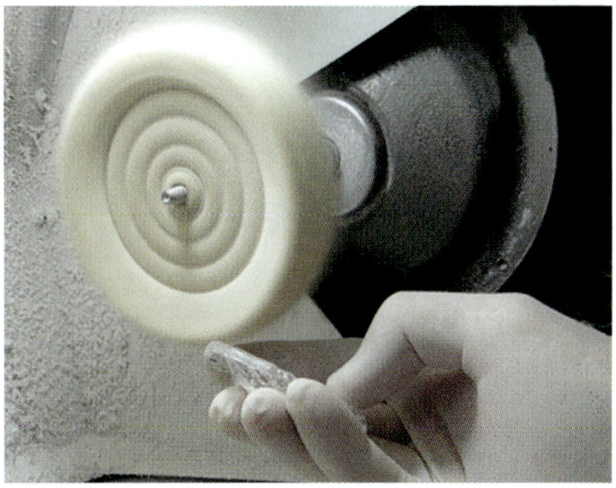

FIGURA 76 Polimento da placa.

No momento da instalação no paciente, deve estar bem adaptada aos dentes, sem exercer grandes pressões para não gerar desconforto. Deve ser ajustada em RC (Figuras 78 a 80), procedimento que será facilitado, pois os modelos foram montados nessa posição.

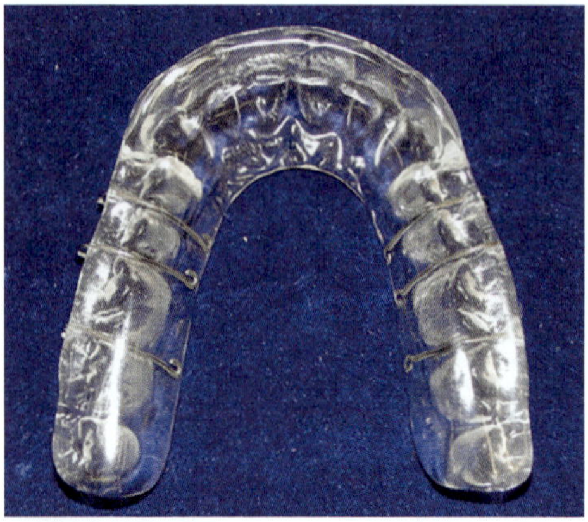

FIGURA 77 Aspecto final da placa após o polimento.

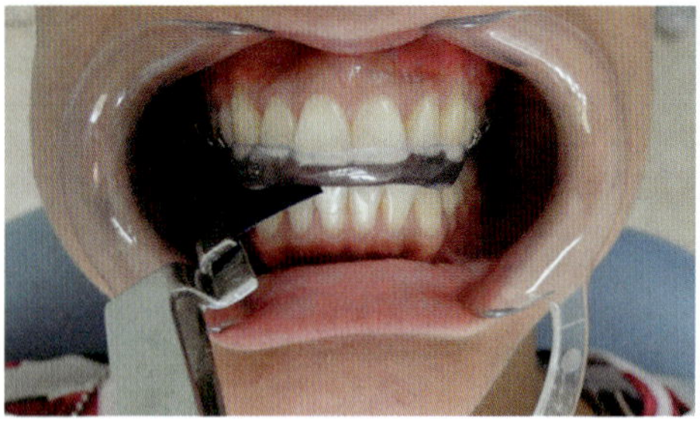

FIGURA 78 Ajuste clínico da placa em relação cêntrica. Verificação dos contatos dos dentes posteriores, lado direito, com carbono e pinça Muller.

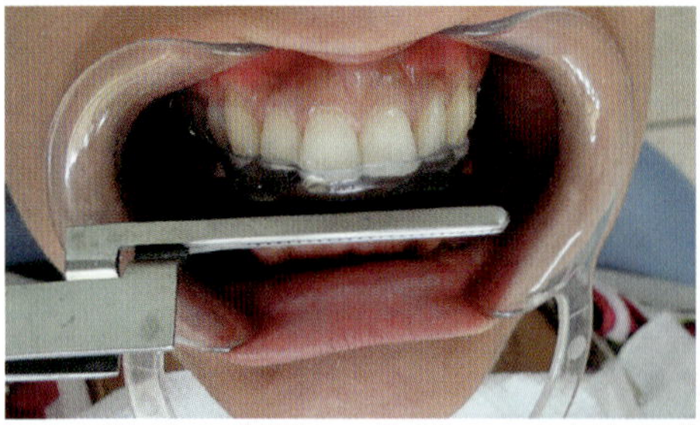

FIGURA 79 Ajuste clínico da placa em relação cêntrica. Verificação dos contatos dos dentes anteriores com carbono e pinça Muller.

O ajuste clínico da placa deve ser realizado com pinça Muller, carbono de articulação, brocas *maxicut*, *minicut* e esféricas, sempre acopladas ao micromotor com peça reta.

Quando se necessita de um volume maior de desgaste (Figura 81), é bom iniciar o ajuste com fresas. Para a finalização e o refinamento dos contatos oclusais, a utilização de broca esférica número 8, acoplada à peça reta do micromotor é indicada (Figura 82). Com essas brocas menores consegue-se desgastar a borda das marcas de carbono com maior diâmetro e transformá-las em pontos menores, dando assim um refinamento dos contatos dos dentes antagonistas na placa (Figura 83).

Finaliza-se com o ajuste em lateralidade direita (Figura 84) e esquerda (Figura 85) e finalmente em protrusão (Figura 86) que, da mesma forma que o realizado em RC, deve ser mínimo, pois foi confeccionada em articulador

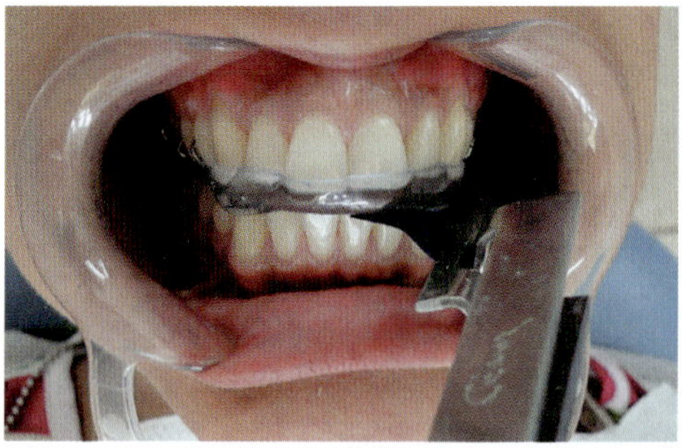

FIGURA 80 Ajuste clínico da placa em relação cêntrica. Verificação dos contatos dos dentes posteriores, lado esquerdo, com carbono e pinça Muller.

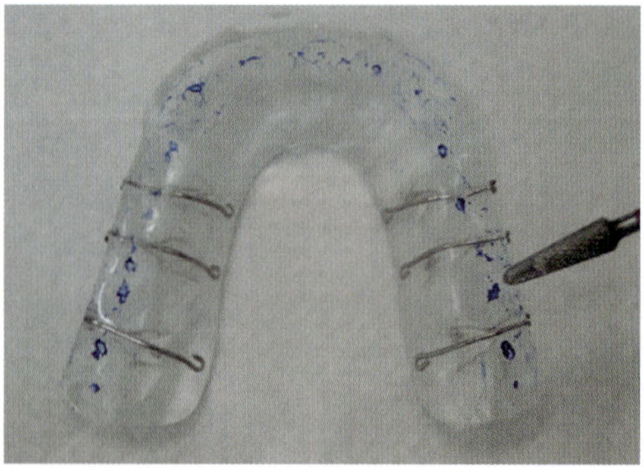

FIGURA 81 Ajuste da placa com fresa em peça reta.

semiajustável, que possibilita, no momento da escultura, os respectivos movimentos mandibulares, oferecendo condições de se ajustar às guias da placa (lateralidade e protrusão). Ao

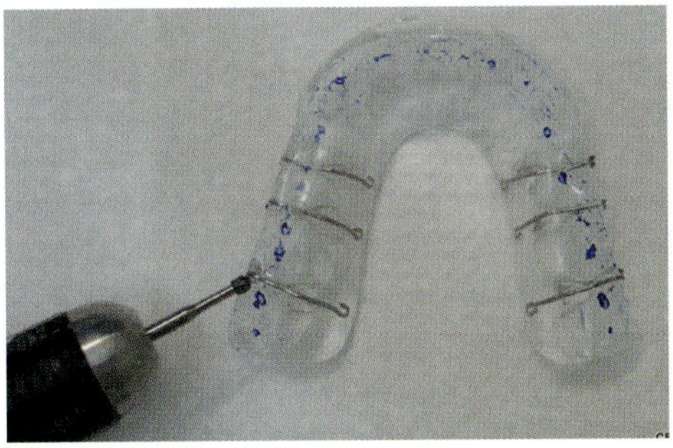

FIGURA 82 Refinamento dos contatos com broca esférica.

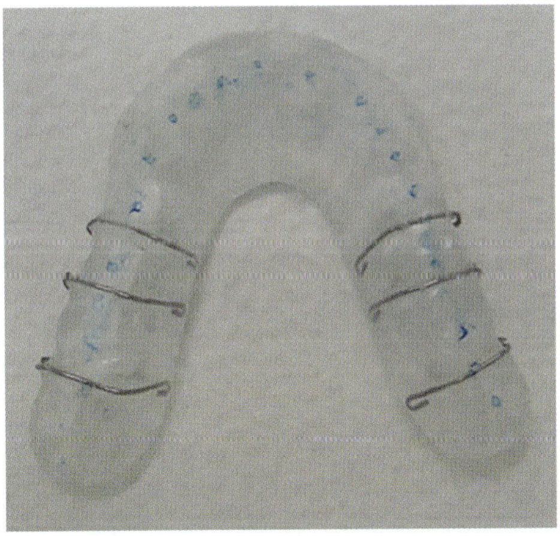

FIGURA 83 Aspecto final da placa após o ajuste em relação cêntrica.

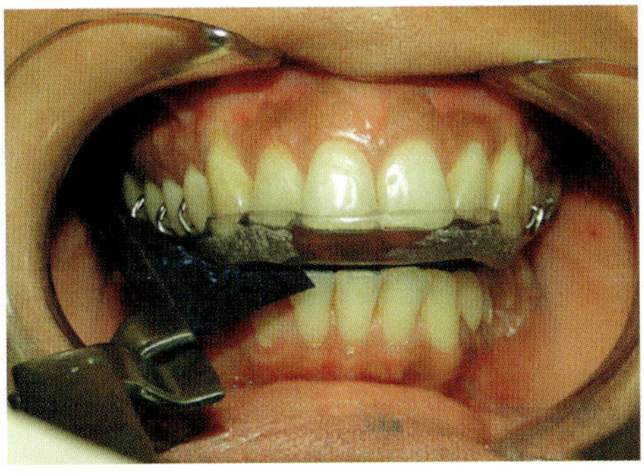

FIGURA 84 Ajuste em lateralidade direita.

final do ajuste, o aparelho de estabilização deverá proporcionar guia canino nos movimentos de lateralidade direita (Figura 87), esquerda (Figura 88) e guia de protrusão (Figura 89).

Após os ajustes oclusais, a placa deverá apresentar contatos de todos os dentes antagonistas (Figura 90), mais fortes nos dentes posteriores e contatos suaves na região dos dentes anteriores (os dentes anteriores não devem apresentar contatos mais fortes que os posteriores), e oferecer estabilização da mandíbula no aparelho.

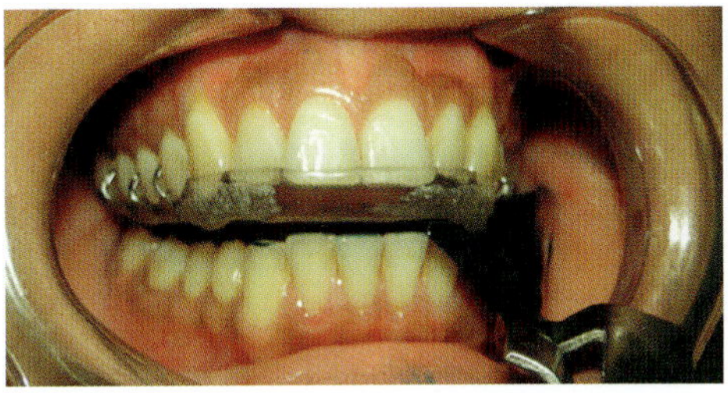

FIGURA 85 Ajuste em lateralidade esquerda.

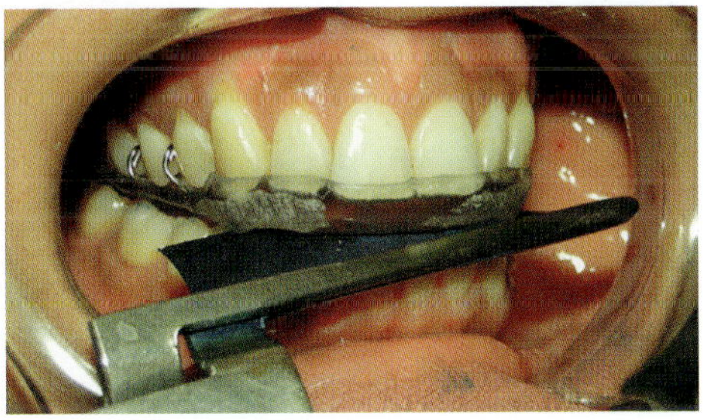

FIGURA 86 Ajuste em protrusão.

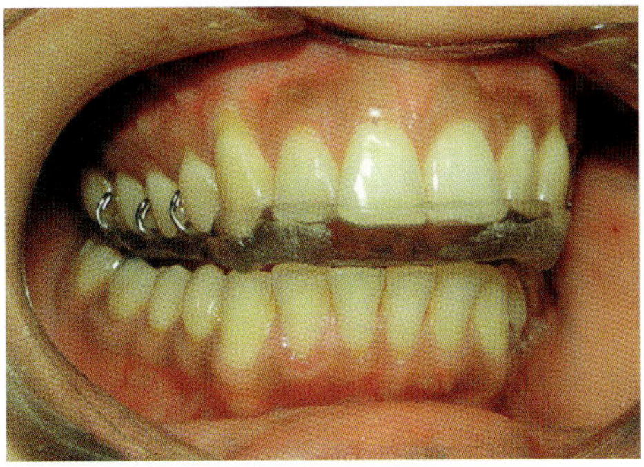

FIGURA 87 Guia canino no movimento de lateralidade direita.

Nos locais onde foram realizados ajustes oclusais deve-se realizar o polimento, removendo asperezas, com pontas em mandril para polimento de resina (cores cinza, verde e creme), ou na politriz com pedra-pomes.

Finalmente, orienta-se o paciente quanto aos retornos para reavaliação e higiene da placa, que pode ser feita com escova de dente e pasta dentifrícia não abrasiva.

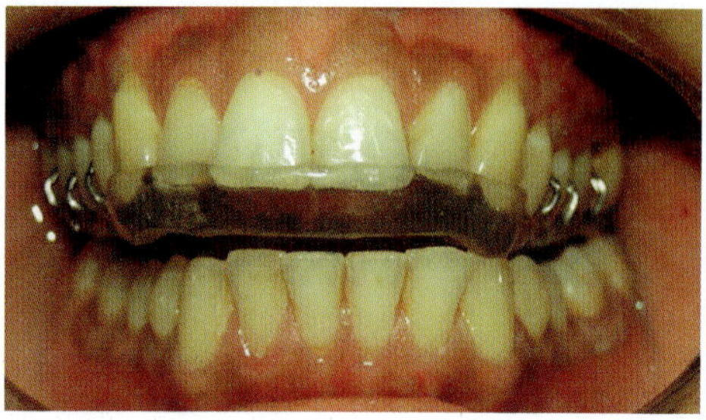

FIGURA 88 Guia canino no movimento de lateralidade esquerda.

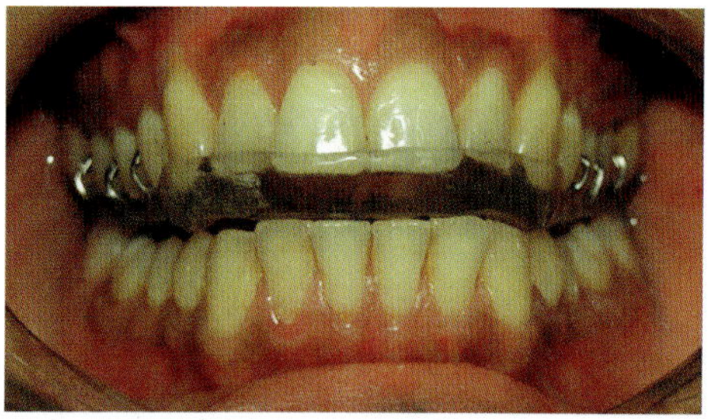

FIGURA 89 Guia de protrusão.

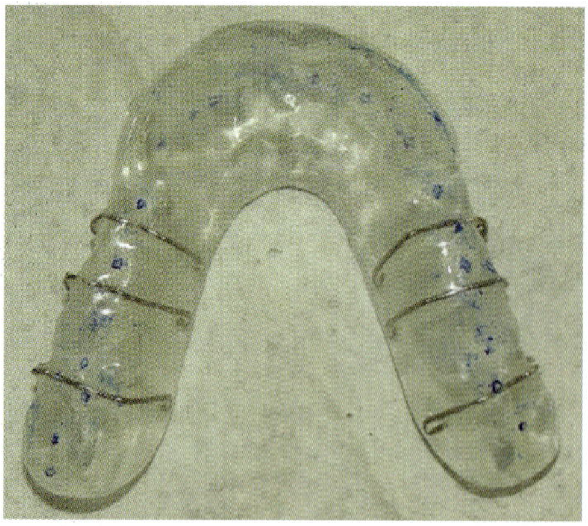

FIGURA 90 Aspecto final da placa após ajuste oclusal e polimento. Contato dos dentes antagonistas marcados com carbono articular em azul.

APARELHO INTRAORAL DE ESTABILIZAÇÃO SIMPLIFICADO (PLACA ESTABILIZADORA DE ACETATO RECOBERTA COM RESINA AUTOPOLIMERIZÁVEL)

O aparelho intraoral de estabilização simplificado é confeccionado com placa de acetato recoberta com resina acrílica autopolimerizável. Como o nome diz, é uma técnica de confecção de placa estabilizadora mais simplificada. Esse aparelho respeita os mesmos princípios biomecânicos dos aparelhos estabilizadores confeccionados com resina termopolimerizável, sendo o material utilizado o fator diferencial.

Não requer montagem de modelos em articulador semiajustável, e pode ser instalado na mesma consulta em que foi feita a moldagem. Esse tipo de aparelho tem grande aplicação nos seguintes casos:

1. Urgência na instalação do aparelho de estabilização.
2. Menor custo.
3. Curto período de utilização, por exemplo, necessidade de uso prévio a tratamentos protéticos reabilitadores, ortodônticos ou outros, nesse caso sendo descartado após o início do tratamento. Entretanto, em função do material de confecção (acetato e resina acrílica autopolimerizável), com o tempo de uso, fica a desejar esteticamente.

A confecção do aparelho se inicia com a moldagem da arcada superior do paciente (Figura 91) com alginato e vazamento imediato de gesso (preferencialmente gesso pedra tipo III) (Figura 92).

Após a presa final do gesso, remove-se o modelo do molde e seus excessos são desgastados com um recortador de gesso. Com lápis grafite, realiza-se o delineamento do desenho do aparelho, determinando sua extensão e seus limites, respeitando 2 mm da borda incisal por vestibular nos dentes anteriores e terço médio dos dentes posteriores (Figura 93). Por palatino, na região anterior, a extensão deve ser de

10 a 12 mm a partir da margem gengival e deve cobrir a papila palatina. Na região dos dentes posteriores a extensão deve ser de 5 a 7 mm e abranger a distal do último dente (Figura 94). Aplica-se fina camada de vaselina sólida em todo o modelo para facilitar a remoção da placa de acetato (Figura 95).

Com um aparelho plastificador (Figura 96), realiza-se a adaptação de uma placa de

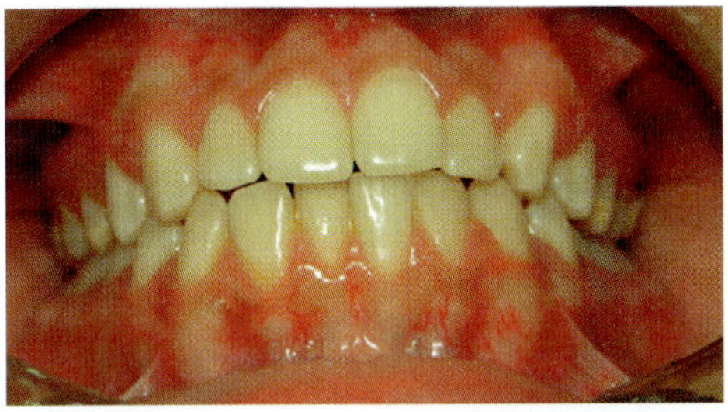

FIGURA 91 Vista frontal do caso clínico que receberá a placa.

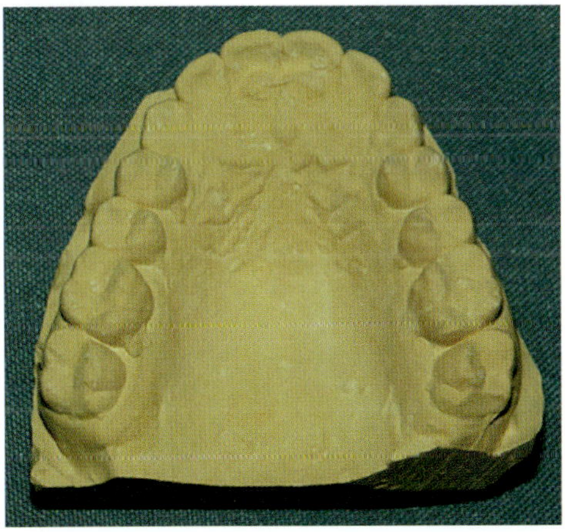

FIGURA 92 Modelo de gesso da arcada superior.

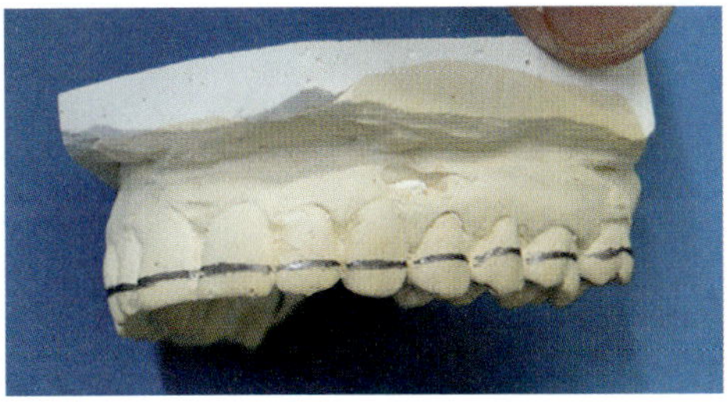

FIGURA 93 Desenho do contorno vestibular.

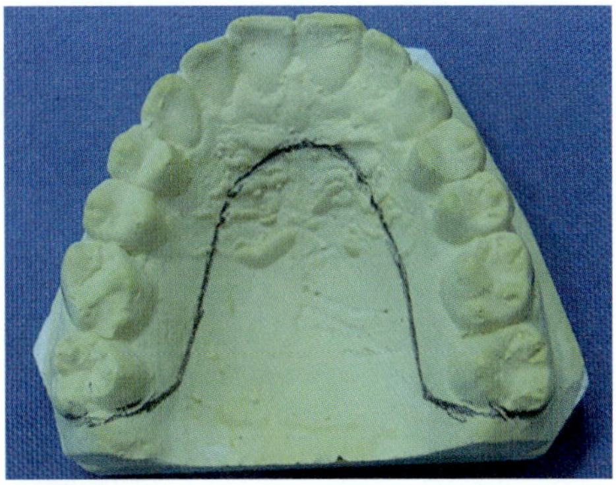

FIGURA 94 Desenho do contorno palatino.

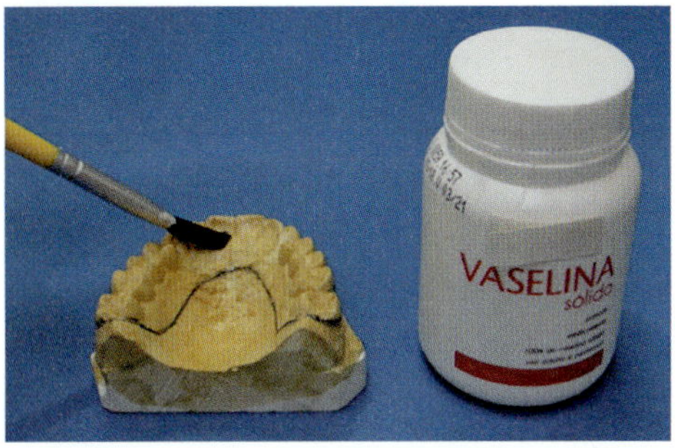

FIGURA 95 Vaselina aplicada no modelo.

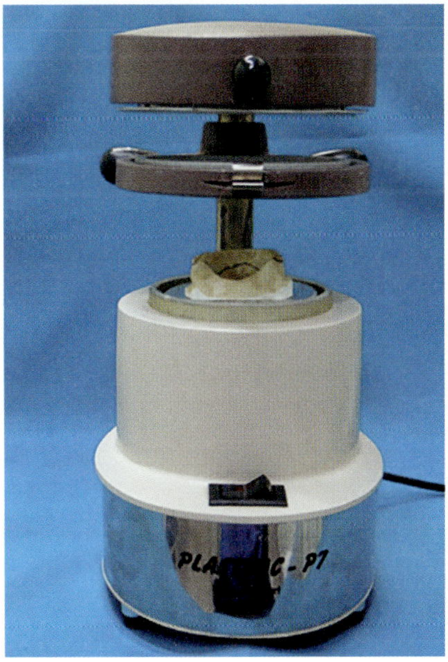

FIGURA 96 Aparelho plastificador.

acetato incolor (cristal) de 2 mm no modelo (Figuras 97 e 98). Recorta-se a placa com discos e pontas apropriadas, respeitando os limites traçados com o lápis grafite, por vestibular (Figura 99) e palatino (Figura 100), e ao final remove-se a placa do modelo de gesso. Seus excessos e irregularidades nas bordas devem ser eliminados com fresas e pontas para acabamento e polimento de resina acrílica (Figura 101).

Na sequência, deve-se provar a placa recortada no paciente, verificar seu correto assentamento (Figura 102) e posteriormente removê-la. Aplicar vaselina nos dentes anteriores inferiores (sólida ou líquida) (Figura 103) e colocar uma espátula de madeira no sentido transversal do arco, na região de pré-molares (Figura 104), para que se inicie a reprogramação neuromuscular enquanto o clínico prepara os materiais necessários aos próximos procedimentos.

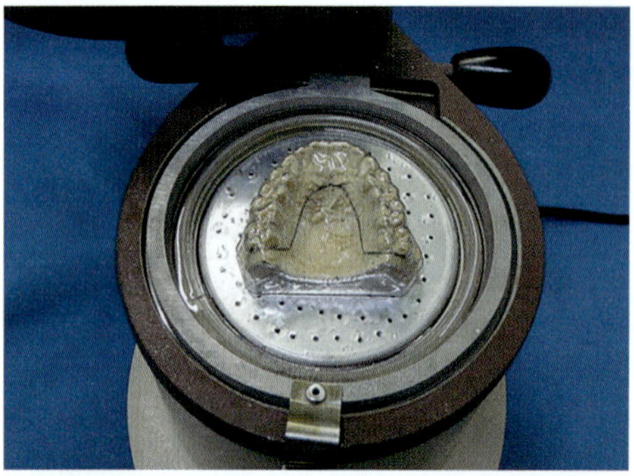

FIGURA 97 Adaptação da placa adaptada ao modelo após o aquecimento.

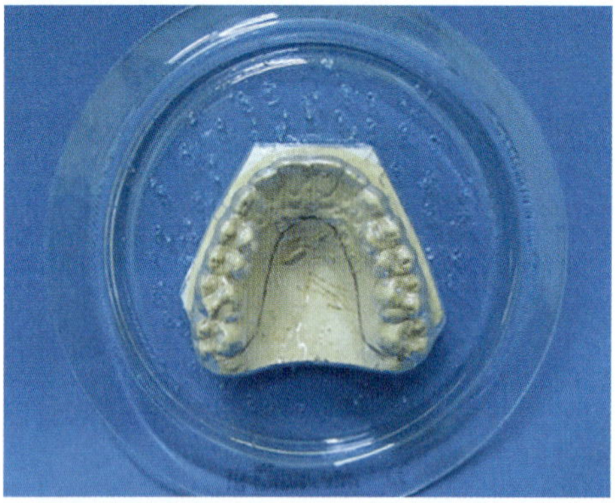

FIGURA 98 Placa totalmente adaptada ao modelo.

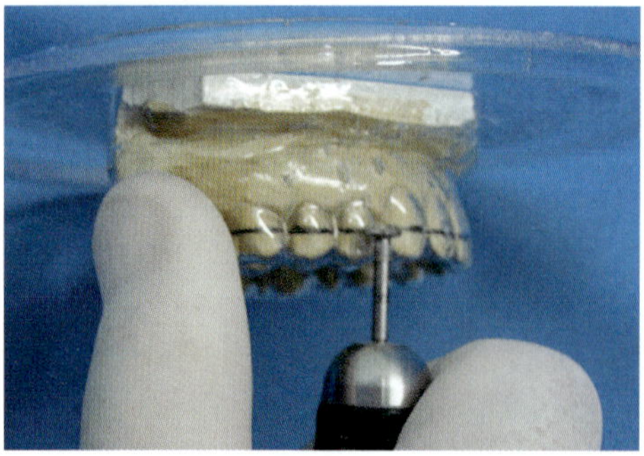

FIGURA 99 Recorte da placa por vestibular com broca diamantada em forma de disco acoplada a peça reta.

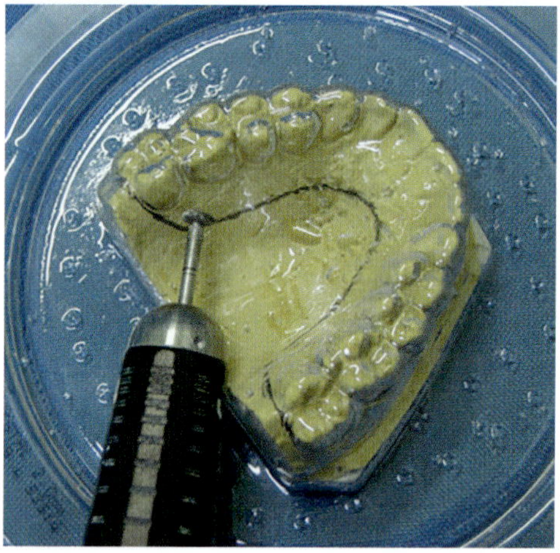

FIGURA 100 Recorte da placa na região palatina.

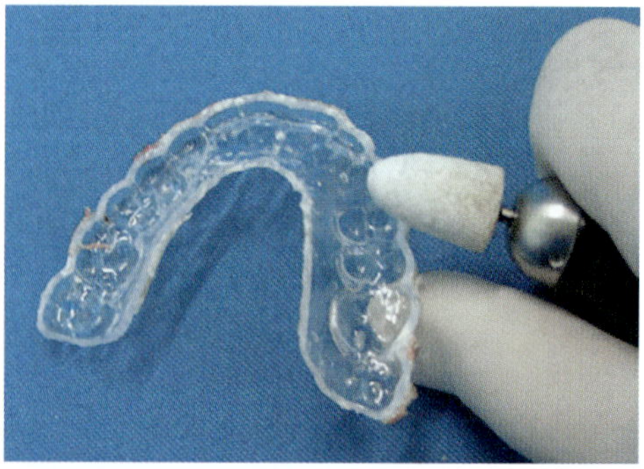

FIGURA 101 Remoção dos excessos, alisamento e polimento das bordas.

A próxima etapa será recobrir a placa de acetato iniciando pela confecção do Jig. Espatula-se no pote Dappen pequena quantidade de resina acrílica autopolimerizável incolor, recolhe-se um pouco fazendo uma bolinha, que deverá ser acomodada sobre a placa na região dos incisivos centrais e adaptada de vestibular para palatino. Com os dedos polegar e indicador, deve-se comprimir as bordas da resina de forma a fazer duas vertentes convergindo para um vértice (cunha) alinhado com a linha média dos incisivos centrais (fazer um "bico").

Ainda na fase plástica, apertar as bordas da resina com os dedos indicador e polegar nas duas extremidades (de vestibular para palatino) e comprimir, deixando assim a área central do Jig mais saliente (Figura 105), com o objetivo de facilitar a parada da mandíbula (*stop* anterior) em RC. Esses procedimentos podem ser revistos na confecção do Jig em aparelho intraoral de estabilização.

Coloca-se a placa de acetato no paciente, com a resina do Jig na fase plástica acoplada a ela, e logo após, a espátula de madeira na região de pré-molares, transversal ao arco que impedirá o contato dos dentes inferiores na placa. Manipula-se a mandíbula em RC e solicita-se ao paciente que feche a boca; nesse momento, os dentes anteriores inferiores penetram na resina do Jig, que está na fase plástica (Figura 106).

Após a polimerização do Jig, remove-se a espátula de madeira, o paciente volta a ocluir no Jig (*stop* anterior) e observa-se a distân-

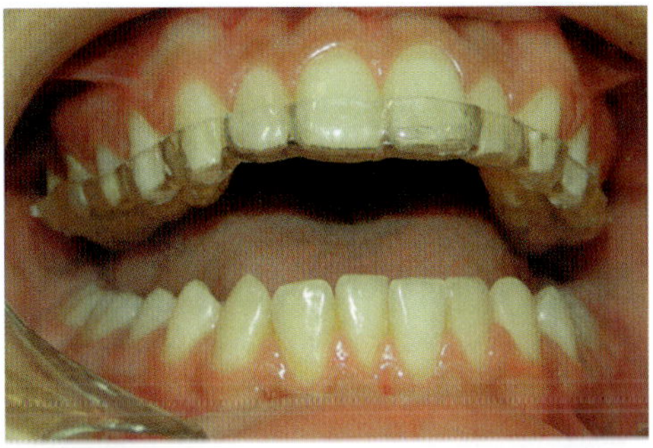

FIGURA 102 Prova da placa de acetato.

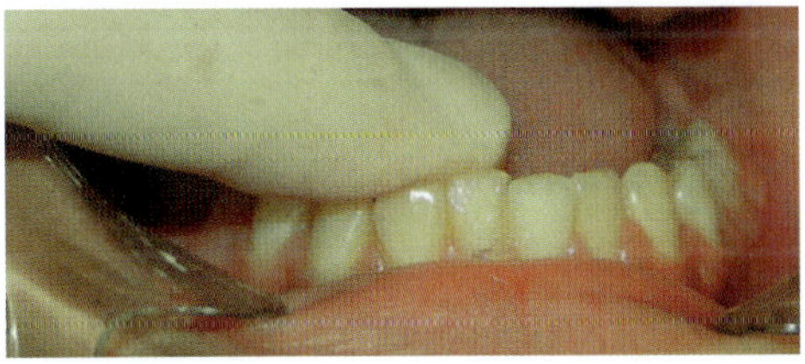

FIGURA 103 Aplicação de vaselina nos dentes anteriores inferiores.

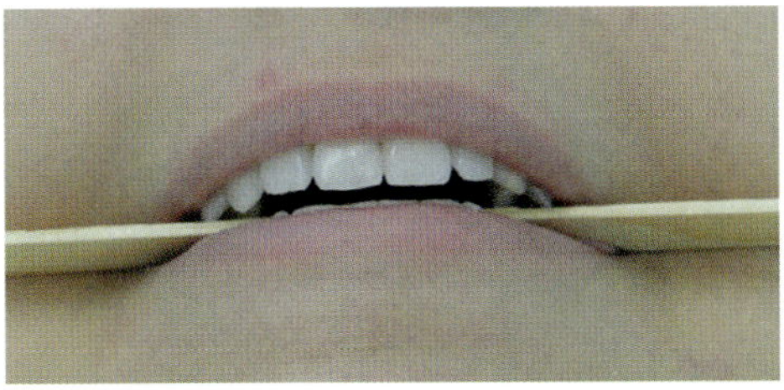

FIGURA 104 Espátula de madeira promovendo a separação dos dentes e reprogramação neuromuscular.

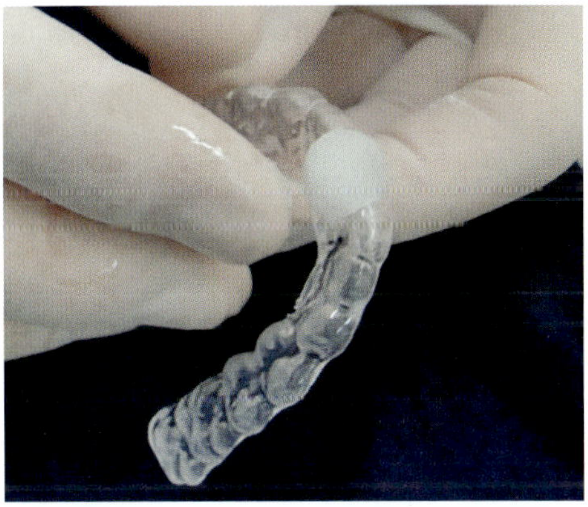

FIGURA 105 Confecção do Jig na placa de acetato, na região dos incisivos centrais.

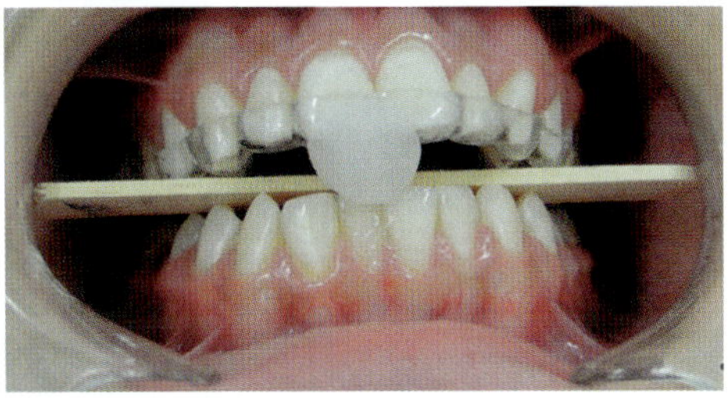

FIGURA 106 Contato dos dentes inferiores na espátula de madeira transversal ao arco e incisivos centrais inferiores penetrando na resina do Jig, na fase plástica.

cia de desoclusão dos dentes posteriores da mandíbula em relação à placa. Se a desoclusão estiver muito grande, demarca-se o contato dos incisivos inferiores no Jig com papel-carbono (Figuras 107 e 108) e, no exato ponto demarcado, desgasta-se o Jig com fresa de resina (Figura 109) até o momento em que os dentes posteriores estiverem praticamente tocando na placa (Figura 110), ou seja, com a menor desoclusão possível. Verificam-se os dois lados e define-se como padrão o que está mais próximo.

É importante observar que o Jig deve ser plano, sem inclinação, para não proporcionar retrusão da mandíbula com consequente compressão dos côndilos contra os tecidos retrodiscais, situação que poderá propiciar dor articular; o Jig deve ser apenas um *stop* anterior, sem provocar deslizes à mandíbula.

Após alguns movimentos de abertura e fechamento da boca no eixo de rotação dos côndilos realizado pelo clínico, manipulando a mandíbula em relação cêntrica, e com papel-carbono interposto entre o Jig e os incisivos centrais inferiores, o contato desses dentes (Figura 111) será demarcado no Jig e deve se tornar repetitivo quando se realizam os sucessivos movimentos de abertura e fechamento.

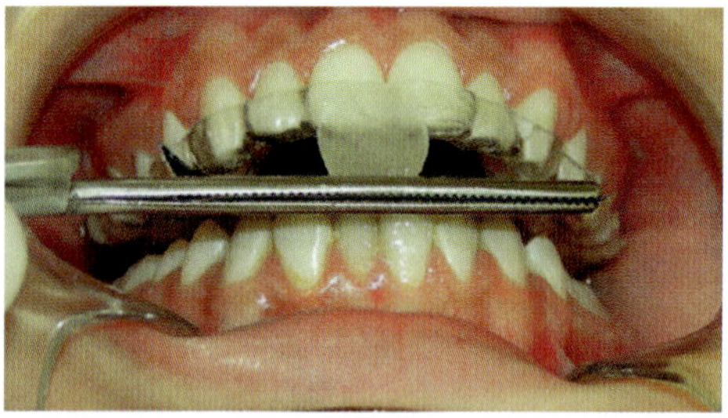

FIGURA 107 Paciente ocluindo no Jig e interposição do carbono articular.

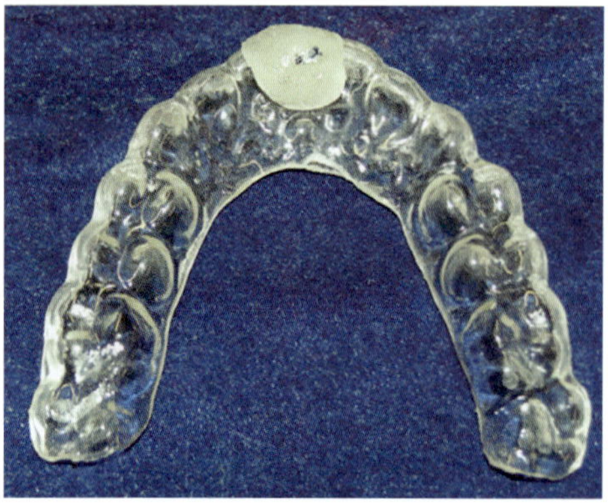

FIGURA 108 Marca de carbono no Jig referente aos incisivos centrais inferiores.

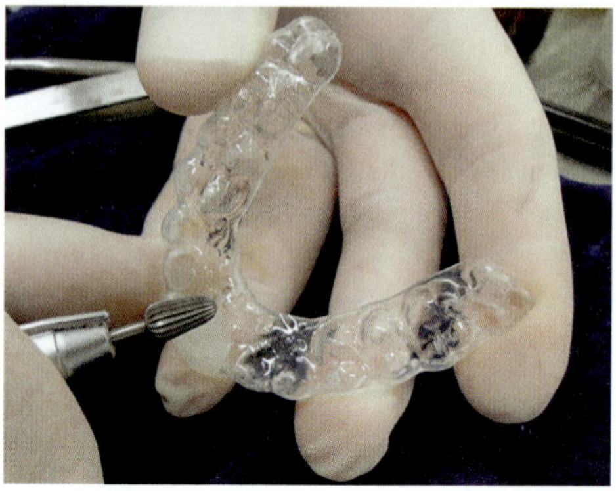

FIGURA 109 Desgaste do Jig com fresa de resina.

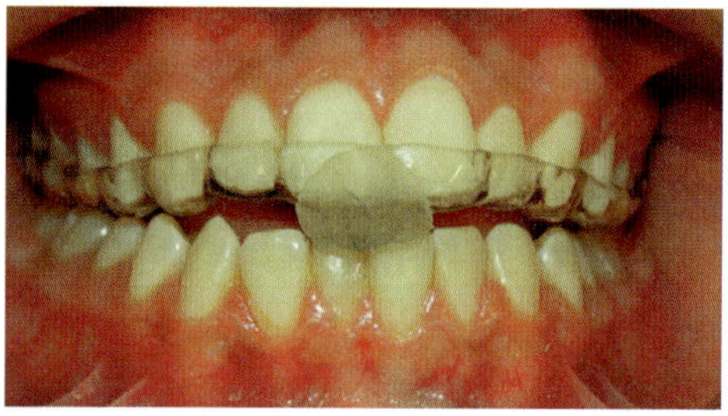

FIGURA 110 Mandíbula apoiada no Jig em relação cêntrica, com a menor desoclusão possível em relação a placa.

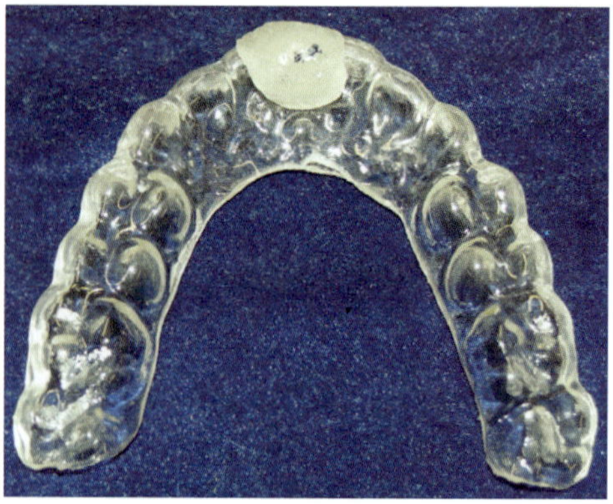

FIGURA 111 Contato dos incisivos inferiores em relação cêntrica no Jig, identificado pelas marcas de carbono articular.

Quando a posição de RC foi cuidadosamente localizada e o local do contato dos incisivos inferiores demarcado repetidamente pelo carbono no Jig foi definido, deve-se realizar o travamento. Para tanto, coloca-se sobre esse ponto um pouco de resina na fase plástica (Figura 112) para registrar no Jig a posição de RC. Leva-se a placa de acetato em posição e manipula-se a mandíbula em RC, de modo que os incisivos centrais inferiores adentrem na massa do acrílico e parem em cima do contato marcado pelo carbono (Figura 113). A esse procedimento denomina-se registro da RC no Jig.

Após a polimerização da resina que foi acrescentada para realizar o travamento, remove-se a placa da boca (Figura 114). Deve-se verificar a necessidade de novamente aplicar vaselina nos dentes inferiores para o correto isolamento (Figura 115). Adiciona-se resina acrílica autopolimerizável incolor, a partir do Jig, em toda a superfície oclusal da placa (nas regiões anterior e posterior) (Figura 116). Deve-se adicionar resina suficiente para mostrar as endentações de cada dente inferior, enquanto mais resina também é adicionada à região dos caninos superiores (ressalto canino) que servirá de guia de desoclusão para os caninos inferiores nos movimentos de lateralidade e protrusão e serão ajustadas após a polimerização.

Antes de retornar a placa à boca, é importante que todo monômero livre seja eliminado da resina com jato de ar da seringa. Uma vez eliminado, a placa deve ser imersa em uma cuba com água (Figura 117), enxaguada e

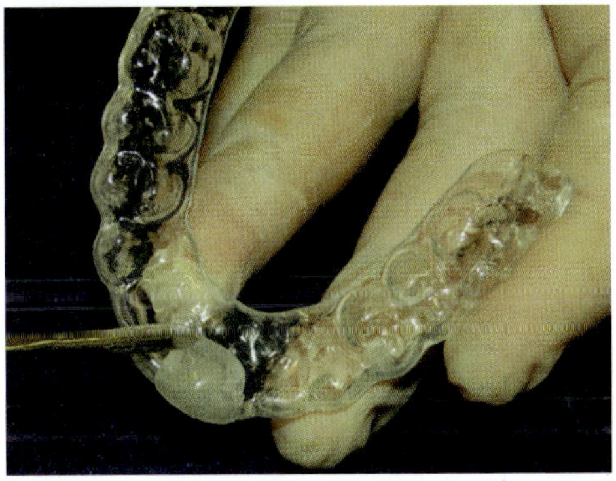

FIGURA 112 Acréscimo de resina sobre a marca do carbono.

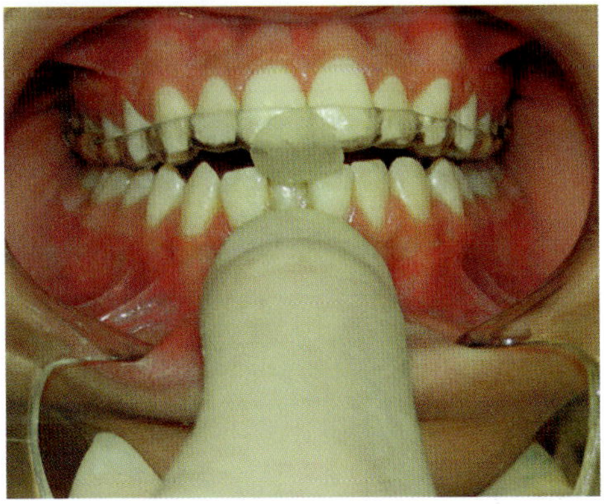

FIGURA 113 Mandíbula apoiada no Jig em relação cêntrica enquanto ocorre a polimerização da resina de travamento.

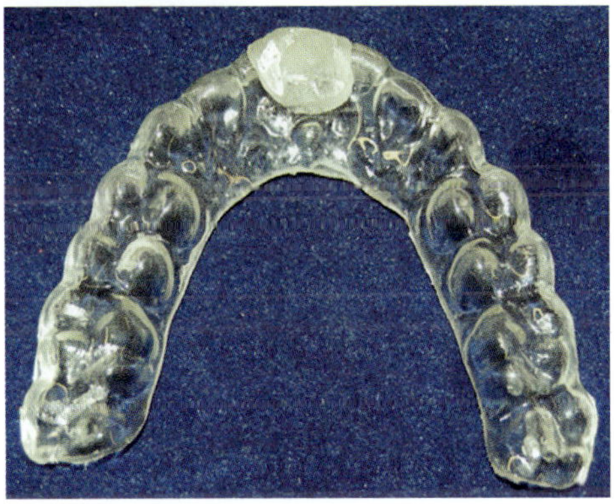

FIGURA 114 Travamento dos incisivos inferiores no Jig finalizado.

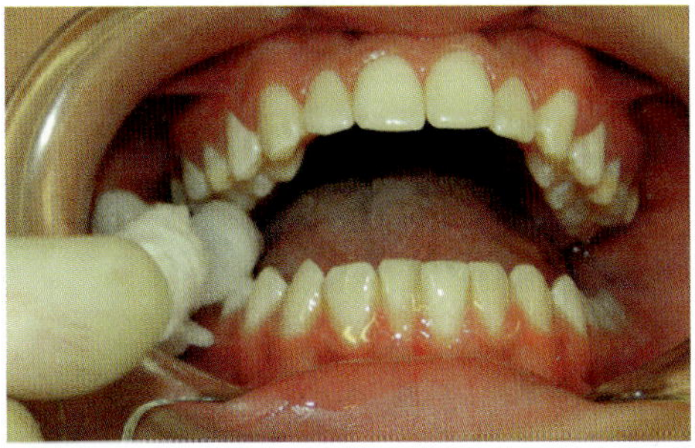

FIGURA 115 Aplicação de vaselina nos dentes inferiores.

voltar à boca. Na sequência, manipula-se a mandíbula em RC e, no momento em que o clínico percebe que os côndilos se encontram adequadamente posicionados em seu eixo de rotação, deve-se solicitar ao paciente que feche a boca e oclua os dentes no acrílico, conferindo se os incisivos centrais inferiores entraram em contato com o Jig (*stop* anterior) e se encaixaram no travamento (Figura 118).

Após alguns segundos, solicita-se ao paciente que abra a boca, remove-se a placa e avaliam-se as marcas das cúspides e bordas incisais dos dentes inferiores deixadas na resina acrílica para ter certeza de que todos os dentes inferiores fizeram suas endentações no acrílico (Figura 119) e de que há acrílico suficiente para o ressalto canino que servirá de guias de lateralidade e protrusão. Se faltar algum dente, deve-se acrescentar e retornar a placa à boca.

A placa pode ser recolocada na boca e ocluída várias vezes, tomando-se o cuidado de repetir o eixo de rotação e promover a refrigeração com água da seringa ou imersa em cuba (Figura 120) até que a resina complete a polimerização, fique firme e mantenha sua

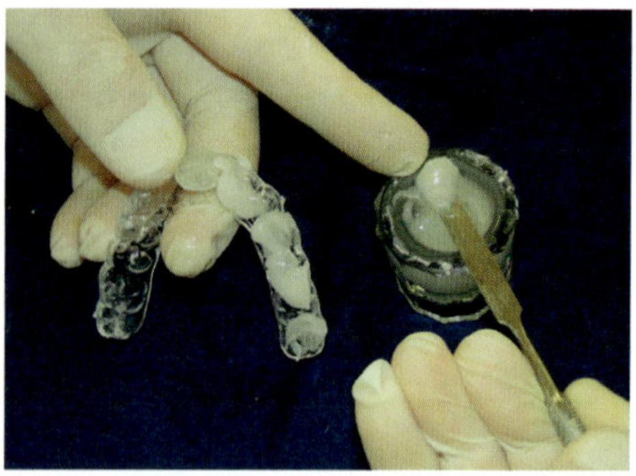

FIGURA 116 Acréscimo de resina em toda a extensão da placa.

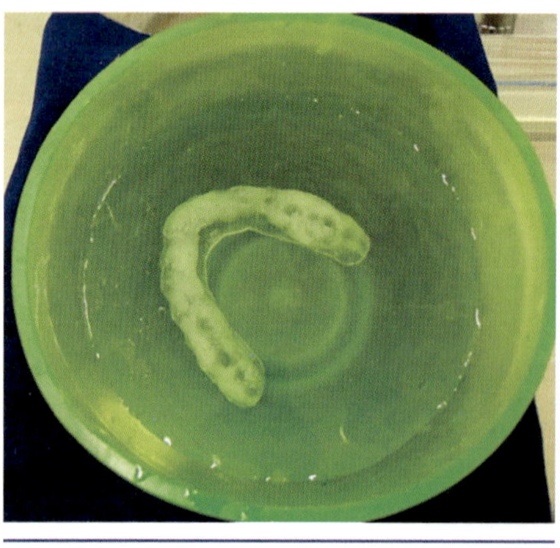

FIGURA 117 Placa imersa em água.

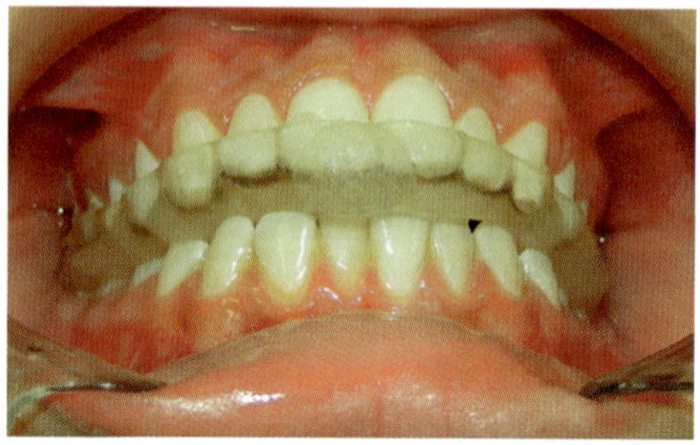

FIGURA 118 Dentes inferiores ocluindo no acrílico com a mandíbula apoiada no Jig.

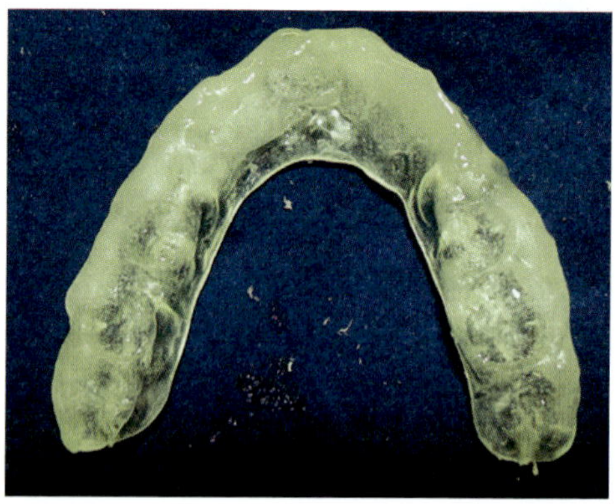

FIGURA 119 Endentações dos dentes inferiores ao acrílico.

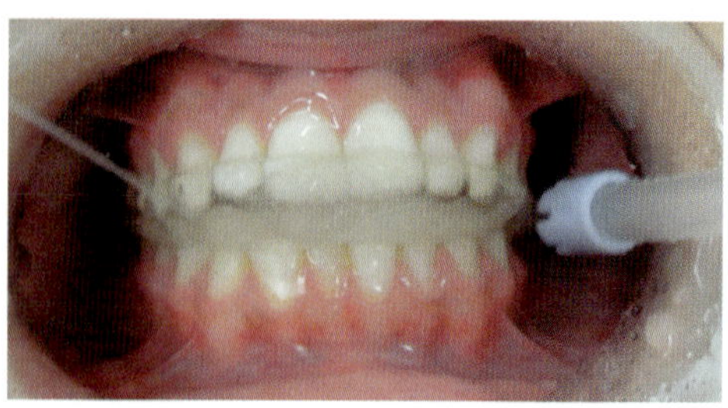

FIGURA 120 Refrigeração para diminuir a liberação de calor durante a polimerização da resina.

forma. O ideal é completar a polimerização final fora da boca devido à liberação de calor. Após a polimerização, a placa estará pronta para os ajustes finais (Figura 121).

Com lápis grafite, acentua-se a área mais profunda de cada cúspide vestibular inferior e borda incisal deixada na resina (Figura 122). São os contatos em RC presentes na placa. Com uma fresa de desgaste de resina acoplada na peça reta do micromotor, remove-se a resina ao redor das marcas do lápis para que a superfície da placa fique plana (Figura 123), sem endentações, e permita que a mandíbula realize os movimentos de lateralidade e protrusão com liberdade. O acrílico é desgastado até as marcas do lápis em todas as áreas, tomando-se o cuidado de não desgastar o ressalto canino.

Preserva-se maior volume de resina na região dos caninos, pois ela servirá de guia para o canino inferior nas excursões da mandíbula em lateralidade, do lado direito (Figura 124) e do lado esquerdo (Figura 125).

Com uma fresa de acabamento, eliminam-se os excessos de resina (Figura 126), realizando o refinamento e o alisamento da placa, com especial cuidado nas regiões dos ressaltos caninos (Figuras 127 e 128).

Finalizado o acabamento, com a placa adequadamente lisa, ela é colocada novamente na boca e os contatos em RC são demarcados com papel-carbono preso à pinça Muller quando

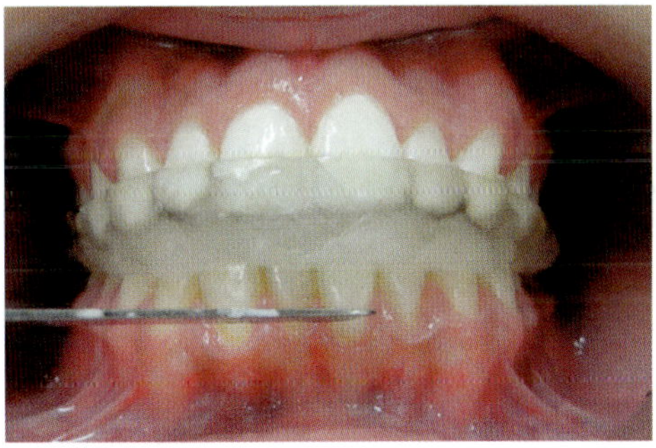

FIGURA 121 Polimerização da resina finalizada.

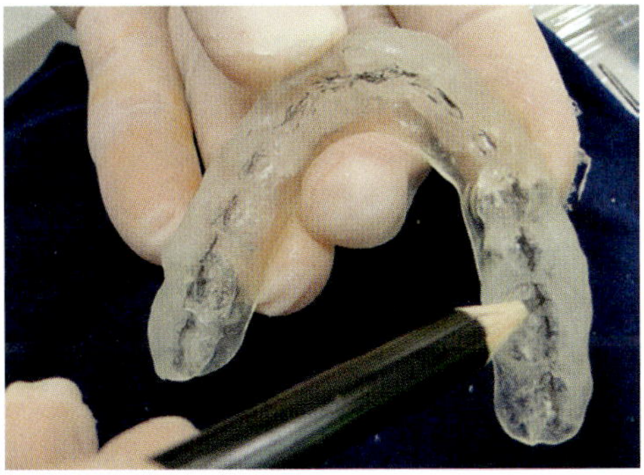

FIGURA 122 Marcas de lápis nos locais das endentações dos dentes inferiores.

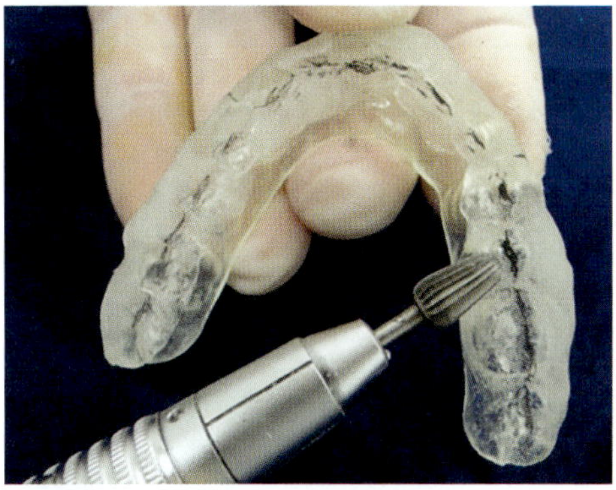

FIGURA 123 Desgaste dos excessos de resina com fresa.

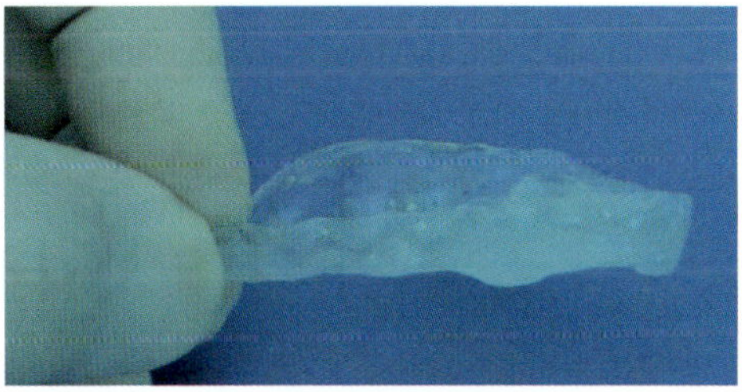

FIGURA 124 Maior volume de resina na região do ressalto canino direito.

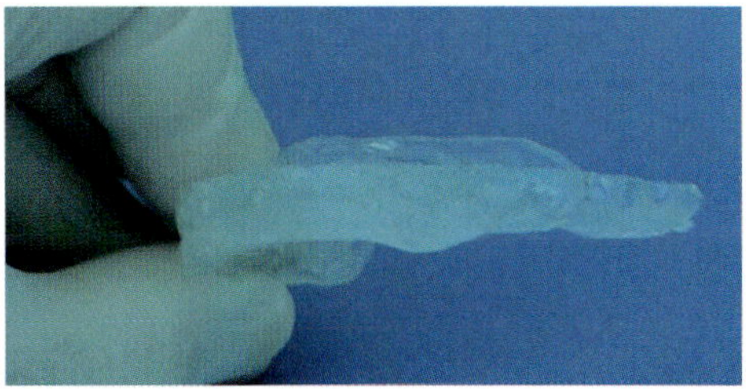

FIGURA 125 Maior volume de resina na região do ressalto canino esquerdo.

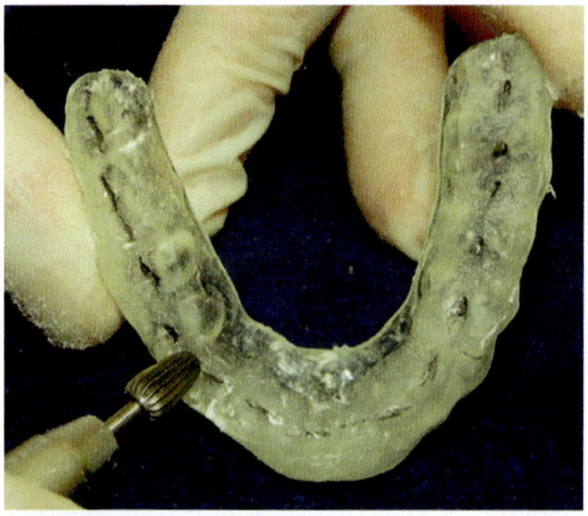

FIGURA 126 Eliminação dos excessos de resina do ressalto canino direito, iniciando o ajuste da guia de lateralidade.

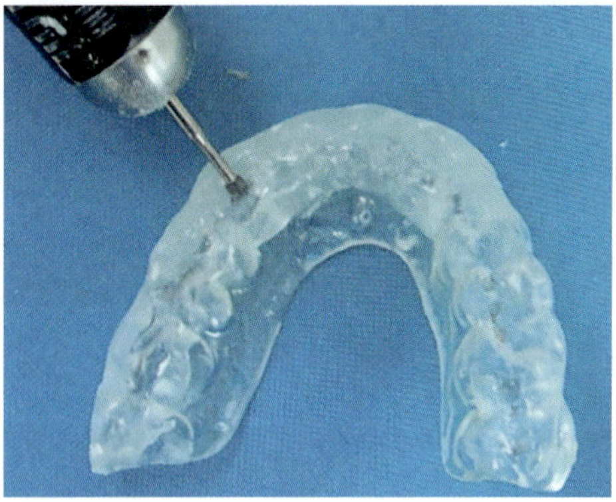

FIGURA 127 Refinamento da guia canino do lado direito no ressalto, com broca esférica em baixa rotação.

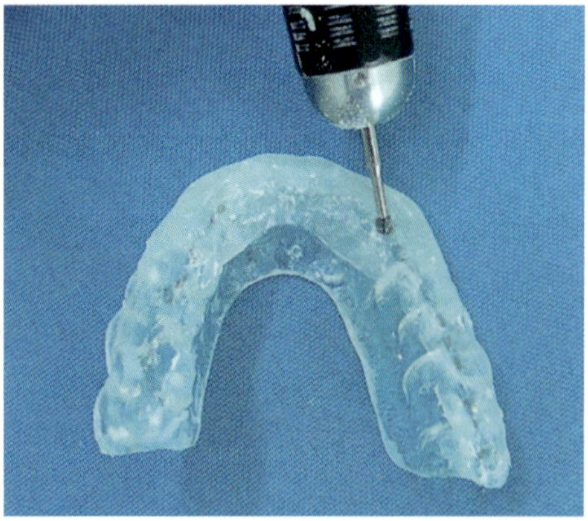

FIGURA 128 Refinamento da guia canino do lado esquerdo, com broca esférica em baixa rotação.

o paciente fecha a boca. Nessa etapa do ajuste da placa, todos os contatos, sejam anteriores ou posteriores, devem ser refinados de modo a oferecer superfícies planas com equilíbrio de força oclusal. Em alguns casos, a contração da resina acrílica irá distorcer a superfície oclusal da placa, de modo que as pontas das cúspides não conseguem atingir o ponto de profundidade, resultando em marcas circulares (aréolas) em torno do ponto marcado pelo lápis.

Quando isso ocorre, deve-se reduzir as aréolas, permitindo que as cúspides toquem completamente nas fossas (ponto marcado pelo lápis). O paciente, ao ocluir no aparelho (Figura 129), deve ter a sensação de que todos os dentes tocam na placa simultaneamente dos dois lados (Figura 130).

Em nenhum momento a marca dos contatos do carbono na região dos dentes anteriores deve ser mais forte que a dos dentes posteriores, ou seja, o contato efetivo na placa

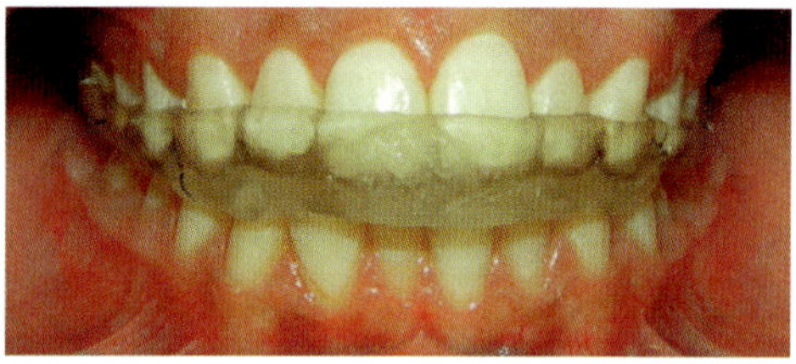

FIGURA 129 Oclusão dos dentes inferiores na placa, estando a mandíbula na posição de relação cêntrica.

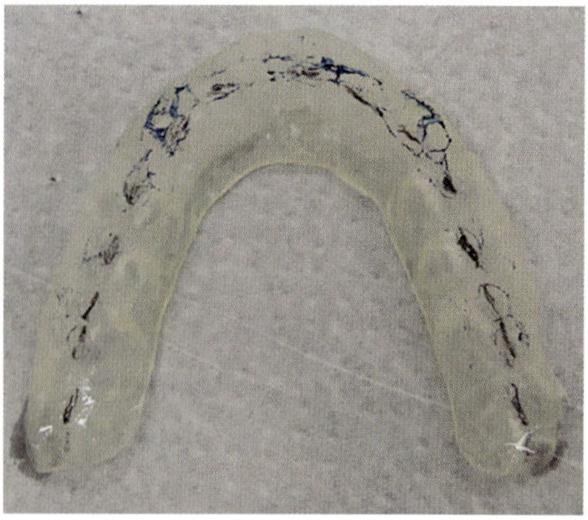

FIGURA 130 Marca dos contatos oclusais em relação cêntrica.

se dá à custa dos dentes posteriores; os anteriores devem ser mais suaves (Figura 131).

Terminado o ajuste em RC, as guias de desoclusão devem ser ajustadas. Os contatos na região dos ressaltos caninos devem ser reavaliados de modo a permitir que os caninos inferiores deslizem de maneira suave e contínua durante os movimentos de lateralidade e protrusão.

Os ressaltos não devem ser muito proeminentes para não dificultar a movimentação da mandíbula, desfavorecendo a atividade muscular. Devem ter uma altura que proporcione uma desoclusão suave da mandíbula em lateralidade com uma distância em torno de 2 mm dos dentes posteriores inferiores em relação à placa. Em lateralidade somente os caninos inferiores devem tocar na placa (Figuras 132 e 133).

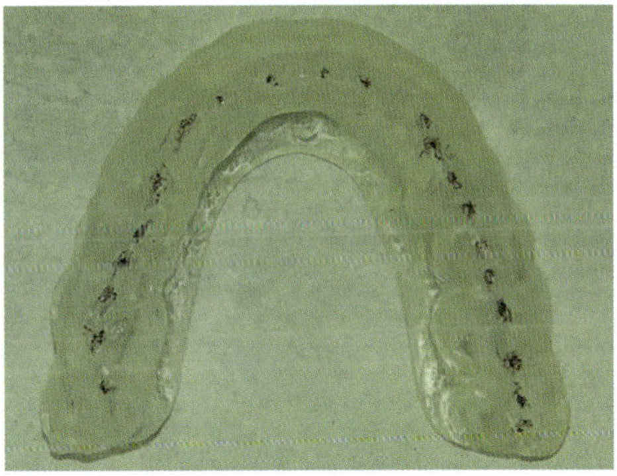

FIGURA 131 Contatos efetivos dos dentes posteriores, simultâneos, de ambos os lados. Contatos suaves na região dos dentes anteriores.

Finalmente, ajusta-se a guia de protrusão nos mesmos ressaltos dos caninos. Os caninos inferiores deverão deslizar suavemente neles em direção protrusiva e desocluir todos os dentes posteriores, evitando-se que os incisivos centrais e laterais nesse momento venham a interferir no movimento (Figura 134). O ressalto canino serve, portanto, para guiar a mandíbula em lateralidade e em protrusão. Observa-se a marca em "V" referente ao deslize dos caninos inferiores no aparelho (Figura 135). As marcas no sentido lateral do "V" se referem aos movimentos de lateralidade direita e esquerda, enquanto as marcas retas para anterior se referem ao movimento de protrusão.

Terminado o ajuste, a placa deve ser alisada com fresas e pontas de polimento de resina (Figura 136), polida com pedra-pomes em roda de pano na politriz (Figura 137) e instalada no paciente (Figura 138).

O paciente deve retornar depois de 2 a 7 dias para reavaliação. No retorno, as marcas oclusais na placa devem ser reavaliadas. Com o relaxamento dos músculos e a remissão dos sintomas, os côndilos podem assumir uma posição mais central na ATM e, por consequência, contatos diferentes dos iniciais estarão presentes na placa. Caso essas alterações ocorram, deve-se reajustar a placa, devolvendo o contato de todos os dentes, sempre mais intensos nos dentes posteriores que nos anteriores. A partir do momento em que não se observam mudanças de contatos na placa, ortopedicamente ela está correta e os ajustes não se fazem mais necessários.

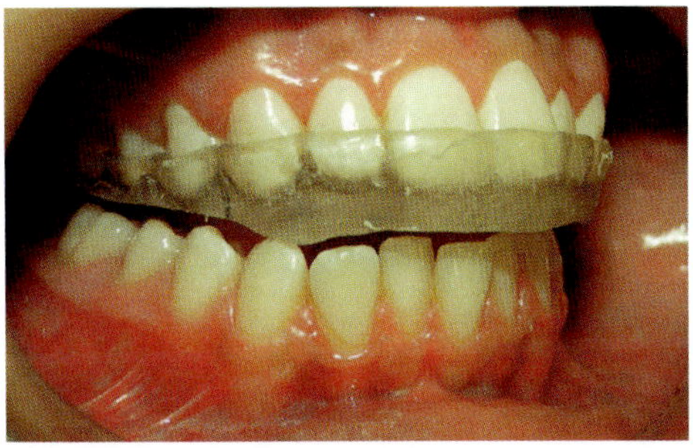

FIGURA 132 Movimento de lateralidade direita, com canino inferior sendo guiado pelo ressalto canino da placa.

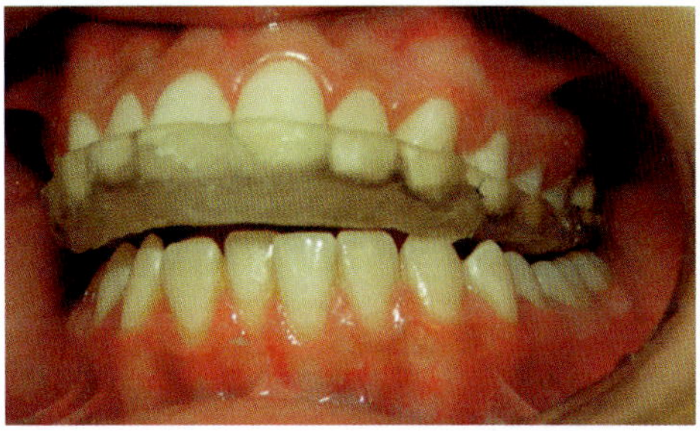

FIGURA 133 Movimento de lateralidade esquerda, com canino inferior sendo guiado pelo ressalto canino da placa.

As instruções dadas ao paciente para o uso da placa são as seguintes: inicialmente um aumento na salivação pode ocorrer; isso é normal e regride. A placa deve ser escovada após ser removida da boca com água e dentifrício. O tempo de uso da placa depende do transtorno que o paciente apresenta: DTM muscular, articular, inflamatória, bruxismo etc.

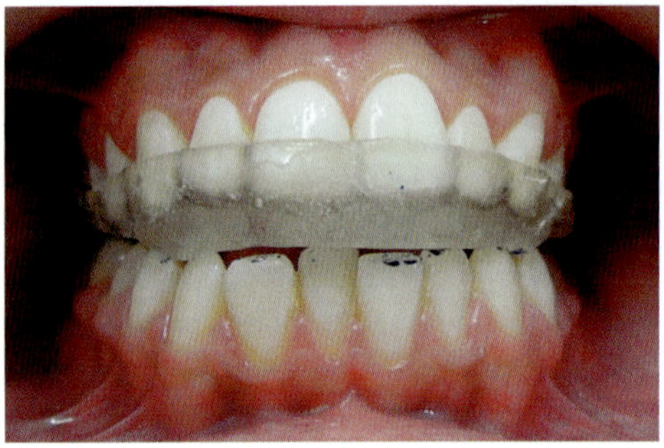

FIGURA 134 Movimento de protrusão da mandíbula.

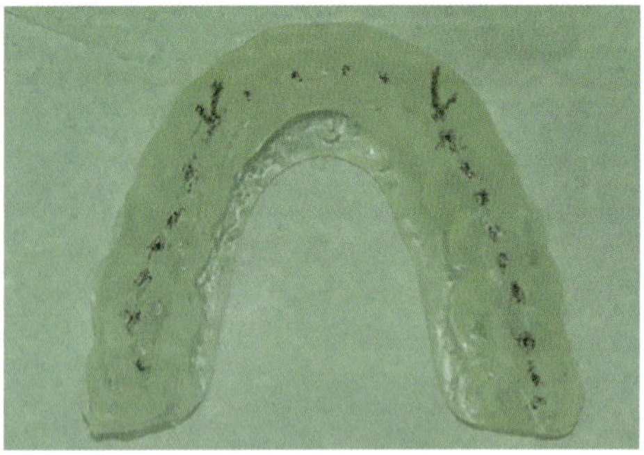

FIGURA 135 Guias em "V" na região dos ressaltos caninos (lateralidades direita e esquerda e protrusão).

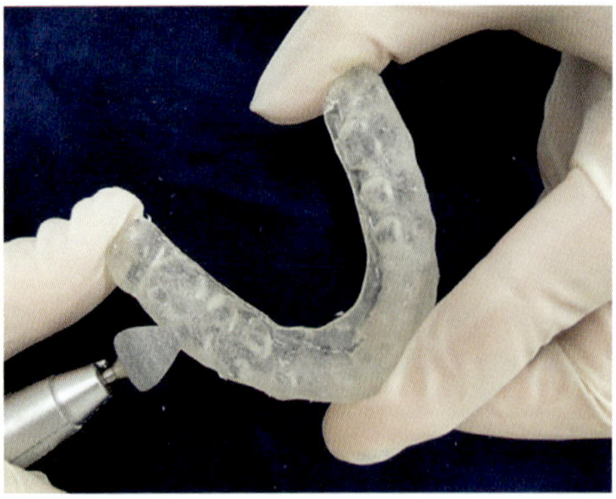

FIGURA 136 Acabamento da placa.

APARELHO INTRAORAL DE ESTABILIZAÇÃO CONFECCIONADO PELO FLUXO DIGITAL

Atualmente os aparelhos intraorais de estabilização (placas estabilizadoras) podem ser fabricados pelo uso de fluxo digital, aplicando o sistema CAD/CAM,[22] com vantagens em aspectos relacionados ao paciente, ao profissional que o trata e ao técnico de laboratório.

Na técnica de confecção da placa oclusal estabilizadora digitalizada há redução no número de procedimentos clínicos e laboratoriais, economia de materiais de consumo, simplificação e otimização dos trabalhos clínicos e laboratoriais.[24]

Após avaliação do paciente e planejamento com indicação de confecção de placa estabilizadora, as imagens digitalizadas das arcadas

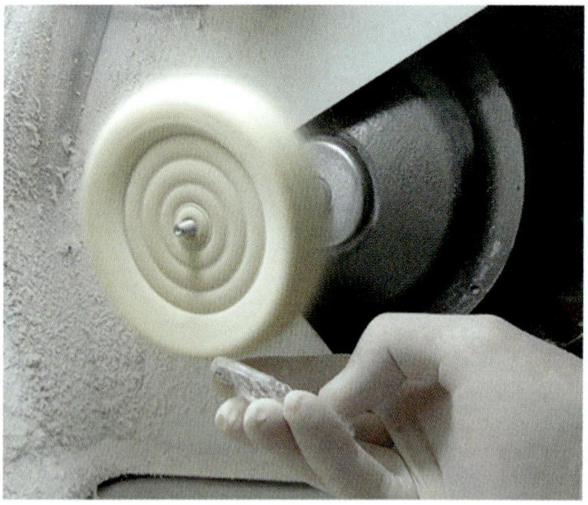

FIGURA 137 Polimento da placa.

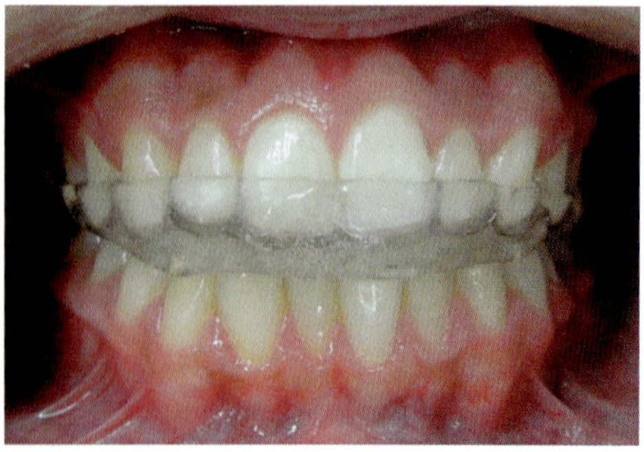

FIGURA 138 Placa finalizada e instalada no paciente.

superior e inferior são captadas com o *scanner* intraoral CS 3600 – Carestream Dental, por um técnico habilitado (Figuras 139, 140 e 141).

O registro da mandíbula em RC e o espaçamento interoclusal determinante da espessura da placa foram definidos pelo uso do Jig de Lucia.[10,11] Com o dispositivo em posição, o técnico obteve o registro intermaxilar digital (Figura 142). Essas imagens foram enviadas ao laboratório para a confecção da placa.

O *design* da placa oclusal foi feito usando o *software* 3Shape Dental System, em um articulador virtual. As áreas retentivas foram suavizadas, e a trajetória de inserção e os limites da placa foram definidos. Os contatos oclusais foram checados em RC e nos movimentos mandibulares excêntricos de protrusão e de lateralidade, observando-se as corretas guias desses movimentos: guia anterior e guia canino, respectivamente.

Para a impressão da placa oclusal foram utilizadas a resina Cosmos Splint (Yller Biomateriais SA) e a impressora 3D Miicraft 125.[24]

A Cosmos Splint é uma resina biocompatível que pode ser utilizada em impressoras que operam em comprimento de onda entre 250 e 410 nm. Após o processo de impressão, a placa oclusal foi imersa em álcool etílico por 10 minutos. Depois da secagem, foi colocada em câmara UV de 72 W por 10 minutos, para realizar a pós-cura, de acordo com as orientações do fabricante.[19,20]

Após a impressão, a placa estabilizadora foi assentada sobre o modelo superior impresso para verificar possíveis discrepâncias e para o polimento final (Figura 143) e enviada à clínica em modelos articulados impressos (Figura 144) para posterior instalação no paciente.

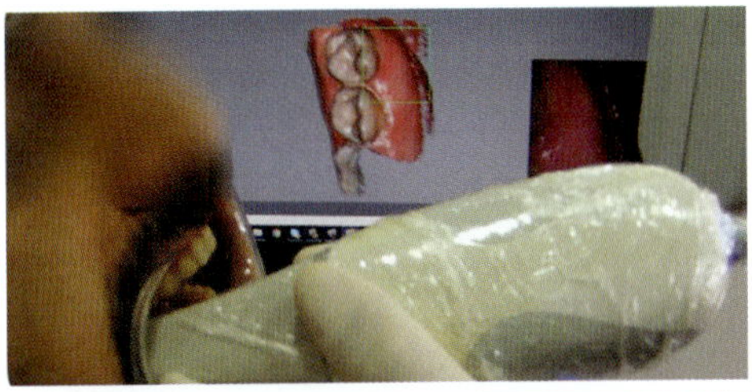

FIGURA 139 Escaneamento da arcada superior.

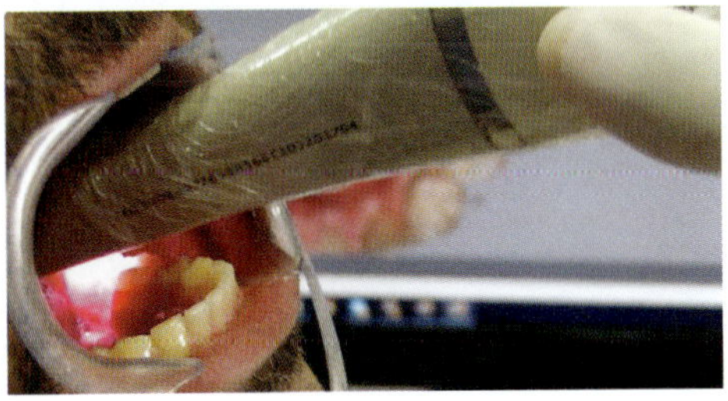

FIGURA 140 Escaneamento da arcada inferior.

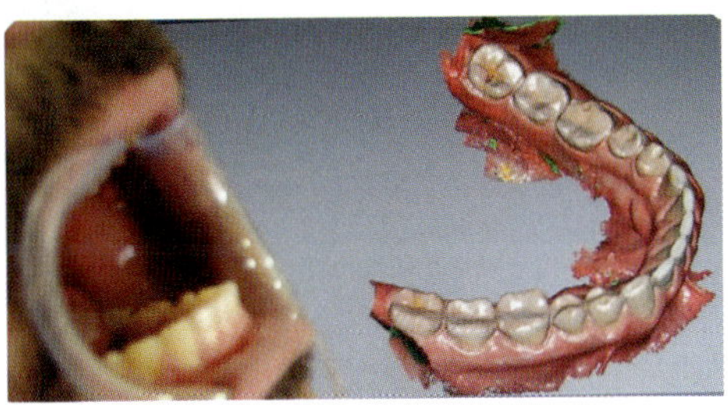

FIGURA 141 Aspecto final do escaneamento.

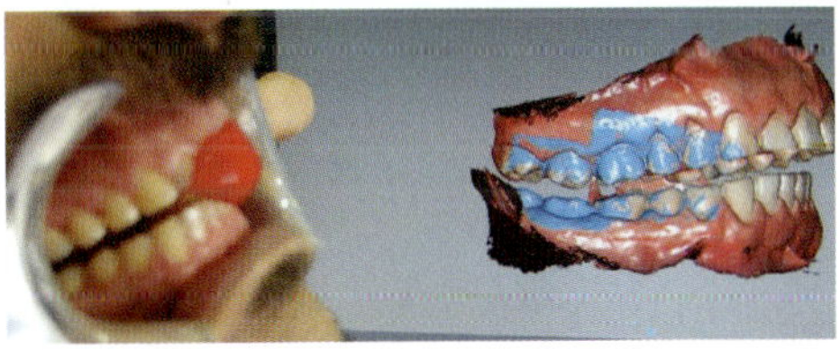

FIGURA 142 Desoclusão dos dentes posteriores obtida com Jig de Lucia (***stop*** anterior).

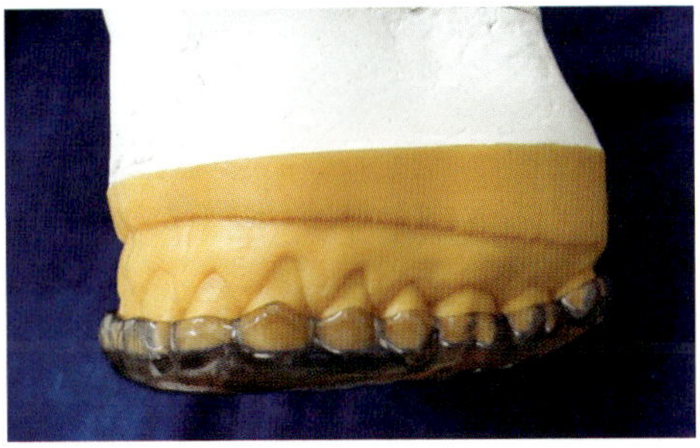

FIGURA 143 Aparelho intraoral de estabilização assentado no modelo impresso.

A placa estabilizadora foi instalada na arcada superior do paciente (Figura 145), não tendo sido necessários ajustes internos. Ajustes oclusais, na posição de RC (Figura 146) e nas posições excêntricas da mandíbula (lateralidade e protrusão), foram realizados, porém em pequena quantidade e número. O tempo despendido para a obtenção das imagens digitalizadas das arcadas foi em média de 15 minutos. A adaptação na arcada e os ajustes oclusais iniciais demoraram em torno de 20 minutos. Orientações de uso e de higienização do aparelho intraoral foram repassadas ao paciente.[27] Ajustes oclusais foram realizados, semanalmente, até a estabilização dos contatos oclusais.

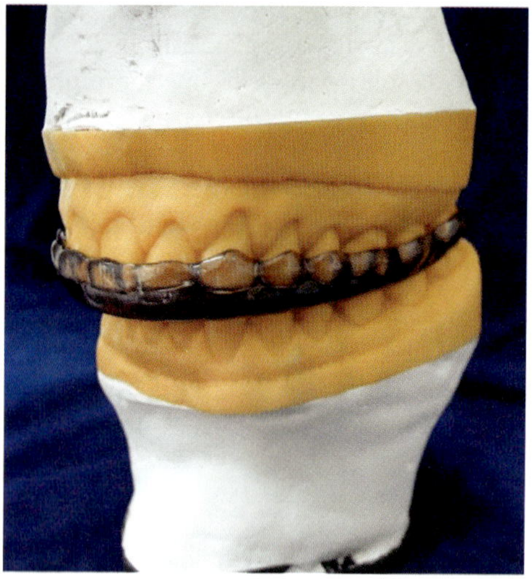

FIGURA 144 Aparelho intraoral de estabilização assentado no modelo superior e articulado com o modelo inferior, ambos impressos.

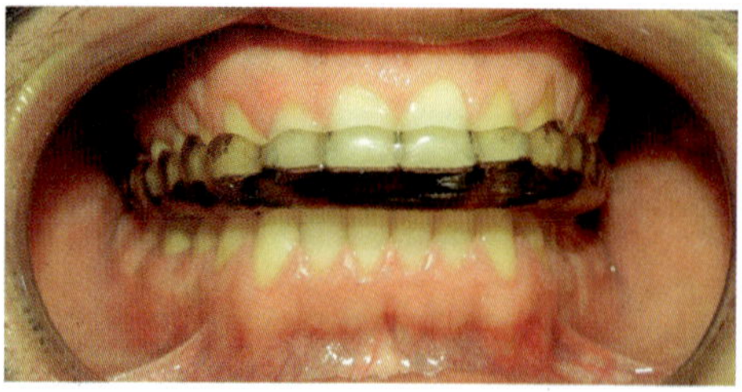

FIGURA 145 Aparelho intraoral de estabilização instalado no paciente.

APARELHO ANTERIOR *FRONT-PLATEAU* (PLACA ANTERIOR)

O aparelho anterior *front-plateau* (ou placa anterior) é um aparelho de resina acrílica autopolimerizável confeccionado sobre os dentes anteriores superiores, que proporciona contato apenas com os dentes anteriores inferiores da mandíbula e desoclui todos os dentes posteriores[28,29] (Figura 147).

O aparelho é sugerido para os casos de transtornos musculares relacionados com a instabilidade ortopédica ou alteração aguda do relacionamento oclusal.[2, 29]

Quando instalado no paciente, devido ao fato de desocluir os dentes posteriores, deve ser monitorado e utilizado por períodos curtos (geralmente de 24 a 72 horas) para evitar extrusão dos dentes posteriores.

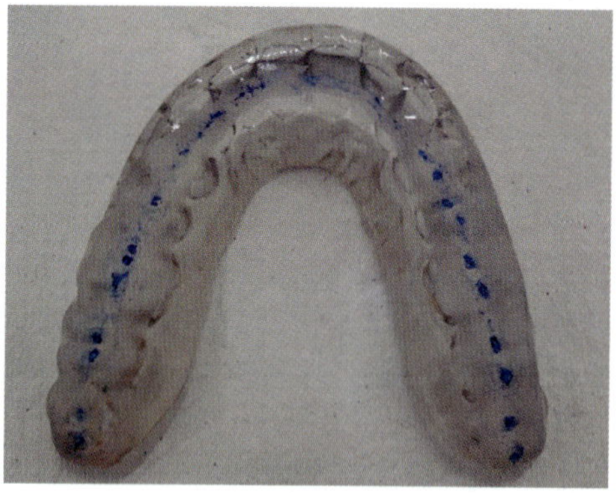

FIGURA 146 Contatos oclusais no aparelho obtidos após o primeiro ajuste.

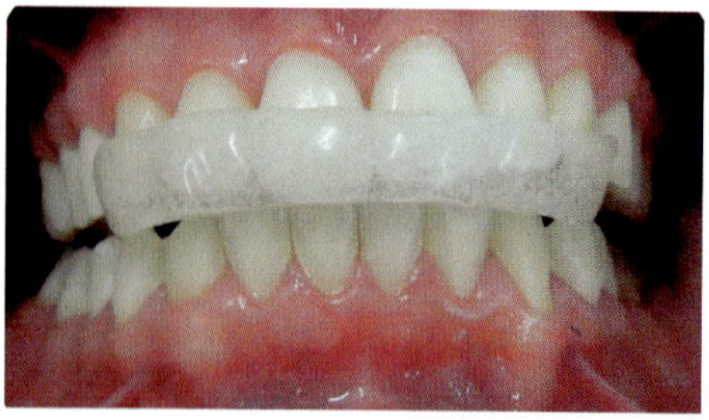

FIGURA 147 Aparelho anterior *front-plateau.*

Esse aparelho é confeccionado diretamente no paciente. Os materiais necessários para sua confecção são: resina acrílica autopolimerizável incolor (polímero e monômero), papel-alumínio, vaselina (sólida ou líquida), cotonete®, algodão, gaze, espátula de madeira (abaixador de língua), frasco Dappen, espátula 7, Lecron, cuba de borracha, lápis grafite, pinça Muller para carbono, papel-carbono de articulação, fresas *maxicut* e *minicut*, pontas para polimento de resina (cinza, verde, creme).

Inicia-se sua confecção diretamente no paciente (Figura 148), colocando-se uma espátula de madeira na região de pré-molares, transversal ao arco dental (Figura 149), e deixa-se por alguns minutos, procedimento que auxiliará a reprogramação neuromuscular e facilitará a manipulação da mandíbula, visto que o paciente poderá estar em um quadro agudo de dor ou com instabilidade mandibular, que dificulta a manipulação da mandíbula.

Inicia-se adaptando papel-alumínio aos dentes anteriores superiores para sua proteção e isolamento (Figura 150). A utilização do papel-alumínio é fundamental para os iniciantes na confecção do aparelho. Os clínicos mais experientes podem confeccionar o aparelho aplicando somente vaselina nos dentes. Sobre o papel-alumínio aplica-se vaselina (sólida ou líquida) com um cotonete® envolvido em algodão (para dar mais volume), com a finalidade de facilitar a remoção do papel-alumínio da resina acrílica que será adaptada na sequência da confecção do aparelho (Figura 151). Aplica-se também vaselina nos dentes anteriores inferiores, que devem igualmente ser isolados da resina acrílica.

Espatular resina acrílica autopolimerizável incolor em um frasco Dappen (Figura 152) e,

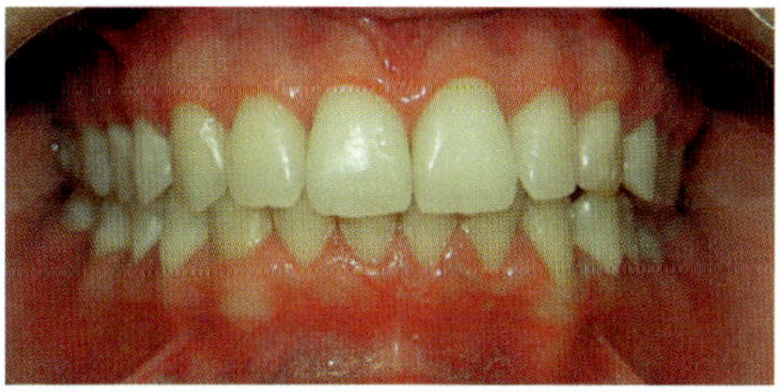

FIGURA 148 Aspecto clínico do paciente.

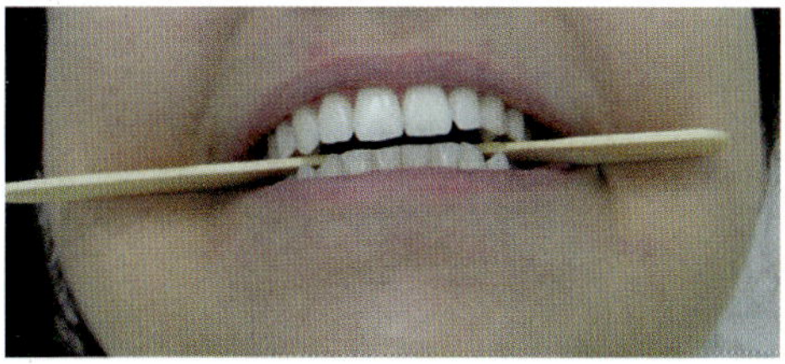

FIGURA 149 Espátula de madeira transversal ao arco na região de pré-molares.

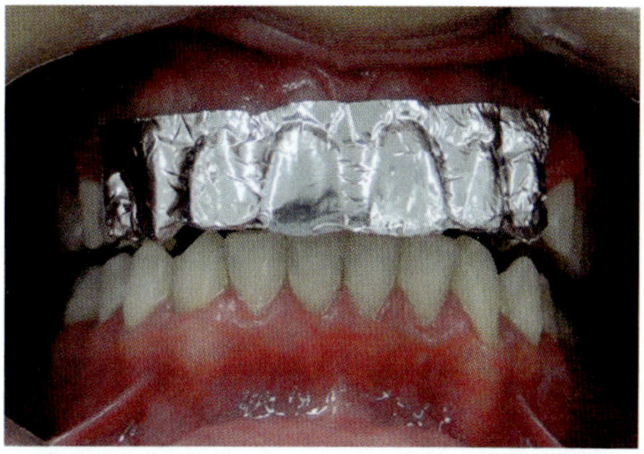

FIGURA 150 Isolamento dos dentes com papel-alumínio.

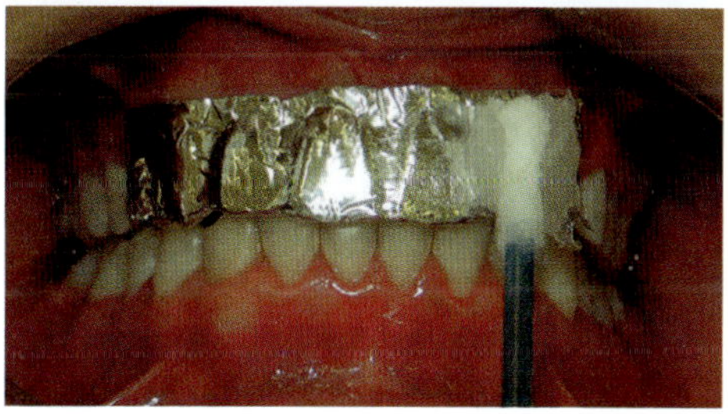

FIGURA 151 Aplicação de vaselina sobre o papel-alumínio.

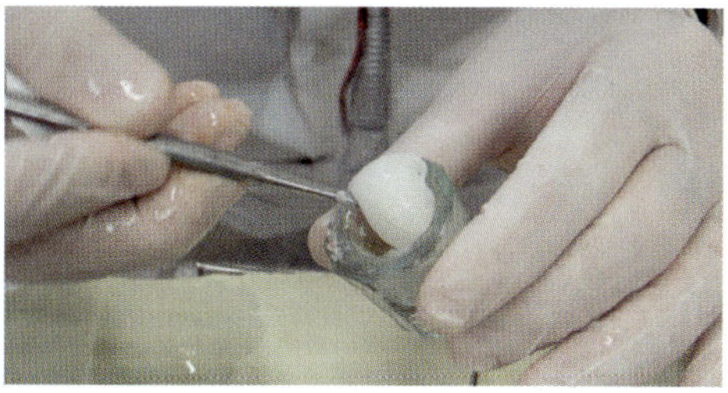

FIGURA 152 Espatulação da resina no frasco Dappen.

na fase plástica, dar a forma de um rolete com um comprimento que venha a recobrir os dentes anteriores superiores; imergir em cuba com água (Figura 153) para diminuir o desconforto do odor do acrílico ao levar ao paciente.

Com o rolete de resina na fase plástica (Figura 154), leva-se à boca do paciente (Figura 155) e adapta-se no terço médio da face vestibular dos dentes anteriores e na face palatina de todos eles (Figura 156).

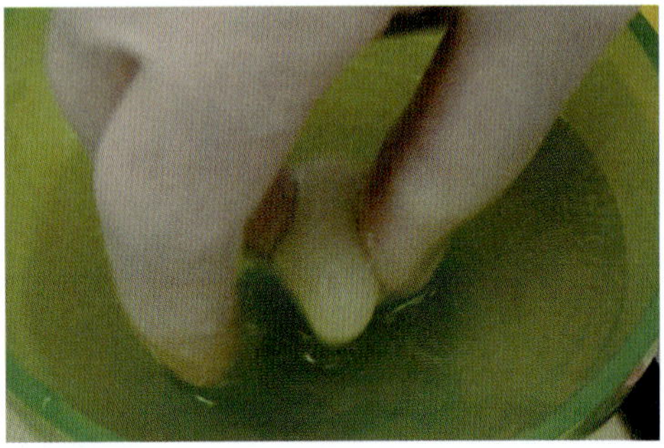

FIGURA 153 Imersão da resina em água.

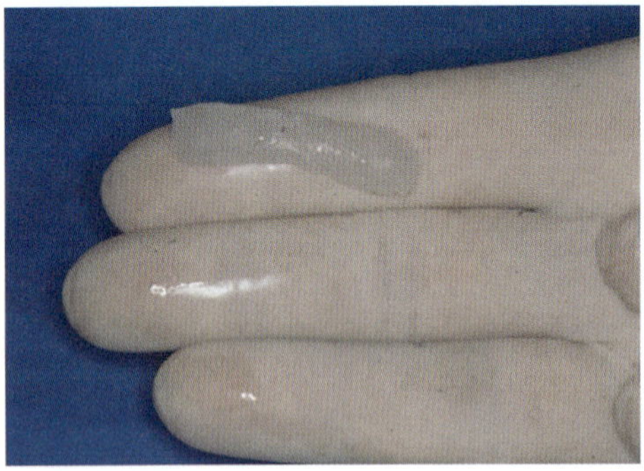

FIGURA 154 Rolete de resina.

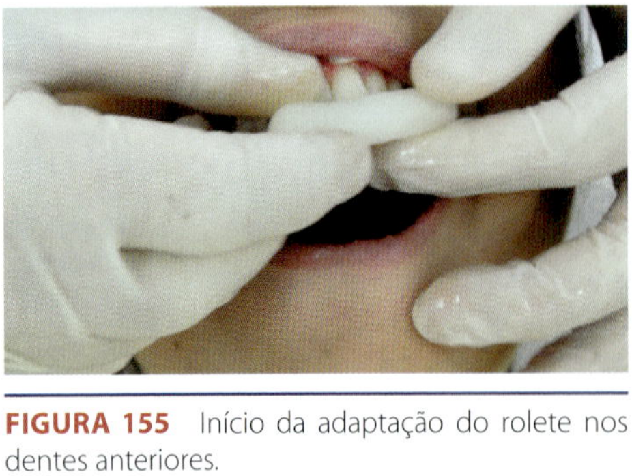

FIGURA 155 Início da adaptação do rolete nos dentes anteriores.

Deixa-se maior volume de resina na região dos caninos (Figura 157), pois ela servirá de guia para o canino inferior nas excursões da mandíbula em lateralidade e protrusão.

Executa-se a manipulação da mandíbula em RC com a técnica preferida pelo profissional e solicita-se ao paciente que feche a boca; nesse momento o clínico deverá apoiar a mandíbula com o polegar e o indicador, impedindo que o paciente alcance a máxima intercuspidação (Figura 158). Os dentes anteriores inferiores (previamente isolados com vaselina) adentram

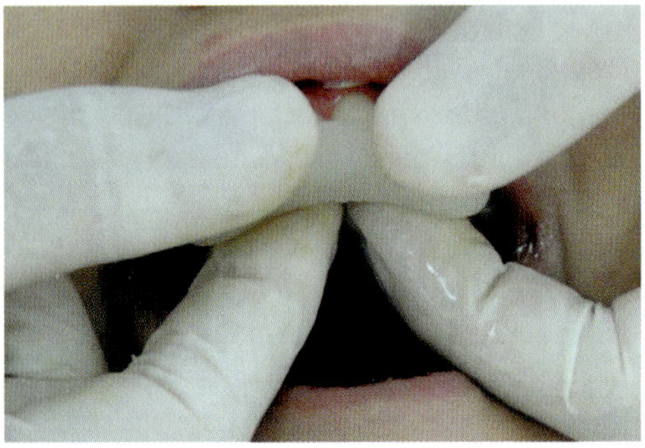

FIGURA 156 Adaptação da resina na face vestibular e palatina dos dentes anteriores superiores.

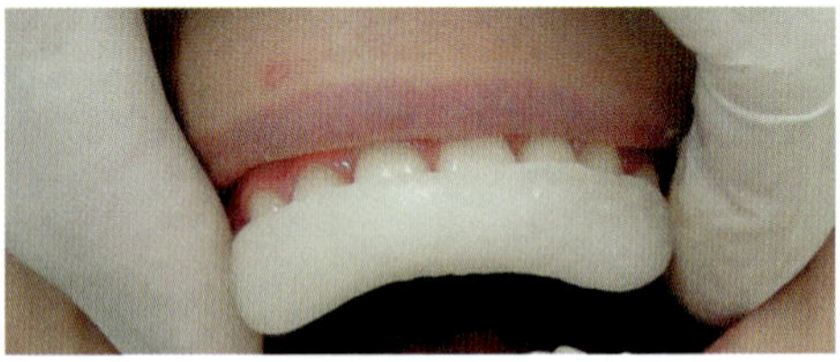

FIGURA 157 Rolete de resina adaptado com elevações nas regiões dos caninos direito e esquerdo.

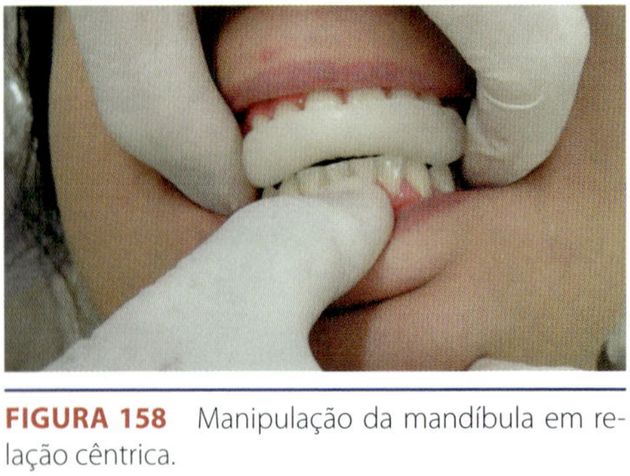

FIGURA 158 Manipulação da mandíbula em relação cêntrica.

na resina, que está na fase plástica, deixando suas endentações (Figura 159).

Durante a polimerização da resina, devido à reação exotérmica, deve-se retirar o *front-plateau* e recolocá-lo várias vezes, sempre imergindo em um recipiente com água (Figura 160), com a finalidade de evitar os efeitos térmicos do material. Aproveitando a fase plástica, adapta-se a resina na face vestibular e nas ameias dos dentes anteriores (Figura 161) para promover melhor retenção do aparelho e recortam-se os excessos com um Lecron, o que facilita as etapas de acabamento. Deve-se também refrigerar a resina e os dentes com jatos de água da seringa tríplice do consultório (Figura 162).

Após a polimerização, acentua-se com lápis grafite a área mais profunda da ponta das cúspides dos caninos e das bordas incisais dos incisivos inferiores marcada na resina (Figura 163). Com fresas de desgaste, remove-se a re-

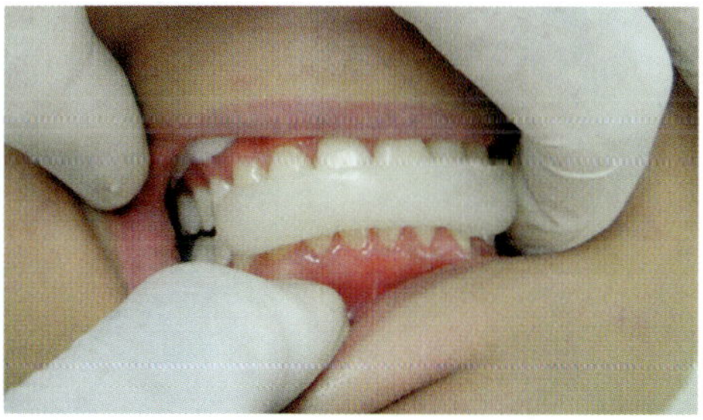

FIGURA 159 Dentes anteriores inferiores endentando a resina na fase plástica.

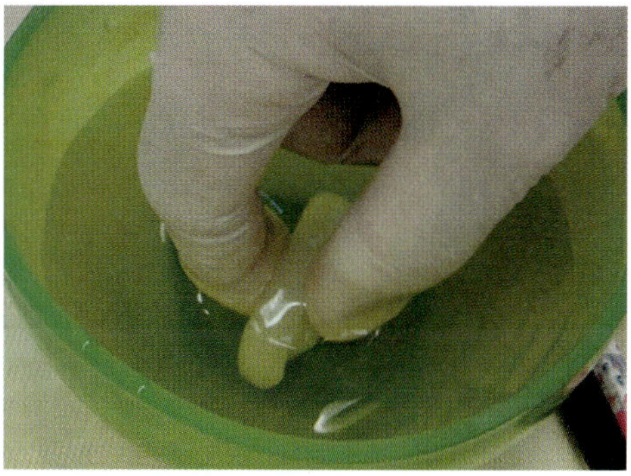

FIGURA 160 Imersão do *front-plateau* na cuba com água.

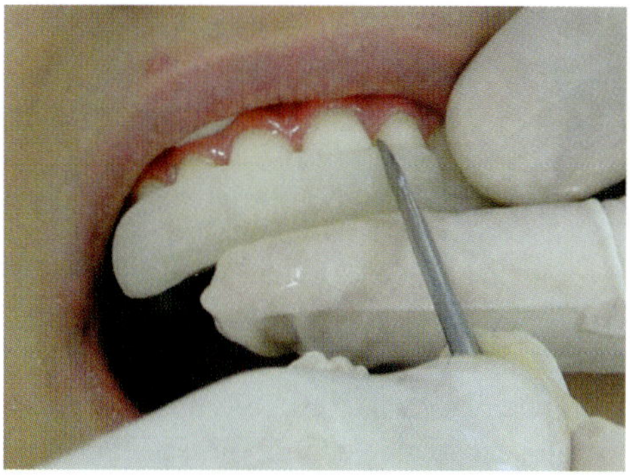

FIGURA 161 Adaptação do aparelho nas ameias com Lecron.

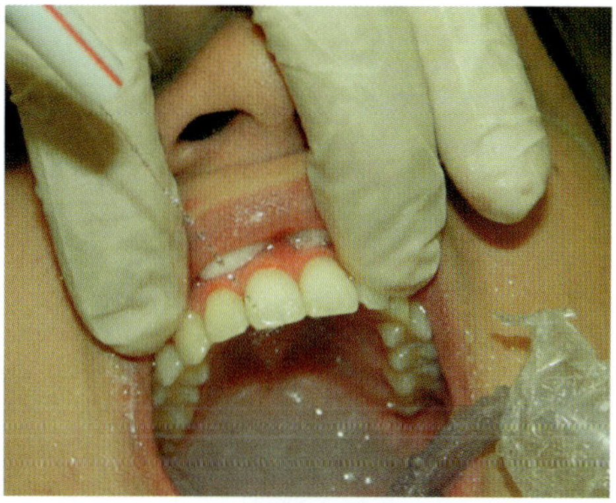

FIGURA 162 Refrigeração dos dentes com seringa tríplice.

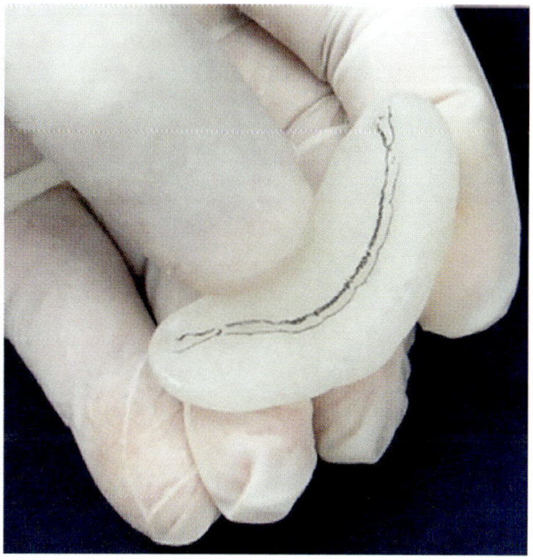

FIGURA 163 Acentuação das marcas das pontas dos caninos e bordas incisais com lápis grafite.

sina ao redor das marcas do lápis para que a superfície do aparelho fique totalmente plana (Figura 164).

O aparelho não deve ter plano inclinado que proporcione retrusão da mandíbula com possível compressão dos côndilos nos tecidos retrodiscais e proporcionar dor na ATM. Com fresa, removem-se os excessos de resina na região anterior por palatino (Figura 165) e planifica-se a região de apoio dos incisivos e caninos na área de oclusão desses dentes no aparelho de modo a ficar um platô. Esse procedimento pode ser melhor obtido passando-se uma fresa nessa área no sentido horizontal (Figura 166).

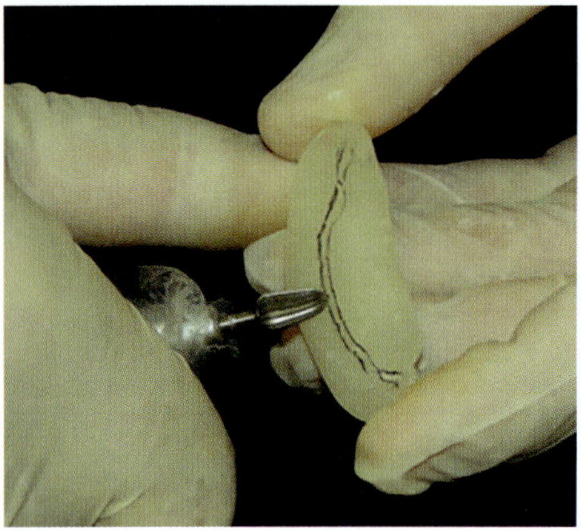

FIGURA 164 Ajuste do ***front-plateau*** com fresa de desgaste de resina.

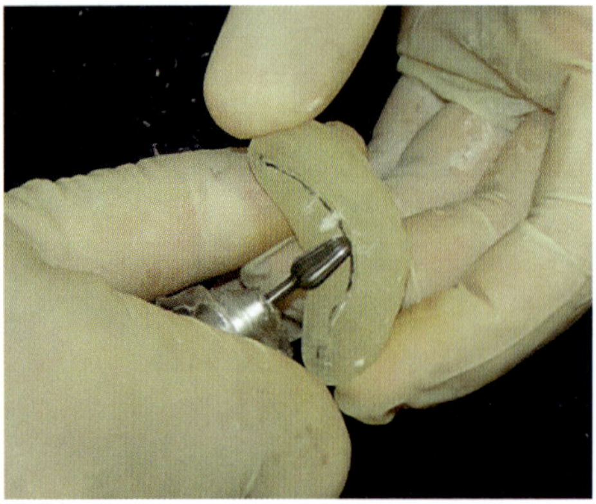

FIGURA 165 Planificação da área de apoio dos caninos e incisivos inferiores.

Ajusta-se também a região referente à guia anterior de modo a permitir aos caninos inferiores o deslize suave nessa região durante os movimentos de lateralidade direita e esquerda, bem como o de protrusão com total liberdade (Figura 167). Finaliza-se o acabamento dando alisamento nas extremidades para que não fiquem bordas ásperas e cortantes.

Finalizado o acabamento, instala-se o dispositivo no paciente e verifica-se a retenção (Figura 168); se não estiver retentivo, deve-se reembasar e verificar sua estabilidade. A próxima etapa é realizar os ajustes clínicos do dispositivo com papel-carbono articular e pinça Muller. Inicia-se o ajuste em RC (Figura 169) verificando os contatos oclusais dos incisivos e caninos inferiores no aparelho, que devem ocorrer simultaneamente em uma área totalmente plana, sem endentações e sem planos inclinados (Figura 170).

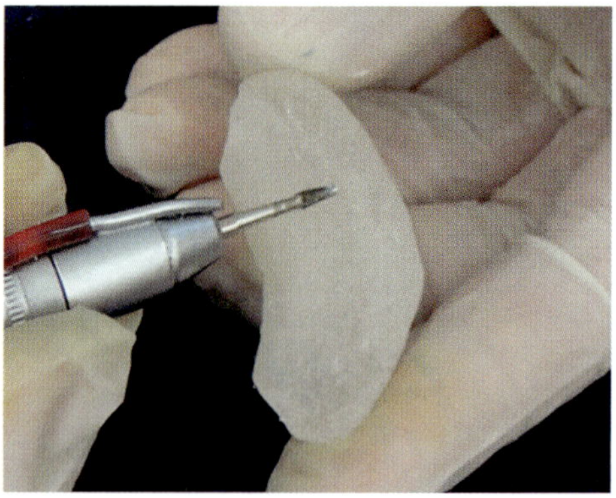

FIGURA 166 Broca troncocônica regularizando a área de apoio dos dentes anteriores inferiores.

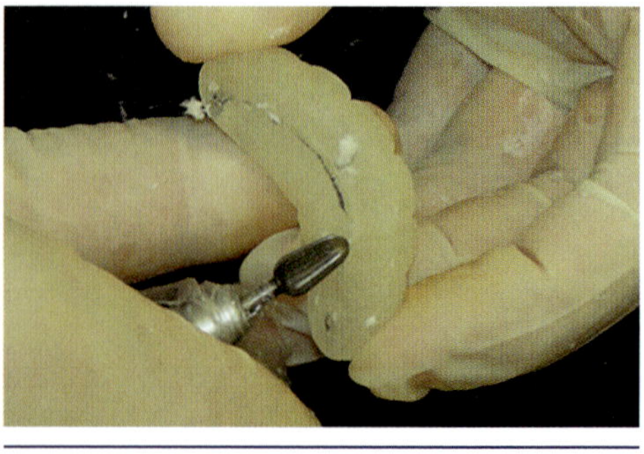

FIGURA 167 Ajuste da região da guia anterior.

Verificam-se os movimentos de lateralidade direita (Figura 171) e esquerda (Figura 172), que devem ocorrer nos ressaltos caninos (Figura 173), com total liberdade, suavidade e sem travamentos. Durante a lateralidade, somente os caninos devem tocar no aparelho, desocluindo todos os dentes, tanto no lado de trabalho como no de balanceio.

Os ressaltos não devem ser muito proeminentes, pois dificultarão a movimentação dos caninos inferiores, desfavorecendo a atividade muscular. Devem ter uma altura que proporcione uma desoclusão suave da mandíbula em relação à maxila, em lateralidade, com uma distância em torno de 2 mm dos dentes posteriores.

Confere-se o movimento protrusivo da mandíbula (Figura 174), que também deve ser guiada à custa dos caninos inferiores deslizan-

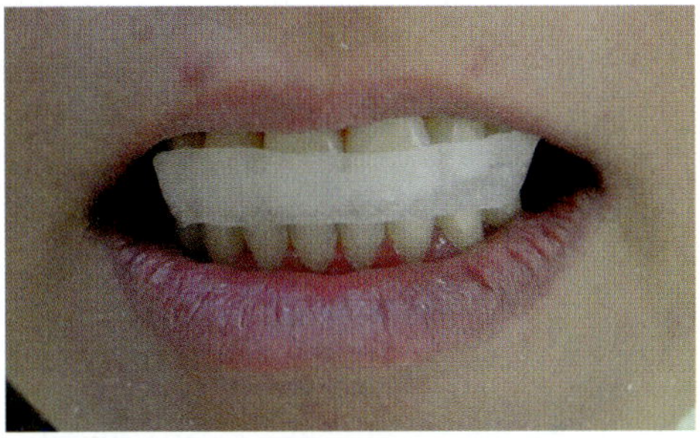

FIGURA 168 *Front-plateau* em posição.

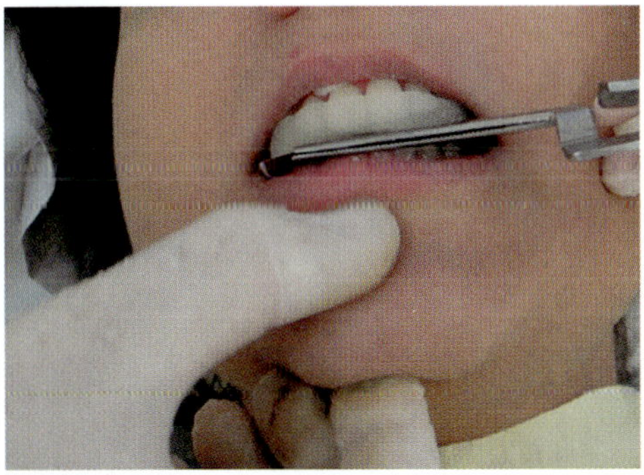

FIGURA 169 Verificação dos contatos em relação cêntrica com carbono e pinça Muller.

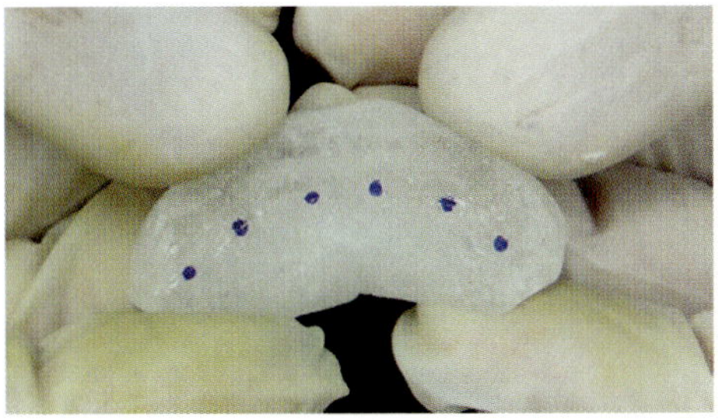

FIGURA 170 Contatos simultâneos dos caninos e incisivos inferiores.

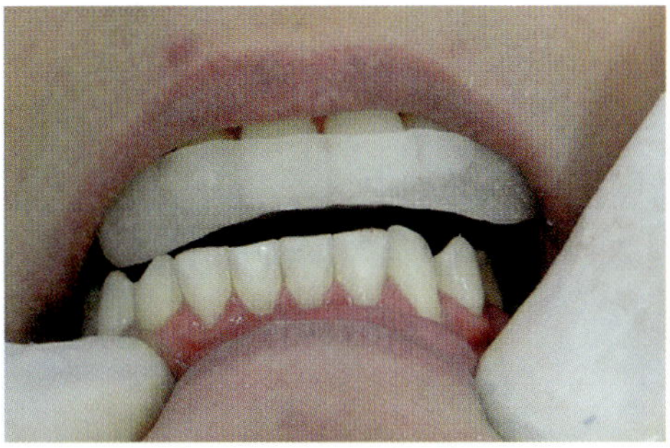

FIGURA 171 Movimento de lateralidade direita.

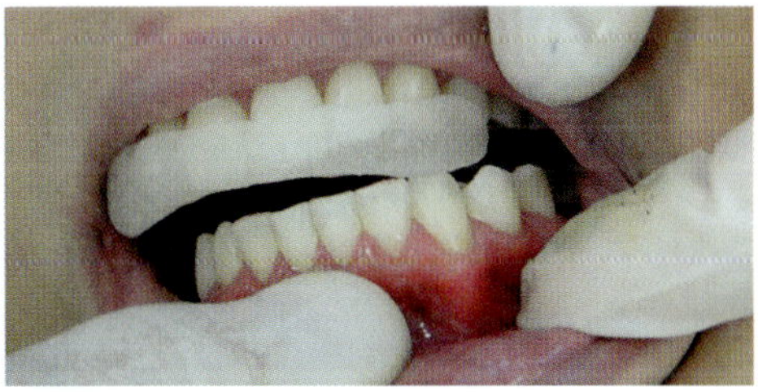

FIGURA 172 Movimento de lateralidade esquerda.

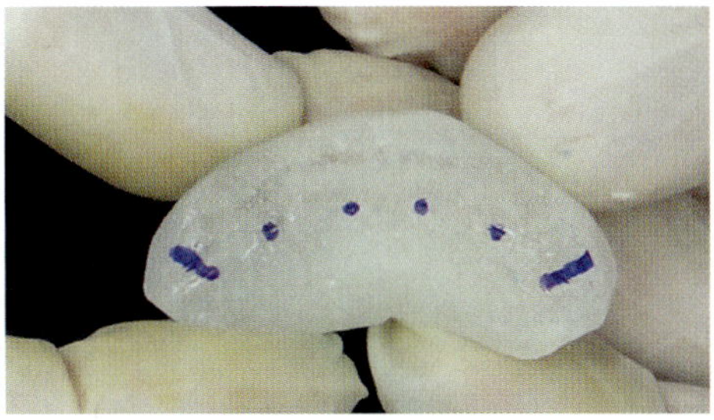

FIGURA 173 Traços dos movimentos de lateralidade direita e esquerda nos ressaltos caninos.

do no ressalto do aparelho (Figura 175), proporcionando a desoclusão de todos os dentes posteriores.

Finalizado o ajuste, o aparelho deve ser alisado com fresas e pontas de polimento de resina em mandril, e o polimento final realizado com pedra-pomes e branco de Espanha em um torno (Figura 176).

Quando instalado (Figura 177), é necessário orientar o paciente quanto ao tempo de uso, que deve ser de 24 a 72 horas, estando acordado ou dormindo, retirando para alimentação e higienização, que deverá ser realizada com escova de dente e dentifrício.

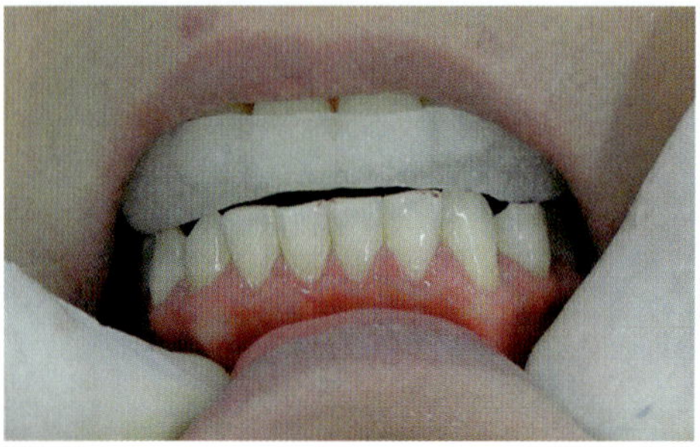

FIGURA 174 Movimento protrusivo.

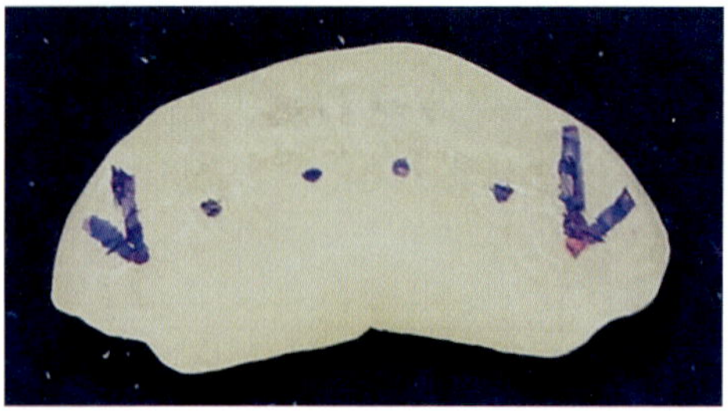

FIGURA 175 Traços retilíneos em direção anterior realizados pelos caninos durante a protrusão.

APARELHO ANTERIOR *FRONT-PLATEAU* MODIFICADO (PLACA ANTERIOR MODIFICADA)

O aparelho anterior *front-plateau* modificado (ou placa anterior modificada) é um aparelho de resina acrílica autopolimerizável confeccionado sobre os dentes anteriores superiores, com uma rampa anterior, que anterioriza a mandíbula e desoclui todos os dentes posteriores (Figura 178).

É um aparelho intraoral que favorece a mandíbula a assumir uma posição mais anterior do que a posição de máxima intercuspidação habitual.

O aparelho é sugerido para os casos agudos de retrodiscite, quando os tecidos retrodiscais estão inflamados e necessitam ser descomprimidos. Consegue-se isso com a anteriorização da mandíbula, que favorecerá um posicionamento levemente anterior do côndilo na fossa articular.

Quando instalado, deve ser monitorado e utilizado por períodos curtos, de 24 a 72 horas,

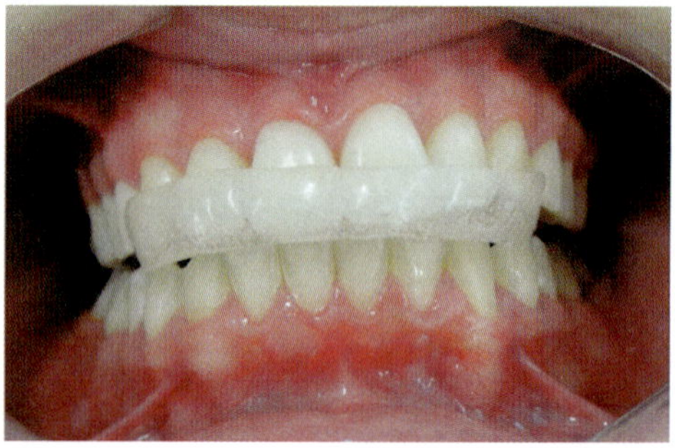

FIGURA 177 Aparelho finalizado e instalado.

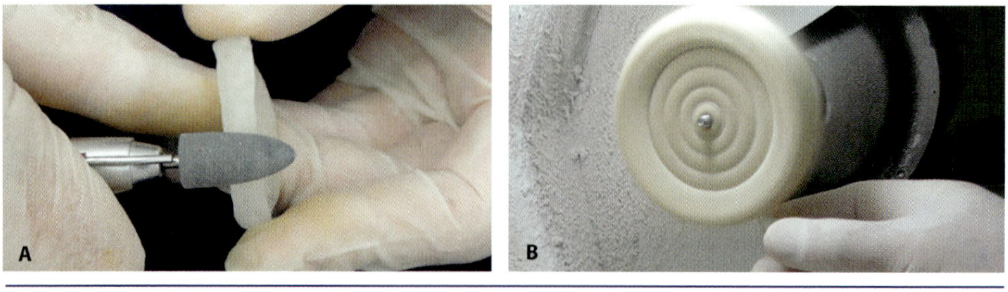

FIGURA 176 A: Ponta de polimento de resina. B: Polimento em torno.

para evitar extrusão dos dentes posteriores, devido ao fato de proporcionar contato apenas dos dentes anteriores e desoclusão dos dentes posteriores. Esse aparelho é confeccionado diretamente no paciente.

Sua confecção obedece aos mesmos passos do *front-plateau* tradicional, visto neste capítulo (Figura 179). As mudanças ocorrem a partir da tomada da RC. Inicia-se o ajuste em relação cêntrica (Figura 180), verificando os contatos oclusais dos incisivos e caninos inferiores no aparelho, que devem ocorrer simultaneamente em uma área totalmente plana, sem endentações, sem planos inclinados (Figura 181) e sem guias de lateralidade e protrusão.

Após a obtenção das marcas do carbono no aparelho, remove-se do paciente e procede-se à confecção da rampa anterior. Espatula-se no pote Dappen uma pequena quantidade de resina acrílica autopolimerizável incolor, que deve ser disposta sobre as marcas deixadas pelo carbono (Figura 182), de modo a fazer uma rampa sobre o aparelho na região de canino a canino (Figura 183), justamente na região onde foram obtidos os contatos com o carbono articular. Aplica-se vaselina sólida ou líquida nos dentes anteriores inferiores para isolamento do acrílico (Figura 184).

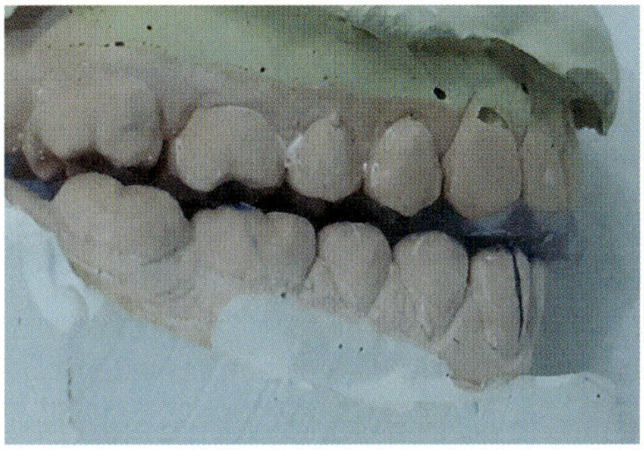

FIGURA 178 *Front plateau* modificado promovendo anteriorização da mandíbula.

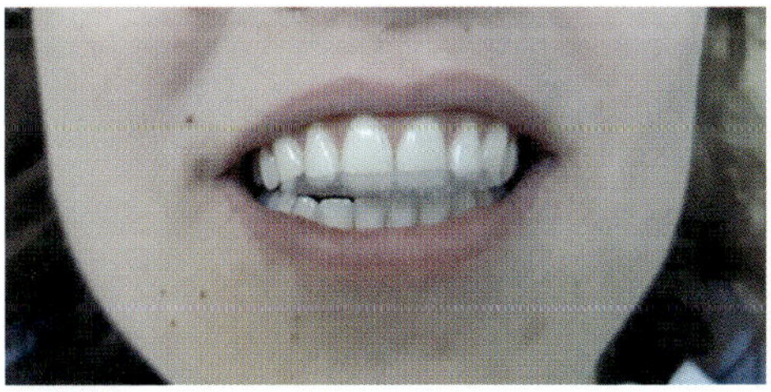

FIGURA 179 *Front-plateau* em posição.

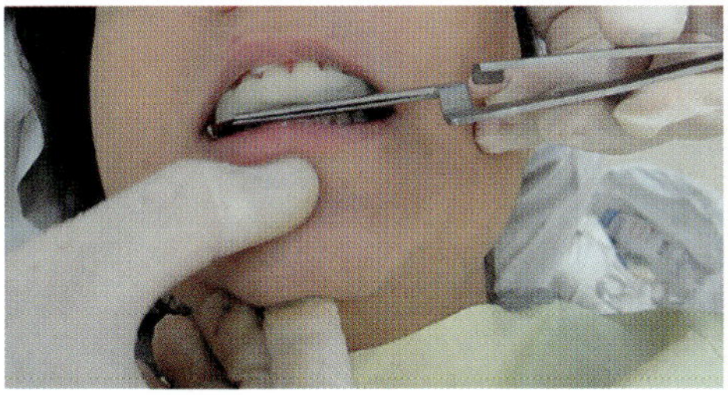

FIGURA 180 Verificação dos contatos em relação cêntrica com carbono e pinça Muller.

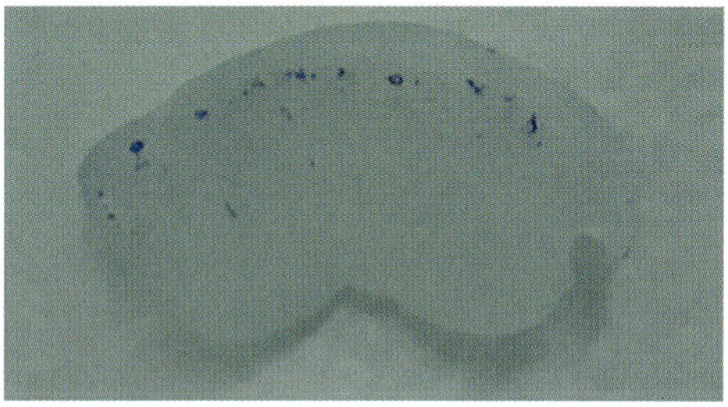

FIGURA 181 Contatos simultâneos dos caninos e incisivos inferiores no aparelho.

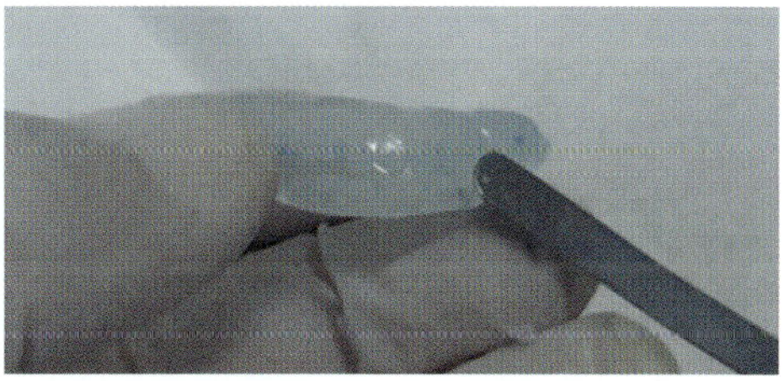

FIGURA 182 Acréscimo de resina ao *front-plateau* para confecção da rampa.

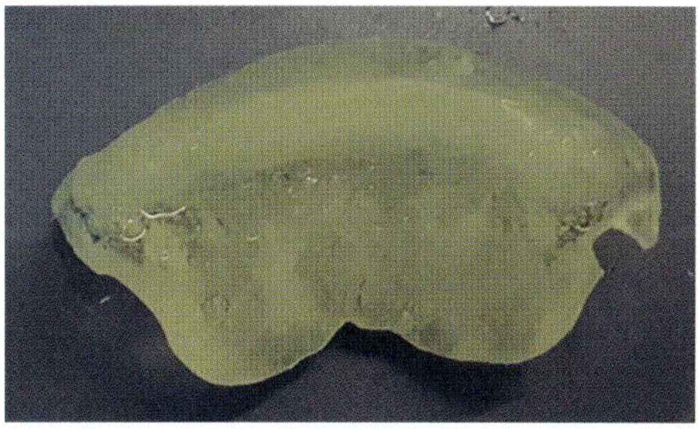

FIGURA 183 Confecção da rampa.

Leva-se o aparelho à boca do paciente com a resina na fase plástica e solicita-se que toque no aparelho com componente protrusivo, de modo que seus dentes anteriores inferiores (previamente isolados com vaselina) fiquem posicionados anteriormente à localização da rampa (Figuras 185 e 186).

Durante a polimerização da resina, devido à reação exotérmica, o aparelho deve ser retirado e imerso em recipiente com água, minimizando a reação exotérmica da resina.

Após a polimerização, verifica-se a altura da rampa, que não deve ser muito íngreme, ou seja, deve ser suave, possibilitando ao paciente alcançar a posição mais protrusiva da mandíbula no aparelho, com mínimo esforço e pequena desoclusão dos dentes posteriores (Figuras 187 e 188).

Verifica-se a retenção do dispositivo na boca do paciente e, se necessário, deve-se reembasar. Confere-se a necessidade de ajustes oclusais para proporcionar contato equilibrado dos dentes anteriores inferiores no aparelho quando o paciente apoia a mandíbula nele.

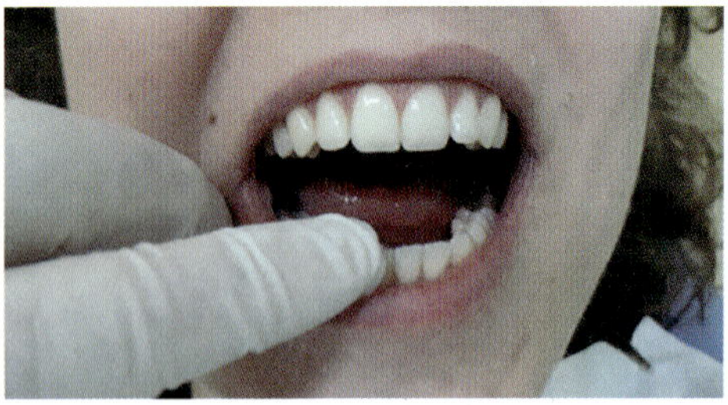

FIGURA 184 Aplicação de vaselina nos dentes anteriores inferiores.

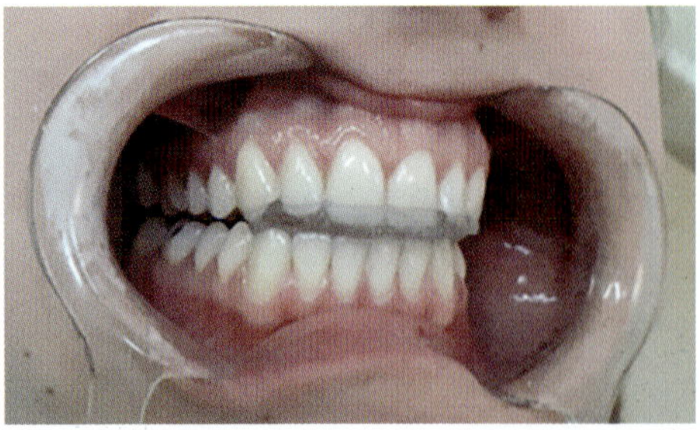

FIGURA 185 Vista do lado direito do paciente ocluindo protrusivamente no aparelho.

Finalizado o ajuste, deve-se dar acabamento com fresas de desgaste de resina para que não fiquem bordas cortantes, e finalmente o polimento com pontas em mandril para polimento de resina e com pedra-pomes e branco de Espanha em um torno.

Após o polimento, deve-se orientar o paciente quanto ao tempo de uso, que deve ser de 24 a 72 horas, estando acordado ou dormindo. Retirar para alimentação e higienização, que deverá ser realizada com escova de dente e dentifrício.

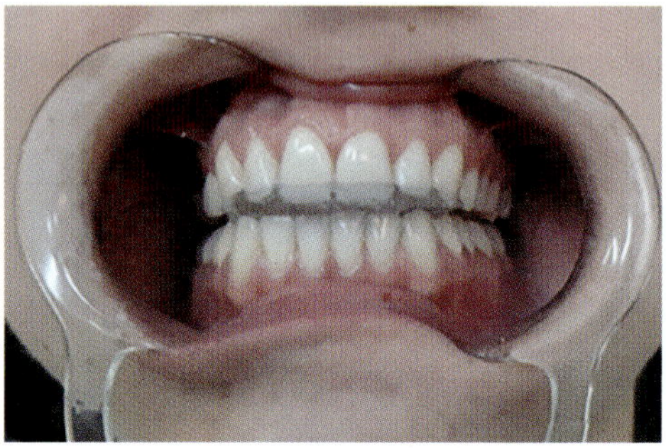

FIGURA 186 Vista do lado esquerdo do paciente ocluindo protrusivamente no aparelho.

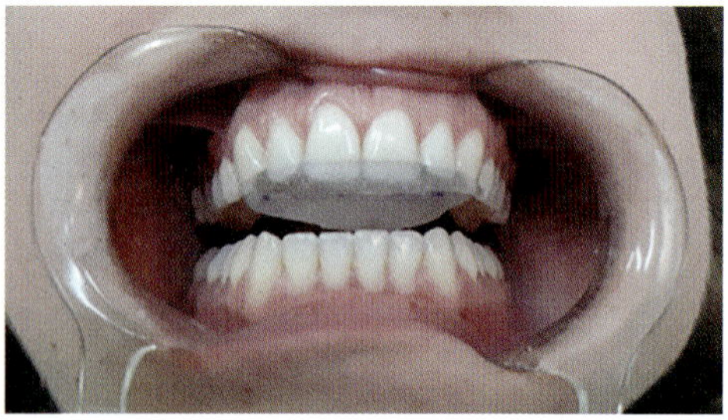

FIGURA 187 Paciente ocluindo na rampa.

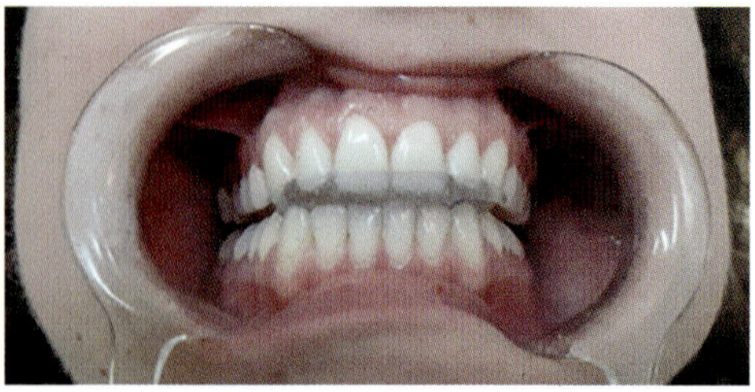

FIGURA 188 Mandíbula apoiada no aparelho em posição anteriorizada.

Lembrando que esse aparelho está indicado para retrodiscite, o clínico deve ter informado ao paciente as condutas terapêuticas para essa condição (ver Capítulo 3). O aparelho é uma ferramenta auxiliar no tratamento, e com a remissão ou eliminação dos sintomas deve-se dispensar seu uso para não provocar iatrogenias (extrusão dos dentes posteriores). Se o quadro clínico não teve a remissão desejada, reavaliar os procedimentos diagnósticos e terapêuticos em relação à disfunção.

REFERÊNCIAS

1. Fernandes Neto AJ, das Neves FD, Simamoto Junior,PC. Oclusao. Sao Paulo: Artes Medicas; 2013. p.132.
2. Okeson JO. Tratamento das desordens temporomandibulares e oclusao. 7 ed. Rio de Janeiro: Elsevier; 2013. p. 375.
3. Carraro JJ, Caffesse RG. Effect of occlusal splints on TMJ symptomatology. J Prosthet Dent. 1978;40(5):563-6.
4. Ramfjord SP, Ash MM. Occlusion. 3 ed. Philadelphia: Saunders Co.; 1983.
5. Franks AST. Conservative treatment of temporomandibular joint dysfunction: a comparative study. Dent Pract Dent Rec. 1965;15:205-10.
6. Okeson JP, Kemper JT, Moody PM. A study of the use of occlusion splints in the treatment of acute and chronic patients with craniomandibular disorders .J Prosthet Dent. 1982;48(6):708-12.
7. Pertes RA, Gross, GS. Tratamento clinico das disfunções temporomandibulares e da dor orofacial. São Paulo: Quintessence; 2005.
8. Clark GT. Terapia com placas oclusais. In: Mohl ND,Zarb GA, Carlsson GE, Rugh JD. Fundamentos deoclusao. Sao Paulo: Quintessence; 1989. p.305-19.
9. Nelson SJ. Principles of stabilization bite splint therapy. Dent Clin N Amer. 1995;39(2):403-21.
10. Lucia VA. A technique for recording centric relation. The J Prosthet Dent. 1964;14(3):493-505.
11. Nassar MSP, Palinkas M, Regalo SCH, Souza LG,Siessere S, Semprini M, et al. The effect of a Lucia Jig for 30 minutes on neuromuscular re-programming, in normal subjects. Brazilian Oral Research. 2012;26:530-5.
12. Pereira CP, Palinkas M, Vasconcelos PB, Rancan SV, Regalo SCH, Bataglion C. Lucia Jig: temporomandibular dysfunction: promotes muscle relaxation? Acta Scientiarum Health Sciences. 2016;38:199-204.
13. Mans A, Miralles R, Santander H, Valdivia J. Influence of the vertical dimension in the treatment of myofascial pain dysfunction syndrome. J Prosthet Dent. 1983;50:700-9.
14. Groos M. A ciencia e arte da oclusao e da reabilitação oral. Nova Odessa: Napoleão; 2017. p. 249.
15. Weinberg LA. Vertical dimension: A research and clinical analysis. J Prosthet Dent.1982;47(3):290-302.
16. Posselt U. Physiology of occlusion and rehabilitation. 2 ed. Philadelphia: FA Davis Co.; 1968.
17. Rashed MZ, Sharawy MM. Histopathological and immunocytochemical studies of the effect of raised occlusal vertical dimension on the condylar cartilage of the rabbit. J Craniomand Pract. 1993;11(4):291-6.
18. Sim Y, Carlson DS, McNamara JA. Condylar adaptation after alteration of vertical dimension in adult rhesus monkeys, macaca mulata. J Craniomand Pract. 1995;13(3):182-7.
19. Oliveira W. Disfuncoes temporomandibulares. São Paulo: Artes Médicas; 2002. p. 286.
20. Shodadai SP, Thurp JC, Gerds T, Strub JR. Is there a benefit of using an arbitrary facebow for the fabrication of a stabilization appliance? Int J Prosth. 2001;6:517-22.
21. Almeida MG; Nassar MSP; Bataglion CAN, De Mello Filho FV, Terreri AL, Bataglion C. Comparison reproducibility between the facebow and a new technique based on a spirit level device. J Craniomand Pract. 2019;37:1-7.
22. Buduru S, Talmaceanu D, Baru O, Buduru R, Szuhanek C, Mesaros A. CAD-CAM Occlusal splints:milling and printing methods. Revista de Chimie. 2018;69(12):3461-63.
23. Prpic V, Slacanin I, Schauperl Z, Catic A, Dulcic N, Cimic S, et al. A study of the flexural strength and surface hardness of different materials and Technologies for occlusal device fabrication. J Prosthet Dent. 2019;121(6):955-9.
24. Al-Dwairi Ziad N, Tahboub KY, Baba NZ, Goodacre CJ. A comparison of the flexural and impact strengths and flexural modulus of CAD/CAM and conventional heat-cured polymethyl methacrylate (PMMA). J Prosthodont. 2020;29(4):341-9.
25. Berntsen C, Kleven M, Heian M, Hjortsjo C. Clinical comparison of conventional and additive manufactured stabilization splints. Acta Biomat Odontol Scandin. 2018;4(1):81-9.
26. Huettig F, Kustermann A, Kuscu E, Geis-Gerstorfer J, Spintzyk S. Polishability and wear resistance of splint material for oral appliances produced with conventional, subtractive, and additive manufacturing. J Mechanic Behav Biomed Mat. 2017;75:175-9.
27. Almeida MG, Hotta HT, Freitas SLA, Jardim PMT, Facioli Jr DF, Bataglion C. Placa oclusal para bruxismo confeccionada em fluxo digital – relato de caso. Jornal da Associação Paulista de Cirurgiões Dentistas – Regional de Ribeirão Preto. 2020;299:12.
28. Bataglion C, Hotta TH, Souza EA. Placa de Mordida Anterior Front-Plateau. Odontólogo Moderno. 1993;20(4):18-20.
29. Dawson PE. Oclusão funcional: da ATM ao desenho do sorriso. São Paulo: Quintessence Editora; 2019. p. 380.

Índice remissivo

A

Acabamento 191
Ácido hialurônico 101
Acrilização 176
Acupuntura 111
Agulhamento a seco 113
Ajuste
- clínico 182
- da placa 192
- em lateralidade 140
- em protrusão 142
- em relação cêntrica 137
- oclusal 179
  - com o uso do Jig 155
  - em lateralidade 159
  - fundamentos 136
  - por desgaste seletivo 136
  - princípios básicos 136
  - regras 136

Alongamento passivo 108
Alterações posturais 43
Amplitude dos movimentos mandibulares 46
Analgésicos 99
Análise
- de modelos 64
- oclusal 82

Anestésicos locais 100
Angulação de Bennett 69
Ansiolíticos 100
Anticonvulsivantes 100
Antidepressivos tricíclicos 100
Anti-inflamatórios 99
Aparelho
- intraoral de estabilização 115, 163
  - características 163
  - simplificado 184
- plastificador 185

Arco facial 65, 172
Articulador semiajustável 64, 172
Artrite 24
- infecciosa 32
- psoriática 32
- reumatoide 31

Automanejo 98

B

Bloqueio anestésico 115
Bruxismo 163

C

Calor úmido 102
Capsaicina 101
Capsulite/sinovite
- aspectos clínicos 25
- terapêutica 25

Cefaleia atribuída a DTM 88
Coativação 1
Cocontração protetora 1
- aspectos clínicos 2
- causas 2
- terapias de apoio 3
- tratamento 2

Condromalácia 17
Confecção 197
Contato(s)
em RC 191
prematuro 85, 134
Contraste quente/frio 103
Convergência 8
Crepitação 27, 28, 51
Crioterapia 103

D

DC/TMD (*Diagnostic Criteria for Temporomandibular Disorders*) 87, 120
DDCR
aspectos clínicos 17
terapêuticas 18
terapia de apoio 18
DDSR
aspectos clínicos 20
causas 20
terapêuticas 21
Deflexão 50
da mandíbula 19
Desenho do aparelho 184
Deslize em cêntrica 85, 127, 130
Deslocamento
de disco sem redução 18, 88
do disco articular com redução 15, 88
causas 16
espontâneo 38
Desoclusão
em grupo ou função em grupo 132
pelo canino ou guia canino 132
Desprogramadores neuromusculares 127
Desvio 49
Diagnóstico funcional 45
avaliação clínica 45
modelos 45
exames de imagens 45
Dimensão
vertical (DV) 130
de oclusão (DVO) 127, 131
de repouso (DVR) 130
Disco com redução 17
Disfunções
musculares 1
temporomandibulares (DTM) 163
anamnese 41
diagnóstico 40
exame(s)
clínico 41
complementares 60
físico 44
revisão dos sistemas 42
Doença articular degenerativa 88
Dor
miofascial 8
aspectos clínicos 10
causas 10
com dor referida 88
com espalhamento 88
terapêutica 10
muscular local 3
aspectos clínicos 4
causas 4
terapêutica 4
terapia de apoio 6
referida 9

E

Efeitos excitatórios centrais 8
Escala de dor 54
Escultura 175
Espaço
articular 27
de repouso interoclusal 131
funcional livre – EFL 131
Espalhamento da dor 54
Espessura do aparelho 169
Esplênio da cabeça 58
Estalido 15, 88
intermitente 22
Estalo (*clicking*) 51
Estimulação elétrica nervosa transcutânea 104
Exame físico
extraoral 44

intraoral 44
Exercícios
de contrarresistência 106
de coordenação 105
de mobilização 110
para coluna cervical e ombros 109

F
Fenômeno de Christensen 46, 133
Fibromialgia 11
Fisioterapia 101
front-plateau 116, 196
modificado 116, 202

G
Garfo de mordida 65
Glândulas salivares 64
Glossário de termos protéticos 126
Guia(s)
anterior (GA) ou incisiva 133
condilares 69
de protrusão 193

H
Hábitos
comportamentais 43
do sono 42
pessoais 43
Hipermobilidade condilar 36
Hiperuricemia 33

I
Imagens digitalizadas 194
Interferência oclusal 134
Isolante de resina acrílica 73

J
Jig 187
de Lucia 73, 128, 164

L
Lado
de balanceio 133
de trabalho 132
laser (*light amplification by the stimulated emission of radiation*) 104
Lateralidade
direita 47, 84
esquerda 47, 84
Liberação miofascial 110
Luxação da ATM 38

M
Manipulação
da mandíbula 127
em RC 169
funcional 57
Mapeamento do desgaste seletivo 148
Massagens 105
Máxima intercuspidação habitual 129
Meato acústico externo 52
Medicamentos tópicos 101
Medida da abertura com auxílio 47
Mialgia local 88
Mioespasmo 6
aspectos clínicos 7
causas 7
terapêutica 7
terapia de apoio 8
Miosite 6
aspectos clínicos 6
causas 6
terapêutica 6
Modelo(s) 64, 164
desocluídos 82
inferior 78
ocluídos 82
com movimentação 83
em MIH 83
superior 173
Moldagem das arcadas superior e inferior 164
Moldes 64, 164

Montagem
de Camper 172
do modelo inferior 73
do modelo superior 70
Movimento(s)
de lateralidade 47, 84
de protrusão 48, 85
mandibulares 132
protrusivo 133
Músculo(s)
cervicais posteriores 58
esplênio da cabeça 59
esternocleidomastóideo 58
masseter 56
pterigóideo lateral 56
medial 57
temporal 54
trapézio 59

O

Oclusão 126
em relação cêntrica (ORC) 129
traumatogênica 134
Osteoartrite 26, 28
aspectos clínicos 28
terapêutica 29
Osteoartrose 26, 28
Osteófitos 32
Overbite (trespasse vertical ou sobremordida) 45
Overjet (trespasse horizontal ou sobressaliência) 46

P

Palpação 52
muscular 53
Pino incisal 78
Placa
anterior 196
modificada 202
estabilizadora 163
oclusal estabilizadora digitalizada 194
Plano de ajuste oclusal 144
Polimento 181, 193
Polo lateral do côndilo 52
Pontos-gatilho 8, 54
Porção
profunda 56
superficial 56
Preparo do articulador 69

R

Radiografia
panorâmica 61
modificada 62
periapical 60
transcraniana 61
RDC/TMD 87, 120
Reabsorção condilar 29
idiopática
terapêutica 31
Região retroauricular 52
Registro 76
da RC 189
de cera 77, 78
de mordida 65, 166
Relação cêntrica (RC) 73, 126, 163
Relator naziun 66
Relaxantes musculares 99
Remoção do arco facial 68
Reprogramadores neuromusculares 127
Ressalto canino 176, 189
Ressonância magnética 17, 63
Retorno da placa ao articulador 177
Retrodiscite 26, 202
aspectos clínicos 26
terapêutica 26
Ruídos das ATM 51

S

Scanner intraoral 195
Sequência clínica para o ajuste 154
Síndrome de Reiter 33
Sinovite e capsulite 24

Sobrecarga 16
Sprays de resfriamento 103
Stop anterior 74
Subluxação 36, 88
  aspectos clínicos 36

T

Técnica de ajuste oclusal 144
Tendão do temporal 55
Terapia(s)
  farmacológica 99
  fonoaudiológica 117
  manuais 104
  psicológica 120
Teste
  funcional 57
    articular 52
  provocativo 52
Tiras de Long 73
Tomada da mordida 168
Tomografia computadorizada 63
  3D 63
  cone beam 37, 62
Trapézio 58
Tratamento das DTM 98
Trauma
  agudo na ATM 122
  de oclusão 135
    primário 135
    secundário 135
Travamento 75, 77, 170

U

Ultrassom 102
Ultrassonografia 63

V

Viscossuplementação da ATM 114